작업가능화 이론과 실천 2판

Enabling Occupation Ⅱ:

Advancing an Occupational Therapy Vision for Health, Well-being, & Justice through Occupation

작업가능화 이론과 실천 2판

Enabling Occupation II:

Advancing an Occupational Therapy Vision for Health, Well-being, & Justice through Occupation

2020년 1월 10일 1판 1쇄 인쇄
2020년 1월 20일 1판 1쇄 발행

지은이 | Elizabeth A. Townsend · Helene J. Polatajko
옮긴이 | 공명자 · 김 협 · 김 환 · 장기연 · 정윤화
펴낸이 | 김진환
펴낸곳 | 학지사메디컬 HAKJISA MEDICAL
04031 서울특별시 마포구 양화로 15길 20 마인드월드빌딩
대표전화_ 02-330-5188　　팩스_ 02-326-0338
등 록 | 2010년 2월 8일 제313-2010-36호
메 일 | hakjisamd@hakjisamd.co.kr
홈페이지 | http://www.hakjisamd.co.kr

ISBN 978-89-6069-791-1 93510

가 격 | 38,000원

작업가능화 이론과 실천 2판

Enabling Occupation Ⅱ:

Advancing an Occupational Therapy Vision for Health, Well-being, & Justice through Occupation

Elizabeth A. Townsend · Helene J. Polatajko 공저

공명자 · 김 협 · 김 환 · 장기연 · 정윤화 공역

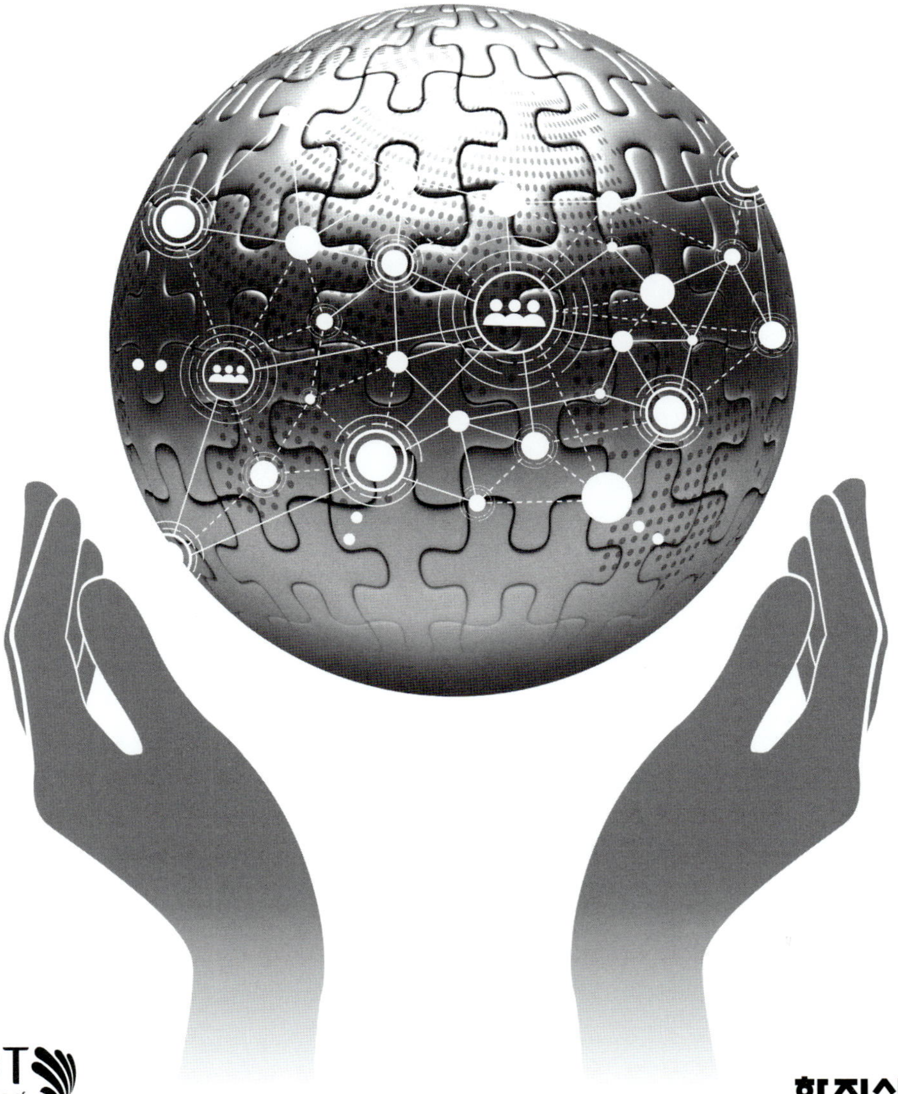

KAOT Korean Association of Occupational Therapists

학지사메디컬 HAKJISA MEDICAL

역자 소개

공명자 우송대학교 작업치료학과

김 협 강남구치매안심센터

김 환 대구대학교 작업치료학과

장기연 우송대학교 작업치료학과

정윤화 전주대학교 작업치료학과

역자 서문

올해로 한국의 작업치료역사는 50주년을 맞이하였다. 이제 우리는 작업을 예술적이고 과학적인 측면으로 이해할 필요가 있다. 또한 철학적 측면과 작업과학적 측면에 대해서도 깊은 이해가 필요하다고 생각된다.

이 책은 작업치료학과 2, 3학년 학생들의 작업정체성 확립과 이해를 위한 교재로 일본 작업치료학과의 Kounosuke 교수와 Tatsunori 교수에게 처음 소개를 받았다. 많은 치료사들이 이 책에 관심을 가졌으나 원서의 내용을 바로 이해하기에는 어려운 부분이 많았다. 이에 캐나다 대학원에서 공부하신 김환, 정윤화 교수님, 그리고 우리나라 초창기부터 학생들에게 작업치료를 가르쳐 오셨고 대한작업치료사협회 부회장으로서 정책에 대해서도 경험이 많으신 장기연 교수님, 유럽 대학원에서 공부하고 번역의 경험이 많은 김협 선생님과 함께 번역팀을 이루어 지난 3년 동안 매주 조사하는 태도로 번역에 임하였다. 또한 이 번역본의 내용을 명확히 이해하고 학생들에게 최대한 쉽고 간결하게 핵심내용을 전달하기 위해 최소 5회 이상 정독하면서 집필에 노력을 기울였다.

『작업가능화 이론과 실천 II』에서는 기존 작업치료 의료모델에서의 발전과 더불어 앞으로는 지역사회로의 복지정책제도를 만들어가면서 클라이언트의 참여를 고취시키기 위한 다양한 영역에서의 방법들을 소개하고 있다.

이 책을 통해 각 개인의 삶의 작업뿐만 아니라 특정집단, 마을, 취약계층을 위한 다양한 작업치료프로그램과 정책 방향에 대한 아이디어를 얻을 수 있을 것이다.

한국형 작업치료 모델을 만들기에는 한국과 비슷한 의료 및 사회복지 제도를 가지고 있는 나라의 모델을 참고할 필요가 있는데, 이 책이 바로 그 역할을 해 줄 것이다. 작업치료이론을 일찍 정립한 나라의 모델을 살펴봄으로써 현재 한국의 그리고 개인의 작업치료에 대한 성찰의 기회를 줄 수 있다고 생각한다.

이 책은 작업에 대한 개념을 잡기 힘들어하는 대학교 2, 3학년에게는 역사, 철학, 개념, 이론에 대한 기틀을 제공할 교재가 될 것이다. 또한 대학원생 및 연구자들에게 다양한 연구주제에 대한 아이디어를 제공할 것이다.

실용서 위주의 우리나라 작업치료 출판계에 철학적이고 이론적인 내용을 번역하는 것은 매우 힘든 일이었다. 오프라인과 온라인으로 5차에 걸친 수정 검토에도 오랜 시간이 소요

되었다. 모든 역자들이 기꺼이 자신의 시간과 여비를 들여서 집필모임에 참석해주신 마음은 작업치료에 대한 사랑의 헌신이라고 생각하며 이에 깊은 감사의 마음을 전한다.

책 번역의 시작부터 함께 협력해주신 학지사메디컬의 이병진 이사님, 편집 후에도 많은 부분의 용어들을 수정하는데 도움을 주신 류종순 차장님의 수고에 감사드린다.

2020년 1월

대표역자 공명자

차례

1절 작업: 작업치료를 위한 핵심 영역

| 1장 | 주요 영역의 구체화: 핵심으로서의 작업

1.1 소개 7

1.2 작업적 관점의 진화: 핵심 영역으로서의 작업 7

1.3 작업적 관점의 구체화: 우리의 용어 10

1.4 작업적 관점의 구체화: 우리의 전제 13

1.5 작업적 관점의 구체화: 캐나다 작업치료 모델 17

1.6 CMOP-E와 작업과 관련된 모델 23

1.7 CMOP-E와 국제기능·장애·건강 분류 28

| 2장 | 배경상황에서의 인간작업

2.1 소개 35

2.2 인간 작업을 이해하기 36

2.3 인간 작업의 특성 36

| 3장 | 작업과학: 작업치료를 위한 필수 요건

3.1 소개 65

3.2 Daniel Molke의 관점: 작업과학과 작업치료 66

3.3 Sue Baptiste의 관점: 작업과 영성 68

3.4 Susan Doble과 Josiane Caron Santha의 관점: 작업적 웰빙 70

3.5 Bonnie Kirsh 관점: 작업 선택과 조절 72

3.6 Brenda Beagan과 Zofia Kumas-Tan의 관점: 사회적 배경상황과 작업 선택 74

3.7 Michael Iwama의 견해: 문화와 작업 76

3.8 Debbie Laliberte Rudman의 견해: 인간 지리학과 작업 78

3.9 Rachel Thibeault의 관점: 작업 소외, 작업 박탈, 그리고 작업 아파르트헤이트(Apartheid) 80

3.10 Robin Stadnyk의 관점: 작업 공정성과 불공정성 83

2절 가능화: 작업치료의 핵심역량

| 4장 | 가능화하기: 작업치료의 핵심적인 능력

4.1 소개 93
4.2 가능화의 정의 97
4.3 다양한 클라이언트와 함께 하는 가능화의 정의 100
4.4 클라이언트 중심 치료와 일관된 가능화의 정의 103
4.5 가능화 기초 106
4.6 캐나다 클라이언트 중심 가능화 모델 117
4.7 가능화 기술과 리더십 120
4.8 가능화 연속체 141
4.9 가능화에 대한 성찰 146

| 5장 | 개인의 변화를 가능화하기

5.1 소개 151
5.2 가능화 기초, 기술, 그리고 개인, 가족, 집단과의 리더십 151
5.3 개인, 가족, 집단과 함께 가능화를 위한 변화 모델 156
5.4 가족, 집단과 함께 하는 자산기반 가능화 159

| 6장 | 사회적 변화를 가능화하기

6.1 소개 173
6.2 지역사회, 단체, 그리고 인구집단을 정의하기 175
6.3 지역사회, 단체, 그리고 인구집단을 위한 가능화 토대와 기술 176
6.4 지역사회, 단체, 그리고 인구집단 가능화를 위한 변화 모델 180
6.5 지역사회, 단체, 그리고 인구집단과의 자산기반 가능화 180

3절 작업기반 가능화

| 7장 | 작업기반 가능화: 중재 모자이크

7.1 소개 201
7.2 작업가능화의 범위 202
7.3 작업기반 가능화의 특징: 작업적 관점의 구체화 204
7.4 작업기반 가능화의 특징: 중재의 구체화 205
7.5 작업기반 가능화의 특징: 중재 모자이크 207
7.6 작업가능화: 여섯 가지 실천 사례 214

| 8장 | 작업기반 치료: 필수 요소

8.1 소개 229
8.2 치료의 5가지 필수 요소: 작업치료의 트레이드 마크 230
8.3 작업적 어려움(도전)의 존재 233
8.4 클라이언트 중심 가능화: 클라이언트 특유의 목표, 도전, 해결방안 239
8.5 가능화를 위한 해결책: 다학제간 지식 기반을 이용하기 240
8.6 가능화를 위한 해결책: 귀추법(abductive reasoning) 사용하기 241
8.7 가능화를 위한 해결책: 가장 받아들이기 쉬운 해결책 판단하기 242
8.8 가능화를 위한 해결책: 작업 변화를 가져오기 243

| 9장 | 캐나다 작업치료 실천과정 이론의 소개: 배경상황 확장하기

9.1 소개 257
9.2 캐나다 작업치료 실천과정 이론 259
9.3 실천의 배경상황을 확장하기 262
9.4 배경상황으로서 이론의 틀: 이론과 중재 모델 270
9.5 배경상황에서의 이동 272

| 10장 | 캐나다 작업치료 실천과정 이론의 사용: 실천과정의 전개

10.1 소개 277
10.2 캐나다 작업치료 실천과정 이론: 8가지 조치단계 277
10.3 전체 체계 과정 280
10.4 대체 경로: 결과 분석하기부터 목표 및 계획에 동의하기까지 경로 반복 293

10.5 대체 경로: 두 개의 단축 경로 294
10.6 요약 300

4절 리더십을 위한 작업치료의 위상

I 11장 I 작업가능화를 위한 학문 영역에 참여를 확장시키기

11.1 소개 313
11.2 작업과 가능화에 대한 학문 영역으로 참여 확대하기 314
11.3 작업가능화에 대한 근거기반 실천을 확장하기 324
11.4 학문과 근거기반 실천에 관여하기 330

I 12장 I 작업가능화를 위한 관리책임: 기회 잡기

12.1 소개: 전환 전문가로서 작업가능화하기 337
12.2 의학적 배경상황에서 전문적 자주권 문제 337
12.3 프로그램 평가 및 질적관리에서 관리책임 기회 344
12.4 작업치료 규제에 대한 관리책임의 기회 347
12.5 책임져야 할 윤리적 및 도덕적 이슈 349
12.6 작업가능화를 위한 관리책임 기회를 개발하기 350

I 13장 I 펀딩, 정책, 그리고 입법 기회

13.1 소개 357
13.2 캐나다 건강시스템 357
13.3 작업치료를 위한 공공 부문 펀딩 358
13.4 재활 서비스에서 작업치료 359
13.5 정신건강증진 서비스에서의 작업치료 360
13.6 작업치료를 위한 민간부문 펀딩 361
13.7 건강 서비스 이외의 작업치료를 위한 펀딩 361
13.8 작업치료를 위한 신생 펀딩 363
13.9 새로운 작업치료 계획 구축 365
13.10 작업치료 개업하기 366

| 14장 | 작업치료 인력관리 계획

14.1 소개 **373**

14.2 캐나다 작업치료의 역사: 인력관리 계획에 대한 배경상황 **375**

14.3 캐나다 작업치료 인력 공급 현황 **377**

14.4 캐나다 작업치료 대학에서의 인력 배출 **380**

14.5 인력 공급에 대한 이민의 영향 **383**

14.6 보조 작업치료사의 공급 증가 **385**

14.7 캐나다 작업치료 인력의 수요와 활용 **387**

14.8 Québec에서 작업치료 인력의 공급 및 활용 **390**

14.9 인력 유지 및 경력개발 **391**

14.10 전문가 사이에서의 작업치료 파트너 **393**

14.11 작업치료 인력관리 계획에서 이해당사자 전략 **394**

감사의 글

캐나다 작업치료사협회(CAOT)로부터

CAOT는 캐나다 내에서 작업치료의 개념을 이론화하고 작업치료의 비전을 공유하기 위해 회원들과 함께 오랫동안 노력해왔습니다. 1980년대와 1990년대 초반에 이러한 비전은 클라이언트 중심 실천을 위한 4개의 포괄적 안내서와 한 개의 정신보건 안내서의 시리즈를 발행하면서 주목을 받기 시작하였습니다. 이 시리즈는 1997년『*Enabling Occupation: An Occupational Therapy Perspective*』로 소개되었고 2002년 개정판을 출간하는 등 지속적인 발전을 거듭해왔습니다. 이 출판물들은 현재 캐나다 작업치료 실천에 필수적인 안내서가 되었으며 전세계 많은 국가들이 이 안내서를 채택하여 사용하고 있습니다. 2004년부터 CAOT는 안내서의 8판(2007)과 9판(2013)을 개발하는데 적극적으로 노력을 하였습니다. 현재의 안내서는 클라이언트 중심 실천의 주요한 개념들을 이해시키기 위하여 그리고 작업치료 실천, 연구, 그리고 교육에 대한 비전을 제시하기 위하여 *Enabling Occupation II: Advancing an Occupational Therapy Vision of Health, Well-Being and Justice Through Occupation*를 기본 토대로 세우게 되었습니다. CAOT는 지난 십여 년 동안 캐나다 보건 및 사회 정책, 책임과 근거에 대한 강조, 건강의 새로운 언어 및 모델의 변화와 함께 작업치료에서 일어난 변화를 반영하는 문서를 소개하는 것을 기쁘게 생각합니다.

주 저자 및 편집자인 Elizabeth Townsend와 Helene Polatajko가 쏟은 엄청난 양의 헌신, 시간과 노력을 인정하고 존경해마지 않습니다. 이들의 안내와 비전은 이 책의 개발과 완성에 있어 매우 큰 도움이 되었습니다. 새로운 책을 편찬하는 것 외에 이 두 저자들은 독자들에게 작업가능화에 대한 논리정연한 비전을 제공하기 위해 캐나다 전 지역 작업치료사들이 제공한 자료들을 장시간에 걸쳐 결합해내었습니다. 또한 60명이 넘는 저자들의 업적과 사고는 진정한 협력적 관점을 제공하여 이에 대해 진심으로 감사함을 표합니다.

주 저자들로부터

우리들은 *Enabling II*를 만드는 데에 있어 참여한 많은 분들에게 깊은 감사를 표합니다. 이 안내서는 공저자들의 관대함과 CAOT의 비전과 지원, 프로젝트 관리자의 헌신과 기술, 전국자문위원회의 조언, 심사 전문가의 비판적 고찰 및 전문성, 독자들의 예리한 지적, 그리고 연구 보조자와 출판 팀의 큰 헌신이 아니었으면 완성이 불가능하였을 것입니다.

우리들은 CAOT에게도 감사를 드립니다. 왜냐하면 CAOT는 캐나다와 국제사회에 작업치료의 우수함을 알리려고 노력하였으며, 이 프로젝트에 대한 비전과 리더십을 보여주어 유종의 미를 거둘 수 있게 하였습니다. 주 저자 및 공동저자들의 봉사정신, 전국자문위원회, 독자들, 그리고 심사 전문가들이 함께한 이 프로젝트는 CAOT의 전폭적인 지원이 없었으면 불가능하였을 것입니다. CAOT의 펀딩과 지원은 이 중요한 프로젝트를 완성하는데 필요한 훌륭한 인프라를 구축하는 데에 도움이 되었습니다. 특히 CAOT 전문가교육 매니저인 Kathy Van Benthem과 CAOT 사무총장인 Claudia von Zweck에게 진심으로 감사드립니다.

프로젝트 매니저인 Janet Craik에게,

Janet은 전국의 60명이 넘는 전문가들을 규합하는 어려운 일을 맡아 관리해 주었으며 동시에 여러 출간물과 진행되는 원고들을 관리하였습니다. 또한 CAOT, 전국자문위원회, 그리고 연구에 대한 온라인 회의들을 주관하였고, 주 저자들의 요구를 조율하여 정해진 시간과 예산에 맞추어 CAOT와의 프로젝트를 완수하였습니다.

전국자문위원회* (서부지역에서 동부지역 순으로 나열)

Jo Clark, M.A., OT(C), Regional Allied Health Practice Director, Vancouver Coastal Health Authority, Vancouver, British Columbia

Lyn Jongbloed, Ph.D., OT(C), Associate Professor, School of Rehabilitation Sciences, University of British Columbia, Vancouver, British Columbia

Lili Liu, Ph.D., OT(C), Associate Professor and

Andrew R. Freeman, Ph.D. (candidate), OT(C), OT Reg. (Ont.), Rehabilitation Sciences Program, The University of Western

Barry Trentham, M.E.S., OT(C), OT Reg. (Ont.), Assistant Professor, Department of Occupational Science and Occupational Therapy, University of Toronto, Toroton, Ontario

Terry Krupa, Ph.D., OT(C),

Randy Dickinson, B.A., C.M. Executive Director, Premier's Council on the Status of Disabled Persons, Fredericton, New Brunswick

Ontario, London, Ontario

Christel K.A. Seeberger, B.Sc. (OT), OT(C), OT RegNB, OTR, Occupational Therapist tOTal ability, Saint John, New Brunswick

Robin Stadnyk, Ph.D., OT(C)

Associate Chair, Department Of Occupational Therapy, University of Alberta, Edmonton, Alberta
Bonny Jung, M.Ed., OT(C), OT Reg. (Ont.), Assistant Professor, School of Rehabilitation Science McMaster University, Hamilton, Ontario

OT Reg. (Ont.), Associate Professor, School of Rehabilitation Therapy, Queen's University Kingston, Ontario
Louis Trudel, erg., Ph.D., Full Professor, Department of Rehabilitation, Laval University, Quèbec, Quèbec

OT Reg. (NS), Assistant Professor, School of Occupational Therapy, Dalhousie University, Halifax Nova Scotia

심사 전문가*

소비자

Shawn Jennings, MD
Retired family physician, Brainstem stroke survivor, And author of Locked In Locked Out, Rothesay, New Brunswick

국제

Gail Whiteford, Ph.D., Professor & Pro Vice-Chancellor (Social Inclusion) MacQuarie University, Sydney Australia

캐나다

Thelma Sumsion, Ph.D., OT(C), OT Reg. (Ont.) Director, School of Occupational Therapy, The University of Western Ontario, London, Ontario

캐나다

Sandra Bressler, M.A., OT(C), OT Reg. (BC), FCAOT, Clinical Assistant Professor, School of Rehabilitation Sciences, University of British Columbia, Vancouver British Columbia

불어판

Louis Trudel, erg., Ph.D., Professor, Department of Rehabilitation, Laval University, Quèbec, Quèbec
Lina Robichaud, erg., Ph.D., Professor, Occupational Therapy, Department of Rehabilitation, Laval University, Quèbec, Quèbec
Chantale Marcoux, erg., Lecturer, Occupational Therapy, Department of Rehabilitation, Laval University, Quèbec, Quèbec

Manon Boucher, erg., MSc., Lecturer, Occupational Therapy, Department of Rehabilitation, Laval University, Quèbec, Quèbec
Geneviève Pépin, erg., Ph.D., Assistant Professor, Occupational Therapy, Department of Rehabilitation, Laval University, Quèbec, Quèbec
Monique, Carriere, erg., Ph.D., Associate Professor, Occupational Therapy, Department of Rehabilitation, Laval University, Quèbec, Quèbec

독자*

Brenda Beagan, Ph.D.,

보조연구원*

Helena DeZoysa, B.Sc. (OT)

Lauraine Teodoro-Goyette
Senior Translator and Copy

Associate Professor, School of Occupational Therapy, Dalhousie University, Halifax, Nova Scotia

Walter C. (Pete) Howell, Ph.D., Professor Emeritus, The University of Western Ontario, London, Ontario

Zofia Kumas-Tan, M.Sc. (OT-Post-professional), Project Associate, Center for Health Policy and Research University of Massachusetts Medical School, Shrewsbury, Massachusetts

(candidate) Dalhousie University, Halifax, Nova Scotia

Becky Sittler, B.Sc. (OT) (candidate), Dalhousie University, Halifax, Nova Scotia

출판팀*

Lauren Klump, Copyeditor, Ottawa, Ontario

Lyne St-Hilaire-Tardif (LYNE'S WORD), Editing/Proofreading /Translating Services, Ottawa, Ontario

editor, Promo Texte, Rockland, Ontario

Danielle Stevens, Graphic Design Coordinator, Canadian Association of Occupational Therapists, Ottawa, Ontario

Doug Porter, Virtual Image Productions, Halifax, Nova Scotia

Kathy Van Benthem, Professional Education Manager, Canadian Association of Occupational Therapists, Ottawa, Ontario

2013 출판팀

Erika Marosi, MSc (OT), Kingston, Ontario

Brenda McGibbon Lammi, Policy Analyst, Canadian Association of Occupational Therapists, Ottawa, Ontario

Danielle Stevens, Graphic Design and Production Manager, Canadian Association of Occupational Therapists, Ottawa, Ontario

불어판

Noémi Cantin, Ph.D., OT(C), Erg., French language editor, Professeure régulière, Départment d'ergothérapie Université du Quèbec à Trois-Rivières, Trois-Rivières, Quèbec

Diane Dupras, French Copyeditor, Berthierville, QC

서문

모든 사람들의 삶의 질과 참여(participation)는 그들이 매일 참여(engage)하는 작업에 확연하게 영향을 받는다. 작업에의 참여(participation)는 음식을 먹고, 옷을 입고, 숨을 쉬는 것만큼 필수적이다. 작업은 복잡하며 생애주기에 걸쳐 변화한다. 자기관리, 일, 놀이, 교육, 그리고 여가와 같은 일상적인 작업에 참여(participation)하는 것은 우리의 건강과 웰빙을 유지시켜 준다.

작업은 또한 배경상황으로 그 안에서 사람들은 기술을 발달시키고 감정을 표현하며 관계를 형성하고 지식을 생산하며 그리고 삶의 의미와 목적을 찾는다. 하지만 캐나다와 전세계의 어떤 사람들에게는 작업이 시작하기 어려운 것으로 다가온다. 만성질환, 장애, 또는 삶의 상황 때문에 격리되어 있는 사람들에게 일상 작업에의 참여(participation)는 많은 제한이 있다.

캐나다 작업치료사들은 개인, 집단, 또는 인구집단의 유형과 상관없이 모든 사람들의 모든 작업이 가능하게 되도록 노력하고 있다. 작업치료 지침서인 이 『*Enabling Occupation II: Advancing an Occupational Therapy Vision for Health, Well-Being, & Justice through Occupation*』은 이 일에 있어 중요한 자기성찰이 된다. *작업가능화 이론과 실천(2판)*은 작업과 작업 수행에 초점을 둔 클라이언트 중심 가능화를 위한 캐나다의 9번째 출판물이다(CAOT, 1991, 1993, 1997a, 2002; DNHW & CAOT, 1983, 1986, 1987).

60명이 넘는 캐나다 저자들의 경험과 연구를 통한 *작업가능화 이론과 실천(2판)*은 작업과 가능화의 핵심개념과 적용, 교육 및 연구의 진화를 보여주고 있다. 본 안내서에서는 작업치료의 새로운 정의가 제공된다. *작업치료는 작업을 통해 일상생활에의 참여(engagement)를 가능하게 하고, 건강과 웰빙을 이끌어내는 작업을 수행할 수 있게 하며, 그리고 사람들이 일상생활 작업에 자신의 잠재력을 발휘하며 참여(participate)할 수 있는 공정하고 통합적인 사회를 가능화하는 과학과 예술이다.*

*작업가능화 이론과 실천(2판)*은 『Enabling Occupation: An Occupational Therapy Perspective(1997a, 2002)』의 후속 편이다. *작업가능화 이론과 실천(2판)*은 개인 및 사회적 변화를 가능화하는 접근법과 방법에 대한 작업치료사들의 이해를 향상시키는 목표를

가지고 있다. 이 책은 4개의 절로 분류하여 정리되어 있다. 핵심적인 영역, 핵심적인 역량, 작업기반 가능화 실천, 그리고 실천을 적용하기로 구분되어 있다. 캐나다 작업수행 및 참여(Engagement) 모델(CMOP-E)은 작업, 작업수행, 그리고 더 많은 것들을 실천하는 것에 초점을 두고 있다.

이 책은 캐나다에서 작업치료에 대한 가정들을 다시 살펴보며 작업치료 전문분야의 초점을 확장시킨다. 이 책의 사상들은 활발한 논의를 촉진하고, 작업치료 교육을 지원하며, 작업치료의 혁신적인 발전을 이끌어 낼 것이라는 확신이 있다. 작업가능화 리더십을 개발하는 것 또한 강조하고 있다. Elizabeth Townsend와 Helene Polatajko에게, 공동 저자들에게, 그리고 건강, 웰빙, 공정성에 대한 캐나다의 비전을 발전시키는 우리의 작업치료에게 축하의 말을 전하고 싶다.

Mary Law, Ph.D., FCAOT, FCAHS

프롤로그

클라이언트 중심 작업치료를 향한 캐나다의 여정은 매우 풍부한 역사를 가지고 있다. 우리는 그 첫 단계를 1980년대에 시작하였으며 1983년 전국의 작업치료사들과 보건의료인 대표들이 모여 *Guidelines for the Client-centred Practice of Occupational Therapy*를 출판하였다. 이는 우리의 역사에서 중심 축과 같은 순간이었으며 이후 뒤돌아보지 않고 앞으로만 전진하였다. 헌신적인 치료사들이 모여 우리의 작업치료 실천을 이루는 문서들을 발행하였고 치료사들에게 우리의 행동과 중재의 주요 대상이 클라이언트라는 것을 상기시키며 작업치료를 발전시켰다. 우리의 사고방식과 우리 업적의 이론적 기초는 해가 지나면서 계속 발전하였고 본 출판물을 발행하면서 유종의 미를 거두었다. 수 많은 지식인들과 재능 있는 치료사들이 이 책을 저술하는데 기여하면서 앞으로도 수 년 동안 우리 작업치료를 이끌어 갈 것이다. 이 책은 작업치료 모델 개발 및 적용을 명확하게 설명해주고 있다. 또한 여러 복잡한 개념들을 이햐하기 쉽고 풀어주고, 작업치료 사고방식과 클라이언트 중심 접근방법에 도전하는 새로운 개념들을 소개하고 있다. 캐나다가 지속적으로 클라이언트 중심 작업치료를 이끌어간다는 확신을 심어준 주 저자들과 공동 저자들에게 진심으로 감사한 마음을 전한다.

Thelma Sumsion, Ph.D., FCAOT

소개

비전

작업치료사와 클라이언트를 위한 작업적 가능화 시대를 예고한다

목적

우리의 과거를 존중하고, 현재를 확인하며, 작업기반 가능화에 초점을 둔 미래를 분석한다

목표

- 『Enabling Occupation: An Occupational Therapy Perspective(Canadian Association of Occupational Therapists [CAOT], 1997, 2002)』의 후속 편을 출판한다.
- 『작업가능화 이론과 실천, *Enabling Occupation*(CAOT, 1997a, 2002)』에 소개된 작업과 가능화 개념을 확장한다.
- 작업을 작업치료의 핵심 영역으로, 가능화는 작업치료의 핵심 역량으로 분석한다.
- 작업기반 가능화인 실천 모자이크를 설명하고 작업적 이슈와 실천 이론의 틀을 자세히 분석하는 과정을 설명하여 다양한 클라이언트와 배경상황, 그리고 작업치료의 폭넓은 영역을 제시한다.
- 캐나다 작업치료 리더십 25주년을 존경하고 규명하며, 여러 제도 및 다문화적 배경상황에서 학문, 근거, 책임감, 펀딩, 그리고 인력 계획 등을 지원되는 작업기반 가능화를 분석한다.
- 작업기반 가능화와 관련된 용어, 출처, 그리고 키워드 검색 전략을 제시한다.

소개 1. 전국단위의 관점을 가진 획기적인 안내서

『작업가능화 이론과 실천(*Enabling Occupation II: Advancing an Occupational Therapy Vision for Health, Well-Being, & Justice through Occupation*)』은 캐나다작업치료사협회의 획기적인 출판물이다. 이 책은 과거를 존중하고, 현재를 확인하며, 작업기반 가능화에 초점을 둔 작업치료 미래를 분석한다. 이는 작업치료가 활동의 치료적 사용에 초점을 둔 전문분야에서 의미 있는 작업에 참여(engage)하고 사회에 최대한 완전하게 참여(participate)할 수 있게 모든 사람들을 가능화하는 것으로 전환하는 발전을 보여주고 있다.

『작업가능화 이론과 실천(2판)』은 작업과 가능화의 핵심적인 개념과 실천, 교육, 연구에서 적용을 발전시킨다. 캐나다 내 60명이 넘는 저자들의 기여로『작업가능화 이론과 실천(2판)』은 다양성, 개인주의, 집단주의, 언어, 경제, 그리고 규제와 같은 복잡한 사회문화적 이슈들을 다룬다. 문화적 및 언어적 변화, 그리고 작업치료 논문, 문서, 회담에서의 증가하는 근거는 작업가능화의 개념과 실천은 작업치료사, 기타 전문가, 그리고 캐나다와 전세계 사회를 반영하고 있다는 것을 보여주고 있다. 작업적 관점은 이제 시대적으로 적절하게 되었다. 작업을 통한 건강, 웰빙, 그리고 공정성의 비전을 발전시키는 실용적인 전략은 모든 사회를 발전시킬 수 있는 높은 잠재력이 있다.

핵심 영역으로서 작업과 핵심 역량으로써 가능화에 초점을 두면서 본 안내서는 오랜 질문을 언급하게 된다. 작업치료는 무엇인가? 우리는 여기서 작업치료의 새로운 정의를 제시하면서 이 질문에 답을 한다.

> *작업치료는 작업을 통해 일상생활에 참여(engagement)를 가능화하고, 건강과 웰빙을 이끌어내는 작업을 수행할 수 있게 사람들을 가능화하는, 그리고 사람들이 일상생활 작업에 자신의 잠재력을 발휘하며 참여(participate)할 수 있는 공정하고 통합적인 사회를 가능화하는 과학과 예술이다.*

상담 전략은 다음을 통해 본 안내서에 전국단위의 관점을 갖게 하였다.

- 11명으로 구성된 전국자문위원회를 구성하여 2개월에 한번씩 모여 내용을 보강하고 다음을 대표하는 전국적 상담 과정을 만들었다.
  - 다양한 실천: 임상, 관리, 상담, 교육, 연구
  - 소비자
  - Health Canada
  - CAOT 직원
- 전문성을 기반하여 모든 치료사들에게 직접적으로 초대를 하여 공동 저자가 될 수 있게 하였다: 장 별 공동저자, 사례 보고, 또는 텍스트 박스 저자
- 여러 단계의 전문가 심사 과정: 모든 장은 공동 저자들이 검토하였고 안내서는 소비자 및 국내외 전문가들이 검토하였다.
- 2005년과 2006년 CAOT 컨퍼런스에서 추가된 강좌
- 국내외 청중들과 특정 주제를 갖고 포커스 그룹을 시행
- CAOT 홈페이지에 공개 토론 게시판을 개설하여 최신 정보 등을 토의

소개 2. 주 저자들의 관점

작업가능화는 CAOT에서 공유된 꿈이며 본 안내서는 두 명의 주 저자인 Elizabeth Townsend와 Helene Polatajko가 있다. 이 두 주 저자들은 다른 관점에서 작업기반 가능화의 오랜 지지자들이다.

성인 교육학 박사인 작업치료사 Townsend는 사회적 공정성을 가능화하는 사회적 관점을 가지고 있다. Muriel Driver Memorial Lecture(1993)에서 그녀는 비판적으로 클라이언트 중심 실천을 분석하였고 작업치료는 일상 작업 내 공정성의 역사적, 내재적 사회 비전에 기반하고 있다고 제안하였다.

> *작업치료는 아직도 이루어지지 않은 방대한 양의 잠재력을 가지고 있다… 작업치료 비전은 사람들이 자신의 다양성 또는 제한된 작업적 잠재력과 상관없이 사회의 가치 있는 구성원으로 참여(participate) 할 수 있게 가능화시키며 사회적 공정성을 증진하는 것이라는 비판적 분석이 나왔다… 이는 가능하게 하는 것이지 치료방법이 아니다… 일상 작업의 사용은 기본적인 것이다… 우리는 개인주의를 넘어선 사회에 대한 비전이 있다… 우리는 우리의 능동적인 유산을 채워야 한다… 그리고 세계 무대에서 우리의 위치를 찾아야 한다(Townsend, 1993, pp. 174-184).*

교육 이론 박사인 작업치료사 Polatajko는 사람들이 환전하게 작업적으로 참여(engage) 할 수 있게 가능화하는 개인주의적 관점을 가지고 있다. Muriel Driver Memorial Lecture (1992)에서 그녀는 작업에서 우리의 전문분야의 틀을 잡는 중요성을 강조하고 가능화 관점을 갖는 것을 옹호하였다. 이후 그녀는 작업과 가능화에 대한 우리의 이해를 설명해야 한다고 주장하였다.

> *우리의 새로운 가능화 관점과 함께 우리의 도전과제는 작업적 인간과 가능화의 본성을 완전하게 이해할 수 있게 학습하여 작업과 가능화의 과학을 발전시키는 것이다. 만약 우리가 이것을 잘하게 되면 우리의 기회와 우리의 권한은 모든 사람들의 작업을 가능화하는 것이 될 것이며 생명을 보존하는 의학적 미션을 넘어서 삶을 가능화하는 작업적 미션을 가질 수 있을 것이다(Polatajko, 2001, p. 207).*

소개 3. 작업가능화를 위한 가치 및 신념

『작업가능화 이론과 실천 2판』은 기존 1판을 개발할 때 사용된 가치와 신념을 기반하고 있다(CAOT, 1997a, 2002). 『작업가능화 이론과 실천 2판』에서 이 가치들을 재확인하였고 여기에 새로운 내용을 반영하였다.

따라서 우리는 작업에 대해서 다음을 믿는다.

- 작업은 삶의 의미를 준다.
- 작업은 건강, 웰빙, 그리고 공정성의 중요한 결정요인이다.
- 작업은 행동을 조직화한다.
- 작업은 생애에 걸쳐 발달되고 변화한다.
- 작업은 환경을 형성하고 환경에 형성된다.
- 작업은 치료적 잠재력이 있다.

사람에 대해서 우리는 다음을 믿는다.

- 인간은 작업적 존재이다.
- 모든 사람은 독특하다.
- 모든 사람은 내재된 존엄성과 가치가 있다.
- 모든 사람은 삶에 대해 선택을 할 수 있는 권리가 있다.
- 모든 사람은 자주적 결정을 할 권리가 있다.
- 사람들은 작업에 참여(participate)할 능력이 조금이라도 있다.
- 사람들은 조금이라도 변화할 잠재력이 있다.
- 사람들은 사회적이고 영성적인 존재이다.
- 사람들은 작업에 참여(participate)할 다양한 능력이 있다.
- 사람들은 환경을 형성하고 환경에 형성된다.

환경에 대해서 우리는 다음을 믿는다.

- 환경은 문화적, 제도적, 물리적, 사회적 구성을 포함한다.
- 환경은 작업의 선택, 조직화, 수행, 그리고 만족도에 영향을 준다.

건강, 웰빙, 공정성에 대해서 우리는 다음을 믿는다.

- 건강은 단순히 질병이 없는 것 이상이다.
- 건강은 일상 작업에 선택이 있고 조절을 할 수 있는 능력에 강한 영향을 받는다.

- 건강은 영성적 의미 및 작업의 만족도와 관련된 개인적 차원이 있으며 작업의 공평함과 평등한 기회와 관련된 사회적 차원이 있다.
- 웰빙은 건강과 삶의 질을 넘어서 확대된다.
- 공정성 문제는 모든 사람들이 사회에 최대한 완전하게 참여(participate)할 수 있게 하는 의미 있는 선택과 사회적 통합을 위한 것이다.

클라이언트 중심 실천에 대해서 우리는 다음을 믿는다.

- 클라이언트는 자신의 작업에 있어서 전문가이다.
- 클라이언트는 작업치료과정에서 능동적인 파트너야 한다.

(Enabling Occupation, CAOT, 1997, 2002, p.31)

소개 4. 캐나다 안내서 개발의 배경

1997년에 CAOT는 *Enabling Occupation: An Occupational Therapy Perspective* (CAOT, 1997a)를 출판하였고 2002년에는 추가 사항과 함께 재발행되었다(CAOT, 2002, pp. xvi-xxxi). 작업치료를 작업가능화로 설명하면서 1997년 안내서는 작업이 작업치료에서 중심이라는 것을 강조하였다. 작업은 수단이며 (치료적 중재) 끝이었다(결과)(Townsend, 2002). 20세기 대부분에서 작업치료는 *활동의 치료적 사용*으로 설명이 되었다(Polatajko, 2001). Reed와 Sanderson(Department of National Health and Welfare [DNHW] & CAOT, 1983, p.8)으로부터 기반하여 첫 안내서인 Occupational Performance Model(OPM)을 출판하면서 캐나다 작업치료는 작업치료를 위한 핵심적인 개념으로 작업의 르네상스를 맞이하게 되었다(CAOT, 1991; DNHW & CAOT, 1983). 나아가 1997년에 가능화를 작업치료의 주요 절차로 명명하면서 작업치료는 1980년대 안내서에서 교육-학습 과정이라고 설명된 것을 모두 아우르게 되었으며 개인의 가치를 인정하고 전체주의에 대한 존중을 키우게 되었다(CAOT, 1991, pp. 15-19).

*Enabling Occupation II: Advancing an Occupational Therapy Vision for Health, Well-Being, & Justice through Occupation*은 캐나다의 여덟 번째 출판물로 작업과 작업 수행에 초점을 둔 클라이언트 중심 가능화에 대한 전국 단위의 안내서다(CAOT, 1991, 1993, 1997a, 2002; DNHW & CAOT, 1983, 1986, 1987). *캐나다 작업수행 측정(COPM)*(Law 외, 2005; Law, Steinwender, & Leclair, 1998)의 개발은 1987년 안내서인 *Toward Outcome Measures in Occupational Therapy*(DNHW & CAOT, 1987)

의 직접적인 결과물이다. *Occupational Therapy Guidelines for Client-Centred Mental Health Practice*(CAOT, 1993)는 유일한 단일 분야를 위한 안내서이다. 이 안내서들의 목적은 클라이언트 중심 실천의 정의를 확장하며 '작업치료 철학의 기초인 가능화 개념'(CAOT, 1993, p. v)을 강조하는 것이다.

안내서에 대한 작업치료사들의 관점에 대한 연구에서(Blaine & Townsend, 1993) 작업치료사들은 실천의 핵심적인 개념에 있어 통일된 관점을 갖게 되었다고 보고하였다. 실천, 대학원 교육, 그리고 연구의 성장으로 인하여 이 연구는 새로운 안내서가 *Occupational Performance Model(OPM)*을 개발하는 것을 권장하였고 작업치료 범위에 걸친 개념들을 통합하는 그림도 추가하였다. 추후에는 CAOT가 전국적인 상담을 지원하여 새로운 *Canadian Model of Occupational Performance(CMOP)*가 포함된 1997년 안내서의 출판물이 나오게 되었다.

1997년에 출판된 이후 작업가능화를 위한 안내서는 중요한 논의를 시작하게 하였다. 2002년 Enabling Occupation에서 나온 주요 비평은 Enabling Occupation II에 영향을 주었다. **표 소개 1**에 주요 쟁점들이 나와 있다.

소개 5. 캐나다 배경상황

캐나다 실천의 배경상황은 캐나다의 사회문화적 다양성으로 가장 먼저 영향을 받는다. 캐나다를 이루는 광범위한 문화적 모자이크는 작업치료가 적절하고 효과적이기에 복잡하고 어려운 배경상황을 만든다. 캐나다의 다양성은 통합적이고, 평등한, 공정하고 가능화하는 작업치료를 하게 만들어 더 광범위한 국제적 배경상황에서 발전을 하게 한다. 작업치료사들은 다양한 세계관의 존재, 그리고 작업의 형태, 기능, 의미를 이해할 수 있는 관점의 영향에 집중할 수밖에 없도록 만든다(Iwama, 2003).

캐나다의 사회문화적 다양성을 고려하여 (Association of Canadian Occupational Therapy Regulatory Organizations [ACOTRO], Association of Canadian Occupational Therapy University Programmes [ACOTUP], Canadian Association of Occupational Therapists [CAOT], & Professional Alliances of Canada [PAC], 2006), 작업치료사들은 작업과 가능화의 복잡성을 깊게 이해하는 방향으로 격려되고 있다. Enabling Occupation II는 여러 방법을 사회문화적 다양성 이슈들을 다루고 있다. 이 안내서는 다양한 사람들, 치료 세팅, 그리고 사용되는 사례와 언어의 제도들을 고려하여 개발

표 소개 1 Enabling Occupation II와 1997년, 2002년 안내서와 구분하기

*Enabling Occupation*의 개념 및 비평	*Enabling Occupation II*에서의 조치사항
작업수행: 작업치료는 수행 이상의 것에 초점을 둔다. 예를 들어 작업적 전환, 작업적 의미, 작업적 정체성, 작업적 참여(engagement), 작업적 공정성, 작업 균형	작업에 초점을 두고 잇는 1절은 수행 이상의 작업을 논의하고 있으며 CMOP를 CMOP-E로 명칭을 바꾸면 이러한 확장의 중요성을 설명하고 있다.
사람이 먼저인 CMOP: 여기서 의미하는 것은 작업치료의 주요 관심은 사람이지 작업이 아니다.	1절은 CMOP-E의 단면 또는 측면의 관점을 소개하며 작업을 핵심적인 영역 및 사람과 환경의 범위를 정하는 개념을 모두 보여주고 있다.
사람이 먼저인 CMOP: 여기서 의미하는 것은 작업치료는 개인에게만 초점을 둔다.	작업치료사들은 역사적으로 개인, 가족, 집단, 지역사회, 조직, 그리고 인구집단을 클라이언트로 함께 일하였다. 2절은 클라이언트 피라미드를 소개하여 작업치료 클라이언트의 다양성을 보여준다.
환경이 뒤에 있는 CMOP: 여기서 의미하는 것은 환경이 뒤에 오면 작업과 사람 외부에 위치하게 되고 2차적인 관심 영역이다.	CMOP-E의 측면의 관점은 작업과의 관계에서 사람보다 환경을 더 크게 보여주고 있으며 작업, 사람, 환경, 그리고 영성은 상호 연결되어 있는 것으로 묘사되고 있다.
사람-환경-작업(PEO) 모델: 많은 사람들은 CMOP와 PEO의 관계에 대해 궁금해 하며 PEO가 '캐나다 모델'이라고 오해를 한다. PEO 모델은 사람, 환경, 그리고 작업의 교차점에서 작업수행의 대한 관점을 표현하며 여기서 영성 또는 작업에 대한 초점은 명확하지 않다.	*Enabling Occupation II*는 CMOP-E를 작업과 영성의 통합에 초점을 두는 것을 확연하게 하여 소개하고 있다. PEO는 언급이 되지만 혼란을 방지하기 위해 본 안내서에는 구체적으로 포함되어 있지 않다.
작업수행과정모델(OPPM): OPPM은 개인과 함께 일하는 치료사를 위해 일차적으로 개발되었다(CAOT, 1997a, pp. 57-94; Fearing & Clark, 2000). OPPM은 들어가기/시작하기, 단계 설정하기, 그리고 나가기/종료하기와 같은 작업치료 과정의 중요한 단계들이 누락되어 있다.	*Enabling Occupation II*는 광범위한 클라이언트와 관리, 상담, 정책, 교육, 그리고 연구 배경상황에서 다양한 실천을 강조하고 있다. 새로운 Canadian Practice Process Framework(CPPF)는 클라이언트 중심 가능화에 기반하고, 근거기반이며, 작업기반의 다양한 실천 배경상황에서 적용이 된다. 이는 목적지향적이 아니며 작업가능화 과정에 참여(engage)하는 모든 클라이언트에 적용된다.
가능화: *Enabling Occupation*은 가능화에 대한 개념과 실천의 구체적인 부분의 논의가 비교적 적게 포함되어 있다. 이 용어는 단순히 '클라이언트 중심 실천 이상의 것'으로 정의가 되어 있으며 이후에 클라이언트 중심 실천의 자세한 설명이 있다.	2절은 가능화(동사)와 가능화(명사)를 작업치료의 핵심 역량으로 초점을 두고 있으며 이는 Profile of Occupational Therapy Practice in Canada(CAOT, 2007) 최신판에 나와 있는 역량의 정의와 일치한다.

각주 : Enabling Occupation II는 작업가능화 이론과 실천 II로 번역함

이 되었다. 다양성 이슈들에 대한 고찰은 작업치료의 특징으로 비판적 고찰을 할 수 있게 추가되었다. 문화와 다양성에 대한 의식을 강조하려는 시도는 캐나다 작업치료사들이 평등하고 사회적으로 진보적인 실천을 추구하는 방향으로 가는 것을 격려할 수 있다. 또한 캐나다의 기여로 인하여 국제적인 세계에서 우리의 클라이언트를 위한 적절함과 의미를 유지하여 작업치료를 발전시키는 방향을 가게 할 수 있다.

소개 6. 학습자 중심 실천 안내서

*Enabling Occupation II*는 *Enabling Occupation*(CAOT, 1997a, 2002)의 후속 편이다. *Enabling Occupation*(1997a, 2002)에 출판된 캐나다 작업수행 모델(CMOP), 사람-환경-작업(PEO) 모델, 그리고 작업수행과정모델(OPPM)의 설명은 *Enabling Occupation II*에 다시 출판되지 않는다.

오히려 학습자들에게 작업과 가능화 안에서 작업치료를 굳히는 학문과 근거가 제시된다. 학습자들은 *삼중 모델 이론의* 틀을 찾게 되어 작업치료의 안내를 받는다: 작업수행을 넘어선 작업 관점을 설명하는 Canadian Model of Occupational Performance and Engagement(CMOP-E), 치료사들에게 클라이언트 중심 실천에서 핵심적인 역량과 권력관계에 대해 치료사에게 설명을 하는 가능화 기초에 기반한 (신념, 가치, 추정, 개념) 가능화 기술의 범위를 설명하는 Canadian Model of Client-Centred Enablement(CMCE), 그리고 개인, 가족, 집단, 지역사회, 조직, 또는 인구집단이 될 수 있는 클라이언트들과의 실천 과정에서 8개의 조치단계와 대체 결호를 설명하는 Canadian Practice Process Framework(CPPF)가 있다.

저자들은 구조와 언어에서 학습자 중심 접근방법을 선택하였다. 사례와 예시는 실제 사람, 장소, 상황, 또는 작업치료 상황을 제시한 것이다. 작업과 가능화에 대한 전문적 추론, 실천 사례와 예시, 그리고 작업기반 가능화에서 리더십을 위한 전문적인 위치를 찾는 전략은 모두 실험적, 역량기반, 사례기반, 또는 문제기반의 성인 학습 방법을 이끌어내기 위해 모두 합쳐져 있다. 이론은 실천을 안내하기 위해 제시되며 마찬가지로 실천은 지속적으로 작업치료 이론의 진화에 대한 정보를 제공해 준다. 다양성과 배경상황에 집중한 고찰된 실천은 고정된 프로토콜에 기반하는 표준화된 실천보다 강조되고 있다. **이 안내서는 특정 절차를 위한 기술적인 안내서가 아니다. 오히려 작업치료의 핵심적인 개념의 광범위하고 복잡한 적용을 위한 실천 안내서이다.**

소개 7. 목소리와 청중

첫 *Enabling Occupation*(CAOT, 1997a, 2002)는 3인칭으로 작업치료에 대해 작성되었다. 이 책은 작업치료 학생들과 다양한 클라이언트와 다양한 배경상황에서 다양한 작업적 이슈들을 다루는 치료사들을 위해 1인칭으로 작성되었다.

우리는 작업치료 동료들, 파트너, 소비자, 고용주, 정부, 기업, 그리고 대중들이 이 안내서를 읽는 것을 추천한다. 우리는 독자들이 최신 작업치료에 대해 배우는 것을 격려한다. 이 책의 검토자인 Dr. Shaw Jennings는 다음과 같이 보고하였다. "Enabling Occupation은 나의 눈을 뜨게 하여 작업치료의 미션에 대한 새로운 이해를 갖게 하였다 … 작업은 건강에 이익이 된다."

소개 8. 이 책의 구성

『작업가능화 이론과 실천 II(*Enabling Occupation II: Advancing an Occupational Therapy Vision for Health, Well-Being, & Justice through Occupation*)』은 4개의 절로 구성되었다. 각 절은 비전, 목적, 목표, 그리고 실천 사항에 대한 내용으로 시작한다.

1절은 작업을 언급하며 작업치료의 핵심적인 영역을 설명한다. 따라서 인간 작업과 이를 작업의 과학에 위치시키는 주요 특징들에 대해 전반적인 설명을 하게 된다. 확장된 Canadian Model of Occupational Performance and Engagement(CMOP-E)의 소개로 작업, 작업수행, 그리고 그 이상의 영역에서 실천의 초점을 알려준다. CMOP-E의 세부적인 설명은 작업이 작업치료의 중요한 핵심이며 작업적 관점에 대한 정보 제공은 사람과 환경이 준다는 것을 명확하게 설명한다.

2절은 가능화가 작업치료의 핵심적인 역량으로 언급되며 주요 가능화 기초, 클라이언트 중심 관계, 그리고 가능화 기술의 전반적인 설명을 제공한다. Canadian Model of Client-Centred Enablement(CMCE)는 개별적 및 사회적 변화를 가능화하는 주요 기술을 확인해 준다. 가능화 연속체에 비효과적 클라이언트 중심 가능화부터 효과적인 가능화까지 설명이 된다.

3절은 작업과 가능화의 주요 개념을 통합하여 작업기반 가능화의 풍부한 실천 모자이크를 설명한다. 이는 변화를 가능화하는 이론적 기초를 형성하고 구성하며 Canadian Practice Process Framework(CPPF)를 다양한 클라이언트와 다양한 세팅에서 사용될 수 있게 소개한다. CPPF는 개별적 및 사회적 변화를 위한 작업기반 가능화 실천 사례 및 예시와 함께 설명되고 있다.

4절은 작업치료 전문분야 자체의 가능화를 다루고 있으며 작업가능화 내 리더십을 위한 작업치료의 위치를 알려준다. 여기서는 LEO (Leadership in Enabling Occupation) 모델을 소개하며 이는 학문, 근거기반 실천, 책임 전략, 정책 및 펀딩, 그리고 인력 기획의 배경 상황에서 작업치료사들의 작업적 관점을 보여주는 시각적 도구로 제시된다.

1절

작업: 작업치료를 위한 핵심 영역

작업: 작업치료를 위한 핵심 영역

소개

넓은 의미에서의 작업치료라는 용어는 현재 전 세계 모든 나라에서 매우 진지한 이슈가 되고 있다. 문명화된 세계에서 실업이라는 질병의 전파는(작업의 부재), 의회와 국제회의의 관심이 쏟아지고 있다. 마음을 채우기 위하여 일상적인 과제를 제공해줌으로써 인간의 불만족과 정신적 불안감을 치료하는 노력을 하였다. 그러므로 신체가 건강해지고 건강을 유지할 수 있는 방법을 찾을 수 있다 (Howland, 1933, p. 4).

캐나다 작업치료사협회(Canadian Association of Occupational Therapists; CAOT)의 초대 회장인 Goldwin Howland의 말을 고찰해 보면, 캐나다의 작업치료는 초창기부터 작업에 대한 깊은 고민을 하고 있었다. 핵심적 개념인 작업은 작업치료 역사 전반에 걸쳐서 다양한 관점으로 재해석되어 왔고, 1997년 『Enabling Occupation: An Occupational Therapy Perspective』(CAOT)를 출간하여 작업치료의 핵심적 개념으로써의 작업을 확정하였다.

이 절은 작업의 개념을 밝히는 데 초점을 둘 것이다. 작업치료에서 핵심적 중요 영역으로 작업을 명명하고, 작업의 역할의 변화 과정을 기술하며, 이 개념에 대한 가장 최신의 견해를 제시할 것이다. 본 절은 작업치료, 작업과학, 그리고 연관된 학제들의 논문들을 인용하여 작업의 개념을 구체화하고 인간 작업의 주요 특성을 설명할 것이다. 다음과 같이 세 개의 장으로 정리하였다. 1장은 작업치료의 역사를 토대로 작업의 개념과 전문 영역 내의 작업의 중심적인 역할을 구체화할 것이다. 또한 작업의 언어를 명확하게 하기 위해서 작업 개념의 변화과정을 기술하였다. 그리고 개념을 설명하기 위해 만들어진 주요 모델들을 제시할 것이다. 2장에서는 인간 작업의 주요 특성을 논의할 것이며, 작업이 인생의 중요한 단계에서 어떻게 발달하는지, 작업이 어떻게 변화하고 작업과 배경상황이 어떻게 영향을 주고받는지를 설명할 것이다. 마지막으로 3장에서는 작업치료와 작업과학을 비교할 것이며, 작업치료에서의 작업기반중재(Occupation-Based Practice; OBP)의 근거를 제시한 주요 캐나다 작업과학자들의 지식을 제공할 것이다.

01

비전 작업치료의 핵심 영역으로써 인간 작업을 포함한다.

목적 작업치료와 관련된 인간 작업을 잘 이해할 수 있게 한다.

목표

- 작업치료의 핵심적인 중요 영역으로써 작업을 확인한다.
- 작업치료에서의 작업적 관점의 변화를 고찰한다.
- 작업수행을 설명하는 이론의 틀과 모델들을 소개한다.
- 작업치료의 관심 영역을 작업수행 그 이상으로 확대하여 설명한다.
- 인간 작업에 대한 작업치료의 최신 지견을 기술한다.
- 작업치료 내에 작업과학을 자리매김한다.
- 작업치료 실천에 적용할 수 있는 작업과학의 주제들을 설명한다.

임상적 함의

1절에서는 임상의 핵심적 관심 영역으로 작업을 포함하는 것이 어떤 함의를 가지고 있는지를 고찰한다.

작업치료 비전공 독자들에게 우리의 삶에서의 작업의 중요한 역할을 이해하게 한다. 이 절은 세상을 작업적 관점으로 바라보게 하고, 인간 작업의 전체 범위에 대한 진면목을 제시한다.

이 절에서 제시된 연구를 읽고 사용할 때, 독자(임상가, 교육자, 연구가, 행정가, 관리자, 컨설턴트, 또는 타 영역의 임상가, 또는 비전공 독자)는 작업적 관점을 가질 수 있다. 당신의 생각을 정리할 수 있게 도와줄 언어, 이론의 틀, 모델들에 심취해 보자. 작업과학 지식을 탐구하고 당신의 작업에 대한 이해와 평가를 설명해 보도록 한다.

1장

주요 영역의 구체화: 핵심으로서의 작업

Helene J. Polatajko

Jane Davis

Deb Stewart

Noemi Cantin

Bice Amoroso

Lisa Purdie

Daniel Zimmerman

CASE STUDY

사례 1

Bonnie Sherr Klein: 나의 실제 업무

Bonnie Sherr Klein은 성공한 영화제작자, 작가이자 장애인 운동가였는데, 뇌졸중으로부터의 회복과정과 장애인으로서의 경험을 알리는 집필활동과 강의 등을 하였다. 1995년 캐나다 작업치료사협회의 연례 학술대회 기조연설로 치료에서의 파트너라는 주제로 다음과 같이 강의한 바 있다. 배경설명을 하자면,

1987년 8월 46세의 Bonnie는 Mile Zero: The SAGE Tour(영화) 제작 중에 뇌줄기의 선천적 기형 출혈로 두 번의 갑작스러운 뇌졸중을 겪었다. 그녀는 사지마비가 되어 보조호흡기가 필요하였고, 공황발작과 감금증후군을 경험하였다. Bonnie는 매우 위험하고 정교한 수술과정을 거쳐 3년간의 길고 고된 재활과정을 시작하였다. Bonnie는 영화 완성에 대한 의지가 강했고 재활의 초기 단계에서 그 목표를 달성하기 위해 모든 주말을 사용하였다.

그녀는 기조연설에서 이렇게 말하였다.

> *"나는 주말이면 일을 하고 지친 상태로 병원에 돌아왔습니다. 자주 내 영화작업 때문에 몸을 혹사한다고 혼났습니다. 나는 나의 재활과정을 불성실하게 하고 있다는 기분이 들었습니다. 그러나 발병 1년 반 후에 영화가 완성되고 개봉되었을 때 나는 스스로 이것이 나의 작업치료였다는 것을 깨달았습니다(아마도 작업치료는 이렇게 해야 하는 것이 아닌지). 영화제작을 위해 나의 이전의 모든 기술과 경험을 사용하였고 새로운 적응도 해야 했습니다. 이는 나에게 필요했던 거죠. 이런 노력은 내 몸 밖에 있는 넓은 세상과 나를 다시 연결해 주었습니다. 나를 강제로 '끌어내어' 사람들이 나를 보게 만들었고, 내가 생산적인 사람이라는 것을 증명해 주었습니다. 이를 통해 내 자신에 대한 자존감을 되찾게 되었습니다."(CAOT, 2002, p. viii-ix).*

드디어 1988년에 「Mile Zero: The SAGE Tour」는 개봉하였다.

출처: CAOT(2002)와 Library and Archives Canada(2006)

1.1 소개

Bonnie가 언급하였듯이, 뇌졸중으로부터의 회복은 의미 있는 작업의 참여를 통해 작업수행을 가능하게 만드는 것, 결국 작업치료를 의미하게 된다. 작업치료의 초창기부터 작업치료는 작업과 건강과 웰빙이라는 작업의 역할에 초점을 두었다. 1919년 Dunton은 다음과 같은 신념을 밝혔다.

> *작업은 음식과 물처럼 생명에 필수적인 것이다.*
> *모든 사람은 신체적, 정신적 작업을 가지고 있어야 한다.*
> *모든 사람에게는 즐길 수 있는 작업과 취미가 있어야 한다.*
> *마음, 신체, 영혼의 병은 작업을 통해 치유될 수 있다(Dunton, 1919, p. 10).*

하지만 건강증진을 위한 오타와 헌장(the Ottawa Charter for Health Promotion)(WHO, 1986)에서 명확하게 설명하였듯이, 건강의 관점으로만 너무 강조되어서는 안 된다.

작업은 일상생활을 위한 자원으로 가치를 가지고 있다.

> *완전한 신체적, 정신적, 사회적 웰빙 상태에 도달하기 위해 개인 또는 집단은 열망을 깨닫고, 욕구를 만족시키고, 환경에 따라 변화하거나 적응해야 한다. 따라서 건강은 삶의 목표가 아닌* ***일상생활을 위한 자원****으로 간주되어야 한다(WHO, 1986, p. 1).*

1.2 작업적 관점의 진화: 핵심 영역으로서의 작업

작업치료의 역사적 과정에서 작업의 개념은 작업 역할을 중심으로 변화하여 왔다. 작업의 변화를 고찰하기 위해 2001년 「캐나다작업치료학회지(*Canadian Journal of Occupational Therapy*, CJOT)」의 창간 75주년 기념호에서 Polatajko는 1933~2001년까지의 모든 발행물들을 연구하였다. 그녀는 작업치료가 **기분전환활동의 제공으로부터 시작하여, 치료적인 활동의 사용을 거쳐, 의미 있는 작업을 통한 가능화의 과정으로 변화하였다고 했다.**

초기의 작업은 기본적으로 보수와 상관없는 일이라는 뜻이었다. Polatajko(2001)의 고찰에서 보면, "작업치료"라는 용어는 미국 건축가인 George Barton에 의해 처음 탄생하였고, 그는 작업치료가 일을 수단으로 하는 치료 개념을 가지고 있다고 하였다. 그 당시 사람들은 일이나 작업이 건강, 웰빙, 행복의 필수 조건이라고 믿었다.

> *우리의 삶에서 가장 큰 행복은 우연히 우리에게 주어지는 삶의 조건에 달려 있지 않고 반대로 항상 좋은 양심, 건강, 작업, 그리고 정당한 자유의 추구로부터 얻어지는 것이다(Thomas Jefferson).*

Thomas Jefferson(1743~1826)은 "부유함이나 화려함이 아닌 오히려 평온함과 작업이 행복을 가져다 준다."라고 말하였다. 이 앞에서 제시한 Howland의 말을 인용하자면, 작업치료에서 더 중요하게 보는 관점은 '일의 부재는 곧 인간 영혼의 전반적 피폐를 이끈다'는 것이다.

그러한 이유로 작업치료의 초창기 목표는 회복기 동안 개인의 삶을 채우기(to occupy) 위한 작업적 참여(engagement)(다른 말로는 '일')를 위한 기회를 제공하는 것이었다. "… 치료기관 현장에서는 가능한 한 최대한 정상에 가깝게 균형 잡힌 하루 일과를 환자에게 제공한다."(LeVesconte, 1935, p. 6). 일을 이렇듯 즐거움을 위해 전환적으로 사용하는 것은 퇴화를 예방할 뿐 아니라 오히려 회복을 증진시킨다고 가정하였다.

> *[작업치료]의 목표는 두 가지다. 첫째, 길고 힘든 기간 동안 질병 때문에 건강한 삶으로부터 일시적으로 멀어진 사람들과 영구적으로 정상적인 삶을 살아갈 수 없는 사람들의 마음을 지속적으로 채워주는 것. 둘째, 개인의 욕구에 맞추어 치료방법을 적용하는 것. 그리하여 능동적 작업을 통해 장애가 있는 신체와 정신은 좀 더 건강하게 회복될 수 있는 것이다(Howland, 1933, p. 4).*

작업이 치료적 가치의 잠재성을 가지고 있다는 것은 캐나다에서 이 전문분야가 처음 탄생하였을 때부터 치료에 대한 중심적 견해였다. 하지만 1940년대 이후부터는 작업의 치료적 잠재력은 더 이상 작업이라는 용어로 일컬어지지 않았다. 대신에 일(work)(Martin, 1941), 그리고 수예와 공예(arts and crafts)(Robinson, 1941)를 포함한 다른 개념으로 대치되었다. 이 중 가장 오랫동안 지속된 것은 치료적 활동(therapeutic activity)이라는 개념이며, 이는 1944년 Howland의 저술에서 부각된 것이다.

> *작업치료는 다음과 같은 특정 원칙에 기초한다. 모든 장기와 구조의 정상적 기능을* ***수의적인 활동****이라고 보기 때문에, 손상 또는 질병이 손상된 활동을 초래할 경우에는 손상된 신체부위는* ***신체적 운동****으로 회복시킬 수 있고, 반면에 환자의 마음은 예술, 음악, 수공예 또는 레크리에이션과 같은 즐거운* ***전환적 작업****(diversional occupation)으로 회복시킬 수 있다는 것이다(Howland, 1944, pp. 32-33).*

Howland의 주장에 따라, 작업치료 분야는 그 후 50년간 활동의 치료적 사용(therapeutic use of activity)이라는 말로 정의되었다. 이로서 작업에 초점을 둘 필요가 없어 보였다.

활동이 치료적 사용으로 강조되었지만, 1950년대 문헌에서는 작업치료의 광범위한 역할이 설명되기 시작하였다. 1953년 Hossack은 작업치료사는 사람들이 작업 역할을 수행하는 것을 도와주어야 한다고 언급하였다. 1960년대에는 치료사들이 환자들을 '좀 더 효과적으로 사회에 참여(participate)'하게 도와주어야 한다고 제안하였다(Roberts, 1962, p. 5). 그 역할은 '기능의 회복을 추구해야만 하고 … 그들이 성장하고 발달할 수 있도록 도움을 줄 수 있고, 모든 능력을 사용할 수 있게 해서 결과적으로 잠재력을 좀 더 효과적으로 실현시킬 수 있어야 한다'고 하였다(Jantzen, 1963, p. 63). 자신의 환경에서(McKay, 1974) 산다는 것은 단순히 존재하는 것이 아니라(Cardwell, 1966), 본인들에게 의미 있는 활동에 참여(engage)하는 것이다(Shimeld, 1971).

작업의 관점의 진화는 캐나다 문헌에 공개되어 있다. 이를 참고하면, 작업에 대한 우리의 관점은 전환적 활동의 사용, 치료적 활동, 그리고 의미 있는 작업에 참여(engagement)하는 것으로 진화하였다. 우리는 "인간은 작업이 필요한 존재이고, 작업치료는 인간의 작업적 필요를 충족시켜주는 것이다."라는 것을 인정한다(Woodside, 1976, p. 12). 미국 작업치료사 Mary Reilly(1962)는 2000년대 후반 가장 영향력 있는 저술가들 중에 한 사람인데, 작업치료에서 작업의 개념을 재조명하였다. Reilly는 작업에 초점을 맞춰야 한다고 다시 주장하면서, 작업치료의 범위를 의학/치유적 모델을 넘어 작업 모델(occupational model)로 확장시켰다. 1992년 Polatajko는 우리의 분야가 작업적 관점을 수용해야 한다고 주장하며 이를 **작업가능화(enabling occupation)**로 명명하고 이론의 틀을 확립하였다. 1993년, Townsend는 이러한 관점에 추가하여, 개인에서부터 사회적 사명을 포함한 관점으로까지 확장하였다. 1997년 출간된 『Enabling Occupation: An Occupational Therapy Perspective』는 작업치료의 전문영역을 작업에 중점을 두고 "작업을 할 수 있다는 것, 즉 작업가능화에 초점을 두었다. 이는 작업치료 실천을 위한 필요충분 조건이다."(CAOT, 1997a, p. 30).

1.3 작업적 관점의 구체화: 우리의 용어

정의

작업치료가 쇠약한 사람에게 시행하는 것에서 시작하여 다양한 클라이언트의 작업을 가능하게 만들어주는 것까지로 범위가 확장된 것과 같이 작업의 의미의 지평도 더 넓어지게 되었다. 『Enabling Occupation』(CAOT, 1997a)에서 정의되었듯이, 작업이라는 용어는 유급, 무급의 일만 의미하는 것이 아니라 **자기관리(self-care)**, **생산활동(productivity)**, 또는 **여가활동(leisure)** 등 인간이 하는 모든 종류의 것을 말한다.

> *작업은 일상생활 활동과 과제의 집합을 말하며 개인과 문화로부터 명명되고 구성되었으며 가치와 의미가 부여된 것이다.*
> *작업은 사람들이 스스로 시간을 투자해서 하는 모든 것을 말하며 자신 돌보기(자기관리), 삶을 즐기기(여가활동), 그리고 지역사회의 사회와 경제적 구조에 기여하기(생산활동) 등으로 나뉜다(CAOT, 1997a, p. 34).*

국제적인 추세에 따라 캐나다에서도 작업의 정의가 확장되었다. 예를 들어, 1983년 Reed와 Sanderson은 작업을 "인간의 시간과 에너지를 쏟아 하는 활동들 또는 과제들로써 구체적으로 자기관리, 생산활동, 그리고 여가활동을 말한다"(p. 247)라고 정의하였다. Christiansen, Kielhofner와 Rogers(1995)는 작업을 사람들이 일상에서 하는 평범하고 익숙한 것으로 정의하였다. Kielhofner(1995)는 작업의 정의를 시간의 흐름과 물리적, 사회적 세계의 배경에서 의미 있는 일, 놀이, 또는 일상생활 과제들을 하는 것이라고 했다. 아마도 가장 널리 인용되는 정의는 Yerxa 등(1990)이 제시한 것으로 작업은 "인간 행동을 문화적 맥락의 어휘로 명명하여 특정활동들로 모음"(p. 1)이라는 것이다.

이 정의들은 초기 작업치료사들이 이해하는 것과 비교해 작업에 대해 그리 넓지 않은 의미를 부여하고 있다. 그러나 이 의미는 일반인들이 이해하고 있는 것보다 더 광범위하다. 일반적인 평범한 단어로써 작업이라는 용어는 "사람의 일상 혹은 주된 일이나 업무, 특히 생계를 꾸린다는 의미로 이해된다."(Merriam-Webster, 2003). 그럼에도 불구하고 이러한 평범한 단어는 Merriam-Webster(2003)에서 '작업: 한 사람이 참여(engage)하는 활동(즐거움을 추구하는 것이 그의 주된 작업이었다)'이라고 첫 번째 정의로 인용되고 있다.

작업의 분류 코드

작업치료사들의 작업의 개념에 대한 재발견은 다른 개념들, 특히 활동에 대한 개념이 더 이상 의미 없음을 뜻하지는 않는다. 오히려 작업치료 분야에서 이 용어들의 사용과 서로 간의 관계를 구체화시켜야 한다는 것을 의미한다(Polatajko et al., 2004). 최근 여러 작업의 정의들이 바로 그것이다. 예를 들어, 작업은 활동과 과제들의 묶음(CAOT, 1997a, 2002), 문화적으로 의미 있는 일, 놀이, 또는 일상생활 과제들 하기(Kielhofner, 1995), 활동들 또는 과제들 하기(Reed & Sanderson, 1983), 활동의 특정 모음(Yerxa et al., 1990, p. 5)이다.

작업, 활동 그리고 과제 간의 관계는 일관성 있게 정의되고 있지 않다; 정의들 간에 논란의 여지가 있는 경우도 있다. 이렇듯 일관성이 없으면 작업치료 분야의 구성원들과 논문을 읽는 독자들은 상당한 혼란을 겪게 된다. 작업이라는 용어는 복잡성의 정도와 상관없이 인간의 행동의 모든 방식에 적용된다. 예를 들어, 작업치료 문헌에서 회계 업무(Hagedorn, 2000), 리포트 작성하기(Law, 1996)와 차 마시기(Hannam, 1997) 모두 작업치료 논문들에서는 동일하게 작업으로 불린다. 이러한 상황은 작업치료 정체성을 위태롭게 하는 것이다. 현재 작업치료 분야는 중요 영역의 복잡성을 언급하는 용어를 합의하지 못하는 곤란한 지경에 있다. 작업과학과 작업치료에서 작업에 대한 관심이 높아지면서 클라이언트와 가족, 일반인, 다른 의료전문가, 서비스 제공자, 정부기관, 그리고 보험회사들과 쉽고 명확하게 의사소통하기 위한 일관성 있는 언어를 개발할 준비를 하고 있다.

작업치료의 핵심 영역을 설명할 수 있는 용어 부족 문제는 어제 오늘의 일이 아니다. 1933년 Dunlop은 "초기부터 현재까지, 작업치료는 거의 지속적으로 오해로 인한 피해를 보았다. …"(p. 7)라고 하였다. Polatajko(2001)는 대중들이 쉽게 이해할 수 있는 방식으로 작업치료 분야의 언어가 구체화되지 않아 작업치료 논문들에서 작업이라는 용어가 사라졌다고 주장했다. 그녀는 작업이라는 용어가 전문분야로 시작되는 그 시점에 이미 사라졌음을 발견하였다. 작업치료사들 사이에서만 명명하는데 지속적으로 사용한 것을 제외하고 1940년대, 50년대, 60년대, 70년대 그리고 80년대에 캐나다 논문들에서 기본적으로 작업이라는 용어는 모두 빠져 있었고 대신 활동, 과제, 일, 그리고 기능이라는 용어들로 대체되었다(Polatajko, 2001).

분류학(taxonomy)의 사용은 용어의 부재에 대한 해결책이 될 수 있는데, 이는 작업의 수준과 서로 간의 관계를 구분하는 명확하고 일관성 있는 체계를 말한다. 분류학은 관련된 개념을 서열화, 순서화하는 것으로 개념의 구체화와 서로 간의 관계의 배치를 가능하게 하여 더 심도 있는 이해를 창출한다(Bloom, Engelhart, Furst, Hill, & Krathwohl, 1956;

Krathwohl, Bloom, & Masia, 1964). 많은 작업치료 학자들은 분류학을 통해 작업을 다양한 수준으로 분류할 수 있다고 하였다(Christiansen & Baum, 1997; Hagedorn, 2000; Johnson, 1996; Levine & Brayley, 1991; Pierce, 2001; Polatajko et al., 2004).

캐나다의 Polatajko 등(2004)은 작업수행 용어 분류 코드(Taxonomic Code for Occupational Performance; TCOP)의 사용을 제안하였다. 이 분류코드는 2년에 걸쳐 개발되었으며 문헌고찰, 관련성의 도식화, 학술적인 담론과 토론, 그리고 전달성과 포괄성에 대한 평가과정들을 통해 초기에는 코드를 일곱 단계로 제시하였다. TCOP의 타당성에 대한 추후 연구들(Purdie, Zimmerman, Davis, & Polatajko, 투고)에서 국제전문가들과 작업치료 학생의 관점 모두에서 TCOP는 작업수행의 다양한 수준을 분류하고 상호간 관계에 따라 배치된 유용하고 사용가능한 도구라는 것이 보고되었다. TCOP는 분류체계 중에서 오래되었지만 비교적 새로운 것이고 추가적인 전문적 연구가 필요하지만, 작업치료 내에 분류체계 중 유일하게 타당성을 인증받았다. 현재까지는 작업의 관련 언어의 체계를 설명할 수 있는 최고의 방법이라 할 수 있다.

개정판 TCOP는 다섯 단계로 이루어져 있으며 각 수준에 한 차원의 복잡성이 더 추가되

복잡성 수준	정의	예시
작업(Occupation)	어느 정도의 일과성과 규칙성과 함께 수행되는 활동 또는 활동의 묶음으로 구조를 갖고 개인과 문화로부터 가치와 의미를 부여 받음	회계 업무
↑ 활동(Activity)	과제들의 묶음으로 그 어떤 구성 과제보다 크고, 구체적인 종료 시점 또는 결과를 가짐	재무제표 작성
↑ 과제(Task)	종료시점 또는 구체적인 결과를 가지고 있는 행동의 묶음	보고서 인쇄
↑ 행동(Action)	수의적 움직임 또는 정신적 과정의 묶음으로 인식 가능하고 목적 있는 양상을 형성(쥐기, 잡기, 당기기, 밀기, 돌리기, 무릎 꿇기, 서기, 걷기, 생각하기, 기억하기, 미소 짓기, 씹기, 윙크하기 등)	접기, 숫자의 의미 기억하기
↑ 수의적 움직임 또는 정신적 과정 (Voluntary movement or mental processes)	단순한 수의적 움직임 또는 정신적 활성(굽힘, 폄, 모음, 벌림, 회전, 엎침, 뒤침, 깜박임, 기억, 주의력, 초점, 스캐닝 등)	굽히기, 집중하기

수행의 모든 수준은 인지적, 신체적 그리고 정서적 수행요소로 사용된다. 영성은 모두에 포함되어 있다(Polatajko et al., 2004; Zimmerman, Purdie, Davis, & Polatajko, 2006에서 인용).

그림 1.1 작업수행 용어 분류코드(TCOP)

었고, 하위 수준에 있는 모든 특징을 포함하고 있다(**그림 1.1**). 작업은 관련단어의 서열에서 가장 높은 위치에 있다. 분류의 규칙(Bircher, 1975; Bloom et al., 1956; Kerlinger, 1979, 1986; Krathwohl et al., 1964; Reynolds, 1971)에서와 같이 작업은 모두 하위 수준을 포함하고 있다. 작업은 활동의 묶음으로 구성되어 있다. 활동은 과제의 묶음으로 구성되어 있고, 과제는 행동들의 묶음으로 구성되어 있고, 행동은 수의적 움직임 정신적 처리 과정들의 묶음으로 구성되어 있다. 위의 예시들을 적용하면 회계업무는 작업이고 리포트 작성하기는 차 마시기와 같이 활동으로 볼 수 있다.

분류에서 예상할 수 있듯이 TCOP의 수준이 높아짐에 따라 가능성의 수가 증가한다. 최하위 수준에서는 비교적 적은 가능성들이 있으며(인간은 매우 한정된 수의적 움직임을 수행할 능력밖에 없다), 최상위 수준은 거의 무한하다(위키피디아 만으로도 1,000개가 넘는 작업들이 있다). 이에 대응하여 하위 수준들은 상위 수준들에 합해진다. 이렇게 되면서 비교적 적은 수의 활동에서의 수행 지식과 비교적 적은 과제, 행동, 수의적 움직임, 정신적 처리과정으로 작업의 많은 개수의 수행을 예측 가능하게 된다. 예를 들어, 허리를 굽히기 어려우며 주의력이 떨어진다는 것을 알면 여러 행동, 과제, 활동과 작업의 수행을 예측할 수 있게 된다. 따라서 TCOP는 작업적 가능화를 최대화하기 위해 가장 적절한 수준으로 치료의 방향을 잡아 줄 수 있다. 작업치료사는 대상자와 함께 과제, 활동이나 작업을 선택한 이유를 소통할 수 있으며, 따라서 Bonnie Sherr Klein의 예에서처럼 대상자들은 치료사의 선택이 적절했음을 확인할 수 있다(**사례 1**).

> *내가 창피함을 느낄 정도로 작업치료사는 너무 진지하게 일했습니다. 우리는 셔플보드를 하고 탁구를 쳤지만 누구도 이것이 균형을 회복하기 위한 것이라는 것을 설명해 주지 않아서 저는 너무 이해하기 어려웠습니다. 모든 것이 무작위로 선택되고 관련성이 없어 보였습니다(CAOT, 1997a, 2002, p. viii).*

1.4 작업적 관점의 구체화: 우리의 전제

"모든 것이 무작위적이고 서로 관련성이 없어 보였습니다." 이렇게 말한 후 Bonnie Sherr Klein은 계속 말하였다.

> *우리는 유아용 나무퍼즐을 하고, 광대가면을 쓰고 카니발 게임을 했습니다. 게다가 별 감흥 없는 숫자색칠 수공예를 하였습니다. 내가 냄비받침을 만드는 동안에는 내*

> *배우자는 크리스마스 성탄장식을 만드는 데 열중하고 있었습니다.… 사실 뇌졸중이 발생하였을 때 나는 냄비받침이 아닌 영화를 제작하고 있던 중이었습니다(CAOT, 1997a, 2002, p. 34).*

모든 전문분야에는 몇 가지 기본 전제가 있는데, 이는 그 정의상 의문의 여지가 없는 사실이다. 이 전제는 더 이상 유지될 수 없는 정도의 방대한 양의 유력한 근거가 축적되었을 때에 수정된다. 지구가 우주의 중심이며 평평하다는 것은 이를 다르게 입증하기 전까지 오랫동안 사실로 받아들여진 전제였다(아직도 이게 사실이라고 생각하는 사람들도 있다). 기본적인 전제는 한 전문분야를 학술적 분야로 만드는 데 필수적이다.

작업치료는 인간작업에 대해 여러 개의 전제들을 가지고 있다(**그림 1.2**). Dunton(1919)은 두 개의 주요 전제조건을 주장하였다. 첫 번째는, 작업은 인간이 기본적으로 필요로 하는 것이고. 두 번째는, 작업은 치유의 능력이 있다는 것이다. 이 전제들은 작업치료의 시작부터 지금까지 작업치료를 전문적인 학문으로 이끌어 왔다. 우리의 작업적 관점이 발전하면서 더 많은 전제들을 두게 되었다.

작업치료 실천에서 핵심은 작업이 기본적으로 필요하다는 것(Dunton, 1919)과 '**작업적 존재로서의 인간**' 개념이다(Wilcock, 1996, 1998a, 2006; Yerxa et al., 1989; Yerxa, 1998). 작업치료 관점에서는 작업을 수행하는 것이 인간의 기본적인 욕구라고 보고 있다. 작업은 생존, 건강, 그리고 웰빙을 위해 필수적이기 때문에(Fidler & Fidler, 1978;

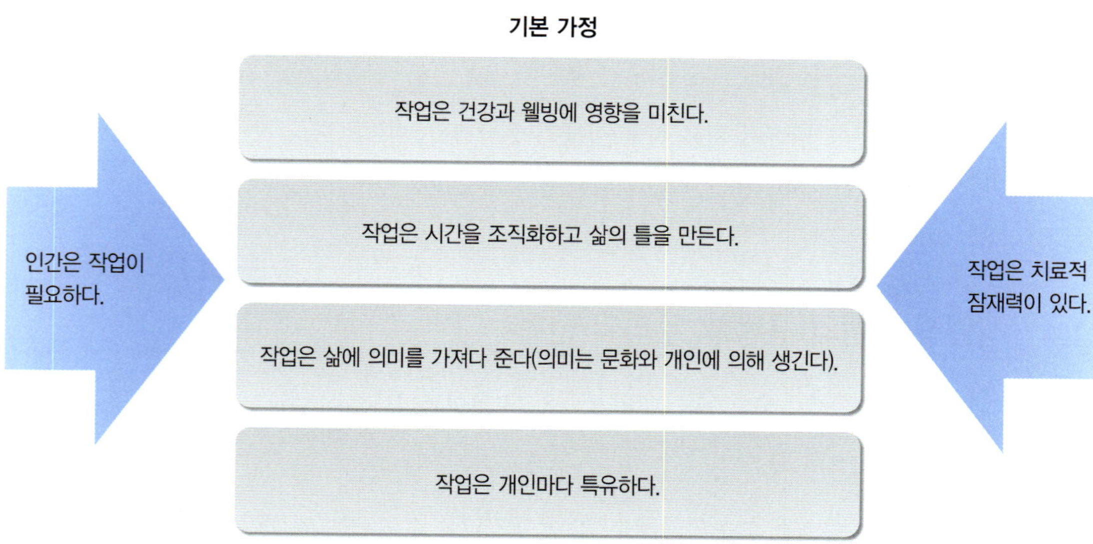

그림 1.2 기본 가정

Polatajko, 1992; Wilcock, 2006) 모든 사람이 작업에 참여(engage)할 수 있는 기회와 자원이 주어져야 한다(Wilcock, 1993). Dunton(1919)은 이러한 전제를 주장하면서 작업이 음식과 물처럼 삶에 필수적인 것이라고 하였다. 위와 같은 전제들은 작업치료와 작업과학 논문들에서 수십 년간 언급되어 왔다(Reilly, 1962; Rogers, 1983; Wilcock, 2006). 폭넓게 보면 작업에 참여하는 사람의 능력을 감소시키는 모든 것은 개인의 건강과 웰빙에 악영향을 줄 수 있고 병을 야기시킬 수도 있다(Duxbury, Higgins, & Johnson, 1999; Fidler & Fidler, 1978). 반대로 참여 욕구가 충족되었음에도 불구하고 작업을 과도하게 추구하는 것은 작업적 불균형을 가져오고, 건강에 부정적 영향을 주며, 스트레스를 증가시키고, 우울증을 초래할 수도 있다(Duxbury et al., 1999).

첫 번째 전제는 두 번째 전제로 연결되는데, 즉 **작업은 잠재적으로 치료적인 가치가 있다는 것이다**. Dunton(1919)에 의하면 "병든 마음과 신체, 그리고 병든 영혼들은 작업을 통해 치유될 수 있다."(p. 10)고 했다. 이 두 번째 가정은 우리 전문분야 초기부터 널리 퍼져 있었으며 작업치료의 역사를 통틀어 작업치료 문헌들 속에서 반복적으로 나타나고 있다. 1933년 Howland는 "다친 팔다리와 마음은 능동적인 작업을 통해 건강하게 회복될 수 있다."(p. 4)라고 기록하고 있다. 또한 Fidler와 Fidler(1978)는 '하기(doing)는 치료기술이다'라는 관점에 기반한 목적 있는 행동과 자아실현에 대해 기술하고 있다. 작업이 치료적 가치를 가져야 한다는 것은 우리가 그러한 관점을 가지고 있다는 다음 전제들에 의해 설명될 수 있다.

작업은 삶에 의미를 가져온다. 작업은 인간 존재 깊숙이 자리잡고 있어(Clark, 1993, 2000), 사람은 무엇을 하는(do) 것을 통해 자기정체성을 규정한다. 즉 '우리는 정체성을 형성하는 작업'(Polatajko, 1998)을 한다. 작업은 개인의 사회적 정체성과 자기정체성 형성에 기여한다(CAOT, 1997a; Unruh, 2004; Yerxa et al., 1990). 작업은 우리를 사람들과 연결해 주고(Rowles, 2000) 우리의 과거, 현재, 그리고 미래와 연결해 준다(Laliberte Rudman, Cook, & Polatajko, 1997). 작업은 우리가 환경을 탐구하고 환경으로부터 배우게 하며, 기술을 숙련시키며, 개성을 드러내주고 삶을 유지하게 한다.

작업에는 문화와 개인이라는 두 가지 근원적 의미가 내재되어 있다(CAOT, 1997a, 2002). 작업적인 존재로서 인간은 내재된 동기와 흥미를 가지고 특정 작업을 선택하고 참여하게 된다(Yerxa, 1998). 또한 작업을 지속하게 하는 동기는 개인이 가지고 있는 가치, 관심, 그리고 선택에 의해 영향을 받는다(Kielhofner, 1997). 작업이 가지는 의미는 매우 개인적이어서 관찰만으로는 이해할 수 없다. 각각의 작업은 그 작업수행을 하는 개인의 독창적인 경험이다(CAOT, 1997a, 2002). 하지만 인간은 "배경상황을 떼어놓고 존재할 수 없다. 오히려 인간은 작업을 사용하여 무수히 많은 환경과 상호작용을 한다."(Yerxa, 1991b, p. 200). Yerxa에 의하면 작업에 참여하는 것(engaging)은 개인과 집단이 사회에 속할 수 있게 하며(participate) 동시에 작업을 통해 의미를 찾고 스스로를 자신의 문화에 적합한 일원이 될 수 있게 한다. Yerxa(1998)는 작업이 배경상황에 의존한다는 이론을 강조하였다. 사람들은 평생 동안 작업활동하면서 부딪치는 여러 환경적 도전에 대해 자신을 관리하여 대응하고 적응해 나간다.

작업은 시간을 조직화하고 삶을 규모 있게 만든다. 작업 참여를 통해 사람들은 생활 리듬을 갖고 시간을 조직화한다(CAOT, 1997a, 2002; Kielhofner, 1997; Rebeiro, 1998). 지속적이고 일관성 있는 작업 참여는 습관과 일상을 형성하고 이는 삶의 틀을 짜고 규모있게 만든다(CAOT, 1997a, 2002; Christiansen & Baum, 1997; Kielhofner, 1997; Polatajko, 1992).

Sherr Klein이 말하였듯이(**사례 1**) 작업의 치료적 가치는 모두에게 동일하지 않다. 작업의 치료적 잠재력 그리고 작업이 가지고 있는 힘과 긍정적 효과는 바르게 선택되고 통제되었을 때에 최대한으로 발휘될 수 있고, 작업수행에서 성취감을 얻을 수 있다(Laliberte Rudman, Cook, & Polatajko, 1997).

작업은 매우 개인적인 것이다. 즉, 사람마다 작업은 고유한 것이다. 모든 인간에게 작업이 필요하지만 어느 한 사람의 특정 작업은 그 사람에게만 고유하며, 그 사람의 경험 또한 고유한 것이다. 이것은 Sherr Klein이 한 다음의 말에서 분명히 드러난다. "나의 작업치료사는 창피할 정도로 진지하게 업무에 임하였습니다. … 모든 것이 무분별하게 선택되었고 (저와는) 전혀 상관이 없어 보였습니다."(CAOT, 1997a, 2002, p. viii). 개개인의 삶에 적절하게 들어맞고, 의미를 부여하는 작업에의 참여는 특히 더 잠재력이 있고 그 개인에게 타당하며, 자신감을 얻을 수 있도록 도와준다.

> *(환자가) 손으로 성실히 일을 하게 되면 무엇인가를 발견하게 된다. 그녀는 새로운 길에서 자신의 방법을 찾게 된다. 그녀는 일의 귀중함과 만족함을 알게 되고 삶에 대해 더 단순해지고 더 폭넓은 이해를 할 수 있게 된다. 이 정도로도 좋지만 새로운 비전, 희망, 믿음을 얻기 위해 열린 마음이면 더 좋을 것이다. 인간에게는 단순하지만 효과적으로 손을 사용하여 하는 일에 무언가가 있다. … 매우 현실적인 측면에서의 창조자 – 세상의 창의적인 힘과 함께 그들을 가깝게 만든다. 이러한 존엄성과 소박함의 기반으로 모든 것이 가능하다(Hall & Buck, 1915, pp. 57-58).*

작업의 고유성은 하나의 중요한 원칙을 가리키고 있다. 의미가 있고 시간을 조직화하며, 삶의 규모를 가져온다 해도 모든 작업들이 건강, 웰빙, 그리고 공정하도록 만들지 않을 수도 있고, 치료적 가치가 없을 수도 있다. 작업은 '부적응적'일 수 있으며 개인 또는 사회에 해로울 수도 있다(Golledge, 1998). 예를 들어 자해하는 행동, 공공기물 파손, 방화, 또는 불법적인 약물 사용이 있다. 많은 사람들은 위험하거나 건강하지 않은, 또는 불법적이거나 사회통념에 어긋난 작업에 참여(engage)하고 있으며, 이는 건강, 웰빙, 공정성을 해칠 수 있다.

1.5 작업적 관점의 구체화: 캐나다 작업치료 모델

작업가능화의 틀을 개발하면서 캐나다 작업치료사협회(1997a)는 캐나다 작업수행 모델(Canadian Model of Occupational Performance; CMOP)을 소개하였다. CMOP에서 캐나다 작업치료사협회는 작업치료사의 관심분야이고 인간 작업의 중요한 구성요소인 작업수행을 특히 강조하였다. CMOP는 초기 가이드라인(CAOT, 1991)에 있는 작업수행 모델(Occupational Performance Model; OPM)을 개정한 것이며, 작업수행을 사람, 작업, 환경의 역동적인 상호작용으로 개념화하였다. 이 CMOP이 개발됨에 따라, 각 구성요소보다는 모델의 전체가 상호작용한 결과로 작업수행이 이뤄진다고 이해할 수 있게 되었다. 사람을 모델 중심의 삼각형으로 표시하고, 3가지 수행요소, 즉 인지, 정서, 신체를 두고 영성은 그 가운데 핵심 요소로 두었다. 이 모델에서는 사람을 환경 내에 포함되게 하였고, 각 개인은 고유의 배경상황(context), 즉 문화적·제도적·물리적·사회적 환경에서 생활하고 있으며, 작업의 가능성의 범위를 나타내 주고 있다. 작업은 사람과 환경을 연결하는 것이며, 개인은 작업을 통해 환경 속에서 행동한다는 것을 의미한다. 1997년에 출판된 『Enabling Occupation』에서는 작업을 여러 가지 방법으로 분류하고 있지만, CMOP에서는 작업의 목적을 3가지, 자기관리, 생산활동, 여가활동으로 확정하였다.

CMOP는 작업치료 전문분야의 설명을 위해 두 가지의 중요한 기능을 가지고 있다. 첫 번째로는 작업치료의 관심 영역인 3가지 핵심을 파악하고, 작업치료사의 작업 관점을 도식화하였다. 사람, 작업, 환경의 역동적인 상호작용의 결과로 인간 작업이 생긴다(**그림 1.3 A.**). 두 번째는 가로 단면을 보면(**그림 1.3 B.**) 작업을 관심 영역의 중심으로 표시하였고 사람과 환경뿐만 아니라 작업도 작업치료의 중요한 범위로 봐야 한다고 했다. 앞과 중앙에 있는 단면은 작업이 우리의 핵심적인 관심 영역이라는 것을 제시하고 있다. 이 도식은 작업치료사

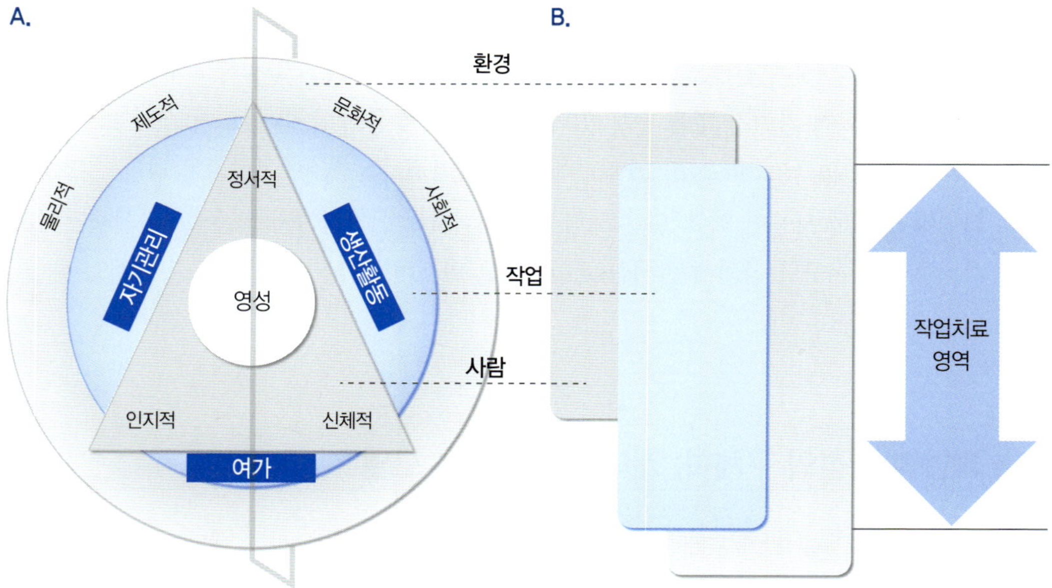

그림 1.3 CMOP-E: 작업치료관심 영역의 구체화

A. 「Enabling Occupation」(1997a, 2002)에서 CMOP와 본 판에서 CMOP-E로 일컫는다. B. 단면도

출처: Polatajko, H. J., Townsend, E. A., & Craik, J.(2007). Canadian Model of Occupational Performance and Engagement(CMOP-E). E. A. Townsend & H. J. Polatajko, EnablingOccupation II: Advancing an occupational therapy vision of health, well-being, & justice through occupation(p. 23). Ottawa, ON: CAOT.

가 인간작업, 그와 관련된 사람, 그리고 작업이 영향을 주는 환경과 관련된 것에만 관심을 가지고 있다는 것을 보여주고 있다. 작업과 관련이 없는 사람이나 환경은 작업치료사의 관심 영역 밖이다.

수행을 넘어서

건강증진 오타와 헌장(WHO, 1986)은

> *신체적, 정신적, 그리고 사회적 웰빙의 완전한 상태에 도달하기 위해 개인 또는 집단은 희망을 확인하고 실현시키며, 욕구를 충족하며, 환경을 변화시키거나 극복해야 한다. 따라서 건강은 삶의 목표가 아니라* ***일상생활의 자원****이다(p. 1).*

작업치료의 관점에서 보면, 열망을 인식하고, 욕구를 충족하며, 환경을 변화시키거나 적응하기 위해서 사람에게는 작업이 있어야 한다. 즉, 작업은 일상생활의 요소이다. 작업을 가지고 있어야 한다는 것은 작업을 수행한다는 것이 아니다. 어느 한 시점에서는 하나의 작업만 수행할 수 있지만, 개인 또는 집단에게는 여러 작업들이 있고 작업치료사는 이 모든 작업들에 참여(engagement)하는 것에 관심을 가진다. 나아가 인간은 때때로 작업을 수행하지 않고도 작업에 참여(engage)할 수 있다.

43세, Rick Hoyt의 사례를 생각해 보자. 그는 42.195km 마라톤에 85번 참가했는데 그의 아버지 Dick 덕분에 단 한 발자국도 떼지 않고서도 가능하였다(**글상자 1.1**). 8번의 경주에서 Dick은 마라톤을 뛰며 아들의 휠체어를 밀었고, 소형보트를 끌고 3.86km를 수영했으며, 자전거 핸들 앞의 의자에 Rick을 앉히고 180.25km를 자전거로 달렸다.

수행에 초점을 맞춘 CMOP는 인간 작업에 대한 관심을 강조하고 있다. 작업치료사들

| 글상자 1.1 | **Rick와 Dick Hoyt**

이 사랑스러운 이야기는 43년 전 Winchester, Massachusetts에서 Rick이 출생 당시 탯줄에 엉켜 뇌손상이 와서 사지를 조절할 수 없게 되면서부터 시작된다. Rick이 9개월 때쯤 의사는 Dick과 그의 부인 Judy에게 "Rick은 평생 식물인간이 될 겁니다."라고 말하였다. "시설에 보내세요."

Hoyt 가족은 포기하지 않았다. 그들은 Rick의 눈이 방에서 돌아다니는 그들을 따라다니는 것을 보았다. 그들은 Rick이 11세일 때 그를 Tufts University의 공과대학으로 데리고 가서 아이가 의사소통할 수 있게 도울 방법이 없는지 물어봤다. "없습니다."라고 대답하였다고 Rick은 말하였다. "그의 뇌에 아무런 일이 일어나지 않고 있어요." "그에게 농담을 해 봐요,"라고 Dick이 반문하였다. 그들은 농담하였고 Rick은 웃었다. 그의 뇌에서는 많은 것이 일어나고 있었다. 머리 옆에 있는 스위치를 만져 커서를 조절할 수 있게 하는 컴퓨터를 설치하여 Rick의 의사소통을 도왔다. Rick이 사용한 첫 단어는 "브루인스 파이팅!"이었다. 사고로 인해 고등학교 동기에게 마비가 왔을 때, 학교에서는 그를 위해 자선 달리기 행사를 진행하였다. Rick은 아빠에게 "아빠, 나 저거 하고 싶어요."라고 말했다.

웃긴다. 스스로 '돼지'같다고 하며 1.6km 이상 뛰어본 적이 없는 Dick이 그의 아들을 위해 8km를 뛸 것인가? 그래도 그는 노력하였다. "이후에는 제가 장애인이었어요." Dick이 말했다. "2주 동안 몸이 아팠어요." 그날은 Dick의 삶을 바꾸었다. "아빠,"라고 타자를 쳤다. "우리가 뛸 때 제가 더 이상 장애가 없는 것처럼 느꼈어요!" 그 문장이 Dick의 삶을 바꾸었다. 그는 강박적으로 Rick에게 최대한 자주 그 느낌을 주고 있었다. 그는 이미 복근도 완성하여 1979년 보스턴 마라톤을 시도할 준비가 되었다. 경기 위원에게 "절대 안 된다."라는 말을 들었다. Hoyt 가족은 단일 선수가 아니었고 그렇다고 해서 휠체어 경쟁자도 아니었다. 몇 년 동안 Dick과 Rick은 큰 대회를 참가하여 그냥 뛰었으며 공식적으로 경기를 뛸 수 있는 방법을 찾았다. 1983년에 다른 마라톤에서 빨리 뛰어 다음 해에 보스턴에서 뛸 수 있는 자격이 주어졌다.

누군가가 말하였다, "Dick, 철인3종 경기는 어때요?" 수영을 배워본 적이 없는 사람이 그리고 6세 이

후부터 자전거를 타본 적이 없는 사람이 그의 50kg인 아이를 끌고 철인3종 경기를 참가하는가? 그래도 Dick은 시도하였다. 현재 그들은 212번의 철인3종 경기를 뛰었으며 여기에는 하와이에서 개최되었던 15시간짜리 철인경기도 포함된다. 25세 건장한 청년은 동네에서 보조휠체어를 미는 나이 많은 사람이 추월했을 때 좌절하고 싶지 않을까?

Dick, 혼자서 뛰는 건 어떤가요? "절대 그럴 수 없어요,"라고 대답한다. Dick은 순수하게 Rick과 함께 뛰고, 수영하며, 함께 자전거를 탈 때 Rick이 함박웃음을 지으면서 '최고의 기분'을 느끼는 것을 위해 하는 것이다. 올해 65세와 43세인 Dick과 Rick는 그들의 24번째 보스턴 마라톤을 완주하였다. 그들은 2만 명 이상이 되는 참가자들 중 5,083등을 하였다. 그들의 최고 기록은 1992년, 2시간 40분만에 완주한 것이며, 이는 세계 신기록에서 35분밖에 뒤쳐지지 않았다. 놀라운 것은 이 세계 신기록이 다른 사람이 탄 휠체어를 밀면서 세운 기록이 아니라는 것이다.

"의심의 여지가 없어요," Rick은 타자를 친다. "우리 아빠는 세기의 아버지예요."

"제가 가장 하고 싶은 것은 아버지가 의자에 앉고 제가 한번 밀어드리는 거예요."라고 Rick은 타자를 친다.

—Sports Illustrated: 세계에서 가장 강한 아버지

은 작업수행을 넘어, 작업과 관련된 다른 방식의 작업에도 관심을 가지고 있다. 이중 몇 가지를 나열하면 작업적 행동, 역량(capacity), 능숙함(competence), 작업발달, 작업 참여(engagement), 작업 과거력, 작업숙련, 작업만족, 그리고 작업 참여(participation) 등이 있다(용어사전 참고). 각각은 특유의 의미와 용법이 있다(표 1.1). 각 방식은 배경상황에 적절한 방법으로 본문에서 논의될 것이지만, 작업 참여(engagement)라는 용어는 특히 중요하다.

작업적 참여(engagement)의 구성은 작업 관련 가장 광범위한 관점이다. 수행을 한다는 것은 이보다는 덜 광범위한 것으로 '완료하기 위해 시작하고 진행하는 것; 행동으로 할, 필요사항에 따라 행동을 하다'라는 의미를 가지고 있다(Houghton Mifflin Company, 2004). 더 폭넓은 용어인 참여(engage)는 작업치료가 '스스로 관여하거나 무슨 일에 점령당하게 하는 것(become occupied); 참여(participate)'를 하는 모든 것을 아우르고 있다(Houghton Mifflin Company, 2004). 참여(engage)를 하는 것은 스스로를 또는 타인을 개입시키는 것이다. 이 장의 시작에서 논의하였듯이 작업치료의 역사 초반에 사람을 점령한다는 것으로 작업치료의 일을 묘사하는 것에 대한 강한 반발이 있었다. 그 이유는 치료적

으로 전문적인 가치가 없는 단순히 즐거움 또는 바쁘게 만드는 것과 연관되어 있기 때문이다. 오늘날 작업치료가 중요하게 생각하는 부분은 넓은 의미의 작업적 참여이다.

작업적 참여(engagement)에 대한 작업치료사들의 관심 범위는, 예를 들어 작업의 본질(능동적 또는 수동적), 강도(간헐적 또는 일정한), 완성도(새로운 또는 입증된), 몰입도[완

표 1.1 작업적 상호작용의 방식

작업적(Occupational)	정의
행동(Behavior)	정신적·신체적 하기(doing)*를 포함하는 인간 행동의 측면 또는 분류
역량(Capacity)	작업에 engage(참여) 할 수 있는 실질적 또는 잠재적 능력
능숙함(Competence)	환경의 모든 요구사항을 충족하는 작업적 기술에서 적절함 또는 충분함*
박탈(Derivation)	오랜 시간에 걸쳐 사람이 작업을 획득, 사용, 또는 즐기는 것을 방지하는 외부 상황의 영향 (Whiteford, 1997; Wilcock, 1996)
발달(Development)	시간에 걸친 작업적 행동의 점진적 변화이며 이는 환경과의 상호작용에서 개인의 성장과 성숙으로부터 나옴*
참여(Engagement)	"자기 자신을 관여 또는 점령되게 함; 참여(participate)" (Houghton Mifflin Company, 2004)
풍부화(Enrichment)	개인이 정상적으로 수행 할 수 있는 작업들의 범위와 일치하게 참여(engagement)를 활용과 지지 할 수 있기 위한 환경의 의도적 조작 (Molineux & Whiteford, 1999)
이력(History)	한 사람이 한 작업에서 다른 작업으로 어떻게 진행하는지에 대한 기록이며 이는 보통 결혼 또는 이혼과 같은 전환적 사건의 결과임 (Meltzer, 2001)
정체성(Identity)	다양한 작업적 역할과 관련하여 개인이 어떻게 자기 자신을 바라보는지; 바라는 삶의 종류의 이미지 (Kielhofner, Mallinson, Forsyth, & Lai, 2001)
숙련(Mastery)	능숙한 작업적 기능 (Schkade & Schultz, 1992로부터 인용)
참여(Participation)	작업을 통한 삶의 상황에서의 관여 (WHO, 2001)
패턴(Pattern)	인간이 활동과 작업을 조직화 하였을 때 일어나는 규칙적이고 예측 가능한 하기(doing)의 방식 (Bendixon et al., 2006, p. 4)
수행(Performance)	작업의 실제 실행 또는 완수*
잠재력(Potential)	작업적으로 참여(engaged)가 되는 또는 되어가는 역량**
역할(Role)	활동 또는 작업의 특정 묶음, 정기적으로 시행되고, 사회 문화적 역할과 관련된 권리, 의무, 그리고 기대되는 행동 양상 (Hillman & Chapparo, 1995로부터 인용)
만족(Satisfaction)	자신의 작업수행 또는 참여(engagement)에 납득하거나 만족하는 상태**

* 『Enabling Occupation: An Occupational Therapy Perspective』(CAOT, 1997a, 2002)에서

**http://dictionary.reference.com/browse/capacity로부터 인용

전히 몰입(engage)한 또는 거의 집중하지 않은], 수행의 능숙함(초보자 또는 전문가) 등이 있다. 이에 따라 작업에 대한 가장 광범위한 관점을 주장하기 위하여 이 가이드라인은 작업적 참여(engagement)를 강조할 것이다.

만약 작업치료의 캐나다 모델이 처음부터 수행이 아닌 참여(engagement)에 초점을 두었다면, 또는 Canadian Model of Occupational Engagement 또는 단순히 Canadian Model of Occupation로 명명되어 있었다면, 작업치료 실천에 어떠한 잠재적 영향을 가지고 왔을까? 위에서 언급하였듯이 작업수행은 실제로 CMOP에서 완전히 포착되지 않는다. CMOP의 구성요소들이 상호작용한 결과로 나타나 있고 모델의 명칭으로도 나타나 있다.

인간작업에 있어 작업치료의 주요 관심은 작업의 실제 수행뿐 아니라 개인이 갖는 중요도 또는 만족도에 관한 것도 있다. 실제로 클라이언트가 수행도 외에 중요도와 만족도를 스스로 채점하는 캐나다 작업수행 측정(Canadian Occupational Performance Measure, COPM)에서 클라이언트는 수행뿐만 아니라 중요도와 만족도를 자가평가하도록 되어 있다.

더 나아가 작업치료사는 사람-작업-환경 상호작용으로 만들어진 작업적 참여(engagement)에 대한 잠재력과 가능성에 중요도를 두고 있다. 수행 이상을 보는 모델에 기반한 작업치료 전문분야는, 작업치료 모델이 그러한 잠재력을 가지고 작업치료의 광범위한 영역을 제공하고 작업적 인간에 초점을 유지하면서도 작업을 지원하는 환경까지 관심을 넓히고 있다. 확대한 CMOP-E의 사용은 작업수행에 한정하지 않고 작업을 통해 웰빙과 공정성이라는 관점을 발전시킨다. 따라서 이 책을 출판하여 이 모델을 작업수행과 결부하여 캐나다 작업수행과 참여(engagement) 모델(Canadian Model of Occupational Performance and Engagement; CMOP-E)로 개명하고 정의를 다음과 같이 정한다.

> *작업치료는 작업을 통해 일상생활의 참여(engagement)를 가능화하게 하는 예술이자 과학(art and science)이다. 사람이 건강과 웰빙을 증진하는 작업을 수행할 수 있도록 하며 공정하고 통합적인 사회를 실현하여 모든 사람이 삶의 일상에서 자신의 잠재력을 사용하여 참여(participate)할 수 있게 한다.*

1.6 CMOP-E와 작업과 관련된 모델

CMOP-E는 작업 또는 좀 더 구체적으로는 작업수행에 대한 캐나다 사람들의 관점을 자세히 표현한 모델이다. 이전 모델인 CMOP는 국내와 국제적으로 인정을 받아 전 세계에서 널리 사용이 되고 있다. 또한, 지난 20년간 개발된 작업 관련 주요 국제 모델들 사이에서 두각을 나타내고 있다(표 1.2). 이러한 모델들은 각각 독특하지만 서로 공통점이 있고, CMOP-E와도 공통점이 있다(모델들의 비교 표 1.3).

인간작업모델(Model of Human Occupation, MOHO)(Kielhofner)은 1980년에 처음 출판된 초기 모델들 중 하나이다. MOHO의 2002년 판에서 Kielhofner 등(2002)은 사람, 환경 그리고 작업수행, 세 개의 구성요소를 제시하였다. MOHO는 사람이 일, 놀이, 자기관리를 하는 것은 동기부여가 되는 요소, 생활 패턴, 수행 능력, 그리고 환경적 영향의 기능이라고 주장하였다(Forsyth & Kielhofner, 2003, p. 48). 다른 작업치료 모델들과는 달리 MOHO는 작업을 사람, 환경, 또는 작업수행과 분리시켜 정의하지 않았다. 더 나아가 MOHO의 2002년 판은 작업수행보다 작업 참여(participation)를 더 많이 강조하고 있으

표 1.2 CMOP-E와 작업수행의 다른 주요 모델

모델	작업수행
캐나다 작업수행과 참여 모델 (CMOP-E) (CAOT, 1997a, 2002; Townsend & Polatajko, 2007)	• 3개의 수행 요소, 3개의 작업영역, 그리고 4개의 환경요소와 함께 사람의 관계의 삼차원적인 묘사를 제공한다. 작업수행과 참여(engagement)를 사람, 작업, 그리고 환경의 역동적인 상호작용이라고 개념화한다. • 이 모델의 이름 덕분에 CMOP-E는 수행과 참여(engagement)에 초점을 둔다.
인간작업모델(MOHO) (Kielhofner, 2002)	• 작업 참여(participation)를 "개인의 사회문화적 배경상황의 일부이고 개인의 웰빙을 위해 원하거나 필요한 일, 놀이, 또는 일상생활활동에서의 참여(engagement)"로 정의한다(p.115). 참여(engagement)는 수행과 주관적 경험을 포함한다. – 따라서 작업 참여(participation)는 "개인적·사회적 중요성을 가지고 무언가를 하기"이다(p. 115). • 작업수행은 "작업적 형태를 하는 것"이다(Nelson, 1998을 인용). • 작업적 기술을 별개의 목적 있는 행동과 기술의 묶음으로 본다. "관찰 가능하고, 목표지향적인 행동으로 사람이 수행하면서 사용한다"(p. 117, Fisher, 1999를 인용): – 운동기술: "자신 또는 과제 물체를 움직임" – 처리기술: "시간에 걸친 논리적인 일련의 연속적인 행동들, 적절한 도구와 재료를 선택하고 사용, 그리고 적용; 문제와 마주하였을 때 수행" – 의사소통기술: "사람들과 함께 행동하기 위해 의도와 니즈를 전달하고 사회적 행동을 조정 • 역할에서 작업적 참여(participation)는 작업수행으로 구성되어 있으며, 이는 기술들이 포함되어 있다.

표 1.2 CMOP-E와 작업수행의 다른 주요 모델 (계속)

모델	작업수행
인간수행의 생태학(EHP) (Dunn et al., 1994; Dunn et al., 2003)	• 사람과 배경상황간 상호작용은 인간 행동과 수행에 영향을 준다. • "수행은 사람이 과제에 engage(참여)하기 위해 배경상황과 상호작용하는 결과로 나타난다" (Dunn et al., 2003, p. 228) • 수행 범위는 (존재하는 과제의 수와 종류) 사람 변수와 배경상황 변수의 상호작용으로 결정된다.
사람-환경-작업(PEO) 모델 (Law et al., 1996)	• 사람, 작업, 그리고 환경의 처리 과정의 결과이다. • "환경 내에서 목적 있는 활동과 과제에 engage(참여)된 사람의 역동적인 경험"으로(p. 16) 정의된다. • 환경 내 자리잡고 있다. • 사람, 작업, 그리고 환경 간 적합함이 최대화되었을 때 최적으로 이루어진다.
사람-환경-작업수행(PEOP) 모델 (Baum & Christiansen, 2005)	• 작업수행과 참여(participation)는 모델 중앙에 위치하며 사람, 작업, 환경, 그리고 수행의 겹침으로 나타낸다. • 작업수행은 "참여(participation)의 중심적인 구성이며 작업과 수행의 이해와 연결이 필요하다"(p. 246). • 만족스러운 작업수행은 "개인과 집단 목표의 결과이며 참여(participation)를 제한 또는 지지하는 특징과 환경적 특징의 결과이다"(p. 244). • 수행은 "작업을 실제로 하기"로(p. 245) 정의된다. • "역량, 환경, 그리고 선택된 활동의 상호작용은 작업수행과 참여(participation)를 만든다(p. 245). • 작업수행을 작업의 종류와 그들의 복잡성 정도로 설명한다.
가와(Kawa) 모델 (Iwama, 2006b)	• 기본적으로 은유적이라 독특하다. 익숙한 자연 현상(강)을 자신, 삶, 웰빙, 그리고 작업의 의미의 주관적 관점을 해석하는 수단으로 사용한다. • 개인 또는 포괄적인 클라이언트들은 그들의 배경상황과 분리될 수 없이 통합되었다고 여긴다. 작업은 시간과 장소에 위치하고 있는 클라이언트, 환경, 그리고 상황 간 역동성의 결과이다. 강의 그 어떤 요소의 변화는 나머지 모든 부분에 영향을 준다고 본다. • 작업수행을 은유적으로 묘사하며 클라이언트의 강을 (삶의 흐름) 형성하기 위해 합쳐지는 여러 수로의 (작업) 질로 (상대적 위치, 양, 속도, 명확도) 표현된다. 향상된 작업수행은 특정 작업에서 향상된 흐름의 질로 근거적 뒷받침되어 있으며, 이는 전반적인 흐름에 영향을 준다.

며, 참여(participation)의 결과를 작업적 정체성, 작업적 적응, 그리고 작업적 능숙함이라고 주장하였다.

MOHO와 마찬가지로 2003년, Dunn과 그의 동료들에 의해 개정된 인간수행의 생태학(Ecology of Human Performance; EHP) 이론의 틀(Dunn et al., 1994)도 초기 모델들 중 하나이다. EHP는 사람, 과제, 배경상황, 그리고 수행의 4개 요소로 구성되었다. 이 모델은 네 가지의 구성 요소들을 포함하고 있지만, 그 중에서도 특히 인간 행동과 수행에 영향을 미치는 사람과 환경 간 상호작용, 배경상황에 좀 더 중점을 두었다. 즉, EHP 모델에서 수행은 환경적 배경상황과 관련하여 이해될 수 있다고 한다(Dunn et al., 1994).

다음 세 가지의 모델, CMOP-E, 사람-환경-작업(PEO) 모델(Law et al., 1996; CAOT, 1997a, 2002) 그리고 사람-환경-작업적 수행(PEOP) 모델(Baum & Christiansen, 2005; Christiansen & Baum, 1997)은 사람, 작업, 환경의 상호작용을 묘사한다. 이 세 가지 모델은 유사하지만 각각의 구성이 약간씩 다르다.

PEO 모델의 저자들은 여섯 개의 구성요소(사람, 환경, 활동, 과제, 작업, 그리고 작업수행)을 확인하였다(Law et al., 1996). CMOP-E와 PEO 모델의 근본적인 차이는 작업에 대한 논의에 있다. PEO 모델의 저자들은 작업을 계층적 구조의 한 부분으로써 바라보지만(작업, 과제, 활동), CMOP-E는 작업의 세 가지 목적, 자기관리, 생산활동, 여가활동에 대해 논의한다. PEOP 모델의 저자들(Baum & Christiansen, 2005; Christiansen & Baum, 1997)은 네 개의 구성요소인 작업, 수행, 사람, 환경을 제시한다. PEOP 모델에 기반하여 사람과 환경은 '일상 업무 수행에 있어서 주체적으로 행동하는 개인의 프로세스/수단과 도구의 의미 또는 일상적인 작업의 수행에서 환경 내에서 사람이 의도를 가지고 행동할 때 일어나는 처리과정을 통하여' 연결이 된다고 하였다(Baum & Christiansen, 2005, p. 251). 따라서 사람과 환경은 작업수행과 참여(participation)를 통하는 것을 제외하고는 서로 관련이 없다. 사람과 환경은 작업, 수행, 그리고 작업수행을 통해서만 설명되는데, 이는 모델에서 자세히 표현되고 있다. PEOP 모델은 작업의 두 가지 중요한 특징으로 (a) 작업의 종류 그리고 (b) 작업의 복잡성의 수준을 설명한다. 따라서 CMOP-E와 PEO 모델 모두에서 작업을 묘사하고 있다. PEOP 모델은 또한 CMOP-E와 PEO 모델과 비슷한 개인적·환경적 요소를 제시한다.

가와 모델(Kawa Model)(Iwama, 2006b)은 인간 작업을 은유적으로 묘사한다. 작업수행에 대한 동양의 사고방식을 표현하기 위해 강(kawa)을 은유적으로 사용하는 가와 모델은 하기(doing)의 집단적 하기(doing)의 지향과 상호의존적인 관점에의 하기(doing)에 초점을 둔다. 강은 어떻게 한 개인의 삶의 흐름(강물)이 배경상황[강의 구조, 바위, 유목(流木)]에 의하여 윤곽이 들어나고, 모양이 만들어지고 조절이 되는지를 표현하고 있다. 강(삶)의 흐름을 조절하기 때문에 이러한 배경상황적 구조들은 강(삶)과 관계가 있다. 그러므로, 삶은 자연적 배경상황의 한 부분으로 여겨진다. 삶의 흐름이 약해지는 것은 "개별 또는 공동체의 상태가 좋지 않거나 부조화의 상태로 설명될 수 있다."(Iwama, 2006a).

표 1.3 작업의 주요 모델들에서 제시한 주요 개념들의 비교

모델	사람	작업	환경
캐나다 작업수행과 참여 모델(CMOP-E) (CAOT, 1997a, 2002; Townsend & Polatajko, 2007)	**수행과 참여(engagement):** • 인지적 • 정서적 • 신체적 **사람의 본질:** • 영성	**작업의 영역:** • 자기관리 • 생산활동 • 여가활동	**환경적 요소:** • 문화적 • 제도적 • 물리적 • 사회적
인간작업 모델(MOHO) (Kielhofner, 2002)	**작업의지:** "사람들이 작업을 경험, 해석, 기대, 그리고 선택하면서 시간에 걸쳐" 일어나는 "진행 중인 과정"(p. 16) • 개인적 인과: "능숙도와 효율성에 대한 개인의 감을 말한다"(p. 15) • 가치: "개인이 하기 위해 중요하고 의미 있다고 여기는 것"(p. 15) • 흥미: "개인이 하기 위해 즐겁거나 만족스러워 하는 것"(p. 15) **습관화:** "반 자동적 행동의 양상"(p. 19) – "반복적인 시간적 단서와 기간에 대해 우리가 알아차리고 반응할 수 있게 한다"(p. 19) • 습관: "익숙한 환경 또는 상황에서 특정하고 일관성 있게 반응과 수행을 하려는 획득된 경향"(p. 21) • 내부화된 역할: "사회적·개인적으로 정의된 상태와 관련된 태도와 행동의 묶음의 조합"(p. 22) **수행역량:** • 신체적·정신적 역량 • 주관적 경험들	• 본 모델은 작업을 환경과 개별적으로 바라보지 않고 개별적으로 논의하지 않는 것으로 보인다 • **작업:** "특정 사회적·물리적 공간을 점령하는 행동"(p. 111)	• **물리적:** – 자연적·인공적 공간과 그 안에 있는 물체들 • **사회적:** – 사람들의 집단과 작업형태들로 그 집단에 소속되어있는 개인이 수행하는 것 – 작업적 형태: 사회적 배경 상황 내에서 할 수 있는 행동들의 법칙 결합의 일련
인간수행의 생태학(EHP) (Dunn et al., 1994; Dunn, Brown, & Younstrom, 2003)	• 과거 경험 • 개인적 가치/흥미 • 능력/기술 묶음 – 감각운동기술 – 인지기술 – 정신사회기술	• **과제:** – "목표를 이루는 수행에 개인이 engage(참여)하게 하기 위해 합쳐진 행동의 객관적인 묶음"(Dunn et al., 2003) – 사람 주변에는 과제의 무한한 개수가 존재함	• **배경상황** (사람 외부에 작동되는 요소들) – "사람을 둘러싼 상호 연결된 상태의 묶음"(Dunn et al., 2003, p. 226) – "사람이 자신의 세계를 바라보는 렌즈"(Dunn et al., 1994, p. 595)

표 1.3 작업의 주요 모델들에서 제시한 주요 개념들의 비교 (계속)

모델	사람	작업	환경
		– 사람은 자신이 원하고 필요한 과제에서 배경상황을 "보기 위해" 자신의 기술과 능력을 사용함 • **작업:** – 구체적인 과제의 무리 • **삶의 역할:** – "과제의 무리"(Dunn et al., 1994, p. 600) – 과제는 하나 이상의 역할의 일부일 수 있음 – 개인의 역할 구성은 그 사람에게 고유함	• 시간적 배경상황(사람 내부에 있지만 부착된 사회적·문화적 의미 때문에 배경상황으로 인정됨) – 연대순 – 발달적 – 생활 주기 – 건강상태 • 환경(사람의 외부에 있는) – 물리적 – 사회적 – 문화적
작업수행의 사람–환경–작업(PEO) 모델 (Law et al., 1996)	"동시에 다양한 역할을 추정하는 독특한 존재"(p. 15) • 역할 • 자질과 삶의 경험: – 자기 개념 – 성격 방식 – 문화적 배경 – 개인적 능력 – 운동 수행 – 감각 능력 – 인지적 정성 – 전반적 건강 • 학습되고 내재된 기술의 묶음	• **작업**: "사람이 삶에 걸쳐 engage(참여)하는 자기주도적이고 기능적인 과제와 활동의 집단" • **작업들**: "자기 유지, 표현, 실현을 위한 내재적 니즈를 충족하기 위해 사람이 참여(engage)하는 그 과제와 활동들의 묶음" • **과제**: "사람이 engage(참여)하는 목적 있는 활동들의 묶음" • **활동**: "과제의 기본 단위"(p. 16)	• 문화적 • 사회경제적 • 제도적 • 물리적 • 사회적(사람, 가정, 이웃, 그리고 지역사회의 관점에서부터 각 영역을 고려)
사람–환경–작업수행(PEOP) 모델 (Baum & Christiansen, 2005)	*(사람 요소 – 내재적)* • 심리적 – 성격 특징, 동기적 영향, 그리고 내부 과정 • 인지적 – 언어 이해와 생산활동의 기전, 양상 재인지, 과제 조직화, 추론, 주의력, 그리고 기억력 • 신경행동적 – 감각과 운동 체계 • 생리학적 – 신체적 건강과 단련: 지구력, 유연성, 운동, 근력 • 영성 – "자신과 세상에서 자신의 위	1) 작업들: 자신들의 일상생활에서 사람들이 하기를 원하고 필요한 것 1. 작업 관련 행동들과 지지적 능력의 계층 • **역할**: 기대된 책임과 권한을 가지고 있는 사회에서의 위치로 일반적으로 여러 작업의 수행을 포함함 • **작업들**: 목표지향적 추구사항으로 시간에 걸쳐 확장되고, 수행하는 사람에게 의미가 있으며, 여러 과제를 포함함 • **과제**: 수행하는 사람이 인지하는 공통된 목적을 공유하	*(환경적 요소 – 외재적)* • 사회적 지지 • 사회와 경제 체계 • 지어진 환경과 기술 • 자연 환경 • 문화와 가치

표 1.3 작업의 주요 모델들에서 제시한 주요 개념들의 비교 (계속)

모델	사람	작업	환경
	치에 대한 개인적 이해의 더 큰 감각에 기여하는" 의미(p. 248)	는 행동들의 조합 • **행동**: 인식이 가능한 관찰 가능한 행동 • **능력**: 작업수행을 지지하는 일반적인 특징 또는 개별적 특징(pp. 252–253)	
가와(Kawa) 모델 (Iwama, 2006b)	• 개인, 또는 가족, 기업 또는 지역사회와 그들의 상황과 같은 단체는 은유적으로 "강(kawa)"으로 나타냄 • 사람은 아우르는 틀/사회적 환경의 일부로 더 광범위한 배경상황에 내포됨; 이는 분리할 수 없고 상호 연결되어서 환경과 사람에게서 변화는 전체 틀/사회적 환경의 변화에 영향을 줌	• 인생 흐름 또는 인생 에너지로 개념화. 작업은 삶의 표현이며 "살아 있다는" 것의 근거임 • 강의 구조물/배경상황(환경, 상황, 자산, 그리고 의무) 내에 있는 공간으로 모델에 묘사되어 있으며 여기서 물은(삶) 차오르고/점령하고 계속 흘러감 • 물이 틀에 있는 모든 요소들을 접촉하는 것과 같이 작업도 마찬가지로 더 광범위한 배경상황의 측면들과 분리할 수 없이 연결된 것으로 보여지고 있음	• 사람이 내포되어 있는 외부 상황과 같이 사람에 의해 명명되고 개념화 됨 • 이 모델에서는 강 벽과 가장자리로 묘사되며 물의(삶) 흐름의 질을 형성하고 영향을 주는 기질을 형성. 강 벽과 가장자리는 틀의 다른 구조들과 합쳐져 작업의 형태, 기능, 그리고 의미를 구분함

1.7 CMOP-E와 국제기능·장애·건강 분류

CMOP-E는 국제적으로 중요한 작업 모델로 작업치료 분야에 작업적 관점을 제공하고 있다. 하지만 처음 개발될 당시 작업치료는 보건체계 안에서 지원을 받았으며 주로 의료 모델 내에서 운영되었다. 따라서 어떻게 우리의 작업 모델을 가지고 의료 모델과 맞추어 갈지, 작업치료 실천을 의료인/비의료인 동료들과 어떻게 실천해 나갈 수 있는지 이해하는 것이 중요하다(Martini, Polatajko, & Wilcox, 1995; Polatajko, 1992; Stamm, Cieza, Machold, Smolen, & Stucki, 2006; Townsend, Ryan, & Law, 1990). 이 방법 중 하나는 작업 모델이 의료 모델과 일상생활 간 제공하는 것을 중계하는 역할을 한다는 것이다.

2001년 세계보건기구(WHO)는 *국제기능 장애·건강·분류*(International Classification of Functioning, Disability, and Health; ICF)를 출판하였다. 삶에서의 건강 상태의 영향을 설명하는 ICF는 건강상태, 신체기능/구조, 활동과 참여(activities and participation)

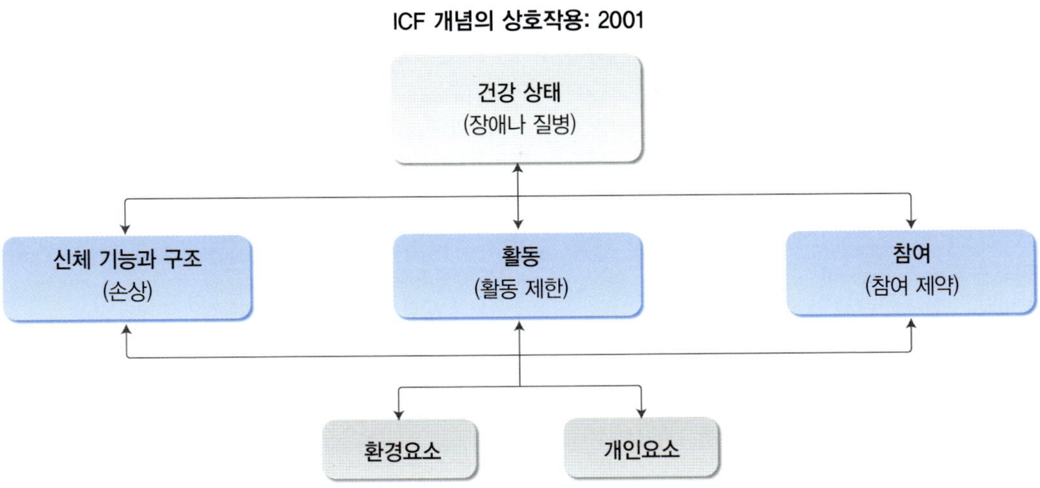

그림 1.4 국제기능 장애 건강 분류

출처: World Health Organization. (2001). *Classification of functioning, disability and health*. Geneva, Switzerland: World Health Organization. p. 18.

관계를 설명하고 있으며 기능과 장애를 배경 내에 위치시키고 있다.

ICF 모델은(**그림 1.4**) 사람의 기능, 장애, 그리고 배경요소들 간 역동적인 관계를 도식화한 것이다. ICF는 두 부분으로 구성되어 있다. 첫 번째는 기능과 장애를 다루고 신체기능과 구조, 그리고 활동과 참여를 포함한다. 두 번째 부분은 환경요소와 개인요소를 포함한 배경요소를 다룬다.

ICF는 건강한 인간의 기능에 초점을 두고 있는데, 이를 작업치료적 관점에서는 작업을 포함시켜야 한다는 것이다. CMOP-E와 ICF는 비슷한 점이 많이 있으며 중요한 차이점도 가지고 있다(**그림 1.4**). 작업치료사들은 이 공통점과 차이점을 연구하기 시작하였다. 특히 우리가 초점을 둔 부분은 ICF의 신체기능과 구조의 개념과 CMOP-E의 개인요소의 개념과의 관계이다. 다른 초점은 활동과 참여(participation)의 ICF 개념과 작업과 작업수행의 CMOP-E 개념 간의 관계이다(Desrosiers, 2005; Hemmingsson & Jonsson, 2005; Stamm et al., 2006).

ICF 내에서 신체 기능과 구조의 개념은 CMOP-E 내의 개인요소와 관련된 수행 요소(인지적·정서적·신체적)와 비슷하다. ICF는 배경의 일부로 개인요소라는 변수를 포함하고 있다. ICF는 CMOP-E의 사람의 개념요소를 설명하지만, 이 요소는 신체 기능과 구조만으로 설명되지 않는다.

표 1.4 ICF(WHO, 2001)와 CMOP-E(CAOT, 1997a, 2002; Townsend & Polatajko, 2007)의 비교

ICF	CMOP-E
신체기능과 구조 • 신체기능은 인체의 생리학적 기능임(정신적 기능 포함) • 신체구조는 장기, 사지, 그리고 그 구성요소들과 같은 신체의 해부학적 부분임	**사람의 구성요소** • 작업에의 성공적 참여(engagement)에 기여 • 신체적, 인지적, 정서적 기능들과 사람의 구조
활동과 참여(participation) • 하나의 "구성요소"로 제시되며: – 활동은 개인이 수행하는 과제 또는 행동 – 참여(participation)는 삶의 상황에 관여 하는 것 • 아홉 가지 차원의 명칭: 학습과 지식적용, 일반적 과제와 요구, 의사소통, 이동, 자기관리, 가정생활, 대인상호작용, 주요 생활영역, 그리고 시민 생활	**작업수행과 참여(engagement)** • 사람, 환경, 그리고 작업 간 역동적인 관계의 결과 • 세 개의 주요 작업적 집단의 명칭: 자기관리, 생산활동, 여가활동 • 작업은 과제들로 이루어진 활동으로 구성되어 있고, 여기서 과제는 수의적 운동 또는 정신적 과정으로 이루어진 행동들로 구성됨
환경 요소 • 사람들이 살고 자신들의 삶을 지휘하는 물리적·사회적 사고방식의 환경으로 이루어짐	**환경** • 세 개의 주요 변수 중 하나 • 물리적, 문화적, 제도적, 그리고 사회적 요소를 포함한 외부 배경상황
개인 요소 • 개인의 삶과 생활의 특정 배경이며 건강 상황 또는 건강 상태의 일부가 아닌 개인의 특징으로 구성됨	**사람** • 세 개의 주요 변수 중 하나 • 인지적, 정서적, 신체적, 그리고 영성의 구성 요소로 설명됨 • 모델에 구체적으로 언급되지는 않지만 ICF가 구체적으로 명시한 배경 정보는 관심 영역으로 암시되어 있음

출처: World health Organization, (2001). *International classification of functioning, disability and health*. Geneva, Switzerland: World Health Organization p. 14.

표 1.5 ICF(WHO, 2001)의 활동과 참여(participation)의 영역

활동과 참여(participation) 영역
D1 학습과 지식적용
D2 일반적 과제와 요구
D3 의사소통
D4 이동
D5 자기관리
D6 가정생활
D7 대인상호작용과 대인관계
D8 주요 생활영역
D9 지역사회, 사회생활과 시민 생활

출처: World health Organization, (2001). *International classification of functioning, disability and health*. Geneva, Switzerland: World Health Organization p. 14

ICF는 '활동'을 ICF의 영역들과 함께(**그림 1.5**) '개인이 행하는 과제 또는 행동의 실행'(WHO, 2001, p. 17)으로 정의하며, 이는 TCOP가 정의한 것과 비슷한 방법이다. ICF에서 활동은 개념적으로 개인의 건강한 기능을 나타낸다. 개인 수준에서의 문제는 '활동 제한'이라고 부른다. 활동은 CMOP-E에서 구체적으로 명명되지 않았으며 이는 작업수행의 하위 분류이다.

ICF에서 참여(participation)와 그 영역들은(**표 1.5**) '삶의 상황에 관여'라고(WHO, 2001, p. 17) 정의되었다. 참여(participation)는 사회적 수준에서 기능하는 것을 개념적 관점으로 바라보고 있으며 이 수준에서의 문제는 참여(participation) 제약이라고 한다. 참여(participation)는 개인과 배경 요소들 간의 역동적인 상호작용을 나타낸다. 참여(participation)의 구성은 CMOP-E의 작업수행의 구성과 잘 맞는 것처럼 보이지만, 이 둘은 동일하지 않다. 가장 중요한 차이점으로 ICF는 참여(participation)의 주관적 경험을 말하지 않는다. 작업치료사들에게는 작업 참여(participation)에 사람과 문화가 부여하는 주관적인 의미는 중요한 요소이다(Hemmingsson & Jonsson, 2005). CMOP-E의 관점에서는 ICF에서 제안하듯 단순히 참여(participation) 내에서 사람의 수행을 관찰하는 것으로는 충분하지 않다. 작업치료사들은 작업수행 또는 참여(participation)의 평가는 COPM과 같은 사람 또는 클라이언트 중심의 평가도구를 사용해야 한다고 생각한다(Law, Baptiste et al., 2005; Law, King, & Russell, 2005).

작업치료 관점에서 ICF에 대한 또 다른 문제점은 활동과 참여(participation)의 구분이 명확하지 않다는 것이다. ICF 모델은 활동과 참여(participation)가 두 개의 개별적 구성을 가지고 있다고 설명하지만 ICF 매뉴얼은 활동과 참여(participation)를 하나로 묶어 설명하였다. 작업치료 최근 연구에서는 이 활동과 참여를 구분하고 있다. 예를 들어 Jette, Haley와 Kooyoomjian(2003)은 신체적 기능 내에서의 복잡도의 수준과 사회적 역할의 개념이 활동과 참여를 구별하게 해 준다고 주장했다. Desrosiers(2005)는 활동과 참여(participation)는 개별적으로 측정해야 한다는 연구들을 인용하였고 또한 사회적 역할을 어떻게 설명하느냐가 개인 활동과 참여를 구별하는 데 중요하다고 하였다.

개념적 논의에 덧붙여, 작업 자체가 활동과 참여(participation)를 구분짓는 중요한 구성 개념이 될 수 있다. ICF에 따르면 활동은 개인이 의미 없이, 또는 정확한 사회적 역할 없이 수행하는 과제와 행동이다. 참여(participation)는 작업에 내포되어 있다. 개별적 의미와 사회적 역할은 참여(participation)의 일부분이다. 예를 들어, 글자 또는 문장을 타이핑하거나 쓰는 것은 개인의 활동 수행이지만, 이 활동이 개인적 의미와 사회적 역할을 가지면 책을 집필하는 것과 같은 작업이 되고, 그 다음에 참여(participation)가 된다(Desrosiers, 2005). 어떤 사람이 실제로 작업 참여(participation)했다라고 말할 수 있다.

요약하자면 ICF는 CMOP-E의 개념과 잘 맞는다. 두 모델 모두 사람의 기능하는 데에 있어 개인과 환경의 상호작용이 중요하다고 지적하며 상호작용이 배경상황에서 기능하게 된다고 본다. 이 두 모델의 차이는 ICF에서는 참여(participation)라는 용어를 사용하고 CMOP-E는 *작업수행(occupational performance)*이라는 용어를 사용한다. 이 두 개념은 관련이 있으나 동의어는 아니다. 참여(participation)는 작업수행의 결과이거나 작업수행의 배경상황일 수 있고 작업을 통해서만 이룰 수 있지만 이 자체는 완전한 작업은 아니다. 작업이 참여적이거나 단독적으로 되는 것은 아니고 의미와 가치를 지속적으로 가지고 있다. 비슷한 예로 참여적이지 않고 혼자 하는 작업이 있지만 이는 의미와 가치를 가지고 있다. ICF와 CMOP-E에 공통 부분이 있다는 강점을 고려하여 Polatajko(1992)의 예시를 따라 CMOP-E를 ICF적 모델로 변환하는 것이 가능하다. 이 변환된 모델은 작업치료와 건강의 상대적 관점을 보여주는 건강과 웰빙의 작업 모델을 만들어낸다(**그림 1.5**). 건강의 작업 모델(7, 8장에서 논의될 것)이 작업적 가능화를 만드는 데 사용될 것이다.

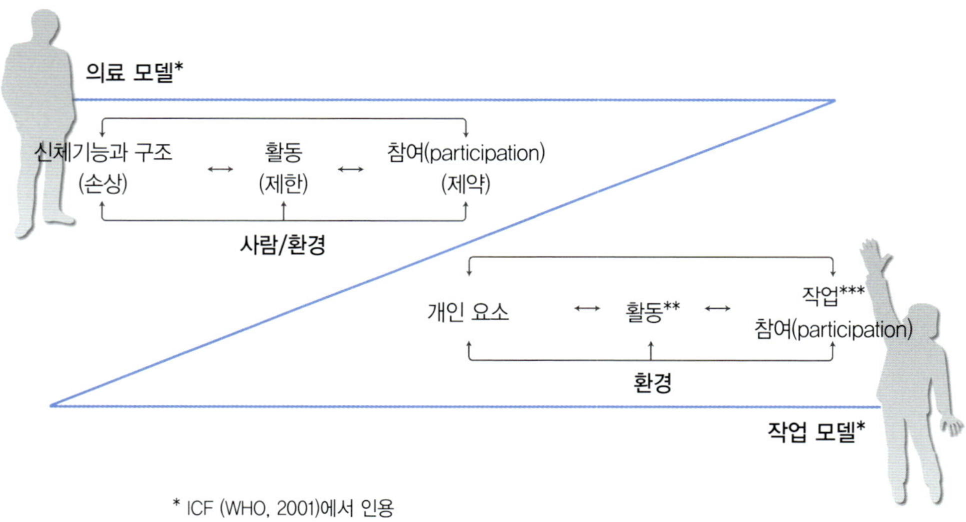

* ICF (WHO, 2001)에서 인용
** TCOP (Polatajko et al., 2004)에서 인용
*** CMOP-E (CAOT 1997a, 2002; Townsend & Polatajko, 2007)에서 인용

그림 1.5 건강과 웰빙의 모델

2장

배경상황에서의 인간작업

Helene J. Polatajko
Catherine Backman
Sue Baptiste
Jane Davis
Parvin Eftekhar
Andrew Harvey
Jennifer Jarman
Terry Krupa
Nancy Lin
Wendy Pentland
Debbie Laliberte Rudman
Lynn Shaw
Bice Amoroso
Anne Connor-Schisler

CASE STUDY

사례 2 캐나다 내 부룬디 관점

여덟 명의 부룬디(Burundi) 난민들이 모국으로부터 캐나다로 오게 되었다. 밤 사이에 도착하였는데 캐나다는 그동안 지내왔던 곳과는 전혀 다른 새롭고 신기한 곳이었다. 각 개인에게는(나이가 많든 적든, 남성이던 여성이든, 기혼이든 미혼이든) 환경 변화는 일상적인 작업에 영향을 주어 변화를 가져온다. 많은 일상적인 작업은 새로웠고 이 난민들의 작업 레퍼토리에는 새로운 작업들이 더해졌다. 그 중에는 이전 작업은 버려진 것도 있고, 몇몇은 다른 것으로 대체되었고, 몇 개는 그대로 남아 있었다. 이러한 변화는 캐나다의 환경 자체가 부룬디와는 확연히 다른 작업적 기회를 난민들에게 주었기 때문에 생긴 것이다. 캐나다 환경이 이러한 작업적 기회를 주었을 때 부룬디 난민들은 부룬디 문화와는 다르지만 그들의 개인적 가치 체계와 캐나다 사회에도 적합한 결정을 할 수 있었다.

"저는 저의 문화를 포기하는 것이 쉽지는 않아요. 여기 캐나다에서는 포기하거나 새롭게 얻어야 하는 것들이 있습니다. 저는 몇 개의 부룬디 습관을 유지하고 있습니다."

아프리카의 남부 사하라 지역인 부룬디에서 북아메리카, 구체적으로 남서부 온타리오로 온 것은 물리적 환경이 변화한 것으로 일상적인 작업이 달라지게 되었다. 겨울에 눈이 오는 것, 그동안 겪지 않았던 영하의 날씨는 다른 형태의 집, 음식, 그리고 옷을 요구하는 환경이다.

"(부룬디의) 날씨는 이곳과는 매우 다르고 코트를 입는 경우는 흔치 않습니다. 결혼식에만 코트를 입습니다."

새로운 캐나다 환경은 사회문화적으로 볼 때, 사회 공동보다는 개인을 강조한다. 개인의 인권, 여성과 아동 인권과 정책, 부모님과 형제들을 돌봐야 하는 자기 의존과 의무의 해지, 자기의 인생 파트너를 선택할 수 있는 자유와 본인의 집, 교육 그리고 18세 이상에서 직업 선택의 자유 등의 캐나다식 가치관을 부룬디 난민들은 학습할 수 있게 되었다. 정치-경제적으로 부룬디 난민들은 저비용 생계유지, 은행 대출과 사회 보조, 저임금의 단순 노동, 일상 리듬에 맞추어 생활 적응하기, 상점들 운영시간, 대중교통 운행, 그리고 타인의 일정 등을 학습하게 되었다.

"저의 사회생활은 무너졌어요. … 무엇이 저 너머에 있는지 알아야 합니다. 그들이 더 많은 것을 알려주면 더 많이 알고 싶어집니다. … 저는 계속 찾아봐야 합니다."

부룬디 난민들의 친절한 설명으로 변화의 매개체의 개인과 사회문화적 구조의 힘을 알 수 있었다.

—Anne Connor-Schisler(Connor Schisler, 1996에서)

2.1 소개

작업은 특별한 것이다.
작업은 우리의 삶에 풍부히 있는 것이고 우리의 날들을 표현해 주는 것이다.
작업은 우리가 어떠한 사람인지 정의해 주며 우리는 이를 정의한다.
작업은 세상을 만드는 것이며 세상은 작업을 만드는 곳이다.
작업이 사용하는 도구와 길에 남겨진 흔적들은 작업을 보여준다.
사람이 참여(engage)하기 전까지는 만질 수 없고 볼 수 없다.
작업은 행위예술이다.
작업은 사람이 수행을 했을 때에만 보이고 그 의미는 이야기를 해 주었을 때에만 이해를 할 수 있다.

—*Helene J. Polatajko*

작업은 정말 별난 것이다. 한 수준에서 우리는 작업을 너무나도 잘 알고 있다. 영아기 때부터 참여(engage)하였고 우리는 매일매일을 작업으로 채운다. 다른 수준에서 작업은 매우 복잡하고 이해하기 어려우며, 설명하고 정의하기가 어렵다. 우리의 전문분야에서의 핵심적인 주요 문제로 작업을 명명하는 것은 작업의 모든 수준을 알고 있어야 한다는 책임이 주어진다(Polatajko et al., 2004). 우리가 작업에 대한 명확한 가정을 해야 한다는 것뿐 아니라 1장에서 했던 것과 같이 작업이라는 개념과 현상에 대한 포괄적인 이해를 해야 한다는 것이다.

작업치료에 대한 최근 연구들은 작업이 어떤 의미가 있는지(CAOT, 1997a, 2002; Polatajko et al., 2004), 작업 참여(engagement)를 결정하는 요소들은 무엇인지(Christiansen, 1999; Csikszentmihalyi & Larson, 1987; Kielhofner, 1997a), 개인에게서 작업에 참여(engage)하는 경험(Emerson, Cook, Polatajko, & Segal, 1998; Nagle, Cook, & Polatajko, 2002), 그리고 작업을 형성하는 배경들(Laliberte Rudman, 2005; Whiteford, 2005)에 대해 이해할 수 있는 수준으로 이루어지기 시작하였다. 작업치료 전문분야 외에도 다른 영역에서 여러 연구들이 작업과 관련된 중요한 주제를 이해할 수 있게 해 준다. 이들이 다루는 주제들은 분류 체계, 시간사용 양상, 일-생활 균형, 일의 의미, 그리고 사회적 구조들이다. 이 장은 다양한 자료의 정보를 통해 인간 작업에 대한 최신 지견을 제공하고자 한다.

2.2 인간 작업을 이해하기

현상을 이해하는 첫 번째 과정은 설명이다. 첫 번째 단계로 관찰 가능한 특징들을 묘사하려고 한다. 다시 말해 구분이 가능하게 하는 측면들, 인식 가능하게 설명하거나 차이점을 설명할 수 있는 것 등이다(Houghton Mifflin Company, 2004). *작업*의 경우, 기본적인 특징에 대해 설명하는 것이 쉽지 않은데, 이는 세 가지 이유 때문이다. 첫 번째로 작업은 하나의 단일 현상으로 설명하기 어려울 뿐 아니라 매우 광범위한 것으로 여겨지며 『*Enabling Occupation*』(CAOT, 1997a, 2002)에서 정의된 바와 같이, 문화적, 사회적으로 의미가 있는 일상생활에 참여(engage)하는 것으로 모든 과제와 활동들로 구성되어 있다. 두 번째로 작업 참여(engagement)는 사건이며 행위예술이다. 따라서 사람이 참여(engage)하기 전에는 관찰할 수 없다. 마지막으로 앞에서 정의한 대로 작업은 의미요소와 주관적 요소가 있고 관찰만으로 이해할 수 없다. 의미란 개인마다 독특한 것이기 때문이다(Hasselkus & Rosa, 1997).

기자들은 복잡한 사건을 기사화해야 할 때 얽힌 의미들을 구조화하여 하나의 스토리로써 포괄적으로 보고할 수 있어야 한다. 누가, 무엇을, 언제, 어디서, 어떻게, 왜 했는지에 대해 설명하는 구조로 만들어야 한다. 이처럼 CMOP-E에서도 인간 작업의 중요한 특징을 설명하기 위해 이러한 구조를 사용하였다. 기자들이 하는 질문처럼, CMOP-E의 구조는 인간 작업의 특성을 설명하기 위해 사용된다.

2.3 인간 작업의 특성

누가: 사람

작업은 행위예술이다. 기본적으로 만질 수도 없고 볼 수도 없다. 작업은 수행을 통해서만 볼 수 있게 되는데 수행은 관찰되고 또한 수행은 보여지는 변화에 영향을 주기 때문이다. 작업은 행위예술이므로 사람 없이 존재할 수 없다. 하지만 다른 행위예술들과 다르게 특별한 기술이나 재능이 있는 사람들에게 한정되어 존재하는 것은 아니다(**그림 2.1**).

모든 인간은 작업적 존재이다. 무언가 하는 것(doing)은 인간 삶의 핵심이다(Wilcock, 1993, 1998a, 2006). 이에 따라 모든 사람은 (나이, 민족, 성별, 인종, 피부색, 또는 신념과 상관없이) 작업에 참여(engage)한다. 작업적 참여(engagement)는 개인이 작업에 참여(engage)하는 것을 중단하거나 단순히 참여(engagement)의 일상적인 양상이 변화하였을

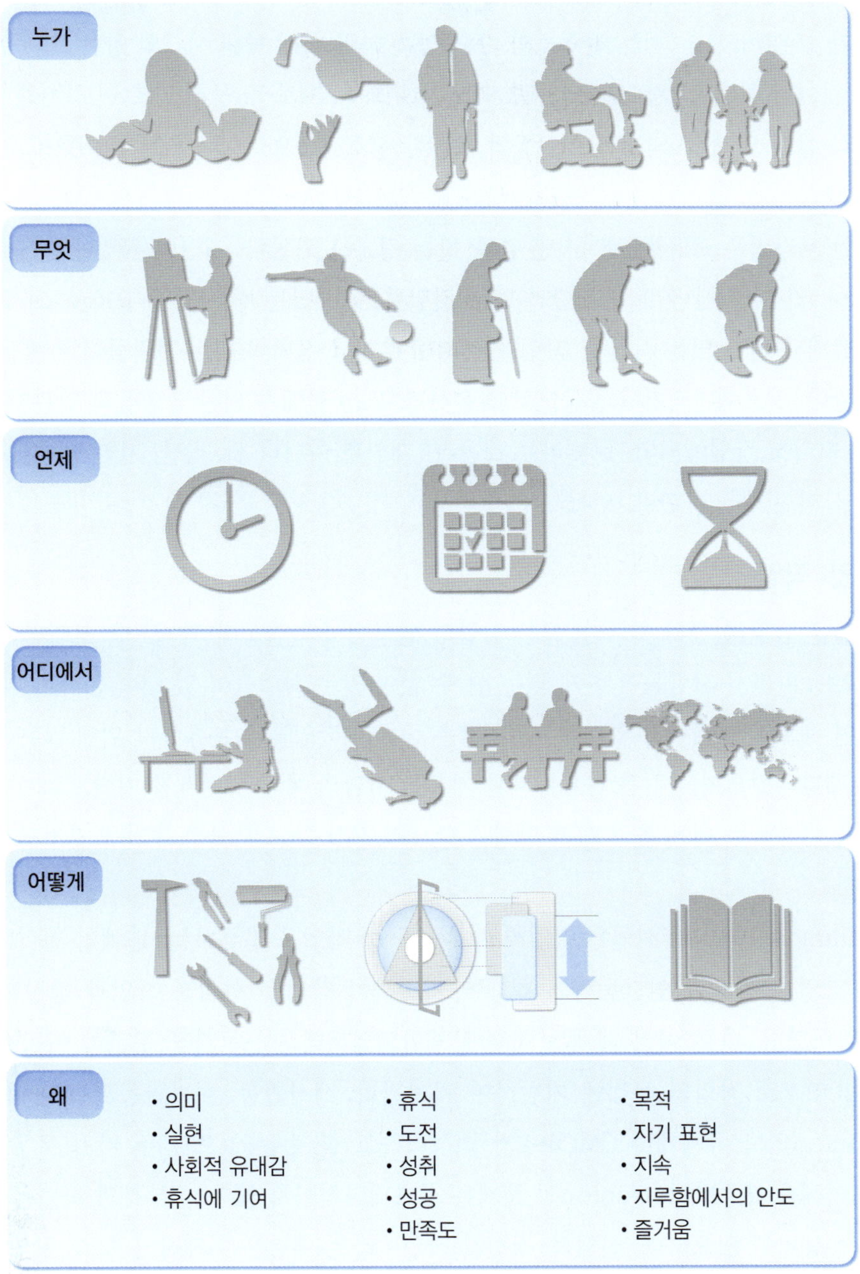

그림 2.1 인간 작업의 특성

때 무언가가 잘못되었다는 징조로 볼 수 있는 무척 큰 기준이 된다.

개인은 일생에 걸쳐 자신들의 작업 레퍼토리를 축적하고 자신들의 작업패턴을 발달시킨다. 각 개인의 작업 레퍼토리와 작업패턴은 지문과 같아서 개개인마다 독특한 것이다. 누군가가 참여(engage)하는 작업들과 그 작업을 하기 위해 보낸 시간의 양은 그 사람만의 고유한 것이며 현재 인생의 단계, 능력, 기회와 문화적, 제도적, 물리적, 그리고 사회적 환경요인들과 같은 내재적·외재적 요인들의 복잡한 상호작용으로 결정되는 것이다(CAOT, 1997a, 2002).

인간 작업은 고유한 것이지만 혼자 하는 경우는 드물다. 개인의 작업에의 참여(engagement)가 다른 사람 또는 집단과 매우 긴밀히 엮여 있는 경우가 많다(Rowles, 2000). 이는 가깝거나 멀리 있는 사람들, 작업을 지지해 주거나 장벽이 되는 사람들이 관여될 수 있음을 뜻한다. 상호보완되거나 공동으로 작용하고, 또는 장애가 되는 작업들과 연관이 있을 수 있다. 따라서 작업에서의 '누가'라는 것은 한 개인뿐 아니라 짝, 집단, 지역 공동체, 국가, 그리고 사회 전체를 뜻한다.

무엇: 작업

작업은 단일 현상이 아니다. 모든 사람의 일상에서의 활동과 과제들을 포괄하는 것이다(그림 2.1). 따라서 사람들이 하게 되는 셀 수 없이 많은 작업들이 있으며, 동시에 더 많은 작업들이 새로이 생겨나고 있다. 무수히 많은 종류의 작업들을 분류하기 위해 많은 분류체계들이 개발되었으며 각각은 분류체계를 기획한 사람의 목적과 전제를 기반으로 하고 있다. 작업을 분류하는 데에 옳고 그른 방법은 없으며 각각 다른 분석적 목적을 가지고 체계화하고 있다.

Dunton(1919)의 선언은 작업치료 문서들 중 작업을 분류하는 첫 예일 것이다. Dunton은 작업에 필요한 인간능력의 형태에 기반하여 작업을 신체적 작업과 정신적 작업으로 분류하였다. 다른 여러 체계는 이후에 제안되었는데 이 중 가장 꾸준히 이어져온 체계는 CMOP-E로 작업의 목적에 기반하여 자기관리, 생산활동, 여가활동으로 나뉘어져 있다. Dunton의 분류체계나 CMOP-E가 최상이라고 할 수는 없으나 두 가지 모두 작업에 대한 이해를 제공한다. Dunton의 체계는 상호배타적이지 않다. 대부분의 작업은 신체적·정신적 능력이 필요하다. 신체적·정신적 작업이라는 개념은 이해하기 쉽고, 작업에 대한 일상의 대화에서 흔히 사용된다는 장점이 있다(Laliberte Rudman et al., 1997). CMOP-E는 주관적이며 상황마다 개별화될 수 있는 체계이다. 즉, 작업에 참여(engage)한 개인만 그 목적을 판단할 수 있고 목적이 다수일 수 있으며 상황에 따라 달라질 수도 있다. Hammell(2004a)과 같은 몇몇 학자들은 CMOP 분류체계는 너무 단순하고 작업의 결정

요소, 가치, 그리고 개인의 삶에서의 중요도를 포착하지 못한다고 비판한다. 그럼에도 불구하고 CMOP와 새로운 CMOP-E에 들어 있는 체계는 사용하기 간단하며, 상당히 포괄적인 작업 분류를 만들었다.

작업치료 문헌 외에, 특히 시간사용 연구들에서 여러 다른 형태의 분류체계들이 개발되었다. 이 연구들에 나온 체계들은 CMOP-E에서 사용한 것과 유사한데 이는 작업 참여(engagement)의 모든 방식을 포착하고자 했기 때문이다. 반면에 Ås(1982)는 의무와 제약에 기반한 분류 체계를 정의하였는데 필수적(생존과 자기 유지 니즈를 충족하기 위한) 작업과 계약된(임금을 받거나 교육적인 활동들) 작업, 헌신적(일 또는 아이 돌봄, 가정 유지와 같은 임금을 받지 않는 생산적인 작업) 작업, 그리고 자유 시간(남는 시간이 꼭 여가를 말하는 것은 아니다)으로 나누었다. 한편 Little(1983)은 어느 한 시점에서 자녀 양육하기나 학사 학위 받기와 같은 개인의 목표와 관련된 것들을 묶는 작업의 분류를 제안하였다. 그는 이들을 개인적 프로젝트라고 하였다. Christiansen(1996)은 우리가 한 번에 한 작업만 수행하는 경우는 드물며, 대부분 1차, 2차, 3차적일 수 있는 작업에서 멀티태스킹(multi-tasking)을 하고 있다고 하였다.

모든 분류체계들은 작업을 총체적으로 분류하고자 하지만 어떤 체계도 완전하게 포괄적이지 못하다. 정부 기관들은 노동시장행동, 기대수명, 질병의 유병률, 투표 행동, 그리고 다양한 사회적 이슈들에 대한 태도를 포함한, 사회적으로 중요한 요소들에 미치는 작업의 영향을 알아내기 위해 정확도 높은 분류체계를 필요로 한다. 나아가 정부기관은 비교하기 위해 작업적 분류가 필요하다. 정부기관들은 공식적인 근로와 관련된 매우 특정적인 요소들을 객관적으로 확인할 수 있는 체계에만 관심이 있다. 즉 돈을 벌기 위한 방법, 개인의 직종, 또는 평생 종사직이다. 작업장, 지역, 또는 국가 사이에 작업이 공통적으로 분류될 수 있게 캐나다 통계청, 미국 인구조사국, 여러 국가들의 동일 기관들은 비교적 정확하고 객관적인 작업 분류 제도를 만들었다(Jarman, 2004). 국제연합(United Nations, UN)의 하위 기관인 국제노동국(International Labour Office; ILO)은 스스로 개발할 자원이 없는 나라들을 위해 작업분류체계를 만들었다. 국제작업표준분류(International Standard Classification of Occupations)(International Labour Organization, Bureau of Statistics; 2004)(**표 2.1**)는 전 세계에서 일어나고 있는 상당히 복잡한 작업들을 정리하기 위해 개발되었다. 이러한 분류체계는 지역과 국가들 사이에서 의미 있게 비교될 수 있게 하여 근로 기반의 작업에 대한 사회적·경제적 과정을 이해하게 도와 준다.

표 2.1 국제작업표준분류(ISCO-88)

주요, 준 주요, 작은, 그리고 단위 그룹 칭호
주요 그룹 1 입법자, 고관, 그리고 관리자
11 입법자와 고관 111 입법자 1110 입법자 112 고위 공직자 1120 고위 공직자
12 기업 관리자 (이 그룹은 관리자 세 명 또는 그 이상이 필요한 단체 또는 부서의 임원, 최고 경영자, 부서장 또는 기업체 관리자를 포함) 121 임원와 최고 경영자 1210 임원과 최고 경영자 122 생산과 운영부서 관리자 1221 농업, 사냥, 산림, 그리고 어업에서 생산과 운영 부서 관리자
13 총지배인 (이 그룹은 기업체 또는 단체를 관리하거나, 그들 또는 소유주를 대신하여 어느 정도 비 관리자 도움을 1명 이상의 관리자에게 받지 않으며 이 관리자 또한 본 준 주요 그룹에서 대부분의 경우 더 큰 기업체 또는 단체에서 특수 관리자보다 광범위한 과제를 가지고 있는 사람을 포함. 비 관리자 직원은 그들의 구체적인 과제에 따라 분류가 되어야 함.) 131 총지배인 1311 농업, 사냥, 산림 그리고 어업의 총지배인 1312 …

출처: International Labour Organization의 허가하에 재출판됨. Copyright © 1990 International Labour Organization
International Labour Organization Bureau of Statistics (2004). International Standard Classification of Occupations (ISCO-88). 2007년 6월 19일에 http://www.ilo.org/public/english/bureau/stat/isco/isco88/1htm에서 검색

전술한 바와 같이 작업 분류 체계는 분류에 참여(engage)한 사람들의 목적에 기반하고 있다. 사회문화적 규준은 허용 가능하고 친사회적이며 그리고 합법적인 행동에 대한 기대에 따른 것이다. 만약 이러한 사회적, 문화적 기대에 미치지 못하면 개인의 작업은 지지 받을 수 없거나 허용되지 않고 범법화되기까지 한다(Christiansen & Baum, 1997). 이에 따라 의미 있는 작업이라고 해서 모두 허용되고 친사회적 또는 합법적이라 할 수 없다. 빈둥거리기, 알코올 남용, 또는 쓰레기 투기 같은 작업은 판단력 저하나 타인에 대한 배려부족을 나타내며, 이는 반사회적이라고 여겨진다. 마약 사용, 절도, 방화, 또는 공공기물 파손은 위법이며, 이는 범죄적 작업이라고 여겨진다(Cara & MacRae, 1998). 작업 참여(engagement)는 범죄학 관점에서 중요하며 단순히 몇몇 작업이 범죄여서만이 아니라 구조적이고 의미 있는 시간사용 부족이 재범행위와 관련이 있기 때문이다(Quinsey, Coleman, Jones, & Altrows, 1997; Whiteford, 1997).

언제: 시간적 환경

사람들은 하루, 한 주, 한 달, 일 년, 그리고 일생동안 항상 작업에 참여(engage)한다(그림 2.1 참고). 작업적 참여(engagement)는 행위예술이기 때문에 이는 어떤 시간에 나타나며, 시간에 걸쳐 발생하면서 작업적 참여(engagement)의 패턴을 형성하며, 그 패턴으로 나타나는 작업균형의 정도에 따라 분석되기도 한다.

작업패턴(Occupational patterns)

일상의 작업은 습관으로 엮여 있고 이는 개인의 시간사용과 활동수행에 영향을 준다(Christiansen & Baum, 1997; Clark, 2000). 습관은 작업패턴으로 간주할 수 있다. 이 용어는 하나로 합의된 정의가 없으며 개인 또는 다수의 사람들에게 하루, 한 주, 또는 일생 동안에 나타나는 다양한 작업들을 전반적으로 정리하고 통합하기 위해 사용된다. 작업과 작업패턴은 한 개인이 세상에서 어떤 사람인지, 어떻게 삶을 조직화하는지, 어떻게 환경에 연결되고 적응하고 조절능력을 갖는지, 또한 자신을 어떻게 표현하는지, 어떻게 자기정체성을 계발하고, 자아를 실현하는지를 드러내는 근거가 된다. 그렇게 해서 작업과 작업패턴은 개인 간 또는 집단 간의 차이를 설명하고 구분을 짓는 강력한 수단이며, 시간이 지남에 따라 개인과 문화적 행동의 변화를 분석할 수 있게 한다. 개인 간의 작업패턴이 서로 다르듯이 사회학, 인류학, 역사학과 같은 분야에서는 사회, 문화, 그리고 시대에 따라 작업패턴이 다르다는 것을 우리에게 알려주고 있다. 인간 작업패턴은 개인, 문화와 시대의 삶의 양식을 바라보게 하는 창문이며(시간이 지남에 따라) 사회적 변화의 근거가 된다.

인간 작업패턴의 공식적인 조사는 유럽과 미국에서 20세기 초반에 시작되었다. 이는 산업화에 따른 요구로 노동계급의 생활방식과 생활 조건에 대해 관심을 가지면서 시작되었다. 이때부터 많은 나라들이 인구조사 데이터 수집의 일환으로 국가적 생활시간사용 연구를 시행하였다. 생활시간사용 연구는 여러 분야의 학자들에 의해 수행되는데 경제학, 보건과학, 마케팅, 작업과학, 사회 심리학자들을 포함하고 있다. 여러 국가와 여러 학제의 참여로 이루어진 생활시간사용 연구를 위한 국제학회(International Society for the Study of Time Use)가 있다. 인간의 작업패턴에 대한 대부분의 지식은 생활시간사용 연구로부터 나온다.

시간사용 연구들은 구체적으로 작업에 내재되어 있는 과제와 활동의 흐름과 이것들이 이루어지는 배경을 포착하기 위해 설계되었다. 일반적으로 개인들은 분(minute) 단위와 하루 단위로 그들이 수행한 과제와 활동들을 기록하거나 회상하도록 한다. 시간일기 또는 휴대용 전자기기의 특별 프로그램과 같은 도구를 사용하여 작성하게 할 수 있다. 그들이 무엇을 하였고 과제와 활동을 언제 시작하여 언제 종료를 하였는지를 비롯해 배경데이터, 즉 어디에서, 언제, 그리고 누구와, 과제와 활동의 즐거움 정도, 얼마나 스스로 조절할 수 있었는

표 2.2 캐나다 사람의 작업패턴 (Statistics Canada, 2005c)

활동	여성(15세 이상) 일당 시간	남성(15세 이상) 일당 시간
합계	24.0	24.0
총 일	7.9	8.0
유급 일과 교육	7.7	8.8
유급 일과 관련 활동	7.7	8.8
유급 일	7.1	8.2
유급 일과 관련된 활동들	.5	.7
통근	.8	.9
교육과 관련 활동	6.3	6.0
무급 일	4.6	3.2
요리/설거지	1.3	.7
살림	1.8	1.5
유지와 보수	2.0	2.7
기타 살림	1.1	1.6
제품과 서비스 구입	1.9	1.8
육아	2.4	1.8
시민의/봉사 일	1.9	2.0
개인 관리	10.6	10.2
야간 수면	8.2	8.0
식사 (식당 제외)	1.2	1.2
기타 개인 활동	1.4	1.2
자유시간	5.7	6.1
식당에서 식사를 포함한 사회활동	2.8	3.0
외식	1.5	1.6
집에서 사회생활	2.3	2.5
기타 사회생활	2.6	2.7
TV, 독서, 기타 수동적 여가활동	3.1	3.3
TV	2.7	3.0
독서 (신문, 책, 잡지)	1.4	1.3
기타 수동적 여가활동	1.1	1.1
스포츠, 영화, 기타 여흥	2.8	2.6
능동적 여가활동	2.2	2.6
능동적 스포츠	1.7	2.3
기타 능동적 여가활동	2.1	2.4

Statistics Canada의 허가하에 재출판됨.
출처: Statistics Canada 웹사이트: www.statcan.gc.ca/pub/12f0080x/2006001/t/4058341-eng.htm

지에 대한 관점을 기록하게 한다. 이 데이터는 전반적인 분류 지시문에서 다양한 활동 또는 작업을 하는 데에 보낸 평균 시간으로 보고가 된다. 예를 들어, 자기관리, 생산활동, 여가활동과 같은 작업적 묶음을 사용한다.

성별에 따른 2005년 캐나다 데이터(Statistics Canada, 2005c)는 표 2.2에 나와 있다. 이 데이터들은 꾸준히 수집되었고 작업과학자들이 작업패턴을 얻기 위해 적용하였다. 작업과학자들은 작업적 렌즈를 통하여 사람들이 일반적으로 무엇을 하는지 분류하였다. 예를 들어, CMOP-E에 있는 세 분류는 인간 작업에 기반하는 것으로 보이는 세 개의 주요 목적으로 분류한다; 자기관리, 생산활동, 여가활동(CAOT, 1997a, 2002; Townsend & Polatajko, 2007).

인간 작업패턴은 복잡하고 미묘한 요소들의 상호작용 결과이다. 본인의 환경에서 개인의 안팎에서 이 요소들이 자리잡고 있다. 표 2.3에서 이 내재적·외재적 요소들을 확인하고 있다.

인간 작업패턴에 대해 기술하는 논문의 대부분은 대규모 인구집단에서부터 추출된 집합적 데이터를 사용한다. 데이터들은 외부에서 적용한 표준분류체계를 사용하여 분류되었다. 그럼에도 불구하고(광범위하게 정의된) 작업은 고유하다. 즉, 모든 사람이 자신들의 각자의 작업을 똑같은 관점으로 보지 않는다(글상자 2.1). 예를 들어, 어느 한 사람이 일이라고 부르는 것을 다른 사람은 여가활동이라고 부를 수 있다. 더 나아가 우리는 우리의 작업을 매번 같은 방법으로 분류하지 않는다. 주말에 저녁식사를 만드는 것은 여가활동처럼 느껴질 수 있지만 주중에는 일처럼 느껴질 수 있다.

인간의 작업패턴을 생각할 때 우리는 한 번에 한 작업만을 수행하지 않는다는 것을 기억해야 한다. 멀티태스킹의 개념은 우리 사회의 많은 사람들에게 가해지는 과업의 증가와 시

표 2.3 작업패턴을 위한 외재적/내재적 요소

A. 개인에게 내재적인 요소	B. 개인에게 외재적인 요소
• 인격/성격 유형 • 선호도/경험 • 적성, 능력, 지식 • 생존과 기타 기본 니즈 • 건강/만성 질환 장애 • 생체 리듬 • 나이, 성별, 사회경제적 상태 • 우리가 하는 것/영성에 우리가 주는 가치/태도/의미	• 시간적–공간적 환경 • 사회경제적 환경과 사회적 지지 • 문화적 기대치와 환경 • 자연과 인공적인 물리적 환경 • 상황 • 차이트게버(물리적·사회적) 등등 • 자원(시간, 돈, 공간)

출처: Harvey AS, Pentland W (2004). What do people do?. In Townsend L, Christiansen C, Introduction to Occupational. 1st ed, pp. 63-90. New Jersey. Prentice-Hall.

| 글상자 2.1 | 시간과 작업에 대한 고찰

다른 사회적 집단이 시간과 구조를 어떻게 경험하고 이해하는가? 대부분의 캐나다 관점은 하루를 작업 참여(engagement)로 조직화되어 있다고 생각하지만 캐나다 원주민들은 시간을 조상으로부터 지속되는 세대이며 미래의 많은 세대로 확장하는 것으로 생각할지도 모른다. 이 시간의 개념은 그들의 작업적 이해의 일부일 수 있다. 비슷하게 많은 불교신자들은 시간을 비선형적 관점으로 본다: 그들은 조상들과 미래 세대가 현재에 존재하고, 그들은 순간에 살고 있으며, 미래의 성취와 관련하여 생각하지 않는다. 어떻게 이러한 관점들이 작업, 또는 작업치료 실천을 이해하는 데에 영향을 줄까?

우리 중 많은 사람들은 오랫동안 지속된 작업 참여(engagement)는 습관과 일과를 형성할 수 있지만 모든 사람에게 그렇지는 않다. 어떤 사회적 집단의 구성원들에게서 삶은 더 무작위이고 임의적이며, 예측 불가능하게 보일 수 있다. 예를 들어, 빈곤 속에서 살고 있는 사람은 일과를 완전하게 방해하는 변덕스러운 상황에 있을 가능성이 크다. 이러한 어머니는 아이가 신발을 잃어버려 새로운 신발을 사야 할 때 그녀는 그 달 버스 정액권을 살 수 없게 되며 최저임금 직장에 제시간에 출근할 수 없고, 결국에는 직장을 잃게 된다. 빈곤에 살고 있는 사람들은 불안정한 주택 상황에 있으며 이사를 자주하여 그들의 일과가 유지되기 어렵다. 만약 어떠한 노력을 해도 예측 가능한 일과를 유지하는 것이 불가능하게 보인다면 작업을 이해하는 데에 어떠한 영향을 줄 수 있는가? 이 상황은 작업치료에 어떠한 영향을 주는가?

—Brenda Beagan

간적 압박이 가져오는 부정적 효과 때문에 비판받아 왔다. 그럼에도 불구하고 인간은 아이를 돌보면서 벼를 추수하기, 운전하면서 라디오를 들으며 회의를 기획하기와 같이 항상 여러 가지 일들을 동시에 해 왔다. 작업의 다양한 수준은 1차, 2차, 3차 작업 등으로 구분할 수 있다. 멀티태스킹은 우리의 작업패턴의 일부이다.

작업균형(Occupational balance)

작업패턴의 개념에 내재된 것으로 작업균형이라는 개념이 있다. 사람이라면 가져야 할 이상적인 작업 배치가 있다는 것이다. 이런 사상은 '일만하고 놀지 않는'이라는 표현에서 찾아볼 수 있다. 캐나다 문화에서는 사람은 일, 휴식, 그리고 놀이 사이에 균형이 필요하다는 전통적인 지혜가 있다.

균형에 대한 개념은 작업치료 초창기부터 작업치료 문헌에서 논의되어 왔다(Christiansen, 1996). 1922년 미국 작업치료 창시자인 Adolph Meyer(1922, 1977)는 작업균형의 중요성에 대해 얘기하였다. 1983년에 Rogers는 작업균형과 건강의 관계를 명확하게 규정하면서

"작업치료는 자기관리, 놀이, 일, 그리고 휴식의 균형이 건강한 삶의 필수라는 믿음에 기반하고 있다."(p. 47)라고 하였다. 작업치료 문헌에서 작업균형은 '작업들이 서로 미치는 영향이 조화롭고, 화합하고, 조절이 잘 되어 있을 때'(Christiansen, 1996, pp. 445-446) 이루어지는 "개인이 어떻게 가치 있는 일과 의무적인 일, 그리고 자유로운 활동에 시간을 사용할지를 선택하는 방식을 개인이 주관적으로 정의한다."(Backman, 2001b, p. 203)라고 고려하고 있다. 작업치료에서는 전반적으로 작업균형을 '건강 경험의 중요한 측면'이라고 보고 있다(Wilcock et al., 1997, p. 28).

지난 20여 년간 삶의 균형과 관련된 연구가 수없이 많이 쏟아져 나왔는데 주로 일과 삶의 균형(work-life balance)에 관련된 것이었다. 조직심리학, 기업과 경영 분야에 바탕을 두고 일과 삶의 균형은 일반적으로 '일과 나머지 생활 간의 인식된 균형'을 얻기 위한 '가정과 일에 헌신하는 충분한 시간'을 갖는 것으로(Guest, 2002, p. 263) 정의되었다.

Duxbury 등(1999)은 캐나다의 근로자 세 명 중 한 명 이상이 일과 삶 사이의 갈등이 심하다는 것을 확인하였다. 절반은 스트레스를 많이 받고 있으며 4분의 1은 자신의 직장에서 '번아웃' 된 것을 느꼈고, 이는 특히 간호사들에게서 더 심하게 나타났다(Gallew & Mu, 2004). 부양의 책임이 있는 남녀 모두가 그렇지 않은 사람들에 비해 더 많은 일과 삶 사이에서 갈등하고 있다고 보고하였다. 일과 삶 사이의 갈등은 행복감의 저하, 인지된 스트레스 증가, 우울감, 번아웃과 신체건강의 저하와 연관되어 있고, 직업 만족과 조직 충성도의 감소, 무단결근과 의료기관 이용 증가와 관련이 있다.

어디에서: 물리적, 사회적, 문화적, 제도적 환경

작업은 가정, 학교, 직장, 지역사회, 실내, 야외, 물속, 그리고 우주 어느 곳에서든 수행된다(**그림 2.1**). **사례 2**의 부룬디 난민들의 환경은 작업수행의 배경상황일 뿐 아니라 작업을 선택하게 하고, 건강과 웰빙에 영향을 주며, 사회적 통합과 배제를 위한 선택을 구조화하게 한다(CAOT, 1997a, 2002; Law et al., 1996; WHO, 2001). CMOP-E로 표현한 것 같이 환경은 작업수행에 큰 영향을 주는 요소들을 모두 아우르고 있다. 흥미롭게도 환경과 작업은 상호 관계가 있다. 환경은 작업에 영향을 주고 반대로 작업도 환경에 영향을 준다(Do Rozario, 1997; Manuel, 2003). 환경은 여러 측면을 가지고 있으며 이는 물리적 환경에서부터 사회문화적 관습에 이르기까지 모든 측면을 포함하고 있다. 환경은 자연스럽게 생길 수도 있고 구성된 경우도 있다. CMOP-E에서는 환경을 물리적 환경과 사회적 환경이라는 두 개의 기본 요소로 구성되어 있음을 개념화하고 있다. 사회적 요소는 일반적인 사회적 환경을 포함하고 있으며 사회적 환경에는 제도와 문화가 있다. 명확하게 설명하기 위해 각 환경적 요소를 나누어 설명하지만 현실에서는 이 요소들이 분리되어 따로 존재하지는 않는다. 각각은 서로 영향을 주며 하나가 되어 인간 작업에 영향을 주고 영향을 받는다. 우간다 지역의 아동들을 관찰한 내용(**글상자 2.2**)이 이를 정확하게 보여주고 있다.

글상자 2.2 우간다 아이들과 그들의 지역사회에 대한 고찰

작업에 대한 직접적인 연구를 통해 연구원들은 작업치료사들이 가지고 있는 많은 가치와 신념에 대해 과학적으로 지지해 준다. 더해서 우리는 클라이언트 중심 치료를 가능하게 하기 위해 작업의 배경상황과 의미에 대한 지식을 얻을 수 있다. 실외 공간에서 우간다 아이들의 관찰 연구는 환경과 명확하게 연결된 작업의 폭 넓은 범위에서 아이들은 참여(engage)하고 있다는 것을 밝혔다. 아이들의 주요 작업인 놀이 또는 게임에 더해서, 특히 가정생활에서 필요한 기능에 기여하는 작업의 폭 넓은 범위에 의지적·능동적으로 관여되는 것을 관찰하였다.

예를 들어, 아이들이 물 옮기기, 어린 아기들 돌보기, 옷과 그릇 씻기, 생산품을 사고 팔기, 나무 쌓기를 자주 하는 것을 관찰하였다. 대부분의 선진국은 어린 아이들이 다른 아이를 돌보는 책임과 유급 고용에 관여된 것에 대해 법 또는 금기사항이 있다. 하지만 우간다에서는 아이들이 다른 형제 자매들을 돌보는 것을 장려하고 기대하는 것으로 보인다. 또한, 아이들이 물건들 팔거나 서비스를 제공하면서 가족 수익 생성에 도움을 주는 것을 흔히 관찰할 수 있었다. 이러한 관찰들은 작업이 문화적으로 묶여 있다는 이론을 지지한다.

작업이 환경적 배경상황에 내포되어 있는 추가적인 예시로는 아이들이 낡은 자전거 타이어, 버려진 우유갑, 또는 낡은 밧줄과 같은 물건들을 주우러 돌아다니는 경향이 있다는 것을 관찰할 수 있었다. 아이들이 그들만을 위해 구체적으로 생산된 물건을 가지고 노는 모습은 거의 관찰할 수 없었다. 이는 나라의 사회 기반 시설의 여러 측면과 연결되어 있다. 전력 사용 가능성이 현저히 떨어져 공장이 흔하지 않고, 나라의 경제적인 상태로 인하여 수입은 제한되어 있으며, 선진국들과 같은 방법으로 쓰레기가 수거되지 않아 버린 물건들을 쉽게 얻을 수 있고 이는 아이들의 상상력의 이상적인 물건들이 된다. 이 관찰은 작업이 경제적으로 묶여 있고 제품과 서비스의 이용 접근 가능성에 영향을 받고 있다는 것을 보여준다.

—Amy Sedgwick

물리적 환경

물리적 환경은 작업 참여(engagement), 작업 선택, 그리고 작업목표를 달성하는 방법을 가능하게도 하고 제한하기도 한다. 사람들은 다양한 기술과 능력을 가지고 있으며 선택한 작업에 참여(engage)할 수 있는 능력은 개인의 기술 역량, 작업의 요구도, 그리고 작업을 추구하는 환경들이 최상으로 적합한지에 달려 있다(Law et al., 1996). 물리적 환경은 자연적 요소들과 인공적인 요소들 모두를 포함한다(Hamilton, 2004). 즉, 장애가 있는 직원들이 이동할 때 눈이 쌓인 인도(人道)도 장벽이 될 수 있을 뿐만 아니라 엘리베이터가 없는 고층 사무실 건물도 장벽이 될 수 있다.

자연의 물리적 세계는 자연스럽게 발생하는 모든 생물과 무생물로 구성되어 있다. 자연 환경은 다양한 방식으로 개인, 집단, 그리고 사회의 작업에 영향을 주고 있다. 자연 환경은 사람들이 어떤 작업을 하는지, 언제 작업을 하는지, 어떻게 작업을 하는지, 그리고 어떤 사람과 몇 명이 작업에 참여(engage)하는지에 영향을 줄 수 있다. 또한 개인적으로, 혹은 집단과 지역사회 사람들로서 하는 작업도 자연환경에 영향을 준다. 예를 들어 Willows(2005)는 캐나다의 원주민들이 음식을 구하고, 준비하고, 공유하는 방법에 대해 자연 환경의 요소, 즉 계절 변화, 물고기, 사냥감들의 개체 수, 지역사회 간의 거리 같은 요소들이 어떻게 영향을 주는지를 연구할 필요가 있다고 강조하였다. 원예, 하이킹, 또는 등산과 같은 작업들은 특정 요소와 특성있는 자연 환경이 필요하고 이는 독특한 방식으로 건강과 웰빙에 기여할 수 있다(Hamilton, 2004; Manuel, 2003).

Bhatti(2006)는 244명의 영국 노인들을 대상으로 자신들의 삶에서 원예활동의 의미를 써 보라는 설문조사를 하였다. 원예는 정체성의 근원이며, 사회적 연결을 가능하게 해 주며, 욕구를 표현하고, 신체적 능력을 연습하는 행위로, 자신들의 젊었을 때와 연결해 주며 집에 있다는 느낌과 같은 다양한 의미와 경험들과 연관되어 있다는 것을 발견하였다. Bhatti는 "노인들이 자기 집에서 원예활동들을 할 수 있도록 지원을 받고 있는지, 퇴직 후에 집을 설계하고 관리하는지 등은 노인들의 건강과 웰빙에 중요하다."(p. 391)라고 결론을 내렸다.

원예는 자연적 세계와 인공적 세계 모두를 가지고 있는 작업의 하나로 흥미로운 예시이다. 인공적인 물리적 세계는 우리 주변에 구축된 것들, 즉 건물, 공산품, 기술, 도구, 장비를 일컫는다(Starck & Sanford, 2005). 이는 집과 가구들, 놀이터, 학교, 쇼핑센터, 사무실 건물과 지역사회의 기타 구조물들, 그리고 그 안에 있는 도구, 내부 비품들, 장치들을 포함한다. 인공적인 물리적 세계는 자연 환경과 확실하게 구분되는데 이는 만들어진 것으로 사회문화적 취향이나 제도적 정책, 법과 같은 기타 환경적 측면에서 기대되는 사항에 따라 설계된 것일 수 있다.

예를 들어, 집의 설계적 특징들을 생각해 보자. 설계는 문화적 신념, 사회적 요구와 건축물 규정에 영향을 받을 수 있다. 건설된 물리적 환경은 인간 작업의 필요에 따라 지어지며 개인과 사회제도적 작업 목표를 충족하기 위해 건설될 때 의미 있는 작업에 참여(participate)할 수 있는 기회를 제공할 수 있다. 유니버설 접근성(universal access)은 모든 사용자들이 능력과 상관없이 건설된 환경에 접근할 수 있게 건물과 도구들을 설계하려는 특별한 접근 방법을 일컫는다. 단차가 없는 입구나 경사로, 자동문, 또는 레버 손잡이가 달린 문들은 장벽을 최소화하고 작업 참여(participation)를 촉진하기 위한 물리적 환경의 예이다. 또한 개인 기술이 충분치 않을 때 수행을 가능화하게 도구와 장비들을 특별하게 설계할 수 있다. 예를 들어 깡통따개는 통조림캔을 따는 것을 보조해 줄 수 있다. 도구들은 문화를 고려하여 선택될 수 있는데, 젓가락 또는 포크는 문화적으로 정해진 식사도구이다. 장비들을 선택하며 사용하는 것은 제도적으로 필수요구를 따라야 할 수도 있다. 예를 들어 대부분의 건설 현장에서 안전모와 안전화 사용은 부상과 사고를 최소화하기 위해 법으로 정해져 있다. 원예의 경우에는 자연 환경과 인공적으로 구축된 환경이 함께 필요하다. 예를 들어, (덩굴나무가 타고 올라가도록 만든) 격자 구조물이 있는 터널 길은 건설된 것이므로 자연과 인공적으로 건설된 환경이며, 작업 참여(engagement)를 촉진해 줄 수 있다.

사회적 환경

사회적 환경 또는 사회적 세계는 복잡하고 다층 구조이며 역동적이다. 사회적 환경의 특성과 전인적, 계층별 또는 구성요소별로 어떻게 이해할 것인지는 사회학과 다른 학제에서도 지속적으로 논의되고 있는 주제이다. 이를 설명하기 위해 다양한 이론의 틀들을 제안하였다. 예를 들어, 사회적 환경을 미시적(micro), 중간적(meso), 거시적(macro) 요소로 생각할 수 있다. 사회환경을 다양한 시스템과 구조로 생각할 수도 있으며 권력과 자원에 대한 다양한 접근성을 가진 사회적 집단으로 볼 수도 있다(Giddens, 1987; Layder, 1994). CMOP-E와 같은 작업수행의 현대적 모델들과 일치되는 사회적 환경을 개념화하기 위한 이런 다양한 방법들은 작업이 어떻게 사회적 환경에 의해 형성되는지, 또 반대로 작업이 어떻게 사회적 환경을 형성하는지를 이해하기 위해 사용될 수 있다(O'Brien, Dyck, Caron, & Mortenson, 2002).

사회적 환경의 미시적(micro) 요소들은 일상생활에서의 사회적 상호작용의 개인적·즉각적인 측면을 의미하지만, 거시적(macro) 요소들은 단체와 제도의 정책과 규범과 같은 사회적 구조를 일컫는다. 중간적(meso) 요소들은 가족 또는 직장 내 집단과 같은 개인과 사회 구조 계층 간에 존재하는 사회적 집단을 일컫는다(Layder, 1994).

미시적 수준에서 개인의 작업적 참여(participation)는 일상생활에서 마주하는 사람들에게서 영향을 받을 수 있고 마찬가지로 개인이 무엇을, 어떻게, 언제, 그리고 누구와 작업할지에 대해 영향을 준다. 예를 들어, 초보 엄마가 아이에게 밥을 먹여주는 작업을 수행하는 다양한 방법에 대해 가치와 신념을 논의하고 상담할 때 보건 전문가들의 영향을 받을 수 있다.

중간적 수준에서 한 사람이 부모가 되는 것과 관련된 작업을 수행하는 것은 결혼관계, 친척이나 부모들의 모임과 같은 집단의 배경상황에서 일어난다고 볼 수 있다. 한 여성은 아이를 돌보거나 교육시킬 때 가족들의 정보와 지원에 의지할 수 있다. 부모역할을 하기 위한 작업들을 수행할 때 함께 할 파트너의 존재 여부는 엄마가 어떻게 작업에 대한 접근방법을 수행하는 것에 영향을 준다.

부모가 되는 것과 같은 사회현상은 정보를 통해 형성되는데 거시적 수준에서 영향을 받을 수 있다는 것을 알아야 한다. 이는 사람들이 참여(engage)하는 작업들에 대해 어떻게 수행할지를 자연스럽게 받아들이게 된다. 거시적 수준의 영향은 가끔 사회적 구성이라고 설명한다. 사회적으로 구성된 담론은 정상 또는 비정상, 비이상적, 또는 파괴적이게 보이는 작업들에 영향을 준다(Aronson, 1999; O'Brien et al., 2002; Rose, 1999). 예를 들어, 특정 사회 역사적 배경상황 내에서 만연한 부모역할을 하는 것에 대한 담론은 부모가 육아휴직을 받을 권리에 대한 질문에 대해서 지역사회의 반응이 영향을 준다. 부모 역할을 하는 것과 관련된 담론은 영아의 모유수유, 유아의 배변 훈련, 청소년의 훈육과 같은 부모 활동의 신념을 형성하고 형성이 된다.

문화적 환경

문화는 사회적 환경 속에서도 특별한 특성을 가지고 있다. Tylor(Bonder, Martin과 Miracle, 2004에서 설명하였듯이)는 19세기 말, 문화를 '사회의 구성원으로써 인간에게 요구되는 지식, 신념, 예술, 도덕, 법률, 그리고 관습 등을 포함한 복잡한 종합체'라고 정의하였다(p. 160). 20세기 중반에 인류학자들은 개인심리학이 문화에 미치는 영향을 인식하기 시작했다. Durkeim(Trafford, 1996에서 인용되었듯이)이 문화는 인간이 참여(engage)하는 모든 상호작용에서 만들어진다고 말하였다. Wallace(1961)는 개인이 사회에서 행동과 가치를 공유하지만 문화적 특징은 개별적이라고 설명하였다.

개인과 집단 간의 연결에 대한 우리의 이해는 현재까지도 지속적으로 진화하고 있다. 어떤 이는 문화를 집단적인 정체성의 논의로 파악하는 사람도 있지만(Kuper, 1999), 어떤 이들은 문화를 인간의 모든 경험들의 필터로 보는 경우도 있다(Krefting & Krefting, 1991). Fitzgerald, Mullavey-Pbryne와 Clemson(1997)은 문화적 필터의 개념을 설명하면서 이는 "세계를 바라보고 세계에 적응할 수 있는, 학습되고 공유된 패턴이다."(p. 3)고 말했다. 문화의 관념적 측면은 각 개인의 경험과 견해에 대한 기본적인 영향을 파악하고 있다. Geertz는 "문화는 인간이 자신들의 경험을 해석하고 자신들의 행동을 이끌어주는 의미의 구조이다."라고 하였다(Geertz, 1973, p. 83). 이 관점은 문화의 물질적인 관점과는 대조적으로 여기서 문화는 추상적인 원칙으로 정의되지 않는다. 오히려 이는 '과학, 예술, 기술, 그리고 성취한 것, 발명품과 발견 등의 종합체'(Wagner, 1975, p. 78)이며, 더 실질적인 측면으로 표현하는 것으로 정의되었다.

문화에 대한 최근의 사상은 다양한 접근방법 또는 모델을 만들었다. 작업치료 논문에서 가장 널리 전파된 역동적인 모델은 문화출현모델(Culture Emergent Model)이다(Bonder et al., 2004, p. 61). 이 접근 방법에서는 문화를 말하기와 행동하기와 같은 상징적인 시스템이며, 이는 사람들이 상호작용할 때 출현된다고 설명한다. 이 모델은 개인들이 자신들의 생애를 보내면서 학습하는 경험에 근거한다고 주장한다.

문화는 세월에 걸친 개인의 관점에 대한 잠재적 영향으로 그리고 예술적이며 과학적인 표현으로 정의되었다. 하지만 불행히도 오늘날의 사회에서 문화는 가끔 즉각적으로 인종 또는 민족성의 개념으로 대체되며 마찬가지로 그에 따른 편견으로 대체되는 경향이 있다. 여기서 인종이나 민족성은 문화와 동의어가 아니라는 것을 명심해야 한다.

Bonder 등(2004)은 문화는 문화적 신념을 나타내는 작업패턴과 작업 선택에 중요한 영향을 가지고 있다고 하였다. Kluckhuhn과 Srodtbeck(1961)은 "모든 문화에는 '되는(being)', '되어감-안의-되는(being-in-becoming)', 또는 '하는(doing)' 방향을 통해 표현될 수 있는 가치를 전달하는 인간 활동의 신념이 있다."고 하였다(p. 165).

작업에는 많은 문화적 영향이 있으나 개인의 성격이나 경험이 주요한 기여 요소들이다. 문화적 패턴은 한 사람의 일상적인 작업에 지속적으로 존재하고 있다. 적절한 작업이라고 하는 것은 특정 배경상황에 있는 지역사회, 국가, 성별, 연령, 크기, 인종, 과거 경험, 종교, 교육, 사회적 관계, 의무, 그리고 책임과 관련이 있다. 따라서 문화는 삶을 의미 있게 만들고 우리가 무엇을 하는지를 반영한다. 세계의 문화와 구조는 우리의 삶에서 작업의 의미와 밀접한 관련이 있다(Hasselkus, 2002a, p. 44).

제도적 환경

제도적 정책, 재정, 규칙은 거시적인 사회 환경의 특수한 사례이며 사회질서를 증진하고 사회를 지배하는 공식과 비공식적 구조이다. 제도는 사회적, 경제적, 정치적, 그리고 법적으로 사회를 조직화한다. 이는 복잡하고 서로 높은 상호관계가 있으며 사회의 가치, 이념, 권력과 자원의 배분을 반영한다.

인간 작업에서 제도적 환경의 영향은 특히 심오한데 이는 하루하루의 경험에 내포되어 있어 거의 감지할 수 없기 때문이다. 감옥과 의료 체계를 연구한 Foucault(Danahar, Schirato, & Web, 2000), 그리고 정신병원을 연구한 Goffman(1961)과 같은 사람들의 업적은 보건 관련 케어의 목적과 기능에 대한 사회 제도의 관련성을 대중화시켰다.

국제 기능장애 건강분류에서는(ICF)(WHO, 2001) 건강 상태의 결과가 사회의 광범위한 제도적 환경과 연관이 있다는 것을 인지하고 있다. ICF는 실천, 연구, 그리고 정책 개발을 위한 제도적 요소들을 자세하게 나열하였다(**표 2.4**). 장애가 있는 사람들은 오랫동안 사회정치적 권력이 활동 제한과 참여(participation) 제한을 만들어 낸다고 하는 장애학 이론을

표 2.4 국제 기능장애 건강분류의 환경적 요소: 서비스, 시스템과 정책(WHO, 2001)

- 소비재 생산에 대한 서비스, 시스템과 정책
- 건축과 건설 서비스, 시스템과 정책
- 공유지 계획 서비스, 시스템과 정책
- 주택공급 서비스, 시스템과 정책
- 공익사업 서비스, 시스템과 정책
- 통신 서비스, 시스템과 정책
- 교통 서비스, 시스템과 정책
- 시민보호 서비스, 시스템과 정책
- 법률 서비스, 시스템과 정책
- 단체와 기관 서비스, 시스템과 정책
- 미디어 서비스, 시스템과 정책
- 경제 서비스, 시스템과 정책
- 사회보장 서비스, 시스템과 정책
- 일반적인 사회지원 서비스, 시스템과 정책
- 보건 서비스, 시스템과 정책
- 교육과 훈련 서비스, 시스템과 정책
- 노동과 고용 서비스, 시스템과 정책
- 정치 서비스, 시스템과 정책
- 기타 명시된 서비스, 시스템과 정책
- 상세불명의 서비스, 시스템과 정책

출처: World Health Organization. 2001. Classification of functioning, disability and health. Geneva, Switzerland: World Health Organization. p. 44.

옹호해 왔었다(Jongbloed, 2003). Canadian Charter of Rights and Freedoms(**글상자 2.3**)에서 명확하게 시민 권리를 보호하고 있지만 장애가 있는 사람들의 권리를 위한 실제 법률 제정은 제도적인 어려움 때문에 지속적으로 제한되고 있다.

최근 장애가 있는 사람들의 작업을 제도가 어떻게 가능화 또는 제한하는지를, 그리고 궁극적으로는 시민으로서의 장애인 지역사회 통합에 대한 경험을 이해하는 것들에 대한 관심이 증가하고 있다. 작업 공정성과 관련된 개념의 개발은 작업을 개인과 공중보건, 그리고 사회와 관련된 가치와 힘을 어떻게 연결할지를 보여주고 있다(Stadnyk, Townsend, & Wilcock, 2010). Thibeault(2002)의 국제적인 업적은 작업 발달이 어떻게 지역사회의 보건에 영향을 주는지를 보여준다. 캐나다는 장애 여성이 장애 지원을 충분히 받지 못하게 하는 제한 요소가 성별 때문이라는 것을 알고 있는데, 이는 캐나다 사람들이 아직도 여성은 집에 있는 것이 자연스럽다는 생각을 하고 있기 때문이다(Dyck & Jongbloed, 2000). 캐나다는 정신장애를 가진 사람을 적극적으로 고용하는 사업들을 확대하려고 하지만 정부의 장애연금법에 의해 제한 받고 있다(Krupa, Lagarde, & Carmichael, 2003). 마지막으로 Townsend(1998)의 임파워먼트에 관한 연구에서는 작업치료 실천의 일반적인 환경이나 보험, 보건법규 등이 작업치료사들이 전문가로서 최선을 다해 작업가능화를 실현하고자 하는 의도들을 제한하고 있음을 보여준다.

| 글상자 2.3 | 관련 법률

Canadian Charter of Rights and Freedoms(Government of Canada, 1982)

평등권

15(1)절. 법 이전과 아래 모든 개인은 평등하며 차별 없이 평등한 보호와 법의 평등한 이익에 대한 권리가 있으며 특히 인종, 국적 또는 민족, 피부색, 종교, 성별, 나이, 또는 정신적·신체적 장애로 차별을 받지 않는다.

Canadian Human Rights Act(Government of Canada, 1977)

3(1)절. 본 법률의 모든 목적에 있어 차별 금지의 기반은 인종, 국적 또는 민족, 피부색, 종교, 나이, 성별, 성적 선호도, 결혼 여부, 가족 상태, 장애, 그리고 사면된 유죄 선고이다.

어떻게: 작업발달과 작업변화

인간은 작업적 존재이다. 이 말은 우리가 시간이 지남에 따라 작업적이 되거나 특정 사건의 결과로 작업적으로 되지 않는다는 것이다. 오히려 우리는 시작부터 작업적이다. 개인 또는 집단이 참여(engage)하는 특정 작업들은 시간이 지남에 따라 발달하고 변화한다. 개인의 작업들은 독특하며 삶의 변화와 함께 진화한다.

각 개인의 독특한 작업 레퍼토리는 그 사람과 본인의 독특한 기술, 재능, 관심, 그리고 세상이 가지는 기회와 삶에서 겪게 되는 사건과의 상호작용하는 결과이다. 후천적 장애와 같은 개인적 요소들은 그 사람의 일상적인 작업을 방해할 수 있으며 새로운 작업적 습관을 만들기 위한 자극을 제공한다(Haertl & Minato, 2006; Wallenberg & Jonsson, 2005). 비슷하게 환경적 변화는 일상적인 자기관리, 생산활동, 여가활동 작업에서의 수행과 능숙함(competence)에 영향을 줄 수 있다. 작업은 점진적으로(발달과정에 있어), 예측 가능하게(전이의 결과로), 또는 갑작스럽게(예상치 못한 손실의 결과로) 변화할 수 있다. 변화의 과정은 본질적으로 발달상에 있다.

작업발달

인간이 작업 레퍼토리를 축적하고 작업 양상을 확립하는 과정은 태어나면서부터 시작되고 삶의 전반에 걸쳐 지속된다. 개인의 능력, 재능과 관심, 그리고 문화적, 제도적, 물리적, 사회적 환경요인들은 어떠한 작업 기회가 있으며, 누가 참여(engage)할지 결정한다. 이에 따라 작업발달은 시간이 지남에 따라 나타나는 작업행동의 체계적인 과정이며 이는 작업, 개인, 그리고 인류 수준에서 사람과 환경, 그리고 작업적 가능성의 상호작용에 의한 결과이다(Davis & Polatajko, 2010). 작업발달은 미시적, 중간적, 거시적 수준에서 발생한다.

미시적 수준의 작업발달: 작업역량(competence)을 발달시킴. 미시적 수준에서 작업발달은 능숙함(competence)에 따라 일어나며 여기서 개인은 특정 작업에 있어 초보에서부터 전문단계까지 점진적으로 발달한다(Davis & Polatajko, 2006). 미시적 작업발달은 각각의 새로운 작업에 관하여 초보에서부터 전문단계까지의 진전이 계속해서 되풀이되는 과정이다. 숙달(competency development)의 방향과 속도는 비교적 개별적이다. 이는 능력, 역량(capacity), 개인의 성장과 성숙도, 숙달의 요구 정도, 그리고 숙달을 가능하게 하는 지원들에 의존하고 있다. 따라서 숙달은 개인에게 그리고 발달하려는 특유한 숙달로 구체화되어 있다. 작업을 기본적으로 이해하는 것과 같이(Polatajko & Manidch, 2004) 작업의 의도를 이해하는 것은 숙달시키기 위한 핵심이다(Humphry, 2002). 작업의 의도 또는 묘사에 대한 지식 없이 숙달은 불가능하다.

아이들은 작업발달의 예시를 보여준다. 숟가락으로 먹는 것을 배우기 위해 아이들은 숟가락은 음식을 입으로 가져가는 도구라고 이해하고, 먹기라는 작업을 수행하기 위해 자신의 손, 숟가락, 그리고 음식을 어떻게 사용할지에 대해 어느 정도의 생각을 가지고 있어야 한다. 이러한 개념들을 가지고 있으면, 시행착오와 연습은 숙달시키는 데에 있어 중요한 자원이 된다. 인간은 인생 전반에 걸쳐 아주 다양한 작업에 참여(engage)하게 되며 손끝 지문과 같이 개인 고유의 작업 레퍼토리를 쌓아 간다.

중간적 작업발달: 작업 레퍼토리를 발달시킨다. 개인은 끝없이 늘어나는 작업에서 능숙함이 발달할 때, 우리는 이러한 작업적 능숙함이 축적되면 이를 작업 레퍼토리라고 한다. 작업 레퍼토리의 발달은 여러 가지 패턴들을 가지며, 인생 전반에 걸쳐 지속적으로 변화하고 가끔은 광범위하고 가끔은 축소된다. 어느 한 시점 또는 인생 전반에 걸쳐 개인의 레퍼토리를 이루는 작업의 수 또는 세부 내용에 대한 *선험적(a priori)* 결정은 없다(Davis & Polatajko, 2006).

개인의 작업 레퍼토리는 상호작용하는 복잡한 과정의 결과로 발달한다. Wiseman, Davis와 Polatajko(2005)의 연구결과에 의하면 적어도 아이들의 작업 레퍼토리는 새롭게 시작하고, 지속하고, 변형하고, 그리고 끝내기 등의 진행과정을 통해 만들어지며 내적 동기, 노출, 자원, 기회, 그리고 가치의 복잡한 조합에 의해 영향을 받는다.

거시적 작업발달: 작업을 발달시킴. 작업적 노출과 작업적 기회는 개인의 작업 레퍼토리를 발달시키는 중요한 역할을 한다. 우리 사회에서 아이가 발달하기 위해 필요한 무수히 많은 작업들은 새로운 작업들이 지속적으로 발달함으로써 얻어지는 직접적인 결과이다. 우리는 점진적으로 아주 많은 수의 작업이 발생하는 것을 거시적 작업발달이라고 일컫는다(Davis & Polatajko, 2006). 거시적 작업발달은 시간에 걸쳐 인류의 진화와 함께 일어난다. 중간적 수준에서의 발달과 마찬가지로, 어느 주어진 시점과 장소에서 한 인류가 가지고 있을 작업의 수 또는 세부 내용에 대한 선험적 결정이 없다. 오히려 작업은 시간이 지남에 따라 지속적으로 발달하고 인류의 니즈, 창의성, 독창성, 환경적 지원, 요구, 그리고 가능성에 따라 가끔은 증가할 수도, 감소할 수도 있다(Davis & Polatajko, 2006).

작업 전환

작업 전환은 특정 작업 또는 작업 모음으로부터 대체 가능한 작업 또는 작업 모음으로 변화하는 이행기를 말한다. 이와 같은 전환은 자체적으로 시작될 수 있고, 일생사건(예를 들어, 결혼 또는 장애의 발생)에 대응하여 일어날 수 있다. 또는 이는 발달과정(예를 들어, 학령 전기에서 학령기로의 전환)의 한 부분일 수 있다.

작업 전환은 개인의 수준, 집단의 수준(예를 들어, 양부모가 있는 가정에서 한부모 가정으로의 전환), 그리고 사회의 수준(예를 들어, 한 지역 내에서 우세한 직업군들에서의 변화)에서 일어날 수 있다.

개인의 수준에서의 작업 전환은 미시적, 중간적, 또는 거시적으로 분류될 수 있다. 미시적 개인 작업의 전환은 한 사람이 작업을 멈추고, 같은 배경상황 내에서 다른 작업으로 바꾸었을 때 일어난다. 중간 수준에서의 개인적 작업 전환은 퇴근하기와 귀가하기 또는 평일의 작업적 일과에서 휴일의 작업적 일과로 전환하는 것과 같은 작업의 더 큰 전환을 일컫는다. 거시적 개인 작업 전환은 결혼하기 또는 은퇴하기와 같은 인생의 전환점에서 일어난다(Jonsson, 2009).

개인은 인생 전반에 걸쳐 거시적 작업 전환을 경험한다. 이러한 전환의 시기와 본질은 사회 문화적인 배경상황 내에서 형성된다. 이러한 배경상황의 중요한 부분은 인생의 여정이며, 이는 사회 과정을 통해 "인간의 삶에서 대중적으로 공유된 의미와 기대의 집합체"를(Dannefer & Unlenberg, 1999, p. 319) 만들거나 구성한다. 개인의 신념, 기대, 그리고 작업 선택이 어떻게 더 큰 작업적 인생 여정 내에서 형성되는지 알아보는 연구가 시작되었다. 예를 들어, 학교에서 직장으로 또는 부모가 아닐 때에서 부모일 때와 같은 작업 전환 시기는 사회 정책, 노동시장, 그리고 성별 관계가 변하면서 북미 사회 내에서도 변화되었다(Moen, 1996). 결국 특정 사회 역사적 배경상황 내에서 사람들의 작업 선택과 행동은 작업적 인생 여정에 대한 공유된 기대치와 신념을 변화시킨다. 예를 들어, 서양에서의 여성 노동 참여(participation)의 변화는 부모가 되는 시기의 변화에 기여했으며, 또한 이는 어떻게 남성들이 양육과 가정 관리에 참여(engage)하는지에 영향을 주었을 수 있다(Aldous, Mulligan, & Bjarnason, 1998).

성별, 문화, 사회 경제적 상태, 그리고 다른 요소들이 작업적 인생 여정에 영향을 미치는 것은 분명하다. 예를 들어, 지난 20세기 말 25년간 북미 여성에게 은퇴는 매우 중요한 작업 전환이 되었다. 여성에게 은퇴의 시기와 경험은 남성과 비교해서 노동을 시작하는 시기, 육아 휴직, 그리고 급여 비율과 개인연금을 받는 것 등과 같은 다양한 요인들에서 차이가 있다(Moen, 1996; Townson, 2001).

작업 전환은 인구 수준에서도 관찰할 수 있다. 캐나다 통계청은 주기적으로 결혼 평균연령 그리고 여성이 첫 아이를 갖는 평균 나이와 같은 중요 시점을 분석한다. 이러한 분석은 캐나다 사람들의 일반적인 삶의 변화를 명확하게 보여주고 있다. 작업 전환의 실례는 캐나다 여성이 첫 아이를 갖는 평균나이가 1986년 25.7세에서 1996년 27.1세로 증가하였으며, 캐나다 남성이 결혼하는 평균나이는 1979년 27.4세에서 2001년 34.4세로 증가하였다(Statistics Canada, 2002). 또한, 삶의 전반에 걸쳐 다양한 작업 유형에서의 전형적 참여(involvement) 패턴에 대한 데이터도 있다. 작업 전환의 또 다른 실례로 봉사활동 작업에서의 참여(participation)는 일반적으로 청소년기에 낮은 수준으로 시작하여 성인 초기에 증가하고 40대와 50대에 정점을 찍으며 이후에는 다시 감소한다(Selbee & Reed, 2001).

작업 상실

작업 전환의 특수한 경우인 작업 상실은 새롭게 발생하는 예측하지 못한 전환이다. 작업 상실은 사람 또는 집단이 더 이상 정상적인 일상과 활동을 본인들의 삶의 배경상황 내에서 수행할 수 없을 때 일어난다. 사람이 살아온 배경상황 내에서 상실의 본질과 이것이 사람에게 미치는 영향을 고려함으로써 작업 상실을 설명하고 이해할 수 있다. 작업 상실은 환경적 요인 또는 사건(예를 들어, 실업 또는 가족 구성원의 사망)에 의해 나타날 수 있다. 또한 상실은 개인적 요소(예를 들어, 질병 또는 부상으로 인한 신체 기능의 일시적 또는 영구적 손상)에 의해 발생할 수 있다. 작업 상실은 건강과 웰빙에 부정적인 영향을 줄 수 있다. 이는 또한 사람들이 할 수 있는 것, 상호작용하는 대상자, 자신들의 작업 의미, 그리고 일과와 작업이 수행되는 방법을 부정적으로 변화시킬 수 있다. 작업 상실의 정도(지속 기간과 강도)와 결과는 미시적·중간적·거시적 수준으로 정의할 수 있다.

미시적 작업 상실은 단기적 작업 상실로, 삶의 상황에서 개인과 타인의 일과와 작업에 중요한 영향을 미칠 수 있다. 이러한 상실은 개인적·감정적 수준에서 문제를 일으킬 수 있는데, 예를 들어 부상을 당한 운동선수는 자신들이 즐기고 열정을 가지고 있는 활동 또는 작업 참여(engage)를 할 수 없는 것에 대한 좌절감, 소외감, 그리고 동기의 감소를 느낀다고 보고한다. 비슷하게 상실은 직장을 잃은 사람에게서도 마찬가지로 (단기간이라도) 건강과 웰빙에 부정적인 영향을 미친다고 보고된다. 직장을 잃은 것은 감정적으로, 사회적으로 충격적일 수 있다. 갑작스러운 실업은 한 사람이 사회에 기여할 수 있는 능력을 제한하고, 결과적으로 이는 그 사람의 자아존중감을 무너뜨릴지도 모른다. 직장을 잃은 것은 또한 동료들로부터 사회적 지지를 얻을 수 있는 기회를 잃게 되는 것을 포함한다. 어떤 배경상황에서는 실업과 관련된 부정적인 낙인이 있다. 직장인의 정체성에서 실업자의 정체성으로 변화하는 것은 개인의 자존감을 감소시키고 우울증을 야기할 수 있다.

중간 수준의 작업 상실은 장기적이거나 영구적 또는 지속적이거나 축적되는 것이어서 작업 적응 또는 새로운 작업 추가를 요구한다. 영구적인 상실은 공장 폐쇄, 부상, 진행성 질환, 또는 부룬디 난민의 경우처럼 난민이 되는 것 또는 자녀들이 분가하여 빈 둥지를 지키는 부모가 된 것과 같은 삶의 상황에서의 변화에 의해 발생할 수 있다. 선택한 작업을 잃게 되는 것은 개인의 자기정체성과 자기효능감에 크게 영향을 줄 수 있으며 감정적 괴로움, 우울증, 그리고 오랜 기간 동안의 슬픔을 야기할 수 있다. 장기적 또는 영구적으로 상실을 경험하는 것은 개인이 참여(engage)하는 작업의 선택, 범위, 그리고 수를 감소시키거나 변화시킬 수 있다. 이러한 작업 상실에서 사람들은 일상적인 작업패턴과 일과에 변화를 주기 위해 타인과 함께 할 필요가 있다. 예를 들어, 파킨슨병이 있는 사람은 운전을 포기하고 승객이 되어야 한다. 이러한 일이 생기면 배우자와 같은 다른 사람이 작업을 대체하여 운전자의 역할을 대신해 주어야 한다.

거시적 작업 상실은 사람들의 많은 또는 모든 일상적인 작업들을 즉각적으로 방해하는 것으로, 광범위한 정책 시행(**글상자 2.4**), 정치적 불안, 전쟁, 또는 쓰나미와 허리케인 등의 자연현상과 같은 대형 사건에 의해 발생한다. 이는 사람들이 시행하는 많은 또는 모든 일상적인 작업의 상실, 변화, 그리고 방해를 야기하며, 질병과 질환과 같은 신체적인 건강 문제를 발생시킬 수 있다. 예기치 못한 이주를 한 사람들은 생필품(음식, 깨끗한 물)이 없어져서 요리하기, 목욕하기, 그리고 씻기 등과 같은 작업을 할 수 없게 된다. 예상치 못하게 이주하게 된 사람들은 주로 생존활동에 주력하고 있으며, 음식 구하기, 집을 재건축하기 위한 자재 구하기, 또는 취업하기와 같은 일상의 어려움을 극복하기 위하여 오랜 시간 동안 엄청

| 글상자 2.4 |

거시적 작업 상실에 대한 고찰

거시적 수준의 작업 상실은 몇 세대에 걸쳐 영향을 미칠 수 있다. 캐나다에서는 1840년대부터 1950년대, 그리고 1960년대까지 기숙학교를 운영하였다. 비록 마지막 기숙학교는 연방에서 운영하였지만, 1990년대까지 문을 닫지 않았다. 캐나다 원주민들이 법에 의해 강제적으로 이 학교들을 다녔을 때, 그들은 자신들의 언어를 사용할 수 없었고, 전통 의상과 헤어스타일을 할 수 없었으며, 가족들과 의사소통할 수 없었고, 자신들의 영적 또는 문화적 의식을 하거나 자신의 국가 구성원으로써 역사적으로 배워온 일상적인 작업에 참여(engage)할 수 없었다. 어떤 가정들은 4, 5, 6, 또는 7세대까지 기숙학교를 다녔다. 영성, 지역사회와 가족 관계, 교육, 고용, 그리고 건강 의식과 관련하여 이러한 상황은 어떻게 작업적으로 원주민들에게 영향을 주었는가? 세대 간의 거시적 수준의 작업 붕괴와 집단적인 트라우마를 가진 생존자로서 원주민들이 보여준 엄청난 힘과 회복력의 영향을 작업치료사로서 우리는 어떻게 고려해야 할 것인가?

—Brenda Beagan

나게 큰 스트레스를 경험할 수 있다. 이러한 변화와 갈등은 구걸, 절도, 폭력과 같은 행동을 야기할 수 있으며, 평범한 일과와 작업을 재건하기 위해 노력하는 가운데 가족 구성원과의 관계는 악화될 수 있다.

모든 작업에 걸쳐 상실을 발생시킬 수 있는 외부 상황들(교육, 일, 경제, 창의적 활동, 지역사회, 사회, 시민권, 그리고 가족 영역과 같은)은 계획되거나 계획되지 않을 수 있다. 한편으로, 다른 나라로 이민을 가는 가족은 큰 작업 상실을 예상하지만 이러한 변화를 위해 단계별로 준비할 수 있다. 반면에, 허리케인과 같은 심각하게 삶을 바꿀만한 사건은 미리 계획되지 않는다. 이러한 상실의 유형 차이를 이해하는 것은 필수적이다. 난민일 때를 제외하고 새로운 나라로 이민을 가면 어느 정도 자기 자율권을 갖게 된다. 환경적 재난 또는 갑작스럽고 충격적인 작업 상실을 발생시키는 예상치 못한 사건이 일어나면 자기 자율권의 상실을 경험하게 된다. 후자는 보통 경제적 또는 재정적 지원, 거주형태에 대한 의사 결정권, 다시 집으로 돌아갈 가능성을 판단할 정보 이용 접근성이 부족하다. 예상치 못한 작업 상실은 개인, 가족, 집단, 지역사회, 조직, 그리고 인구로부터 완전히 영향력을 빼앗길 수 있다. 이러한 자율권 상실은 절망감, 무력함, 그리고 자포자기하는 심정을 일으킬 수 있다.

왜: 건강, 웰빙, 그리고 공정성

인간은 많은 이유로 인해 작업에 참여(engage)하며 가장 기본적인 이유는 개인과 인류의 생존을 보장하기 위함이다. 다시 말해 음식과 보금자리를 얻고 아이를 낳기 위해서이다. 하지만, 작업에 대한 인간의 니즈는 음식, 주거지, 그리고 출산에 대한 니즈가 충족되었을 때에도 지속된다. 많은 연구들에서 의미 있는 작업에 참여(engage)하는 것의 영향(Aubin, Hachey, & Mercier, 1999, 2002; Eklund, 2004; Goldberg, Britnell & Goldberg, 2002), 그리고 작업적 통합, 평등, 공정성에 대한 사회적 구조의 영향(Wilcock & Townsend, 2009)을 설명하고 있는데 건강, 웰빙, 그리고 공정성에 대한 작업의 중요성은 더 명확해지고 있다.

작업의 복잡성과 이것이 인간에게 미치는 영향을 완전히 이해하기 위해서, Yerxa와 그의 동료들이 말하였듯이(Hasselkus & Rosa, 1997에서 인용), 우리는 먼저 개인의 관점에서 참여(engagement)의 경험을 이해해야 한다.

> *작업을 완벽하게 이해하기 위해 참여(engagement)의 경험을 이해하는 것이 필요하다. … 같은 작업은 개인의 목표, 환경적 배경상황, 또는 감정에 따라 무수히 많은 의미를 가질 수 있다. … 먹는 것은 생존을 위해, 중요한 문화적 관습(ritual)으로 사*

회적 상호작용을 위해, 아이의 독립성을 증가시키는 상징 또는 교감을 위한 영적인 형태로써 행해질 수 있다(pp. 9-10).

의미는 작업 참여(engagement), 건강, 그리고 웰빙 사이의 관계를 이해하는 중요한 요소로 생각되었으며, 일상생활에서 불공정성 또는 공정성의 경험과 연관될 수 있다. 하지만 현재 의미 있는 작업의 특징을 설명하는 단일 이론이 존재하지 않는다. 어떤 작업과학자들은 작업의 의미 있음(meaningfulness)을 영성 이론의 틀 내에 둔다. 물론 『Enabling Occupation』(CAOT, 1997a, 2002)은 의미의 근원은 영성이라고 말한다. "이는 사람 안에 있으며, 환경으로부터 형성이 되고, 작업에 의미를 제공한다."(p. 33). 이러한 배경상황에서 영성은 종교적인 기반을 가지고 있진 않지만 어떤 사람들에게는 그럴 수 있으며 우리를 남들과 다르고 독특하게 만드는 본질이라고 본다. 어떤 이론가들은 영성이 하기(doing)를 통해 의미와 행복을 찾는 본능적 힘이라고 가정하고 있다(Kang, 2003).

의미는 작업 참여(engagement)를 위한 중심적 원동력이다. Kielhofner의 인간작업 모델(MOHO, 2002)은 작업 참여(engagement)의 결정적 요인으로 의미의 중요성을 언급한다. 여기서 인간은 타고난, 고유한 가치관을 가지고 있으며, 그 가치는 중요한 작업과 수행을 측정하는 기준이 된다. 더구나 작업에 참여(engage)한 과거 경험은 신체와 정신적 능력에 관련하여 유능감, 자신감, 그리고 안정감을 느낄 수 있게 한다. MOHO에 기반한 가정은 인간이 작업에 참여(engage)하게 되면 가치와 기술을 학습하고 관심, 자신감, 그리고 유능감을 발달시키게 된다는 것이다. 만족감과 기쁨의 느낌은 의미 있는 작업 참여(engagement)를 결정하고 작업에 참여(engage)할 수 있도록 개인에게 동기 부여 요인이 될 수 있다(Emerson et al., 1998; Mee & Sumsion, 2001). 개인이 자아존중감과 자신감을 증진시키는 의미 있는 작업에 참여(engage)할 때, 의미 있는 다른 작업에도 참여(engage)하도록 동기부여가 더 되고, 만족감과 기쁨을 느끼게 된다는 연구 결과가 있다(Mee & Sumsion, 2001; Rebeiro, 1999).

의미는 작업 참여(engagement)의 원동력이 될 뿐만 아니라 작업 참여(engagement)의 결과이기도 하다. Value, Meaning, and Occupations(ValMo) Model(가치, 의미, 작업 모델)은 의미와 관련된 작업 참여(engagement)를 표현함으로써 직접적으로 의미와 작업의 관계를 설명한다(Persson, Erlandsson, Eklund, & Iwarsson, 2001). ValMo 모델에서는 일상생활 작업에 참여(engagement)하는 것을 통해 의미가 만들어지거나 발견된다고 설명한다. 또한 이 모델에서는 작업이 개인에게 어느 정도 가치가 있다고 여겨지기 때문에 수행하기로 선택한 과제로 이루어진다고 주장한다. 의미의 중요한 구성요소인 가치는 각 개인에게 독특하며 그 사람의 삶에 걸쳐 변화할 수 있고 문화적 요인들에 의해 부분적으로 결정이 될 수 있다. 따라서 의미는 개인에게 가치가 있는 작업에 참여(engage)해야 이루어진다. ValMo 모델에 의하면 작업의 가치를 결정짓는데 환경이 매우 중요한 역할을 한다. 작업이 환경에서 이루어지면서 이 둘 간의 상호작용은 필수적이다.

Christiansen(1999)은 개인의 정체성은 의미를 이끌어내는 원천이라고 제시하였다. Christiansen은 웰빙, 삶의 만족도, 그리고 작업 참여(engagement) 간의 관계는 정체성을 살펴봐야 이해할 수 있다고 주장하였다. 그는 정체성이 작업 참여(engagement)를 통하여 만들어지고 재확인되며, 나아가 타인과의 상호작용 그리고 우리의 행동에 대한 그들의 반응으로 형성된다고 하였다. 따라서 우리의 정체성은 주변에 있는 세계를 바라보고 해석하면서 배경상황을 형성해 간다.

Whiteford(1997, 2000, 2004)는 계획에 없는 장기적인 작업 상실은 생존을 위해 필요한 의미 인식을 박탈한다고 주장했다. 작업 박탈과 작업 소외에 의한 의미상실은 작업 불공정성의 형태이며, 이는 건강, 웰빙, 사회의 평등한 참여(participation)를 약화시킨다(Stadnyk et al., 2010). 따라서 포용성과 공정성은 작업의 근본적인 본질을 이해시키는 배경상황을 만들어준다.

의미의 정의는 다를 수 있지만 의미 있는 작업은 건강, 웰빙, 그리고 공정성의 주요 요소이다. 의미는 사회제도적, 문화적, 그리고 개인적 요소들의 복잡한 상호작용으로 결정되고 작업의 배경상황 내에서 이루어진다고 문헌들에서 지속적으로 보고되고 있다.

의미를 끌어내다

철학과 언어학에서는 의미에 초점을 두고 있다. 일반적인 대화에서 사용되는 말들은 어원만큼이나 흥미롭다. 의미는 우리의 사고, 인지 상태의 한 조각이며 우리 현실의 중요한 부분이다. 의미는 경험을 이야기하는 우리의 생각 속에서 만들어지는 것이며 결과적으로 새로운 경험을 만들어내기 위한 동기와 원동력이 된다.

개인은 다양한 방법으로 현실을 이해하려고 한다. 어떤 사람들에게 종교 또는 전통에 내재하는 지식과 신념은 세상의 의미 있는 존재를 창조하기 위한 지침과 틀이 된다. 다른 사람들에게는 가족, 친구, 그리고 타인과의 친밀한 관계로부터 나오는 지식과 임파워먼트는 개인의 존재를 확인하고 자의식을 만들어낸다. 여전히 어떤 사람들은 인류의 더 나음을 위해 일하면서 열정과 헌신, 그리고 현실의 의미를 찾는다. 의미를 찾는 우리의 행동과 결정을 통한 의미 해석은 무한하다.

의미와 목적에 대한 우리의 의식은 우리가 무엇을 말하고, 어떻게 말하고, 무엇을 하는지를 통해 타인과 소통한다. 우리가 어떻게 옷을 입고, 여가시간을 보내기 위해 어떤 선택을 하고, 우리가 어떻게 삶을 꾸리는지는 우리의 개인적 의미를 표현하는 모든 방법이다. 의미와 작업 사이의 심오한 연결고리는 우리가 무엇을 믿는지, 우리가 누구인지, 그리고 작업을 통해 외부 환경에 비추어지는 자신과 불가분하게 연결되어 있다.

3장

작업과학: 작업치료를 위한 필수 요건

Helene J. Polatajko
Daniel Molke
Sue Baptiste
Susan Doble
Josiane Caron Santha
Bonnie Kirsh
Brenda Beagan
Zofia Kumas-Tan
Michael Iwama
Debbie Laliberte Rudman
Rachel Thibeault
Robin Stadnyk

CASE STUDY

사례 3.1 기다리는 Emma

Bob은 “카드를 내놔! 카드를 내놔!”라고 외치면서 관절염이 있는 Emma의 손에서 카드를 빼앗아 솔리테르 카드게임(혼자서 하는 게임)의 잘못된 위치에 내려놓는다. Emma는 어깨 관절 가동 범위에 문제가 있었기 때문에 카드로 손을 뻗거나 카드를 되가져 올 수가 없었다. 그리고 그녀는 어떤 방법으로도 Bob에게 대항할 수 없었다. 그녀는 치매가 비교적 빠르게 진행되어서 갑작스럽고 무서운 발작을 일으키기도 했다. 평소와 같이 Emma는 자기 방으로 돌아가 하나밖에 없는 의자에 앉아 창문 밖을 바라본다. Emma가 알츠하이머병 초기일 때는 비교적 좋은 인지 기능을 가지고 있었고 오히려 류마티스 관절염이 악화된 것이 더 큰 장애라고 생각했었다. 그녀가 입소한 지역사회 시설(가족과 가까이 지내기 위해 집 근처에 위치해 있는 시설)은 대부분 신체 기능은 독립적이지만 인지 기능은 심하게 저하된 사람들을 위해 설계된 활동을 하였기 때문에 그녀는 셔플보드를 할 수 없고 콩 주머니도 던질 수 없으며 자기 자식들의 이름조차 기억하지 못하는 사람들의 회상그룹에 참여하는 것이 매우 지루했다. 입소자들이 손을 버터에 담그거나 버터나이프를 핥는 것을 보고는 그나마 있던 식욕도 사라져버렸다. 나날이 거실 밖으로 나갈 수 있는 시간들이 줄어들었다. 대신 그녀는 아무것도 하지 않고 앉아서 울고 있었다. 그녀의 불안감과 혈압은 계속 증가하였고, 그녀의 체중과 각성 수준은 감소되었다. 간병인은 이것을 보고, “Emma, 왜 우리와 함께 하지 않나요? 무엇을 기다리나요?”라고 물어본다. “하루가 끝나길 기다리는 거야.”라며 Emma가 대답하였다.

—Rachel Thibeault

3.1 소개

작업을 핵심적인 중요 영역으로 정하는 것은 곧 모든 수준에서 작업을 알아야 한다는 책임감을 가지게 한다(Polatajko et al., 2004). 이는 1장에서처럼 우리가 작업에 대해 우리의 가정을 명확하게 해야 할 뿐 아니라 작업에 대한 연구를 더 깊게 하는 *작업학자(occupationologist)*가 되어야 함을 뜻한다. 1980년대 말에 University of Southern California에서 Yerxa와 동료들은 작업을 연구하는 새로운 학문분야를 연구하기 시작하였다. 그 의도는 효과적인 작업치료 실천을 위해 필요한 기초 지식을 제공하고, 작업에 초점을 둔 작업치료 정체성을 개발할 수 있는 과학을 창조하는 것이었다.

작업과학은 인간의 작업적 본성을 연구하고 환경에서 생기는 도전에 대해 어떻게 작업을 사용해 적응하는지 연구한다. 작업과학자들은 작업적인 인간에 대한 이해를 제공하기 위해 많은 이론들을 통합시키고, 사고방식과 지식의 기반을 제공하고 있다.

처음부터 작업과학은 우리의 작업적 지식의 기반을 만들어 왔다. 작업과학은 우리에게 임상에 응용이 가능한 다양한 주제에 대한 견해와 데이터들을 제공하기 시작했다. 이 장에서는 몇 가지 작업에 관한 연구 분야를 살펴보고, 실천과 관련된 중요한 방향성을 제시한다.

이 장에 기술된 영역들은 배경상황 속에 놓인 작업적 인간에 대한 이해들과의 특별한 관련성이 있다. 더불어 이는 자신과 자신의 작업 간의 관계, 그리고 그 관계에 영향을 주는 문화적, 제도적, 물리적, 그리고 사회적 환경의 역할에 대한 통찰력 있는 그림을 제공한다.

선택된 주제의 제시는 작업과 연관이 있는 영적인 차원에 대한 논의로 시작하며, 뒤에는 작업 참여(engagement)와 웰빙 간의 관계에 대한 설명한다. 하지만 먼저 이 장은 작업치료 배경상황에서 시작되었기에 작업과학의 기원에 대한 설명부터 시작한다. 이 장은 선택의 중요성에 대해 소개하고 이 선택이 어떻게 사회적 배경상황으로부터 영향을 받았는지 탐색해 본다. 배경상황을 더 깊게 이해하기 위해 문화와 지리학의 개념이 제시된다. 이 장은 작업 박탈에 대한 논의와 모든 사람들을 위해 작업 공정성이 필요하다는 결론을 내린다. 이후에 나오는 요약에서 작업치료사가 Emma와 같은 개인 클라이언트, 또는 요양원과 같은 집단 클라이언트와 일을 할 때 어떻게 작업과학적 지식으로 도움을 줄 수 있을지에 대해 독자들에게 질문을 할 수 있다(**사례 3.1**).

3.2 Daniel Molke의 관점: 작업과학과 작업치료

작업과학은 한 지역과 시대에서 시작된 사상들에 대한 이해뿐만 아니라 다른 국가의 작업치료 역사에서 반복적으로 확인된 니즈의 충족을 성찰한다. 더 나아가 Wilcock(2001a, 2002, 2006)은 20세기 이전부터 작업과학을 연구해왔고, 인간의 본성, 인간의 조건, 그리고 작업에 영향을 주는 구조적 요소들을 이해하는 작업과학 개발의 중요성을 강조하였다.

작업치료에서의 위기

작업치료는 그 역사 대부분에 걸쳐 지지와 타당성을 얻기 위해 다른 분야의 사상과 근거를 많이 이용하였다. 다른 분야에서 인간작업의 중요성과 작업치료의 주요 영역을 이해하지 못한 이론들임에도 불구하고 우리는 그 전문분야의 지식을 가져다 사용했다(Molineaux, 2001; Wilcock, 1991; Yerxa, 1992). Yerxa(1991a)는 우리의 중요 영역을 정의하기 위해 작업치료사들이 다른 분야의 지식에 의존한 것은 작업치료의 지식, 용어, 그리고 치료의 자주권(autonomy)을 희생한 것이라고 주장했다. 작업치료사는 작업치료의 주요 핵심 이론과 구성요소들을 개발하지 못한 채, 다른 분야의 지식을 가져와서 작업치료의 개념과 근거를 형성해왔다.

예를 들어, 1930년대부터 1970년대까지 작업치료사는 수행 요소들(performance components)에 대한 치료와 특수 장비 제작에만 중점을 두었다(CAOT, 1997a, 2002). 1970년대와 1980년대에 작업치료 분야의 권위자들은 작업치료가 전문직으로써 위기에 처했다고 느꼈는데 그 이유는 명확하게 밝혀진 작업치료 연구 기초가 없었기 때문이었다(Molke, Laliberte Rudman, & Polatajko, 2004). 작업치료 지식 개발의 자주권을 갖기 위해 Yerxa(1981, 1987)는 연구와 지식 개발에 대한 두 가지의 명확한 방안을 제안하였는데, 치료기반 연구와 작업기반 연구이다. 작업기반 연구는 작업치료의 핵심 영역인 작업에 대한 깊은 이해를 가지기 위함이었다.

새로운 학제의 탄생

1980년대 말 작업과학의 첫 박사과정이 University of Southern California에 개설되었다. 이 새로운 학제는 '인간을 작업적 존재로 연구하고, 생애에 걸쳐 환경에서 일상 작업에 참여(engage)하고 조직할 필요성과 역량에 중점을 두기'(Yerxa et al., 1989, p. 6)위해 탄생되었다. 작업과학은 작업치료 실천에 즉각적인 적용을 위한 것이라기보다는 작업의 광범위하고 다양한 이해를 개발하기 위한 기초과학이라고 설명할 수 있다. Yerxa 등(1989)은 작업과학은 다학제적이고 다양한 능력 수준과 관련시켜 작업을 이해하는 데에 중점을 두어야 한다고 주장하였다. 작업의 기초과학으로써 작업치료 임상을 발전시키기 위한 기초 지식을 만들어내길 희망한 것이다.

작업과학의 내적 성장

작업과학이 1980년대 말에 시작되어 캐나다에서 구체적으로 성장하고 발전해 왔다(Molke & Laliberte Rudman, 2003). 예를 들어 1990년과 2000년 사이에 작업과학 논문을 보급하는 국가, 대학, 그리고 출판물이 많이 증가하였다(Molke et al., 2004). **그림 3.1**은 국제적으로, 더 구체적으로는 캐나다에서 작업과학이 시작된 때부터의 주요 성장의 흐름을 보여준다.

논쟁과 논란

작업과학이 발전함에 따라 관심과 참여(participation)가 증가하면서 작업치료 관계와 관련된 의견 충돌과 논쟁이 생겨났다(Lunt, 1997). 논쟁은 주로 작업과학과 작업치료를 위한 적절한 과학적 연구 방법과 이 둘의 차이는 무엇이며 어디에 중점을 둘지에 대한 문제들이었다.

작업과학은 관련 지식을 임상에 어떻게 사용할지를 고려하기보다는 작업의 다면적 본질을 연구하는 기초학제로 만들어졌다. 몇몇 학자들은 작업치료 문제점들과 직접 관련이

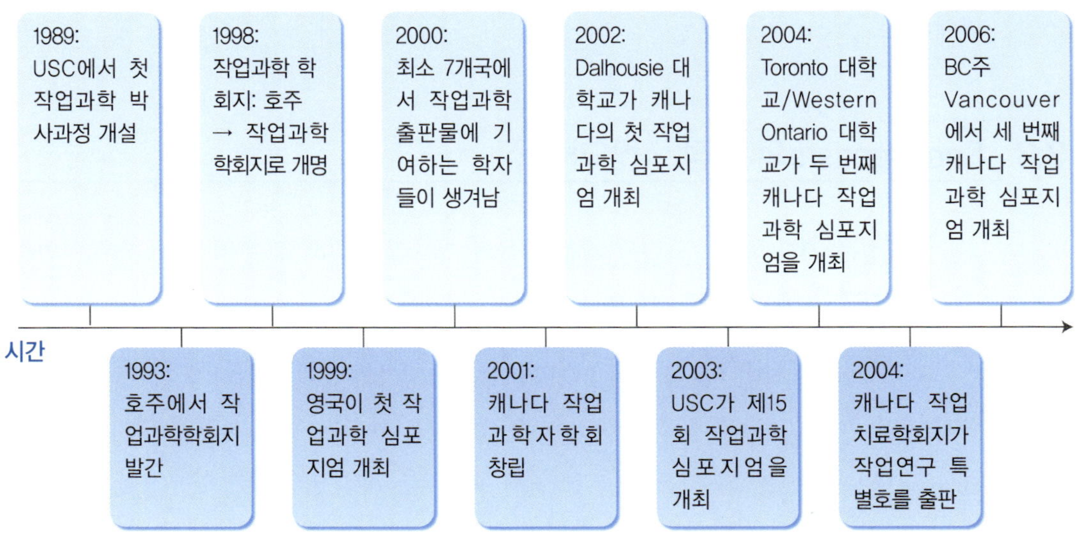

그림 3.1 1989년에서 2006년까지 국제와 캐나다에서의 작업과학의 성장

있고 치료 지식을 발전시키는 과학 개발을 지지했다(Kielhofner, 2002년 6월; Zemke & Clark, 1996). 다른 학자들은 작업과학이 작업치료와 별개의 이슈에 초점을 둔다고 주장하였다. 이들은 만약 작업치료와 같은 임상적 학문에 중점을 두게 되면 순수 작업과학의 잠재력을 상당 부분 잃을 수 있다고 지적하였다(예, Mounter & Ilott, 2000; Wilcock, 2001b). 실제로 작업에 대한 지식 개발은 작업과학의 생존 보장을 위해서도 급진적인 전환이 필요하다(Molke et al., 2004).

서로 다른 위치에서 지속적으로 발전을 추구하기

어떤 사람들은 작업과학 지식 연구의 방향성과 관련하여 의견 일치가 잘 안되는 것 때문에 낙심할 수 있다. Kuhn(1996)은 과학의 새로운 형태의 탄생은 다양한 입장을 개발하고 방어하는 학자들 간의 강도 높은 토론을 유발한다고 한다. DiCenso(1990)는 '다양한 입장의 토론과 소통'이 필요하다고 지적하였다.

> *"진라는 지속적으로 다름과 전환에 대한 열린 마음에서 생긴다. 진리를 추구한다는 것은 고정된 기준을 강요하기보다는 다양한 입장을 자율적이고 비판적으로 소통하는 것이어야 한다"(DiCenso, 1990, p. 151).*

Farnworth와 Whiteford(2002)는 논쟁과 대화는 긍정적인 것이며 성장과 발전을 위해 필수적이라고 주장하였다. 작업과학이 진화하고 다양한 관점에 노출되면서 작업치료사들은 작업과학과 다른 학제에서 개발한 지식을 어떻게 잘 적용할지 결정해야 하는 상황에 직면해 있다.

3.3 Sue Baptiste의 관점: 작업과 영성

> *영성은 기술적으로 숙련된 최종 산물이 아니라 인간의 깊은 내면에 공유된 인간애이다(Kroeker, 1997, p.66).*

수십 년간 캐나다 작업치료에서는 '영성'의 개념과 영성의 개인적 의미가 개인의 독특한 능력에 어떤 역할을 하는지를 연구하였다. 인생사에서 예상치 못한 사건에 대처하고, 외상, 역경, 그리고 고난을 경험한 후 새로운 삶의 방향으로 나아가야 하는 상황에서 '영성'의 개념과 개인적 의미가 개인의 독특한 능력에 어떤 역할을 하는지를 알아내고 있다. 캐나다에서 처음으로 발간된 『클라이언트 중심의 작업치료 임상가이드라인(*Guidelines for client-*

centred practice of occupational therapy)』(CAOT, 1991; DNHW & CAOT, 1983, 1986, 1987)에서 '영성'은 작업수행 모델(OPM)에서 개인의 네 가지 구성요소 중 하나로 포함되었다. 이 가이드라인의 다음 판인, 『작업 가능화 이론과 실천』(CAOT, 1997a, 2002)에서는 영성을 캐나다 작업수행 모델(CMOP)의 핵심으로 규정했다. '영성'은 우리가 인간으로서 누구인지에 대한 본질을 정의해 준다. 작업치료사들은 임상에서 '영성'을 반영하면서 클라이언트의 독특성을 존중하고, 그들의 해석을 가치 있게 생각할 때, 클라이언트가 미래로 통합해가도록 클라이언트와 파트너 관계에 참여(engage)할 수 있는 기술을 극대화할 수 있다.

'영성'에 대한 이론은 언뜻 보면 형이상학적이고 초월적이고 눈에 보이지 않는 것 같아서 정의하기 어렵고 임상에 적용하기도 명확하지 않아 보인다. 이 개념에는 많은 의문들이 있다. 영성이 과연 진정 무슨 뜻일까? 우리는 영성을 어떻게 평가해야 하며, 한 사람의 영성에 대한 협력적 중재를 하고 있다는 것을 어떻게 알 수 있는가? 바쁜 임상 환경에서 우린 어떻게 영성을 적용시킬 수 있는가? 재정지원 기관, 행정가, 동료, 그리고 클라이언트가 측정 가능한 중재 결과를 중시하는 환경 속에서 작업치료사는 어떻게 영성을 반영하여 경쟁력 있는 중재를 할 수 있을까? 작업치료가 영성과 관련이 있다고 하면 어떻게 평가할 수 있는가?

1990년대 초반부터 캐나다의 작업치료사들뿐 아니라 전 세계 작업치료사들은 이 복잡하고 강렬한 개념을 매우 많이 탐구하기 시작하였다(Belcham, 2004; Hasslekus, 2002b; Howard & Howard, 1997; Kang, 2003). 「*캐나다 작업치료학회지*(Canadian Journal of Occupational Therapy)」(1997)의 특별호에서는 작업치료사나 다른 학문 영역의 학자들이 영성에 대해서 진행한 연구가 게재되었다.

McColl은 Muriel Driver Lecture(2000)에서 특정 종파가 없는 신앙 기반에 기초한 깊고 통찰력 있는 영성의 탐구를 제공하였으며, 이는 영성에 대해 더 많은 이해를 원하는 사람들에게 도움이 되었다. 그녀는 영성을 명확하게 인식할 수 있도록 친숙한 작업치료 실천 중 5가지 영역, 즉 내러티브(narrative), 종교의식/관습(ritual), 자연의 존중(appreciation of nature), 창의성(creativity), 일(work)을 지적했다. 2003년, McColl이 영성에 관하여 편집한 책에서는 작업을 광범위한 관점에서 제시하고 작업치료사들과 다른 전문가들이 파트너십을 이루기 위해 작업을 핵심 관점으로 사용하고 있다.

여러 저자들은 영성에 대한 다양한 자신들의 관점, 경험 그리고 통찰력에 대해 말하고 있다. Unruh, Versnel과 Heintzman(2001)은 캐나다 작업치료 재단의 "Outcomes that Matter" 프로젝트에서 영성의 정의에 대한 근거와 영성의 성과를 측정하는 방법들을 연구하였다. 이들은 종교와 영성이라는 이분법적인 접근들이 많다는 것을 밝혀냈다. 영성에 대한 논의는 많은 문헌에서 다루고 있는데, 영성 위기(spiritual crises), 고통(distress), 욕구(need), 전체성(wholeness), 웰빙(well-being) 등과 같은 관련 개념이 있다.

영성에 대해서는 논란이 없을 정도의 명확한 개념의 정의는 없다. 이해에 어려움을 겪고 있는 작업치료사들, 생각들을 명확하게 하려고 노력하는 교육자들, 의문을 탐구하기 위해 지원할 방안을 모색하는 연구자들이나 치료방향을 정할 이론적 근거를 확정짓고자 하는 바쁜 임상가 등은 정의가 하나가 아니기 때문에 어려움을 겪고 있다. 하지만 이것이 영성 그 자체의 본질인 것이다. 작업치료사는 모두 각자의 방식으로 정의를 하고, 아마도 이는 그렇게 되어야 하는 것이 맞을지도 모른다. 이는 인간이라는 존재 안에서 포착하기 힘든 요소이며, 특정한 설명을 할 수 없는 것이기 때문이다. 아마도 작업치료사는 영성을 정의하려는 시도를 거부해야 할지도 모른다. 현재는 작업치료사들이 현장에서 어떻게 영성의 개념을 도입시켜야 할지 확실치 않겠지만, 개인적인 의미와 특수성을 이해하려고 노력할 수 있다. 우리의 클라이언트들과 작업을 탐색하면서 인간은 어떠한 존재인지에 대해 더 깊이 배울 수 있다.

3.4 Susan Doble과 Josiane Caron Santha의 관점: 작업적 웰빙

작업치료에서는 문화적, 개인적으로 의미 있는 작업에 참여(participation)하는 것을 통해 개인의 건강과 웰빙을 지지한다는 전제를 가지고 있다(CAOT, 1997a, 2002; Kielhofner, 1997; Wilcock, 2006; Yerxa, 1998). 하지만 건강과 웰빙에 관련 있는 작업에 대한 작업치료사의 이해는 아직 많이 발전하지 못했다. 개인이 더 적은 노력으로, 더 효율적으로, 좀 더 안전하게, 또는 보다 독립적으로(또는 상호의존적으로) 가치 있게 여기는 작업을 수행 가능하도록 노력하는 것이 수행 만족도에 기여할 것이다. 작업치료사는 사람들이 작업적 웰빙을 경험할 때 건강과 웰빙이 증대된다고 주장한다. 작업적 웰빙이란 사람들이 자신들의 작업적 삶에서 원하는 결과를 얻기 위해 조직화하여 만족감과 의미를 얻는 경험을 하는 것을 말한다(Caron Santha & Doble, 2006; Doble, Caron Santha, Theben, Knott, & Lall-Phillips, 2006).

작업적 웰빙의 이론적 전제는 다음과 같다. 첫 번째 전제는 어떤 한 시점에서의 개인의 작업적 생활이란 그 사람의 고유한 작업들로 이뤄진 일련의 묶음이라는 것이다. 예를 들면, Jill(가명, 나머지 이름도 가명임)은 초등학교 교사로 전일제 근무를 하고 있으며, 친구들과 콘서트와 영화관에 가며, 지역 도보여행협회에서 도보여행을 안내해 주는 자원봉사활동을 하고 있다. Christina는 초등학생 자녀 2명을 둔 전업주부이며, 아이들을 수영교실에 데려다 주고, 매주 친구들과 카드게임을 하며 남편과 함께 친구들을 만나고 있다.

두 번째 전제는 개인의 작업적 삶을 이루고 있는 작업의 독특한 묶음이 자신의 필요를 충족 가능하게 할 때 작업적 웰빙은 향상된다는 것이다. 이러한 필요는 보편적이라고 간주되며 (a) 숙달과 성취감을 가지고 하고, (b) 타인 또는 지역사회의 웰빙에도 기여하며, (c) 소속감과 타인과의 유대감을 경험하고, (d) 기쁨과 즐거움을 경험하며, (e) 휴식을 취하고 에너지 수준을 회복하는 것 모두를 포함하고 있다(Hammell, 2004b; Laliberte Rudman, Yu, Scott & Pajouhandeh, 2000; Pierce, 2001; Piskur, Kinebanian & Josephsson, 2002; Rebeiro, Day, Semeniuk, O'Brien & Wilson, 2001; Wilcock, 2006).

세 번째로 작업적 웰빙은 주관적인 경험이며(Weinblatt & Avrech-Bar, 2001), 따라서 개인의 견해를 반영한다. 예를 들어 Jill과 Christina는 본인들이 참여(engage)한 작업들이 자신들의 필요를 충족시키는지 여부에 대한 개인적인 판단을 내릴 것이다. 개인은 자신들이 (a) 자신의 가치와 취향에 맞는 작업, (b) 가치 있는 역할을 유능하게 수행할 수 있는 작업, (c) 자신들의 작업적 정체성을 지지해 줄 작업, (d) 계획과 목표를 이룰 수 있는 작업(Christiansen, 1999; Wilcock, 2006) 등과 같은 작업에 참여(engage)할 때 웰빙을 경험할 수 있다.

네 번째로 같은 과제 또는 같은 과제의 묶음에 참여(engage)한다고 하여도 개인마다 다른 필요가 충족될 수 있다. 예를 들어, 농구하는 작업은 모든 이들에게 같지 않다. John은 근처 학교 운동장에서 친구들과 팀을 나눠 농구하는 것을 선호한다. 그는 다른 사람들과 소속감을 느끼고 연대감의 필요를 충족하기 위해 농구를 하지만, Dave는 경쟁적인 농구 리그에서 자신의 신체적 능력과 전략적인 능력에 도전하기 위해 농구를 한다. 농구하기 작업은 Dave에게 성취감과 숙달의 필요를 충족할 수 있는 기회를 제공한다.

다섯 번째로 하나의 작업을 통해 여러 필요가 충족될 수 있다. 아버지인 Kevin과 그의 다섯 살인 아들 Brett는 작업을 통해 기쁨과 즐거움을 느끼고, 습득과 성취감을 어떻게 경험할 수 있는지 설명하고 있다. Kevin과 Brett는 Brett 엄마의 생일을 위해 깜짝 케이크를 구워 장식하면서 가족에 대한 사랑을 표현할 필요가 충족되고 동시에 작업적 웰빙의 기쁨도 경험한다.

여섯 번째로 개인은 다른 시점에서는 다른 방법으로 작업을 경험할 수 있다는 것이다(CAOT, 1997a, 2002; Primeau, 1996). 어머니인 Mariel은 가족들을 위해 저녁식사를 준비할 때 시간적으로 여유가 있다면 새로운 요리법을 시도해 보면서 안정감을 느낀다. 어떤 날 가족들이 저녁 행사에 나가기 전에, 급하게 저녁식사 준비 작업을 해야 하는 상황에서는 그녀의 솜씨와 시간적 여유가 없어서 발생할 수 있는 감정 조절의 문제로 어려움을 느낄 수 있다.

마지막 전제로 문화적·개인적으로 의미 있는 작업에 참여(participate)할 수 있는 기회는 사람에 따라, 시간에 따라 다를 수 있다(Becker, 1997). 개인의 작업적 삶의 조화는 항상 진행형이며 내재적·외재적 요인들에 영향을 받아 변화하는 과정이다. 결과적으로 개인의 작업적 웰빙은 시간이 지남에 따라 달라질 수 있다. 한 여성이 의미 있는 작업 참여(engage)에서 만족감을 이끌어낼 기회는 다발성 신경화증(multiple sclerosis)의 증상들에 의해 영향을 받을 수 있다. 또한 Peter는 병약한 어머니를 돌보는데 대부분의 시간을 보내기 때문에 작업적 필요를 충족하는 데에 어려움을 느낄 수 있다. 캐나다에 이민 온 Huang Lee는 영어의 어려움으로 인해 작업적 기회가 제한될 수 있다.

행동 조치에 대한 미래 단계

작업적 웰빙의 구성 개념의 근거가 되는 가정들을 경험적으로 입증하는 것은 매우 중요하다. 이 과정의 첫 번째 단계는 설문지를 개발하여 측정하는 것이다(Caron Santha & Doble, 2006; Doble, Cameron et al., 2002; Doble et al., 2006). Occupational Well-being Questionnaire(Doble et al., 2002; Doble et al., 2006)는 (a) 작업적 웰빙과 건강 간의 관계를 조사하고, (b) 여러 개인들이나 집단이 경험한 작업적 웰빙의 수준을 파악하고, (c) 사회적·환경적 요인들(예를 들어 고용, 보건 의료 서비스와 기타 서비스에 대한 접근성)이 개인의 작업적 웰빙에 어떻게 영향을 주는지 파악하며, (d) 작업적 생활을 발견, 탐구, 재디자인할 때, 그 개인을 지원하기 위해 계획된 중재의 효과를 확인할 수 있게 하는 도구이다.

3.5 Bonnie Kirsh 관점: 작업 선택과 조절

작업 선택과 조절의 구성요소 관점은 작업적 참여(engagement)는 개인, 집단, 지역사회 문화에 걸쳐 선택적이고 다양한 개념을 포함하고 있다는 것이다. 이 개념은 선호도, 요구, 그리고 가치에서부터 기인한다. 선택 및 조절과 관련 있는 구성요소들을 근거로 하여 작업적 참여(engagement)에서 선호도를 주장하는 권리와 능력이 존재한다는 전제이다. 선택과 조절에 대한 관점은 사회와 문화적으로 구성되었고, 어떤 연구들은 문화에 의한 임파워먼트 요소의 개념이 다양하다는 견해도 있다(Brunt, Lindsey, & Hopkinson, 1997; Mok, 2001).

작업 선택과 조절은 작업치료사들의 관심을 끄는 개념으로 등장했다. 지역 심리학, 성인 교육학, 지역사회 발달학 등의 분야에 기초한 임파워먼트 관련 논문들에 근거한다. 지역 심리학 연구에서는 본인의 삶에서 스스로 결정하고 지역사회에 민주적으로 참여(participation)하는 것이 미래에 중요하다고 강조하였다(Rappaport, 1987). Riger(1993)는 숙련과 조절 요소는 인간 삶에서의 연결을 고려하는 것이 필요하다고 제안하였다. 이 둘 모두 인간 웰빙과 지역사회에서 기능을 잘 하기 위해 필요하다. 따라서 개인을 사회와 정치적 환경과 좀 더 연결하기 위해 개인의 주도성을 이해하고 이를 증진시킬 수 있도록 노력할 필요가 있다(Perkins & Zimmerman, 1995). 선택과 조절은 단순히 개인적인 것을 말하는 것이 아니라 조직, 정치, 사회와 경제적인 선택과 조절을 포함한다. 집단, 지역사회, 시설 그리고 제도권 안에서 자신들의 현재 상태와 운명을 결정하고 자율적으로 의사 결정하는 것이 중요하다.

작업 선택과 조절은 클라이언트-중심이며 만족스러운 결과가 나올 수 있는 길을 만들어 주기 때문에 작업치료 현장에서 필수적이다. 선택사항을 비교, 선택, 결단력을 행사하게 하는 기회는 클라이언트-중심 실천의 부분으로 긍정적인 협력관계를 발전시키는 것과 관련이 있다(Kirsh & Tate, 2006). 정신보건 서비스의 이용자들을 대상으로 한 연구에서 의식적 조절감과 전반적인 삶의 만족도 간의 상관관계가 있다(Rogers, Chamberlin, Ellison & Crean, 1997; Rosenfield, 1992; Segal, Silverman, & Temkin, 1995). 선택과 조절의 기회를 갖게 하는 것은 클라이언트가 자신이 원하는 작업들을, 원하는 시간에, 원하는 장소에서, 자신만의 방식으로 할 수 있도록 보장한다.

선택과 조절은 프로그램 수준에서도 긍정적인 결과를 가져올 수 있는 중요한 요인이다. 유연하고 폭넓은 서비스들을 제공하고, 그리고 클라이언트의 선택과 조절을 위한 기회를 제공하는 프로그램은 클라이언트의 삶에 중요한 변화를 가져다준다는 증거들이 이미 나와 있다(Kirsh, Cockburn & Gewurtz, 2005). 프로그램과 서비스의 목표, 진행 방법, 그리고 기대치에 대한 충분한 정보 제공은 작업적 참여(engagement)와 관련한 선택을 할 수 있는 가능화를 만든다. 선택과 조절을 가능화하는 것은 클라이언트-중심 실천으로 이어지게 한다(Sumsion, 2005).

반대로, 선택과 조절의 부족은 부정적인 결과를 만든다. 선택과 조절이 없으면 치료적 관계에서 작업치료사가 가부장적인 태도를 취할 수 있으며, 정보공개가 충분하지 않다고 느끼게 된다(Hendrickson-Gracie, Staley & Neufeld-Morton, 1996). 조절의 부족은 건강의 해로운 영향을 준다. 조절의 기회를 적은, 그런 경우가 많이 요구되는, 과중한 업무에 처한 경우에는 우울증의 증가, 활력 저하, 심리적 부담감과 병가가 증가되었다(Karasek & Theorell, 1990; Niedhammer, Goldberg & Leclerc, 1998; Stansfeld, Fuhrer, Head, Shipley & Work, 1999).

선택과 조절은 낙인과 작업적 불공정성으로 인해 심각하게 제한된다. 인종차별, 빈곤, 동성애 혐오증(homophobia), 노인 차별, 질병, 또는 장애, 그리고 사회 주류에서 특정사람들을 작업적 참여(engagement)에서 배제시키는 정책들은 불행하게도 아직도 현재 사회에서 일어나고 있는 현실이다. 이러한 상황은 사람들이 작업적 생활에서 필요한 선택과 조절을 제한한다. 클라이언트 옹호, 지역사회 발전, 그리고 동료 지원(peer support)을 통한 권력을 행사하여 선택과 조절의 장벽들을 서서히 무너트리고 있다. 작업치료 현장과 연구는 선택과 조절이 행사될 수 있는 바람직한 상황을 만들기 위해 클라이언트가 가지고 있는 장벽을 설명하고, 이해하고, 제거할 수 있는 잠재력을 가지게 한다.

3.6 Brenda Beagan과 Zofia Kumas-Tan의 관점: 사회적 배경상황과 작업 선택

우리 모두는 하루에 여러 번 개인적인 선택을 하고 있지만 우리가 속해 있는 사회적 집단이 그 선택에 어느 정도 영향을 끼치는지에 대해서는 거의 인식하지 못한다. 사회적 집단의 종류에는 여러 가지가 있는데 인종, 민족성, 연령, 성적 선호도, 장애 유무, 그리고 사회적 지위 등이 있다. 사회집단은 집단 내 가치관, 신념, 경험에 영향을 미친다. 사회 각 구성원이 동일하지 않음은 분명하지만 사회집단의 공통성이 작업 선택, 의미, 참여(participation)에 영향을 준다.

결국 작업 선택은 개인적인 것이지만, 사회집단과 사회 소속 내의 개인이 누구인지에 따라 작업 선택의 허용범위에 대한 무언의 규칙에 대한 틀이 제공되고 있다. 이 선택의 규칙은 바꿀 수 없는 것이 아니라 오히려 사회적 배경상황을 통해 선택들이 촉진되거나 제한되기도 한다. 예를 들어 한때 남성의 직업이라고 여겨졌던 작업들이 서서히 여성들이 수행하는 것으로 받아들여지게 되었지만, 반면에 여성의 직업에 참여(engage)하는 남성들은 자신의 남성성과 성적 성향에 대해 조롱을 받거나 의심을 받는다(Evans, 2004). 가정에서 여성들은 아직도 대부분의 육아, 요리 관련 작업, 그리고 가사활동을 한다. 최근 수십 년 동안 남성이 육아와 집안일에 기여하는 정도는 약간 증가했을 뿐이다. 실제로 많은 여성이 기꺼이 남성의 일 작업을 하고 있지만, 그들의 즐거움과는 상관없이 사회적 압박에 의해 참여(engage)하고 있다. 마찬가지로 남성들은 *여성의 일* 작업을 즐기거나 참여(engage)해서는 *안 된다*는 압박이 있다(Wada & Beagan, 2006).

마찬가지로, 항상 작업의 의미는 아주 개인적이나 역사와 집단적 경험들은 사회적 집단에 따라 작업적 의미를 다르게 형성하게 한다. 예를 들어, 캐나다 원주민들은 1980년대 후반까지 여러 세대에 걸쳐 강제로 기숙학교를 다녀야 했다. 그래서 오늘날 캐나다 원주민들에게는 학교에 간다는 의미가 캐나다 다른 시민들이 갖는 의미와는 다르게 생각될 수 있다.

사회적 위치 또한 작업의 포괄적 의미에 영향을 준다(Humphry, 1995). 빈곤한 생활을 하는 사람들(특히 여러 세대에 걸쳐)은 자신들의 삶의 현실에서부터 직접적으로 발생하는 문화적 일과와 습관을 발달시키게 된다. 예를 들어, 불안하고 안정적이지 못한 직업은 가족이 해결할 수 없는 안전의 근원적 문제이기 때문에 가족-관련 작업에 높은 우선순위를 둘 수밖에 없게 만든다(Kiefer, 2000). 시간이 지남에 따라 만약 당신이 속한 사회 집단의 구성원이 특정 작업에 거의 참여(engage)하지 않는다면 그 작업들은 다른 집단 사람들에게만 소속*이라는 의미*를 갖게 될 수 있다. 어떤 여가활동 작업(발레, 연극 관람, 스키)은 중산층 또는 상류층의 활동일 수 있고, 어떤 것(볼링, 빙고, 카드놀이)은 노동계층의 여가활동으로 나타날 수 있다(Beagan, 2007).

작업 참여(participation)는 참여(participate)를 하는 이유와 작업을 어떻게 경험하게 되는가라는 점에서 사회 집단의 영향을 받게 된다. 예를 들어, 학교들은 중산층 가치관에 따라 운영됨으로써 노동계층의 학생들은 외부인처럼 느끼게 될 수 있다(Olson, 1995). 노동계층 사람들은 학교를 자퇴하거나, 학교 출석을 게을리하고, 비행할 의도로 작업에 참여(engage)할 확률이 높다(무단결석, 마약 사용). 또한 아프리카계 캐나다인들은 간단히 쇼핑할 때 감시를 받고, 많은 직원들이 무시하거나 매장에 들어올 자격이 없다는 취급을 받는 경우도 있다(Beagan, Etowa, Acton & Egbeyemi, 2006년 4월). 직접적인 작업 참여(participation)는 인종차별에 대한 방어와 경계심을 느끼게 되면서 긴장하는 경험으로 변한다. 육아 경험도 장애를 가진 여성에게는 크게 다르다. 장애를 가진 사람들을 보호받는 존재로 보는 사회적 전제가 만연해 있기 때문에, 그들이 다른 사람들을 적절하게 돌봐줄 능력이 있을까 하는 의심을 받게 된다(Grue & Laerum, 2002).

우리는 사회적 정체성을 표현하거나 숨기기 위해 작업에 참여(engage)한다. 예를 들어, 가난한 가정의 젊은 엄마는 중산층 사람인 것처럼 자조관리 작업을 수행할 수 있다

(Beagan, 2007). 마찬가지로 젊은 게이 남성은 이성애자처럼 되기 위해 하키 또는 미식축구를 할 수 있다. 반대로, 특정 작업이 어떤 정체성으로 낙인찍힐 수 있기 때문에 피할 수도 있다. "학교 밴드부에서 특정 악기를 연주하는 것이 동성애자라는 소문을 나오게 할 수 있기 때문에 그것을 그만두었다."(Kivel & Kleiber, 2000, p. 227)

작업 참여(engagement)는 사회적 정체성을 전달하는 방법이거나 소속감을 구축하는 방법이다. 한 젊은 레즈비언이 원하는 성 역할을 위해 그녀의 성적 취향을 보여주고 다른 레즈비언들과 교감하기 위해 소프트볼 팀에 합류한다. 다른 젊은 여성은 여성성을 표현하기 위해 에어로빅 교실에 다니고, 패션 잡지를 읽으며 화장을 배운다. 장애가 있는 남성들은 가끔 남성적이지 못하다고 보여질 수 있기 때문에 자신의 남성성, 건강함, 체력 단련, 그리고 능력을 보여주기 위해 스포츠에 참여(engage)를 할 수 있다(Taub, Blinde, & Greer, 1999). 특정 작업에 참여하거나 참여하지 않음으로써 사회적 환경을 구성하고 특정 작업의 적합성을 나타낸다. 다른 작업에 참여(participation)하는 것은 사회적 정체성을 조성하고, 사회적 정체성이 개인 작업 참여(participation)에 영향을 주는 것과 같다.

3.7 Michael Iwama의 견해: 문화와 작업

문화는 작업적 인간의 사회 배경상황의 구체적인 예이다. 문화는 시간과 장소라는 사회적 배경상황에 따라 다양한 방법으로 정의되었다(Arnold, 1879; Geertz, 1973; Mill, 1863; Williams, 1958). 문화는 상류 사회 사람들이나 일반 사람들의 라이프 스타일 모두에서 나타나 있으며, 옷입기나 식사준비하기 등도 인종이나 출생지에 따라 패턴과 차이가 있다(Iwama, 2005). 역사적으로 문화는 사회적 엘리트들의 세련된 생활방식과 선호도와 관련이 있다(Bourdieu, 1984). 이러한 생각은 오늘날까지 계속되어서, 우리가 미술과 공연 예술, 언어, 패션, 그리고 음식 준비하기에서 볼 수 있는 일상생활의 형태와 상징을 문화와 연결하여 생각하고 있다. 사회과학적 배경상황에서 문화가 어떻게 설명되고, 분석되는지에 대해서는 많은 정의와 논쟁들이 있다(Smith, 2005). 문화는 다양한 구성개념으로 간주되고 있으며, 산업화된 세계에서 일상생활의 모든 측면을 포함하지만, 보편적인 정의와 의미 관점에서 문제가 남아 있다. Hays(1994)는 공유된 의미를 "사회집단의 신념과 가치, 언어, 지식의 형태, 그리고 상식이며, 이와 같은 것으로 형성된 생산물 상호작용방식, 의식, 생활방식을 모두 포함"(p.65)하고 있다. 포스트모던 시대에서 문화란 사람 집단이 작업의 의미를 공유하고(Bates & Plog, 1990), 창조하며, 진술하여 온 과정이라고 논의한다.

작업에 관한 문헌에서 문화를 다룬 것은 역사적으로 그 시대에 보편적인 학문적 담론을 반영한 것이다. 1980년대와 1990년대 초기 작업치료 분야의 문헌들에서는 문화를 클라이언트 개인이 소유한 독특한 특성이라고 언급하였다(Kinebanian, 1992; McCormack, 1987). 작업치료사에게 클라이언트의 독특한 문화적 양식과 특징에 민감해지라고 강하게 충고하였다. 하지만 작업치료사 자신이 가진 문화적 특징, 작업치료의 그 자체, 지식 기반 이론, 치료적 규범의 근본이 된 문화에 관심을 거의 기울이지 못했었다. Isabel Dyck(1998)은 현재 문화에 대한 사회과학에서의 합의는 '사람들이 일상생활을 할 때의 행동 기준과 규칙을 형성하는 신념, 가치관, 규범의 범위를 포함한 개념, 지식에 대한 의미를 공유한 시스템'(p. 68)이라고 말했다. Iwama(2005)는 문화는 공유된 의미 체계인 동시에 '평상시 경험되는 현상과 사물들에 부여된 의미들'(p. 8)이라며 역동적인 과정이라고 설명하였다.

이렇게 문화에 대한 견해가 광범위하기 때문에 작업의 구성 개념을 다양한 수준과 차원에서 파악할 수 있다(Iwama, 2005). 가장 유용한 접근법 중 하나는 Conner-Schisler (1996)의 *미시적, 중간적, 거시적* 분석으로 복잡성의 계층에 따라 작업을 문화적으로 생각해 나가는 것이다. 이 세 가지 수준의 틀을 사용하여 개인이 작업의 의미를 생각하고, 선택하고, 행하는 것에 영향을 주는 요소들을 더 잘 이해할 수 있다.

미시적 관점: 개인 수준에서 문화와 작업

일반적으로 이야기할 때의 작업은 개인수준의 작업을 말하며, 기초적이며, 미시적 수준의 작업을 말한다. 이것은 작업적 존재로서의 클라이언트의 작업의 형태, 기능 그리고 의미에 초점을 둔다(Yerxa, 1989). 작업의 추동력은 개인 안에서 나오며, 가치와 신념의 근본적인 체계에 의해 지지된다고 보인다. 문화는 개인에게 체화된 것이며, 세상에서 클라이언트의 행동을 통해 형성된 독특한 양상과 의미로 설명된다.

중간적 관점: 집단 수준에서의 문화와 작업

개인이 할(doing) 가치가 있다고 여기는 것은 단일 현상 이상의 것으로 이해한다. 우리는 자신과 배경상황 간의 접점에서 해야 할 것에 부여된 중요성을 깨닫고, 사회적 및 역동적 경험과 공유된 의미 간의 상호작용은 그 중요성에 영향을 준다. 이 관점에서 작업에 참여(engage)하는 동기와 이유는 본인이 거주하는 또는 소속된 것보다 큰 집단에 의해 공유된 일반적인 가치관, 신념, 그리고 현재 처한 상황 등의 영향을 받는 것으로 생각된다. 가족 또는 지역사회 등의 사회집단이 가진 더 큰 요구와 관련된 작업은 작업의 형태, 기능과 의미에 대한 문화적 고려 사항의 예시이다.

특정 아시아 사회에서는 기본적인 일상생활을 할 때 지속적으로 의존해야 하는 상황에 있는 고령임에도 불구하고 나이 어린 가족 구성원들을 돌보도록 클라이언트에게 주어진 요구는 문화와 작업에 대한 중간적 관점의 예시이다. 작업을 이해하기 위한 수단으로, 배경상황에 대한 사안에 관심을 쏟는 것(Whiteford & Wright St.Clair, 2005)은 문화적 관점에서 작업의 의미를 보는 방법이다.

거시적 관점: 사회제도적 수준에서 문화와 작업

거시적 수준에서도 미시적이고 중간적 수준에서처럼 작업의 형태, 기능, 의미에 영향을 주는 요인들과 작업적 존재로써 클라이언트에 동일한 관심을 가지고 있다. 그러나 거시적 분석들은 미시적이고 중간적 수준에서 문화에 영향을 주는 상황보다는 더 넓은 배경상황과 많은 시스템들에 초점을 둔다.

사회 경제적 모델은 개인의 작업과 어떤 관계가 있는가? 자신의 사회에서의 성 규범이 작업에 대한 자신의 선택과 참여(participate)의 욕구에 어떻게 영향을 주는가? 어떤 사람에게는 의미 있는 작업이 가능하지만 그렇지 못한 사람들에게 작업치료사는 무엇을 할 것인가? 이는 거시적 구조와 인간의 작업에 미치는 영향에 주목하게 할 질문의 예시이다.

3.8 Debbie Laliberte Rudman의 견해: 인간 지리학과 작업

인간 지리학(humangeography)은 공간의 유형(물리적)·무형(기호, 사회)의 측면과 인간의 하기(doing)와 되기(being)와의 관계를 이해하는 학문이다. 지리학의 개념과 연구(인간과 공간의 상호작용과 관련된)는 공간과 작업 간의 복잡한 상호관계를 보여주며, 이는 개인, 지역사회, 그리고 사회의 생활들에서 시간을 초월하여 상호작용한다.

Rowles(2002)는 지리학적으로 *존재하기*(being in place)의 개념은 작업과 작업가능화에 대해 작업치료사의 이해를 돕는 개념의 예시이다. 지리학자인 Rowles는 동떨어져 있는 시골 지역사회에 거주하는 노인들의 작업을 질적 관찰한 후 분석하여 개념을 제시했다. Rowles의 연구는 실질적인 작업의 참여(engagement)를 통해 온정한 가정, 이웃, 지역사회에서 어떻게 존재하기(being in place)를 발전시켜 나가는지를 보여준다. 그는 한 장소에 존재하기(being in place)의 결과는 인생의 쇠퇴기와 인생의 흐름 속에서의 변화에도 불구하고 자신에 대한 일관성을 유지시켜주는 *자전적 내부성*(autobiographical insideness)이 된다는 것을 발견하였다. 한 사람 삶의 개인적이고 공유된 공간 내에서 작업에의 참여(engage)는 정체성과 성공적인 적응을 강화시킨다.

붕괴(장애 또는 중요한 다른 것들을 재배치하는 것 같은)는 공간의 사용이나 작업을 바꿀 가능성이 있다. 따라서 한 장소에 존재하기(being in place)의 발달됨을 인식하기 위해서는 지속적인 적응이 필요하다.

작업치료사들은 익숙한 장소(예를 들어 집, 동네, 그리고 지역사회)에서 살아가고자 하는 노인들과 함께 일을 할 때, '맹목적인 자립을 강조'(Rowles, 2000, p. 64S)하고 위험성을 평가하는 것보다는 한 장소에 존재하기(being in place)로 초점을 바꾸어 도움을 줄 수 있다. 자신들의 안전에 문제가 있음에도 불구하고 자신의 집에 머무르려 하는 노인들의 복잡한 이유에 대해서 사회에서의 관심이 증가하고 있다. 노인들이 기존의 지역사회 구성원들 사이에 남아 있을 수 있도록 해주면 이들이 익숙한 공간과 작업에 참여(engage)하는 것을 가능화하게 한다. 반대로 노인들이 공간요소들을 이동시켜 새로운 장소로 이사를 갔을 때, 익숙한 작업을 하게 되면 가능화하는 것에 대한 자신감은 붕괴되지 않고 유지된다.

인간 지리학과 작업의 두 번째 예는 Manuel(2003)의 분석으로, 환경적 계획 관점으로부터, 교외 동네에서 연못을 제거했을 때의 영향에 대해 분석하였다. 그녀는 장소의 변화는 작업적 기회를 변화시킨다고 주장하였다. 자연적인 것들을 포함한 다양한 종류의 공간들에 대한 접근성은 다양한 작업적 기회를 주어 건강한 감정적, 인지적, 그리고 신체적 발달을 지지해준다. Manuel은 교외와 도시 안에서 현대적으로 '박탈된 광경'(p. 37)이 증가되는 것에 대한 의문을 제기하였으며, 이것은 작업적 기회를 감소하게 만들 수 있다고 했다. 그녀는 작업치료사들은 다양한 작업에 참여(engagement)시킬 수 있는 공간 창조를 옹호해야 한다고 제안하였다. Manuel은 지역 공간의 차이는 작업의 접근성을 다양하게 만들 수 있다고 주장하였다. 예를 들어, 도시 공간에 고등교육 기관을 세우면 시골과 외지에 거주하던 청년들의 고등교육 등록율은 낮아질 수 있다.

세 번째 예는 집 또는 직장과 같은 다양한 종류의 작업이 이루어지는 공간들 간의 관계를 강조한다. Hanson과 Pratt(1988)는 이미 20여 년 전에 경제 지리학적 관점에서, 고용형태와 선택을 이해하기 위해 직장 공간 그 이상의 개념으로 생각해야 할 필요가 있음을 주장하였다. 뿐만 아니라 주택의 위치를 결정하는 것을 이해하기 위해서는 가정 공간 너머를 아는 것이 필요하다. 저자들은 집과 직장 공간 사이의 상호관계에 대해 남성보다는 여성이 집을 직장과 더 가까운 곳으로 결정한다는 사실적 데이터도 보여주었다. 일터를 결정하는 것은 주로 본인의 거주지역 또는 가정이 이용할 지원 서비스와 관련이 있다.

3.9 Rachel Thibeault의 관점: 작업 소외, 작업 박탈, 그리고 작업 아파르트헤이트(Apartheid)*

자신의 능력을 발휘하며 자신의 삶에 의미를 부여하는 것을 제외하고 인생에 의미 따위란 없다(Fromm, 1962, p. 45).

Erich Fromm이 요약한 것처럼, 의미 있는 작업의 필요성은 인간 본성에 깊은 뿌리를 두고 있기 때문에 이 요구를 충족시키기 위한 작업이 발생하지 않으면 삶의 생동감이 상실되거나 실의에 빠지거나 분노와 혼란의 감정이 폭발할 수 있다(Camus, 1942; Fromm, 1962; Lang- Ètienne, 1983; Lang- Ètienne, 1986).

의미 있는 작업은 성장과 발달을 촉진하고(Miller, 1992; Wilcock, 1998), 안정된 심리상태와 웰빙을 제공하고(Lang- Ètienne, 1983, 1986; Mosey, 1986), 보건과 사회적 네트워크를 유지하며(Townsend, 1993; Wright-St.Clair, 2003), 시민사회 내에서 인간관계의 조화를 이루는(Dürckheim, 1974; Marx, 1992) 핵심 역할을 한다. 반대로, 의미 있는 작업에 대한 접근이 되지 않으면 개인 수준에서 사회 제도적 수준까지 부정적인 사건들이 많이 발생한다.

작업 소외와 아파르트헤이트

일상생활에서 불공정성 중 하나로, *작업 소외(occupational alienation)*가 있는데, 이것은 자신의 삶을 제어할 수 있는 자율권이 부족하며 의미가 없거나 목적 없는 경험을 하는 것이다(Townsend & Wilcock, 2004a, 2004b). 작업 소외는 외부 힘에 의해 작업 선택이 결정되어버려서 개인의 잠재능력이나 원하는 것과 맞는 방식이 불가능한 경우이다. Kohn(1976)은 작업적 구조의 요소들이 어떻게 소외를 가져오는지에 대해 처음으로 보여주었다. 이러한 요소들은 과도한 기술적 요구, 업무량, 충분치 않은 인체공학적 특성 또는 사회적 상호작용이 부족하고, 인생의 의미 상실 등에서 발견된다(Bryant, Clark & McKay, 2004; Townsend & Wilcock, 2004a, 2004b). 개인적 수준에서 작업 소외는 불면증, 중독성 있는 행동들, 우울증을 유발하는 스트레스와 부족감 또는 허무감 형태로 나타날 수 있고(Greenberg, Grunberg & Moore, 2003; Utsugi, Saijo, Yoshioka, Horikawa, Sato, Yingyan et al., 2005) 산업 재해가 유의하게 증가될 수 있다(Grunberg, Moore,

*아파르트헤이트(Apartheid): 남아프리카공화국의 극단적인 인종차별정책과 제도

CASE STUDY

사례 3.2 Husein과 택시

Husein은 계산대 뒤에서 한숨을 쉰다. 동네 식품점이 영업시간을 연장해서, 길 모퉁이에서 자신과 친척이 운영하는 가게에는 손님이 줄고 뜸하다. 그에게 하루는 길고 지루하며 가끔씩 그가 모국인 이란에서 명예로운 엔지니어로 일했던 시절이 떠오르곤 한다. 10년 전, 40대 초반일 때 Husein은 그의 어린 아들들의 군입대를 피하기 위해 이민을 결정했다. 자신이 거주하던 지역의 정치적 불안은 근심을 주었고 전쟁이 실제로 임박해 왔다. 하지만 캐나다에 온 이후 그는 공인 엔지니어로서 인정을 받지 못했다. 치과의사인 그의 부인도 부분적으로라도 전문성을 인정받지 못했다. 그래서 그들은 해본 적이 없는 낯선 일들을 하면서 겨우 먹고 살 만큼을 벌고 살았다. Husein은 불면증, 불안, 요통, 식욕부진, 그리고 전반적인 무력감을 호소했다. 어떤 손님은 다른 일을 좀 해 보라고 조언했다. Husein은 머리를 흔들며 "너무 많은 에너지가 나가요. 희망이 없어요."라고 말한다. 그는 최근에 체중이 감소하였고 예전처럼 미소를 짓지 않았다. Husein은 위험과 어려움이 있을지라도 다시 고향으로 돌아가야 하는지 고민하고 있다. 그러나 그는 지금 많은 얘기를 할 수 없다. 그는 매일 밤이면 택시 야간 교대 일을 해야 한다.

—Rachel Thibeault

Adnerson-Connolly & Greenberg, 1999). 잘못된 작업적 역할을 수행한다는 것은 사회적 관계에 큰 영향을 준다. Husein의 경우(사례 3.2) 전문 직종의 변화는 정체성, 우정, 그리고 소속감의 상실을 의미한다. 물론 그는 그의 손님들과 배달 직원들을 좋아하지만 그가 엔지니어 동료들과 경험했던 것과 같은 친근감을 느낄 수는 없었다. 결국 잦은 결근과 불만족 같은 과제와 개인 간의 부적합은 높은 사회적 비용을 치루게 된다. 그들의 파괴적 행동의 결과는 모든 긍정적인 힘을 무력화시키고 사회 불안정을 심화시킨다(Fromm, 1962).

작업 소외의 개념과 비슷한 것 중 *작업 아파르트헤이트(occupational apartheid)*가 있다. 작업 아파르트헤이트란 용어는 조심스럽게 사용되어야 하는데, 이는 단어 자체가 어느 한 집단으로부터 의도적으로 따돌림, 배척을 당하는 상태를 말하기 때문이다. 따라서 이는 두려움이나 무시는 아니지만 조직적인 정치 또는 사회적 욕구로 인해 접근성을 의도적으로 배척함으로써 의미 있는 작업 접근성이 거부된 배경상황에서만 사용하는 것으로 한정되어야 한다. 이 용어를 사용하기 전에(이는 의도적인 배척을 암시하기 때문에) 정부, 기관, 또는 지역사회에서 불공평이 전제되어 발생한 것인지를 확인해야 한다. 배척의 내재된 동기를 철저하고 공평하게 분석(무지에서부터 악의성의 범주까지)하여, 정부와 기타 기관들에서 격리 지원을 주장하기 전에 이루어져야 한다.

장애인들의 경우 작업 아파르트헤이트에 대해 고발하게 되면 오히려 손해가 될 수 있는데 특히 대부분의 정부관료(bureaucrats)들은 장애인과 관련된 이슈를 접해보지 않았기 때문이다. 작업 아파르트헤이트의 개념을 잘못 사용하게 되면 생산적인 대화와 장애인들의 평등과 정의를 위한 노력들을 심각하게 훼손시키는 방향으로 양극화될 수 있다. 이 용어를 적절히 사용하면 관련된 사람들의 작업적 삶에서 의도적인 배척의 영향을 보여주는 강한 언어가 될 수 있다.

작업 박탈

장기간 작업 접근이 차단되면, ***작업 박탈(occupational deprivation)***이 된다. 작업 박탈은 사람이 아닌 환경적 제한의 영향을 받는다. 환경적 제한은 문화적, 제도적, 물리적, 정치적, 사회적인 것을 말한다(Townsend & Wilcock, 2004a, 2004b). 광범위한 잠재 자원이 있음에도 불구하고, 작업적 표현을 제한하는 모든 형태가 작업 박탈을 초래한다. 작업 박탈은 개인적인 차원의 성장을 멈추게 하고 건강을 해치게 한다. 이 장의 첫 부분에서 언급했던 Emma의 사례에서, 그녀는 자신의 인생을 자기가 제어하지 못하고 삶의 의미는 외부에서 주어지는 것이 되어 버렸다. 수동적인 삶은 흥미를 잃게 했고, 점차 자존감도 상실되었다. 사회적인 수준에서 Emma는 시설에서 그녀의 가족, 친구 또는 그녀와 관계를 가질 수 있는 기능 좋은 입소자들과 함께 하는 작업 기회가 부족하였다. 작업 박탈은 Emma에게 강제적으로 사회적 공백을 강요하였으며, 불편함을 만들고, 신체기능의 퇴행을 가속화시켜 버렸다. 이처럼 의미 있는 작업의 불공정한 박탈은 건강과 웰빙을 약화시킨다.

사회 제도적 차원에서, 의미 있는 작업에서의 접근이 차단된 집단은 격리(marginalization) 당하고 붕괴(disruption)될 가능성이 있다. Emma(**사례 3.1**)는 현재 사회현장에서 사회적 제도로 인하여, 사회에서 배제되어, 작업이 조정되지 않는 지역에 있는 노인집단에 속해 있다. 소외는 억류된 사람이나 피지배 소수자에게서 더 확연하게 나타난다(Provident & Joyce-Gaguzis, 2005; Thibeault, 2002; Whiteford, 1997). 난민 수용소 또는 감옥에서의 삶은 작업 박탈의 파괴적인 힘을 보여준다. 작업의 결핍은 삶의 목적 부족을 초래하고, 이는 우울증, 자살, 또는 폭력을 촉발시킬 수 있다(Frankle, 1962; Fromm, 1962; Seligman, 2002).

극단적으로, 작업 박탈은 엄청난 사회적 분열을 초래할 뿐만 아니라 시민사회의 기초를 위협하는 사회적 동요와 정치 환경의 불안정을 유도할 수 있다. 시에라리온(Sierra Leone)의 전쟁포로수용소에서 작업 박탈에 가까운 상태에 직면하였을 때 많은 반정부군들이 전쟁을 선택하였다. 그것은 그들은 무언가 의미 있는 것이 그들에게 필요하였기 때문이다. 2005년 가을, 프랑스는 상당한 복지 지원을 해 주었음에도 불구하고 이민자들을 실업이나 의미 없는 일의 상황으로 몰아넣었기 때문에 폭동이라는 비싼 수업료를 치렀다(Morice, 2006). Québec 출신의 시인이자 가수인 Félix Leclerc(1972)가 이를 가장 잘 정리해 주었다. "아무것도 하지 말라고 돈을 주는 것보다 사람을 죽이는 최고의 방법은 없다."

3.10 Robin Stadnyk의 관점: 작업 공정성과 불공정성

의미 있는 작업이 불충분할 경우 파괴적인 결과를 초래하게 되고, 이는 작업치료사들이 Husein(**사례 3.2**)과 Emma(**사례 3.1**)를 변호해 주도록 움직이게 한다. Townsend(1993)는 사회적 공정성은 작업치료가 잠재적으로 가져야 할 사회적 견해라고 분석하고 이에 대한 사회적 행동 조치를 취해야 한다는 개념을 제안하였다. Townsend는 Wilcock과 협력하여 작업치료의 가치와 내재적인 성과로서 작업 공정성(occupational justice)의 개념을 제안하였다(Townsend & Wilcock, 2004a, 2004b; Wilcock & Townsend, 2009). 작업치료 전문분야의 초점이 작업이라는 것은 작업치료사가 사람들에게 문화적으로 정의된, 건강함을 만드는 작업에 참여(participate)할 수 있는 기회를 주고 자원에 접근할 수 있도록 관심을 가지는 것을 의미한다. 작업 공정성은 다양한 작업적 요구사항, 강점, 그리고 개인과 집단의 잠재력 등을 위한 가이드로 사용되고 동시에 작업가능화, 임파워먼트, 권리, 평등도 고려하는 개념이다(Stadnyk et al., 2010).

작업 공정성 이론의 틀에서 개인적 의미와 사회 제도적 가치에 맞는 작업에 접근하는 것은 개인의 시민권에 기반하는 것으로 보여진다. Townsend와 Wilcock(2004b)는 작업적 권리를 (a) 의미 있고 풍부한 작업을 경험하기, (b) 건강과 사회의 일원으로서 통합되기 위한 작업 참여(participation)을 통해 성장하기, (c) 작업 선택을 통해 개인 또는 구성원의 자율권을 행사하기, (d) 다양한 작업 참여(participation)를 위해 공정한 권리를 가지는 것, 이렇게 4가지로 정리하였다. 이 권리들은 필히 문화적 배경상황에서 해석이 필요하다. 예를 들어, 서양 문화에서 주류 집단은 개인의 작업 선택과 의미에 초점을 두지만, 그 외 비주류 집단에서는 가족, 지역사회 또는 사회적 집단에 적합하거나 공헌하는 작업에 집중할 것이다.

특히, 서양 배경상황에서 작업 공정성은 세 가지 신념에 기초하고 있다.

1. 작업적으로 공정한 세계에서는 사람들은 자신들이 참여(participate)하는 작업들이 어떻게 조직화되는지에 대해 주장할 수 있다. 공정성은 개인과 집단을 위한 작업적 기회에 영향을 주는 사회적 구조에 대해 개인과 집단의 힘과 관련되어 있다(Galheigo, 2005; Kronenberg & Pollard, 2005; Townsend & Wilcock, 2004a, 2004b; Townsend & Wihiteford, 2005). 작업치료사들은 이 구조들을 이해하고, 작업적 임파워먼트와 가능화를 위해 노력해야 한다.
2. '다름'을 존중하는 것이 중요하다(Townsend & Wilcock, 2004a). 사람들은 모두 다른 작업적 니즈, 능력, 관심, 사회적 상황 그리고 자원을 가지고 있다. Young(1990)은 공정성이 "… 다름을 녹여 없애버리는 것을 요구하는 것이 아니라, 집단의 차이를 억압하지 않으면서, 존중하고 다시 만들어 낼 수 있게 하는 제도가 필요하다."(p. 47)고 말하였다.
3. 작업치료사는 변화를 일으키는 주체가 될 수 있다(Kronenberg & Pollard, 2005; Townsend & Whiteford, 2005; Townsend & Wilcock, 2004b). 작업치료사들은 작업 불공정성의 원인이 되는 상황을 파악하고 이를 변화시키기 위한 기술들을 가지고 있다.

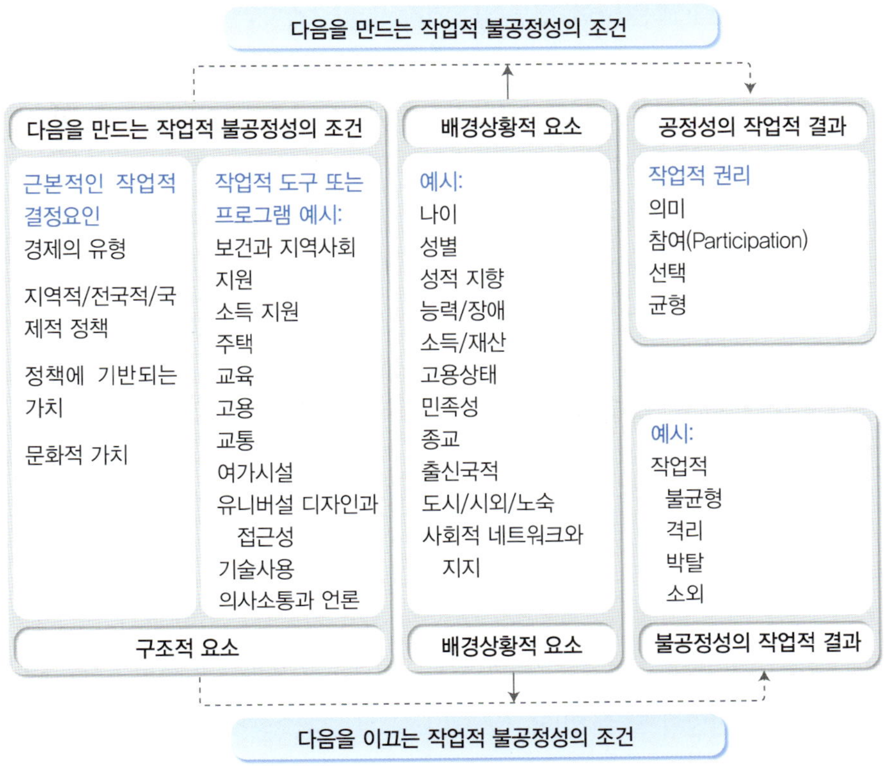

그림 3.2 작업적 공정성의 이론: 작업적 결정 요인, 도구, 배경상황, 그리고 결과

출처: Stadnyk, R.L. (2007). A framework of occupational justice: Occupational determinants, instruments, contexts and outcomes. In E. A., Townsend and H. J. Polatajko, Enabling occupation Ⅱ: Advancing an occupational therapy vision for health, well-being & justice through occupation, p. 81. Ottawa, ON: CAOT Publications ACE. Adapted from Townsend, E. A, & Wilcock, A. A., In C. Christiansen & E. A. Townsend (2004). Introduction to occupation: The art and science of living of living (p. 251). Upper Saddle River, NJ: Prentice Hall. Adapted with permission from Pearson Education.

개인적 배경상황에서 상호작용의 구조적 요인은 작업 공정성 또는 불공정성의 상황을 만들 수 있다(**그림 3.2**). 경제 유형, 국가와 국제정책 등과 같은 작업적 결정 요인들에 따라(Townsend & Wilcock, 2004a), 정치적 가치와 문화적 가치는 작업이 어떤 가치를 가지고 있으며, 어떻게 보상을 받을 것인지, 어떤 사람들이 참여(participate)할 수 있는지 등에 영향을 준다. 작업적 결정 요인은 가끔 작업적 형태를 억제하거나 향상시키는 경제적 우선순위(무엇에, 어느 정도 돈을 사용할 것인지)로 결정되며, 결과적으로 이는 일, 육아, 놀이, 여가, 스포츠, 그리고 지지적 돌봄을 조직하고 발전시키는 것에 영향을 준다. 작업형태에 따라서 결정 요인들이 변화한다(Townsend & Wilcock, 2004a). 작업적 결정 요인과 형태는 사람에 따라 다른 경험을 하도록 하고, 의도적일 수 있으며(예를 들어, 저소득층을 대상으로 한 프로그램), 또는 나이, 성별이나 기타 요인들에 따라 접근 기회를 다르게 하는 것처럼 의도적이 아닐 수도 있다(Fast, Eales & Keating, 2001; Kronenberg & Pollard, 2005; Nussbaum, 2003, 2004; Stadnyk, 2005; Young, 1990). 배경상황적 요소들은 작업적 결정 요인과 형태의 영향을 좌우하는 개인, 집단, 또는 지역사회 등의 특징들이다.

캐나다 작업 공정성 이론의 틀에서는, 작업 공정성의 성과는 개인의 작업적 권리를 행사하는 것으로 개념화하였다. 작업 불공정성은 작업 불균형, 작업 박탈, 작업 격리, 그리고 작업 소외 등과 같은 결과를 초래할 것이다(Townsend & Wilcock, 2004b).

작업치료사들은 다양한 수준에서 변화를 가능하게 함으로써 작업 불공정성의 결과를 처리한다. 작업치료사는 개인적인 차원에서 경험하는 작업 불공정성에 대해 클라이언트가 선택하게 함으로써 작업이나 자신과 사회에 의미 있는 작업 또는 보다 균형 있는 작업 등에 참여하도록 가능화시킬 수 있다. 작업 형태 등의 상호작용에서 차별을 줄이거나 좀 더 통합되도록 로비/대변하는 프로그램을 실행함으로써 가능화가 이뤄질 수 있다. 작업 결정 요인의 수준에서, 작업치료사는 지역, 도(道) 또는 정부의 정책들을 변화시키기 위해 대변하는 일에 관여할 수 있다. 작업치료사들은 클라이언트나 시민단체가 로비(lobby)하려고 할 때 파트너 또는 대변인이 될 수 있다.

2절

가능화: 작업치료의 핵심역량

가능화: 작업치료의 핵심역량

소개

플라톤은 추론을 인간 노력의 최고 수준이라고 하였다. 작업치료사는 얕고 엉성하고 흐릿한 주장들을 조심스럽게 살펴보면서 작업치료의 지식을 추론해 볼 수 있다. 작업치료사는 명확하고, 본질적이며 잘 구성된 치료방법을 위해 작업치료 전문지식의 실체를 탐색할 수 있다. 꼭 부정적인 관점으로 볼 것이 아니라, 장점과 단점을 비평적으로 보아야 한다(Driver, 1968, pp. 59–60).

'작업치료사들은 실제로 무엇을 하는 사람인가?' '작업치료사가 하는 일은 실제로 무엇인가?'라는 질문을 자주 듣는다. 전국적으로 존경을 받고 있는 캐나다 작업치료 개척자인 Muriel Driver는 매년 열리는 CAOT의 Muriel Driver 기념강좌를 통해 작업치료사들이 "자신의 역할과 기능에 대해서는 많이 뒤쳐지지 않지만 방법론의 정확한 세부사항을 명확하고 적극적으로 밝히는 데에는 뒤쳐져 있다."(Driver, 1968, p. 59)고 하였다. 2절은 우리가 당연스럽게 받아들이는 '방법론적인 정확한 세부사항'을 자세히 기술한다.

2절의 핵심은 새로 등장한 캐나다 클라이언트 중심 가능화 모델이다(Canadian Model of Client-Centred Enablement; CMCE). CMCE는 가능화에 대한 시각화된 메타포이며, 작업치료 역량을 클라이언트 중심, 작업기반 실천을 위한 가능화 기술들의 범위를 나타내고 있다. 4장은 가능화에 대한 용어와 용어의 발전을 클라이언트 중심 실천에 연계하여 제시하고 있다. 여기에서 클라이언트란 개인, 가족, 집단, 지역사회, 단체, 그리고 인구집단일 수 있다. CMCE는 가능화의 기본철학, 클라이언트-전문가 관계, 가능화 기술, 그리고 가능화를 이끄는 요인들에 대한 성찰을 기반으로 한 임상지식들에 대해 기술하고 있다. 5장은 CMCE를 공감할 수 있는 내러티브 연구, 전환학습의 학습과 지도하는 방법들을 예로 사용하며, 개인, 가족, 그리고 집단에 대한 클라이언트 중심, 장점 기반의 CMCE를 보여주고 있다. 6장은 작업치료사들의 오래되었으나 덜 알려진 시스템 수준의 가능화, 즉 지역사회개발을 통한 사회 변화, 조직기구의 발전, 그리고 인구보건에 대한 관심을 강조한다. CMCE의 10개의 주요 가능화 기술은 새로운 「캐나다 작업치료 임상 프로파일(*Profile of Occupational Therapy Practice in Canada*)(CAOT, 2007)」의 7가지 핵심역량과 일치하고 있다는 것을 주목할 필요가 있다.

02

비전 가능화를 작업치료의 핵심역량으로써 수용한다.

목적 작업치료사들이 어떻게 치료하는지에 대한 비판적 인식을 불러일으킨다.

목표

- 작업치료에서의 클라이언트 중심, 가능화(명사 또는 동사)에 대해 성찰하고 변화하는 용어를 살펴본다.
- 작업치료 클라이언트의 범위가 개인, 가족, 집단, 지역사회, 조직, 그리고 인구집단까지 포함시키고 있음을 강조한다.
- 캐나다 클라이언트 중심 가능화 모델(CMCE)을 다음과 함께 소개한다.
  가능화의 기본철학 / 클라이언트–전문가 관계 / 핵심과 관련된 가능화 기술 / 가능화의 연속체
- 다음의 분야에서 CMCE 이론의 틀을 사용한다.
  내러티브 연구 / 전환 학습 / 지도 / 지역사회개발 / 단체의 변화 / 인구보건

임상 적용 2절은 가능화를 작업치료의 핵심역량으로 수용하는 새로운 이론의 틀을 소개한다. 이는 작업치료가 다른 사람들에게 직접 무언가를 해 주기보다는 가능화를 만들어주는, 눈에 보이지 않는 복잡한 전문성을 알게 해준다. 이 절은 가능화를 둘러싼 권력(power) 관계를 살펴보고, 우리가 참여적이고 협력적인, 그리고 권력을 공유하는 삶으로 살아가기 위해 '가능화'를 채택하도록 한다. 당신이 임상가, 교육자, 연구자, 행정가, 관리자, 상담자, 또는 다른 종류의 치료를 하거나 작업치료사가 아닌 독자임에도 상관없이 당신이 작업에 초점을 둔 클라이언트 중심 실천의 용어와 방법론으로 가능화를 선택하기를 권장한다. 작업치료사는 실제로 무엇을 하는가라는 질문에 답하기 위해 이론의 틀과 모델에 심취해 보자. 여기서 제공하는 답변은 '작업치료사들은 가능하게 한다.'이다. 즉, 우리의 핵심역량은 작업을 통한 클라이언트 중심 *가능화*이다.

4장

가능화하기:
작업치료의 핵심적인 능력

Elizabeth A. Townsend
Brenda Beagan
Zofia Kumas-Tan
Joan Versnel
Michael Iwama
Jennifer Landry
Debra Stewart
Jocelyn Brown

CASE STUDY

사례 4.1 Joshua, Beth, 그리고 Joanne: 가능화의 가능성

Joanne은 시외의 작은 병원에서 혼자서 모든 일을 도맡아 하는 지역사회 작업치료사이다. 그녀는 책상에서 Joshua의 파일을 확인했다. Joshua와 엄마인 Beth는 곧 주간 예약을 위해 도착할 예정이다. Joshua는 루빈스타인 테이비 증후군(Rubinstein Taybi Syndrome) 진단을 받은 생후 20개월의 아이로, 이 증후군은 희귀 유전자질환으로 여러 의학적, 신체적, 발달적 장애를 일으킬 수 있다.

Joshua는 사랑이 넘치는 가정에서 부모님과 두 명의 남매인 9세의 David와 4세의 Brittany와 함께 살고 있다. 치료사 Joanne은 Joshua가 생후 6개월까지 입원해 있던 어린이병원에서 퇴원한 이후부터 치료했다. Beth는 아동병원에 있는 작업치료사가 계획한 최신의 가정 프로그램을 가지고 올 것이다. Beth와 Joanne은 그 프로그램을 Joshua의 일상에 어떻게 적용할지 논의할 것이다. 어린이병원은 Joanne이 언어발달에 관한 권장사항을 따라줄 것을 요청하였는데 퇴원한 뒤 근처 지역에는 언어치료서비스를 받을 곳이 없기 때문이다.

Joshua의 작업치료 목표는 지속적으로 수정되었는데, 이는 Joshua의 느린 회복 상태에 맞추기 위해서이다. Joanne은 Beth에게 Joshua가 작업적, 사회적 발달을 위해 장난감을 가지고 놀이를 할 수 있도록 스스로 앉아 있기와 손 기능 증진 방법을 알려주고 있다. 이 방법들은 Joshua와 Joshua의 미래에 대해 걱정이 많은 엄마 Beth, 둘 모두의 건강과 웰빙을 위해 필요한 기술이며 중요한 과정이다.

앞으로 10년 동안의 비전은 Joshua가 지역에 있는 데이케어, 레크리에이션, 그리고 학교 프로그램에 Beth와 보조인의 도움으로 참여할 수 있게 되는 것이다. Beth와 Joanne은 함께 Joshua를 위한 팀을 꾸렸다. Joanne은 Joshua의 새로운 임시 보조인을 만날 것이며 그는 다음 예약 날짜에 Beth와 Joshua와 함께 참석할 것이다. Joanne은 지역 보건과 지역사회 서비스 제공자들, 장애 아동과 경험이 많은 데이케어 센터 원장과의 회의에 Beth를 참여시킬 것이다. 또한 Joanne은 장애인 교통 계획을 위한 도의회에 참석하여 장애 아동의 통합을 향상시키기 위해 협력하게 될 것이다.

Joanne은 복도에서 나는 목소리를 듣는다. Beth가 Joshua를 안고 들어오면서 소리친다. "좋은 소식이 있어요! 오늘 Joshua가 처음으로 혼자서 박수를 쳤어요!"

–Patricia Moores와 Brenda Head

4.1 소개

가능화하다 또는 *가능화하기*(동사) 또는 *가능화*(명사)는 치료의 핵심적인 특징을 나타내고, 작업치료사들이 실제로 어떤 일을 하는지를 기술하는 용어로 인식되고 있다. 작업치료 가능화는 작업에 초점이 맞춰져 있으며, 이 작업은 작업치료사들이 관심을 갖는 주요 영역이다(1절 참고). 가능화는 또 다른 핵심 구성요소이다. 작업치료사들은 왜 작업을 가능하게 하는가? 가능화에 대한 비평적 분석은 가능화가 작업 공정성을 위해 개인과 사회의 변화를 이끄는 역사적, 내재적, 사회적 비전을 가지고 있음을 알려준다(Townsend & Wilcock, 2004a, 2004b; Townsend, 1993; Wilcock, 2006). 작업치료가 무엇을 제공하고 왜, 어떻게 작업의 참여(engagement)를 통해 협력하는지는 치료사 Joanne이 엄마 Beth와 함께 일할 때 정확히 알 수 있게 된다. 또한 작업치료사의 역량은 Joshua의 작업치료 지속을 위한 재정지원과 정책을 찾을 때 비로소 설명될 수 있다.

가능화에 대한 정의는 다양한 분야로부터 발생한다. 상호의존적 가능화라는 부정적인 관점이 있음을 인지하면서도 작업치료사의 목표는 건강, 웰빙 그리고 작업 공정성을 증진시키기 위한 효과적이고 긍정적인 가능화에 두어야 한다. 1997년 작업 가능화에서 실천이론이란 "*사람들로 하여금 자신이 처한 환경에서 유용하고 의미 있다고 생각하는 작업을 선택하고 구성하여 수행하도록 하는 것*"(CAOT, 1997a)이라고 정의하였다. 또한 이 가이드라인의 1장은 다음과 같이 작업치료의 새로운 정의를 소개한다.

> *작업치료는 작업을 통해 일상생활에의 참여(engagement)를 가능하게 하는 과학이며 예술이다. 건강과 웰빙을 증진하는 작업들을 수행하도록 돕는다. 그리고 모든 사람들이 자신의 잠재력을 발휘하며 일상활동에 참여(participate)할 수 있도록 공정하고 통합적인 사회가 가능하게 하는 것이다.*

왜 '가능화'라는 용어를 사용하는가?

우리 작업치료사의 핵심역량을 가능화라고 설명한다면 어떤 사람은 다음과 같은 질문을 할 것이다. 왜 작업치료사들은 가능화에 대해 이야기하는가? 우리가 무엇을 하는지에 대하여 예를 들어 설명할 수는 없는가? 우리는 아마 이렇게 말할 수 있다. 작업치료사들은 정신질환이 있는 사람들에게 작업장 환경 수정을 해 주기 위해서 고용주들을 교육한다. 또는 작업치료사들은 운동기능장애가 있는 아이들에게 학교활동에 필요한 기술을 습득시키기 위해 특수기법을 사용한다. 또는 작업치료사들은 신체 장애가 있는 사람들에게 집에서 필요한 적응기술을 제공한다. Joanne은 다른 작업치료사들과 마찬가지로 전문분야의 핵심적인 능력에 대해 얘기할 때 '가능화'를 말하는 것이 익숙하지 않을 수 있다. 그러나 우리는 많은 독자들이 작업치료사들이 실제로 하는 일의 역동성과 복잡성을 설명하기 위해 '가능화'를 말하고 쓰는 것에 대해 반길 것이라고 믿는다. 하지만 어떤 사람들은 가능화의 언어가 불편하다고 생각할 수도 있다. 어떤 이들은 이 언어가 이론적으로는 잘 맞지만 다른 사람들이 이해하지 못할 것이라 생각하여 임상에서 사용하지 않을 수도 있다. 본질적인 질문은 '가능화'라는 말을 사용하는 것이 중요한 것인가라는 점이다.

당연히 작업치료사의 대답은 '예'이다. 왜냐하면 언어는 학습, 통찰력, 자기성찰, 이해, 그리고 비판적 반성을 불러일으키기 때문에(Chomsky, 1968; Foucault, 1972; Townsend, 1998) 가능화의 언어를 개발하는 것은 매우 중요하다. 언어는 전문적인 역량뿐만 아니라 윤리적, 도덕적 가치들을 문서화하고 소통하는 수단이다. 전문적인 언어를 사용하는 예로 교과서, 윤리강령, 업무기술서, 그리고 책임 기록문서가 있다(12장 참고). 언어는 전문적인 글을 쓰고 읽을 줄 아는 능력(전공 문해력)의 기본이다. 따라서 가능화와 구체적인 가능화 역량에 대한 언어는 작업치료사들의 전달 능력을 확장시켜 우리를 전문가로 보이게 하는 어떠한 가치, 신념, 전제, 그리고 이념들을 다른 사람들과 소통하게 할 것이다. **그림 4.3, 표 4.5과 표 4.6**에 나타난 것처럼 가능화는 작업치료사들이 사용하는 많은 가능화 기술들을 위한 포괄적 용어이다. 치료사 Joanne은 어머니 Beth와 지역의 장애인 교통위원회 담당자에게 작업치료 가능화가 Joshua를 어떻게 지역사회에서 가능한 한 활발한 생활을 할 수 있도록 지원하는지 방법을 교육하고 싶었다. 가능화 용어와 개념은 Joanne에게 Beth가 어떻게 Joshua의 작업 발달을 촉진할 수 있을지에 대해서 소통하고 문서화할 수 있게 해 줄 것이다. 또한 Joanne이 Beth와 다른 관계자들과 어떻게 협력하여 Joshua와 같은 아이들이 지역학교에 접근 가능한 교통을 개발하기 위한 정책, 펀딩, 법안의 변화를 가능하게 할지를 소통하고 기록할 것이다.

작업치료사들이 무엇을 하는지 문서화하고 소통할 때 언어는 문화적 의미를 바탕으로 하고 있다는 인식을 가지고 가능화의 언어를 사용하기를 원한다. Hays(1994)는 문화가 공유된 의미이며 이는 사회 집단의 신념과 가치, 언어, 지식과 상식의 형태, 생산물, 상호 활동, 관습, 그리고 이러한 것에 의한 삶의 방식 등을 내포한다(p. 65)고 하였다. 문화는 역동적인 과정이며 여기서 "의미는 공통으로 경험된 현상과 물체의 결과이다"(Iwama, 2006a, p. 149). 전 세계 문화의 다양성 때문에 클라이언트와 작업치료사들의 삶에 내포되어 있는 다양한 의미, 형태, 그리고 기능은 가능화와 이에 상응하는 다양한 용어들이 필요하다

(Whiteford, 1995). 작업치료사들은 작업이라는 단어와 관련시켜 가능화를 사용하고 설명할 것이다. 작업이라는 용어에서처럼 가능화라는 용어는 특정 배경상황에 대한 문화와 언어적 탐색이 필요하다. 그러므로 Joanne이 문화를 인식함으로써 자신의 용어에 대한 문화적 본성과 능숙하게 가능화하는 방법을 충분히 이해할 것이다.

가능화란 용어는 작업치료 외 다른 분야에서도 알려지고 있기 때문에 작업치료사들은 가능화의 다양성을 주의 깊게 생각하고 사용해야 할 것이다(Beagan & Kumas-Tan, 2006). 다양성에 관한 초기의 캐나다 작업치료 성명서는 우리에게 다음을 상기시켜 준다. "작업치료는 다양성에 대한 어떤 정의(들)가 가장 효과적으로 우리의 전문분야를 발전시킬지에 대해 활발한 논의를 하고 있다."(ACOTRO et al., 2006, p. 1). 가능화 용어는 용어를 선택할 때 문화와 다양성이 상관이 있다는 인식으로 사용된다. 가능화는 캐나다 작업치료의 비전과 치료를 발전시키기 위한 작업치료사들의 핵심적인 능력을 설명하기 위해 제공되었으며 이는 작업치료의 구성원들로 하여금 작업치료가 무엇을 하는지 이해하고 다른 사람에게 전달해 줄 수 있게 한다.

가능화 추론 – 작업가능화 때문에 일어나는 변화를 설명하는 사회이론

언어는 작업치료가 주도권을 가질 수 있게 하는 강력한 도구이고(4절 참고), 또한 문화와 다양성을 의식하는 것이 중요하다는 것을 인식하면서 "왜 가능화가 핵심적인 능력이라고 명명되었는가?"를 다시 질문할 수 있다. 작업치료사들의 핵심이 되는 능력을 설명하기 위해 가능화 추론 2를 **표 4.1**에 정리하였다.

표 4.1의 가능화 추론은 가능화를 관심 있는 사건, 연구구성, 연구방법론, 그리고 작업가능화를 통해 변화하는 사회이론의 현상으로 나타낸다. 작업에 초점을 둔 가능화는 1980년대부터 클라이언트 중심 치료에 등장한 세 가지 캐나다 가이드라인들에 사용된 시스템 이론(systems theory)의 범주를 뛰어넘는 것이다(CAOT, 1991). 시스템 이론은 환경과 행위자, 대상, 그리고 과정 간의 관계에 대한 이해를 제공하였다. 작업치료사들은 체계를 바꾸면 변화를 만들어낼 수 있을 것이라고 제안하였다. 시스템 이론을 비유를 들어 설명한다면, 기차 경로와 스케줄(환경)을 변화시키면 개인의 여행 패턴에 변화를 주게 될 것이며(개인), 결국은 그 기차를 이용하는 사람들의 일과(작업)가 변할 것이다.

작업에 초점을 둔 가능화는 또한 『Enabling Occupation: An Occupational Therapy Perspective』(CAOT, 1997a; 2002)에서도 인용되며, 사람-작업-환경의 상호작용의 적절함을 연구하는 상징적 상호작용과 교류적 사회이론을 초월한다. 교류적 이론에 기반한 가

표 4.1 가능화 추론: 핵심 능력으로써 가능화의 명령

• 가능화는 사람들을 작업에 참여(engage)시키기 위한 적합한 방법론이며 수동적인 사람들에게 치료를 적용하는 것을 넘어서 확장된다.	• 작업치료에서 가능화는 복잡한 기술들의 스펙트럼에 의지하는데, 이는 가능화가 다른 배경상황에서 다른 클라이언트와 함께 확인하면서 선택되고, 뒤섞이고, 역동적으로 형성된다.
• 가능화와 클라이언트 중심 실천은 평행하며 각각은 서로를 설명하고 서로의 범위를 정한다.	• 가능화는 정신질환이 있는 사람들과 궁핍한 사람들과 함께 개인의 삶과 사회적 상황을 변화하게 가능화하는 19세기 작업적 일에서 작업치료의 역사적 사회적 비전을 확인한다.
• 가능화 방법들은 다른 사람들의 목소리, 관심, 그리고 관점을 듣고 그들이 작업을 통해 건강, 웰빙, 통합, 그리고 공정성을 증진하면서 권력을 공유하기 위한 공간을 만들어 낸다.	• 가능화는 사람들이 자신들의 삶과 사회에 영향을 주기 위해 강력한 방법으로 무언가를 하는 것(doing)을 통해 학습하는 오래된 방법을 사용한다.
• 가능화 방법들은 건강하고 작업적으로 위태롭고, 또는 격리가 되어있는 사람들, 예를 들어 노인, 만성질환이 있는 사람들, 부상, 질병, 장애가 있는 또는 사회적으로 불리한 사람들을 포함하여 공정하고 통합적인 사회에 있는 모두에 의해 참여(participation)를 위한 자격, 기회, 그리고 자원과 함께 시민권을 구성하고 장려한다.	• 가능화는 작업치료사들이 비판적으로 고찰하고 여러 관점, 경쟁적 흥미, 권력 불평등, 그리고 다양성을 고려하게 도전시킨다.
• 가능화는 작업에서 개인과 사회적 변화 모두에 있어 참여(engagement)를 촉진시킨다. 이들은 작업에서 변화에 영향을 주기 위해 다른 시작점에서 상호 연결이 되어 있다.	• 가능화는 건강, 웰빙, 그리고 공정성을 위한 목표를 추구하기 위해 의미 있는 작업을 통해 사람들을 참여(engage)시키는 작업치료사들의 전문적 정체성이자 특징이다.

능화를 비유를 들어 설명하자면, 기차 경로와 스케줄(환경)을 변화시키면 출근(작업)하는 승객들(사람)이 제 시간에 갈 수 있게 될 것이다.

작업 참여(engagement)에 초점을 둔 사회적 이론으로써 가능화 추론은 권력과 권력 관계를 설명하는 비평적 사회 관점을 내포하는 것이 큰 특징이다. 작업치료의 관심사는 클라이언트 임파워먼트를 가능화하는 것이고 클라이언트와 함께 작업적 꿈과 미래에 대한 가능성의 비전을 향해 나아가는 것이다. 가능화는 시스템 이론, 상징적 상호작용 이론, 그리고 상호 교류적 이론으로부터 기인한다. 하지만 비평적 사회관점으로 우리는 가능화에 대한 이해를 권력과 권력 관계라는 사회구조의 인식으로까지 넓힐 수 있으며(Fay, 1987; Giddens, 1991; Habermas, 1995), 이는 클라이언트 중심 가능화의 핵심이다. 효과적인 가능화 실천은 규제들과 공공경영(governance), 그리고 치료 구조와 건강관리, 교육, 또는 주택 공급과 같은 제도적 기능의 단체에 기반되어 있는 권력 관계를 보여줄 것이다(Smith, 1987, 2005).

작업치료 역사에서 보았을 때 작업적 참여(engagement)에 영향을 주는 환경의 변화를 목표로 하는 작업치료는 항상 내재적, 비판적 사회관점을 가지고 있었을 것이다(Friedland

& Davids-Brumer, 2007; Law, 1991; Wilcock, 2006). 더 나아가 작업치료 역사를 돌이켜 볼 때 장애, 만성질환, 빈곤, 배제로 인해 사회적 혜택을 받지 못하거나 소외를 당하는 사람들의 변화를 가능하게 하는 일에 지속적으로 관심을 가져왔고, 이는 비판적 사회관점과 작업치료 관심사가 동일하다는 것을 의미한다. 가능화의 사회적 목표는 건강, 웰빙, 통합, 그리고 공정성에 초점을 맞춘다. 더 나아가 작업치료사는 사회적 관점을 가지고, 개인, 단체, 인구집단 등의 클라이언트들과 권력을 공유하며 협력하고, 임파워먼트를 중재하면서 일상적인 치료를 제공한다. 이 전문분야는 Schön(1983, 1987)이 이미 성찰적인 치료에서 주장한 것으로, 개인 변화와 사회적 변화 모두를 위해 가능화를 더 잘 이해하는 것이 작업치료에서 필요함을 의미한다(Kinsella, 2001; Mattingly, 1998; Mattingly & Fleming, 1994).

이 장의 기초는 용어를 전문가의 문해(literacy, 읽고 쓸 줄 아는 능력)와 임파워먼트의 도구로 고려하는 것과 가능화 추론에 대해 논의하는 것이다. 이 장에서는 새로운 정의와 가능화의 모델을 아우르기 위한 가이드로 전문분야 안팎에 있는 정의들을 모색한다. 새로운 캐나다 클라이언트 중심 가능화 모델(CMCE)에서는 가능화 기술들의 범위가 곧 작업치료사의 역량이라고 자부한다. 이 장의 마지막 부분에서는 효과적인 작업치료 가능화를 결정하는 요인에 초점을 두고 작업의 범위를 비평적으로 고찰한다.

4.2 가능화의 정의

가능화는 작업치료만의 특징은 아니다. 이는 성인교육, 보건, 법률, 조직경영, 기획, 사회학, 사회복지, 그리고 심리학과 같은 많은 전문 분야에서 일어난다. 사회문화적 다양성은 다양한 형태의 가능화를 요구한다. 또한 가능화는 효과적, 긍정적인 형태뿐만 아니라 비효과적, 부정적인 형태도 있다는 것을 알고 있어야 한다. 최선의 작업치료 임상은 건강, 웰빙, 공정성의 향상을 목표로 하며, 효과적이며 클라이언트 중심적인 작업기반의 가능화를 제공한다. 이와 반대로 약물남용과 같은 중독 영역에서는 비효과적이고 유해한 가능화가 일어난다(Beattie, 1992). 장애학 분야에서는 능력에 대한 규정을 매우 제한적으로 정의하게 되면 오히려 가능화는 억압적이고 장애를 야기한다고 본다(Morris, 1992).

가능화를 단순한 사전적 정의로 보면, 일반적으로 가능성을 만들고 주도권을 키우며 무언가가 되거나 무언가를 할 수 있는 능력이라고 할 수 있다. Oxford 사전(1989)의 정의는 간결하지만 작업치료 가능화의 복잡성을 파악하기에는 너무 단순하다.

> **가능화하기:** (a) 주도권을 주다; 강화; 충분하거나 능력 있게 한다. (b) 할 수 있게 하는, 능력과 함께 제공하기 위해 무언가가 되거나 하는 것의 수단을 주는 것 또는 무언가를 하거나 가능하게 만들거나 법적 권한, 능력 또는 허가를 주는 수단이다 (Barber, 2004).

국제적으로 영향력이 있는 자료인 건강증진을 위한 오타와 헌장(WHO, 1986)에서는 가능화하기(enable)를 옹호하기(advocate), 중재하기(mediate)와 함께 3개의 주요 전략 중 하나라고 설명하였다. 오타와 헌장에서(**글상자 4.1**) 옹호는 건강에 대한 유리한 상황을 만들기 위한 조치들이다; *중재하기(mediate)*는 조직화에 대한 필요성을 강조한다. *가능화*는 기회의 평등(equity)과 공정성, 그리고 모든 사람이 지지적인 환경, 정보의 접근성을 갖고 건강한 선택을 할 기회를 통해 최상의 건강성취가 가능하도록 하는 것에 초점을 맞춘다. 가능

| 글상자 4.1 | 옹호하기, 가능화하기, 중재하기의 정의

옹호하기

좋은 건강은 사회적, 경제적, 그리고 개인적 발달을 위한 주요 자원이며 삶의 질의 중요한 차원이다. 정치적, 경제적, 사회적, 문화적, 환경적, 행동적, 그리고 생물학적 요소들은 모두 건강에 도움이 되거나 해로울 수 있다. 건강증진 조치는 건강을 위한 옹호를 통해 이러한 상태를 좋게 만드는 것을 목표로 한다.

가능화하기

건강증진은 건강의 평등을 이루는 것에 초점을 둔다. 건강증진 조치는 현재 건강 상태의 차이를 감소시키고 모든 사람들이 자신들의 완전한 건강 잠재력을 발휘할 수 있게 가능화하는 평등한 기회와 자원을 보장한다. 이는 지지적 환경, 정보에 대한 접근성, 그리고 건강한 선택을 하기 위한 생활 기술과 기회들의 단단한 토대를 포함한다. 사람들은 자신들의 건강을 판단하는 것을 조절할 능력이 없으면 완전한 건강 잠재력을 이룰 수 없다. 이는 남성과 여성 모두에게 동등하게 적용되어야 한다.

중재하기

건강의 전제조건과 전망은 보건 부분으로만 보장받을 수 없다. 더욱 중요한 것은 건강증진이 정부, 보건과 기타 사회와 경제 부문, 비정부와 자선 단체, 지방자치단체, 산업과 언론 등 관련된 모든 부문에서 조치가 조정되어야 한다는 것이다. 생의 모든 단계에 있는 사람들은 개인, 가족, 그리고 지역사회에 관여되어 있다. 전문가, 사회적 집단, 그리고 보건 관계자는 건강의 추구를 위한 사회의 상이한 관심들 사이를 중재할 막중한 책임이 있다.

화의 구조적(환경적) 형태는 '삶의 기술'과 같은 개인적 자질과 수행과 연결되어 있어서, 사람들이 자신의 건강을 결정하는 데에 주도권을 가질 수 있도록 한다. *오타와 헌장*은 가능화를 다양성에 중점을 두어 정의하고 있으며, 특별히 성별에 초점을 두어 "여성과 남성에게 동등하게 적용이 되어야 한다."라고(WHO, 1986, **글상자 4.1**) 기술하고 있다.

1986년 건강 증진을 위한 오타와 헌장은 가능화에 대한 개념을 건강 증진의 맥락에서 이해하고 있다(WHO, 1986), 작업치료 관점에서 볼 때 이 오타와 헌장과 다른 개념의 정의와의 중요한 차이점은 비전과 실제의 삶 사이의 연결이다. 이 연결은 일상적인 작업과 건강 증진, 웰빙, 통합, 그리고 공정성을 위해 사람들이 실제로 하는 것이다.

또한 작업치료의 관점에서 보면 오타와 헌장에서는 작업치료의 환경이라 부르는 사회적 상태에 주의를 기울이고 있다. 그러나 여기서는 개인과 사회적 변화를 가능화하는 상호 연결된 접근을 유지하기 위한 도전과제는 언급하지 않았다. 환경 내에서(정책, 사회문화적 습관, 인위적 또는 자연적 배경상황, 공공경영, 경제) 변화를 가능화하는 것과 사람 내에서(의미 부여, 신체와 정신 활동, 생각하기, 결정하기, 감정 표현하기) 변화를 가능화하는 것 간의 관계가 빠져 있다.

건강증진의 배경상황에서 가능화라는 용어에 대한 작업치료적 성찰은 가능화의 다양성에 대한 인식을 증진시킬 수 있다. 가능화에 대한 오타와 헌장의 정의(**글상자 4.1**)는 격차를 줄이고 평등한 기회와 자원을 확보하는 것을 요구한다. 사람, 환경, 그리고 작업은 모두 다르므로 작업치료사들은 잠재적 건강을 성취하기 위해서는 그 격차를 줄이는 것이 아니라 오히려 가능화 정의의 차이를 인정해야 하는 것으로 이해해야 할 것이다.

작업치료에서 정의하는 가능화는 장애로 인한 도전과제와 차이에 대한 작업치료의 역사적인 인식을 필요로 한다. 마지막으로 권리와 자유의 캐나다 헌장(Canadian Charter of Rights and Freedoms)(Government of Canada, 1982)은 가능화를 정의할 때 매우 유용한 문헌이다. *캐나다 헌장*의 15(1)절은 '법 이전에 그리고 법 아래 평등, 또한 법 아래 평등한 보호와 이익'이라고 언급하고 있다(**글상자 2.3**).

15(2)절은 나아가 불리한 위치에 있는 개인 또는 집단과 함께 작업치료 가능화 활동을 포함할 수 있는 차별철폐조치(affirmative action) 프로그램을 이야기한다.

> *세부항목(1)은 인종, 국적 또는 민족, 피부 색, 종교, 성별, 연령, 또는 정신적, 신체적 장애 때문에 불이익을 받는 개인과 집단의 상태를 개선시키는 목적을 가지고 있는 그 어떤 법률, 프로그램과 활동을 제재할 수 없다.*

15(2)절은 '불이익을 받는 개인 또는 집단의 상태를 개선'이라는 구절에서 개인과 사회를 변화시키기 위한 가능화의 중요성을 강조하기 위해 사용될 수 있다. 이 절은 작업치료사가 공정하고 통합적인 사회를 가능화시키는 것에 관심을 기울여야 함을 강조한다. 캐나다 헌장은 작업치료사들이 개인주의적 관점과 사회적 관점을 통합시키는 데 도움을 줄 수 있다. 또한 권리와 공정성에 있어 불리한 사회적 상태는 국가적 중요한 사안이라고 언급하고 있다.

4.3 다양한 클라이언트와 함께 하는 가능화의 정의

작업치료 문헌, 교육과 치료 분야에서는 개인에게 시행하는 치료를 매우 크게 강조하고 있다. 이것은 개인주의를 존중하는 캐나다 가치관을 반영하는 것으로 자연스러운 것이다(**글상자 4.2**).

개인주의에 대한 성찰

개인과 사회적 변화에 대한 문제를 고려할 때, 가능화의 정의는 더 많은 클라이언트들을 아우르기 위해 확장되어야 한다. 따라서 작업치료 클라이언트의 정의는 광범위하다.

> *클라이언트는 개인, 가족, 집단, 지역사회, 단체, 또는 인구집단으로 작업치료사가 포함되는 직접적인 의뢰 또는 계약에 참여(participate)하는 사람들이다.*

그림 4.1에 있는 6가지 분류는 1997년 정의(CAOT, 1997a)에 있는 4가지 분류에서 시작되었다. 클라이언트 분류에 대한 제한을 두지 않아서 2007년에 가족, 지역사회, 그리고 인구집단이 첨가되었으며 정부 부처를 단체의 형태로 포함하였다. 가족이라는 용어는 다양한 형태로 인정되기 때문에 광범위하게 사용된다.

클라이언트를 광범위하게 정의하게 되면 작업치료 가능화는 개인 또는 사람과 함께 일하는 것 이상의 의미를 가진다. 지역사회, 단체, 또는 인구집단 등의 클라이언트와 함께 일할 때 작업치료는 환경에 초점을 둔다(Iwarsson & Slaug, 2001; Law, 1991; Whiteford, 2005).

그림 4.1의 피라미드는 아래부터 위까지 6개의 층으로 나뉘어 있다. **그림 4.1**과 **표 4.2** 설명은 어떤 분류가 다른 것에 비해 우선순위, 선호도, 또는 가치가 높다는 윤리적 판단을 전달하기 위함이 아니다. 반대로 피라미드 그림은 작업치료사들이 개인(피라미드 바닥 부분)과

| 글상자 4.2 | 개인주의에 대한 고찰

캐나다의 개인주의를 생각해 보면, 서구식의 앎의 방식이나 사고체계 안에 녹아 있는 개인주의에 대한 가치들이 얼마나 중요하게 생각되는지를 알 수 있다. 그러나 개인에 대한 사고방식이 또한 보편적이지 않다는 것을 인식하는 것도 중요하다. Sökefeld(1999)와 Geertz(1973)는 자주권, 전체성, 독특성, 타인과 환경에서의 분리성, 그리고 자신의 목표를 정의하고 추구할 능력이 있음을 강조하면서 개인에 대한 서구식의 개념을 설명한다. Geertz(1973)가 말하였듯이 개인에 대한 이러한 사고방식은 '세계 문화들의 배경상황 내에서 오히려 이상'할 수 있다고 하였다(p. 126).

캐나다와 여러 나라에서 작업치료사들과 상호작용하는 클라이언트들의 문화적 다양성을 인정하면서, 개인에 대한 다양한 문화적 사고방식을 인식하고 이에 민감하게 반응할 필요가 있다. 작업치료사들은 자신들과 관련하여 세상을 해석하거나, 타인과 자신들의 환경과 분리된 개인으로 자신을 바라보지 않는 개인, 가족, 집단, 단체, 그리고 인구집단 클라이언트들에게 가능화가 어떻게 일어날 수 있는지에 대해 고려할 수 있다.

Iwama(2005)는 일본 문화 내에서는 분리된 환경에서 독립적으로 행동하는 중심적 자신에 대한 강한 사고가 없고, 오히려 자신, 타인, 그리고 자연은 분리될 수 없음에 초점을 두고 있다는 것을 강조하였다. Sökefeld(1999)는 남아시아인들의 관점에서 개인은 분리된 부분이 아닌 더 큰 사회적 단위의 요소로 여겨진다고 주장하였다. Watson(2006)은 아프리카 중심의 세계 관점을 사람들이 개인적 특징과 목표가 아니라 자신들의 지역사회 또는 집단에서 무엇을 하는지에 따라 가치가 정해진다는 집단주의로 설명하였다.

작업치료사들은 어떻게 개인주의와 집단주의가 임상에 영향을 주는지 알아차릴 수 있는가? 어떻게 이러한 기초적인 가치가 임상에서 존중받고 목소리를 부여받을 수 있는가? 작업치료에 개인주의가 미치는 영향은 무엇인가?

—Debbie Laliberte Rudman

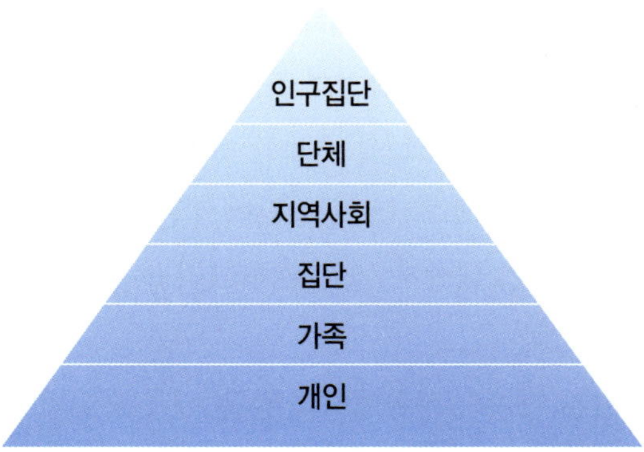

그림 4.1 작업치료 클라이언트

표 4.2 클라이언트 설명

종류	설명
개인 (Individuals)	사회 또는 지역사회와 별개로 인정되는 단일 인간: 개인의 권리. 독특한 인격으로 여겨지는 인간: 항상 자신의 클라이언트를 개인으로 대함. 특별한 자질로 인하여 다른 사람들로부터 구분된 사람(Dictionary.com, n.d.–c).
가족 (Families)	가족은 집안 내 집단의 사람들로 이루어져 있으며(또는 여러 개의 집안 내 집단) 일반적으로 태생 또는 결혼으로 연계되거나 또는 유사하거나 비교 가능한 관계로 연계된다 – 집안 내 동반자 관계, 동거, 입양, 성씨 등등 (Wikipedia, n.d.–a).
집단 (Groups)	집단은 주로 인간의(또는 동물) 집단으로 특징을 공유하고 서로 상호작용을 하며, 집단의 구성원으로 기대치와 의무를 받아들이며, 공통된 정체성을 공유한다고 정의된다. 이 정의를 사용하여 사회는 큰 집단으로 보여질 수 있다(Wikipedia, n.d.–b).
지역사회 (Communities)	사회적, 종교적이나 작업적 그룹 또는 공동 특성이나 흥미를 공유하는 기타 그룹들. 그리고 더 큰 사회에 존재하지만 구분되어 있는 독자적인 것들: 비즈니스 커뮤니티, 학자들 커뮤니티(Dictionary.com, n.d.–a).
단체 (Organizations)	관계로 이어지고, 몇 가지 통일된 관심, 활동, 또는 목적을 가지고 있는 사람들의 집단: 협회, 동호회, 연합, 의회, 연방, 동료 단체, 형제회, 조합, 연맹, 사회 계층, 사회, 자매회, 노동조합(Answers.com, n.d.). 단체는 건강관리와 같이 기능을 관리하는 정부, 기업, 또는 다른 사업 제도일 수 있다.
인구집단 (Populations)	같은 인종의 개인의 집단으로 특정 지리적 영역을 차지하고 있다. 섬이나 계곡에서와 같이 인구집단은 상대적으로 작고 폐쇄적일 수 있거나, 그들은 더 멀리 퍼져 있고 같은 인종의 다른 이웃 인구집단과의 명확한 경계가 없을 수 있다(Dictionary.com, n.d.–d). 건강관리에서 인구집단과 인구보건 연구는 다발성 경화증이 있는 성인의 캐나다 인구집단과 같이 의학적 진단을 사용할 수 있다.

훨씬 더 많이 일하고, 인구집단(피라미드 꼭지점)과는 더 적게 일하고 있다는 것을 나타낸다. 어떤 작업치료사들은 정부기관, 연구기관, 특정 이익 단체, 또는 기업과 같은 클라이언트 분류를 부가적으로 사용하기를 원한다.

첫 번째 국가 가이드라인에서(DNHW & CAOT, 1983) 캐나다 작업치료사들은 우리가 일하는 사람과 단체를 클라이언트라 말하기로 하였다. 클라이언트는 상업적인 용어이지만, 작업치료 클라이언트들은 일반적으로 치료와 자신들의 삶에 능동적인 참여자이다. 클라이언트라는 용어를 사용하는 대신에 작업치료사들은 특정 치료 배경상황에 부합하는 작업 용어를 사용하길 원한다. 클라이언트를 대체할 수 있는 작업 용어의 예는 노동자, 요양시설 거주자, 레크리에이션 또는 스포츠 선수, 병원에 있는 환자, 가족 구성원, 교육기관에 있는 학생, 연구 참가자, 정책사업 대상자, 정부부처 그리고 지역사회, 단체 또는 인구집단의 대표자와 회원 등이다.

다양성에 대한 성찰은 가족의 상황에서와 같은 결정 요소의 복잡성을 가리킨다. 누가 클

| 글상자 4.3 | 클라이언트와 다양성에 대한 고찰

클라이언트 분류를 정의하는 데에 있어 작업치료사들은 클라이언트 다양성에 대해 이러한 질문들을 할 수 있다. 만약 어머니인 Beth가 클라이언트였다면 또는 Joshua의 가족 전체가 클라이언트였다면 가능화의 정의가 달라졌을까? 주간보호센터가 클라이언트였다면? 또는 Joanne이 단체 클라이언트인 주정부와 계약하여 특수 교통을 위한 제안을 하였다면?

비판적 고찰이 가치 있는 몇몇 질문들은 다음을 포함한다. Joshua와 Beth가 캐나다 북쪽에 있는 원주민 지역사회에서 거주하였다면 가능화가 어떻게 달라졌을까? 치료사인 Joanne이 만약 원주민이었다면 어떠한 차이가 있었을까? 만약 이 세 명이 모두 백인이고 캐나다 대도시에서 거주하였다면 클라이언트 참여(participation), 가능성에 대한 비전, 변화 과정, 그리고 협력을 위한 권력 관계가 어떻게 달라졌을까? 만약 가족이 빈곤 상태이거나 또는 부유하다면 가능화가 어떻게 변할 수 있을까?

– Brenda Beagan

라이언트인가? 상업적 상황과는 달리, 작업치료 대상자는 항상 돈을 지불하는 개인을 의미하는 것만은 아니다. 예를 들어 지불인이 공적 건강보험이거나 개인적 사보험일 경우에 그렇다. 또한 글상자 4.3에서 강조하듯이 민족적 인종, 또는 사회적 위치와 같은 특징들 때문에 클라이언트는 다양하다.

4.4 클라이언트 중심 치료와 일관된 가능화의 정의

가능화를 정의할 때 개념을 클라이언트 중심 치료의 개념과 연결시켜 생각해 볼 필요가 있다.

클라이언트 중심 치료와 가능화의 정의가 각각 다르기 때문에 작업치료에서 이 정의들을 명확하게 연관시키기 못했다. 1983년에 개발된 캐나다의 첫 국가적 가이드라인(DNHW & CAOT, 1983)은 임상심리학자인 Carl Rogers(1939, 1951, 1969)의 업적을 기반으로 하여 작업치료를 '클라이언트 중심'으로 기술하였다. 『*Enabling Occupation: An Occupational Therapy Perspective*』(CAOT, 1997a)가 출간될 때까지 클라이언트 중심 치료는 이 작업치료 가이드라인과 후속 판에서 명확하게 정의되지 않았었다. 평가와 치료의 과정에 대한 가이드라인에는 사람들과 협력한다는 개념(그들을 대신해서 해 주는 것이 아닌)이 포함되어 있다(DNHW & CAOT, 1983). 클라이언트 중심 치료의 적용을 위한 가이드라인(DNHW & CAOT, 1986)과 클라이언트 중심의 작업수행 결과 측정에 대한 권장사항(DNHW & CAOT, 1987)에서는 클라이언트 중심 치료가 클라이언트의 목표와 예상하는 결과에 초점을 둘 것을 강조하였다. 1983년, 1986년, 1987년 판의 개정판인 1991년 판(CAOT, 1991)과 1993년 판의 클라이언트 중심의 정신건강 임상 가이드라인(CAOT, 1993) 모두에서도 클라이언트 중심 치료를 정의하지 않았다.

클라이언트 중심 치료를 위한 첫 작업치료 가이드라인의 출판 후 14년이 지나서야 클라이언트 중심 치료와 가능화가 동시에 『Enabling Occupation: An Occupational Therapy Perspective』(CAOT, 1997a, 2002)의 저술 목적에 포함되었다. 이 목적은 독자들에게 '작업, 작업수행, 그리고 가능화를 클라이언트 중심 치료의 초점으로 만드는 관점'을 제공하는 것이었다(p. 3). 따라서 클라이언트 중심 치료와 가능화를 연결시켜 개념을 정리하였다.

> *… 개인, 집단, 정부 부처, 정부, 기업 등의 클라이언트와 작업을 가능화하는 것을 목표로 한 협력적인 접근방법이다. 작업치료사들은 클라이언트를 존중하며, 결정에 참여시키며, 클라이언트의 요구에 부응하여 옹호하며, 그리고 클라이언트의 경험과 지식을 인정해 주어야 한다(CAOT, 1997a, 2002, pp. 49, 180).*

더 나아가 작업치료 가능화는 다음과 같이 정의된다.

> *… 개인, 집단, 정부 부처, 또는 단체가 자신들의 삶을 만들기 위해 참여(participate)하는 수단과 기회를 가질 수 있게 촉진, 안내, 지도, 교육, 설득, 경청, 고찰, 격려, 그리고 다른 사람들과 협력하는 과정이다. 또한 가능화는 작업치료의 클라이언트 중심 치료의 기본이며, 클라이언트 임파워먼트와 공정성의 기초이다. 가능화는 작업수행이 목표일 때 도움을 줄 수 있는 가장 적절한 형태이다(CAOT, 1997a, 2002, p. 50, 180).*

이 정의들은 클라이언트 중심 치료와 가능화를 일치시킬 뿐 아니라 가능화를 클라이언트 중심 치료의 핵심에 위치시킨다. 작업치료에서 클라이언트 중심 치료는 가능화의 정의의 범위를 정한다. 반대로 가능화는 클라이언트 중심 치료의 정의의 범위를 정한다.

1997년판은 클라이언트 중심 치료를 위한 원칙을 포함하였다(CAOT, 1997a, 2002 표 10 그리고 pp. 51-54 참고). 또한 선택, 위험, 그리고 책임의 문제들도 강조하였다(pp. 54-56).

1997년, 정의와 원칙들은 클라이언트 중심 치료에 대한 작업치료 연구를 촉발시켰으나 모든 연구가 가능화를 다루지는 않았다. Cumulative Index of Nursing and Allied Health Literature(CINAHL) 문헌검색엔진에서 '클라이언트 중심'과 '작업치료' 단어로 검색한 결과 1997년에서부터 2006년 사이에 228개의 연구논문들이 검색되었다.

클라이언트 중심 치료에 대한 개념, 권력 관계, 공정성, 그리고 긴장 상태에 대한 연구들은 증가하는 추세이다(Sumsion & Smyth, 2000; Kirsh, Trentham, & Cole, 2006; Townsend, Langille, & Ripley, 2003; Townsend & Wilcock, 2004a; Wilkins, Pollock, Rochon, & Law, 2001). 소수 집단들에 대한 연구는 작업치료사들이 클라이언트 중심 치료의 중심요소인 다양성에 주의를 기울이게 하였다(Kirsh et al., 2006). Law 등(1998)과 Sumsion(1999)은 작업치료의 클라이언트 중심 치료에 대한 교재의 필요성을 인식하고 이 주제로 책을 출간하였다.

클라이언트 중심 치료에서의 도전 과제들은(가능화에서도 비슷하며) 클라이언트, 치료사, 그리고 건강관리서비스 제도 등 각각의 수준별로 파악되고 있다(Sumsion & Smyth, 2000; Wilkins et al., 2001). 클라이언트 수준의 도전은 클라이언트의 문화, 교육 수준, 문제 해결 기술, 능동적인 결정권자가 되려는 열망 그리고 연령과 관련이 있다(Black, 2005; Restall, Ripat, & Stern, 2003; Sumsion & Smyth, 2000; Sumsion, 2005; Wilkins et al., 2001). 치료사 수준에서는 클라이언트의 판단에 대한 신뢰, 클라이언트의 전문성 인정, 클라이언트 중심이 가능한 시간을 찾는 것, 그리고 권력 공유, 자원의 부족이 클라이언트 중심 치료에 걸림돌이 될 수 있다는 것 등이 있다(Duggan, 2005; Restall et al., 2003; Sumsion, 2000). 제도 수준에서의 클라이언트 중심 치료의 도전은 경영 철학, 자원 분배, 정책 제한, 규정, 운영 구조, 기대, 책임의무, 그리고 위계적 의료제도 환경 내에서 작업적 모델을 적용하는 것 등이다(Black, 2005; Restall et al., 2003; Sumsion & Smyth, 2000; Townsend et al., 2003; Townsend, 2003; Wilkins et al., 2001). 클라이언트 중심 치료 연구들에서는 클라이언트 중심에 대한 좋은 의도와 협력적 가능화는 가시화되지 않고 있으며, 대신에 클라이언트 중심이 되지 않는 경영문제에 일상적으로 예속되어 있다고 보고하고 있다(Campbell, Copeland, & Tate, 1998; Townsend, 2003).

그러나 여러 연구들에서 작업치료사들의 클라이언트 중심 치료가 더 좋은 건강을 이끈다고 긍정적인 면도 제시한다(Black, 2005; Sumsion, 2005). 이 결과들은 환자 케어에 있어서 환자 중심을 적용하는 간호학과 의학 연구들의 것과 유사하다(Stewart et al., 1995). 클라이언트 중심 치료를 증진시키기 위한 긍정적 전략들이 제안되고 있다(Duggan, 2005; Restall et al., 2003; Sumsion 2005). 이들의 연구에서는 클라이언트 중심이 되기 위해 문제점 해결을 위한 통찰력을 줄 수 있는 촉진자가 있을 때 작업치료사들은 클라이언트 중심 치료를 실천할 수 있다고 주장한다. 작업치료에서 클라이언트 중심의 평가도구의 사용(Pollock, 1993; Swee Hong, Pearce, & Withers, 2000)과 작업수행을 측정(Pollock, 1990)하는 것은 클라이언트 중심으로 실천해 가는 잘 알려진 방법이다. Canadian Occupational Performance Measure(COPM)(Law, Baptiste et al., 2005; McColl et al., 2006)는 클라이언트 중심의 실천 개념의 예이다. COPM은 클라이언트 중심 치료의 개념을 기반으로 하는 캐나다 결과 측정의 도구로써 국제적으로 인정받고 있다.

4.5 가능화 기초

캐나다 클라이언트 중심 가능화 모델을 설명하기 전에 **그림 4.2**에 나오는 6개의 가능화 기초를 살펴봐야 한다. 선택, 위험부담, 책임감; 클라이언트 참여; 변화; 공정성; 가능성의 비전 그리고 권력 공유는 가능화 기초로서 가능화 추론과 우선순위를 만들어내는 가치이고 관심과 신념이며 사고와 비판적 관점이다.

선택, 위험부담 그리고 책임감

클라이언트와 치료사 사이의 선택, 위험부담 그리고 책임감 조정의 중요성은 1997년(CAOT, 1997b)에 처음 제기되었다. 클라이언트의 관점, 경험, 관심, 그리고 안전에 대한 윤리적 책임이 강조되었다. 또한 클라이언트는 위험을 감수하며 살아가고 전문가의 제안과는 다른 선택을 할 수 있는 권리가 강조되었다. 작업치료사들이 클라이언트와 함께 목표를

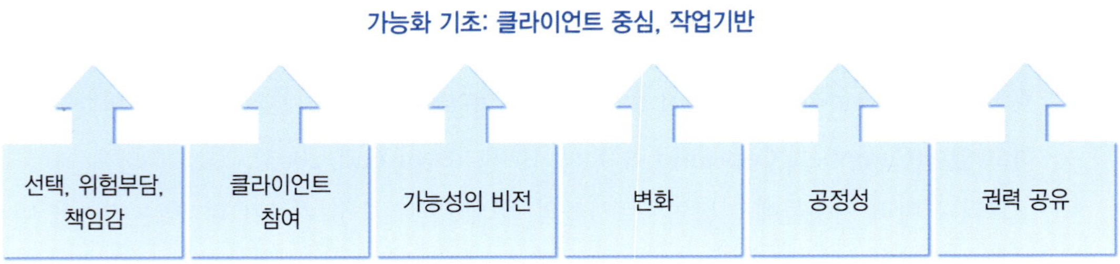

그림 4.2 작업치료 가능화 기초

출처: Townsend, E. A., Polatajko, H. J., Craik, J. (2007). Enablement foundations. In E, A. Townsend and H. J. Polatajko, Enabling occupation Ⅱ: Advancing an occupational therapy vision for health, well-Being, & justice through occupation. (p. 101) Ottawa, ON : CAOT Publications ACE.

설정하고 선택하며 의사결정할 때 전문적·법적인 책임감을 가지고 선택, 위험부담, 책임감에 주의를 기울이는 것이 필요하다는 것을 늘 견지해야 한다. 작업치료사들에게 모든 과정에서 클라이언트와 협력할 것을 권장하고 또한 클라이언트의 선택, 위험부담, 그리고 책임감을 지기 위해 열린 계획을 요구한다. 작업치료의 목표는 적절한 위험부담을 가지고, 안전하고 만족스러운 참여(engagement)를 가능화하는 것이다.

클라이언트 참여(Participation)

작업과 클라이언트 중심 치료에 초점을 둘 때, 클라이언트 참여(participation)는 가능화의 중요한 특성이 된다. 참여(participation)는 능동적인 개념으로 관여와 참여(engagement)라는 특징이 있고 행동하기, 의미 찾기, 그리고 하기(doing)를 통해 타인과 연결되는 생물학적 니즈로부터 주도되고 있다(Wilcock, 2006). 일상 작업에 참여(participation)는 사람과 환경 요소들로 형성되며 이는 관심, 관점, 니즈, 기대치, 욕구, 동기, 사회적 상황, 자원, 꿈, 희망, 그리고 가능성의 비전을 포함한다. 참여(participation)는 개별적 인간의 주체가 작업에 개인적으로 또는 집단적으로 관계맺기(engagement)를 통해 참여(participate)하게 한다.

1절에서 논의하였듯이 참여(participation)의 개념은 ICF(WHO, 2001)의 출간으로 세계적인 관심을 받았으며 이는 참여(participation)를 '실제 삶의 상황에 관여하기'로(p. 17) 정의하고 있다. 현재 연구는 참여(participation)의 ICF 분류를 작업치료의 결과측정(outcome measures)에 맞추어 그려내고 있으며 동시에 참여(participation)의 새로운 측정을 개발하고 검사하고 있다(Desrosiers et al., 2004; King et al., 2004). ICF의 참여(participation) 개념이 시민의식과 권리를 인정하는 의도이기 때문에 미국의 National Organization on Disability(NOD)는 참여(participation)의 정의에 시민의 개념을 도입하여 '장애가 있는 시민들이 물리적·사회적 주변 환경과 연결된 정도'라고 하였다(National Organization on Disability, 2000, p. 1). 따라서 작업치료에서 클라이언트 참여(participation)는 작업적 시민의식(occupational citizenship)의 개념으로 연결될 수 있다. 다시 말해 완전하게 통합된 시민으로 공정하고 통합적인 사회에서 참여(participation)의 자격을 부여 받고 모두를 위한 건강과 웰빙을 증진하는 것이 최상의 참여(engagement)이다.

작업치료 가능화가 가진 의미는 클라이언트를 작업치료, 다른 서비스, 그리고 자신의 삶의 결정에 참여(participate)할 수 있는 자격을 가진 모든 시민들까지 포함하게 한다. ICF

| 글상자 4.4 | **클라이언트 참여(participation)에 대한 고찰**

어떤 클라이언트들은 (연령, 성별, 문화, 사회계층, 교육 수준, 또는 성격 때문에) 작업치료 의사결정 과정에 참여하기를 원치 않을 수 있다. 그들은 자신들의 관심사, 관점, 또는 우선순위를 이야기하고 싶지 않을 수 있다. 이런 상황에서 우리는 작업치료사로서 전문가-치료사/수동적-환자 모델에 빠지지 않으면서 동시에 이 사람들의 비 참여에 대한 사회 또는 문화적 기대치를 존중할 수 있는가?

– Brenda Beagan

에서 언급하였듯이 작업치료사들은 참여(participation)에 영향을 주는 개인과 환경적 요소들이 가능화를 지지하거나 제한시킬 수 있다는 것을 알고 있다. 어떤 상황에서는 클라이언트가 선택하고 결정내리는 것에 참여(participate)하기를 원하지 않을 수 있다(글상자 4.4).

Hammel(2004a)은 작업치료 분야가 참여(participation)만 받아들이고 작업을 잊어버린다면 ICF가 작업치료사들에게 가능화를 만드는 것이 아니라 오히려 불가능을 초래하는 도구(disabling tool)가 될 것이라고 지적하였다. 작업치료사들이 ICF를 클라이언트 참여(participation) 없이 전문적인 이론의 틀로만 사용한다면 이 또한 불가능을 야기시키는 도구가 될 수 있다고 하였다. ICF를 사용한 클라이언트 중심 가능화를 위해서는 클라이언트가 작업에 참여(participation)를 위한 실천 계획을 수립할 때 능동적인 역할을 할 수 있도록 이끌어야 한다.

가능성을 위한 비전

클라이언트가 작업을 통한 참여(participate)를 할 때 작업적 어려움(도전)을 해결할 수 있는 가능성의 비전을 만들어 보여준다(Townsend & Landry, 2005). 그들과 작업치료사의 가능성에 대한 비전은 정신, 영혼, 육체를 가지고 삶에 참여(engage)하는 인간의 다양한 능력에 대한 가치, 신념, 그리고 이상에 기초하고 있다. 작업치료사들은 전문적인 신념, 지식, 그리고 경험에 기초하여 가능화의 비전을 가져야 할 것이며, 이는 이상적, 통합적 그리고 공정한 사회를 추구하기 위함이다(Townsend, 1993).

클라이언트가 가진 가능성에 대한 비전은 작업치료사들의 지원을 받아 기대할 수 없었던 삶에 활력을 불어넣어 줄 수 있다. 산업재해를 입은 사람들이 작업치료사들과 함께 직장 내 편의시설에 대한 해결을 찾지 못한다면 직업복귀 가능성을 상상할 수 없을 것이다.

구치소에 있는 젊은 범죄자들은 새로운 지역사회로 출소할 때 삶과 직장에서 필요한 기술과 자신감을 훈련시켜 줄 프로그램이 없다면 새로운 삶을 꿈꾸지 못할 것이다. 가능성에 대한 비전은 사람들이 이전에 상상했던 것과 다르게 작업을 수행하거나 시민으로써 더 완전하게 참여(participate)할 수 있게 해 준다. 가능성에 대한 비전은 참여(participate)를 위한 준비를 시작하게 하고 새로운 결정을 내리고, 위험을 감수하며, 그리고 이전에는 상상할 수 없었던 책임감을 열린 마음으로 받아들이게 해 준다. 본질적으로 일상의 작업에 참여(participate)하는 가능성에 대한 비전은 능력, 연령, 사회적 지위, 또는 다른 특징과 상관없이 사람들을 참여하게 하는 기회를 찾거나 만들도록 작업치료 분야에 도전을 준다. 현재 연구되고 있는 지식들은 작업치료사들의 가능성에 대한 비전에 관한 것으로, 예로 희망이라는 주제를 연구한 바 있다(Borel, Lija, Sviden, & Sadlo, 2001; Woodside, 1976).

장애, 다양성, 억압, 그리고 불평등에 대한 비판적 관점(Beagan & Kumas-Tan, 2006)은 가능성에 대한 비전과 희망을 제한하는 구조화된 기준에 대해 중요한 질문을 던진다. 가능성에 대한 비전은 현재 상황에 대한 반대 관점을 생각하게 만든다. 그래서 가능성의 비전이 주는 암시는 '*현재의 무엇*'에 도전해 보는 것이고 '*미래의 무엇*'을 생각해 보게 한다. 미래에 대한 신념은 '변화는 불가능하다'라는 개념을 거부한다.

여기서 강조되는 것은 작업치료사들의 근원적 질문이다. 작업치료사들이 현재 상황에 순응할 것인가 또는 도전할 것인가? 작업치료사들이 앞으로 가능성 있는 것들을 가능하게 할 것인가 아니면 이미 만들어진 사회적 기준 또는 기대에 사람들을 맞출 것인가? 작업치료사들이 클라이언트 임파워먼트와 사회참여의 기회를 증진시키기 위해 개인과 사회 변화를 가능화하는 용기와 지지를 가지기를 권장한다.

작업치료사들은 가능화를 위한 기초로 자신감, 희망, 존중, 준비성, 강인한 회복력과 이 장의 저자가 설명한 '지치지 않는 긍정'을 불어넣어주는 것을 목표로 한다. 표 4.3에서 제안하듯이 작업치료의 전형적인 특징은 진정한 관심과 공감, 성공의 기대, 그리고 개인과 사회 변혁을 위한 능력에 대한 신념을 확산시키는 것이다.

표 4.3 가능성의 비전 시작: 논점

- 관계를 통해 자신감, 희망, 회복을 불어넣다.
- 정신에 강인하고 지칠 줄 모르는 긍정을 가한다.
- 다른 사람들을 신뢰한다.
- 성공의 기대치를 확산시킨다.
- 진실된 흥미, 걱정에 대한 인식, 깊은 공감을 표현한다.
- 용감하게 전환과 임파워먼트를 위한 가능성을 표현한다.

변화

변화는 단순하게는 다른 위치, 경로, 또는 방향을 선택하는 것을 뜻한다(Merriam-Webster, 2003). 변화는 또한 새로운, 대체된, 또는 다른 상태로 전환 또는 변혁시키는 과정이기도 하다(Answers.com). 여기까지 가능화 기초에 대해서 읽은 후, 여러분은 다음과 같은 작업치료사를 상상해 볼 수 있다. 즉, 그 작업치료사는 남들이 기대하는 것 이상으로 지치지 않는 긍정과 비전으로 무장하고 있으며, 클라이언트를 새로운 존재로 전환 또는 변혁시키는 능동적 참여자로 만들고, 새로운 사회적 상황도 창조해 낼 수 있다. 여기서 말하는 것은 사람, 환경, 그리고 작업 변화에 영향을 줄 수 있을 뿐만 아니라 건강, 웰빙, 그리고 공정성이라는 목표를 이룰 수 있는 꿈을 꾸게 한다는 것이다.

1983년부터 1991년까지는(CAOT, 1991) 작업치료사들에게 클라이언트 작업수행의 발달, 유지, 회복, 또는 예방에 대해 교육하였다. 연구가 발전해가고 작업수행 이상의 구성요소들에 집중하면서, 변화는 다양한 클라이언트들을 가능화시키는 방향으로 가게 되었다. 예를 들어, (a) 생애주기에 따른 작업적 전환을 통한 발달, (b) 작업적 참여(engagement), 건강, 웰빙의 유지, (c) 작업적 잠재력과 작업수행의 복구, (d) 작업적 손실과 박탈, 작업적 소외 또는 다른 형태의 작업적 불공정성의 예방이 그것이다.

가능화 기초들 간의 관계를 나타내기 위해 변화 과정은 가능성의 비전과 신념, 즉 능동적인 존재로 참여(participation)가 개인과 사회적 변화에 영향을 줄 수 있다는 믿음을 보여주고 있다. 개인, 가족, 또는 집단 클라이언트와 함께 하는 작업치료는 작업수행과 그 이상의 변화를 가능화하는 것에 초점을 둘 수 있다. 지역사회, 조직, 또는 인구집단이 원하는 변화는 집단의 문제가 되기도 하는데, 예를 들면 한 기업이 폐업하였을 때 지역사회 구성원들이 겪는 작업박탈과 같은 문제이다. 조직의 변화차원에서 고려해볼 수 있는 것으로 장애를 가진 사람들이 일터에서 경험하는 격리화(따돌림)가 있다. 클라이언트 중심 가능화에서 작업치료사들은 다양한 관점들과 변화의 필요 여부에 대한 논의들을 존중한다. 변화를 가능화하는 개념에는 공평성의 유지, 선택의 보장, 위험성과 책임감의 균형이 내포되어 있다. 작업치료사들이 클라이언트의 변화를 가능하게 할 때, 우리는 이상적으로 클라이언트들이 본인들의 가능성의 비전을 기반으로 하여 변화하게 하거나 변화하지 않도록 하는 것을 상상하게 할 수 있다.

작업치료 가능화와 연관된 변화는 표면적으로 거의 감지할 수 없을 수도 있는데 가령, 노인들이 요양시설에서 스스로 요리를 하거나, 정원 가꾸기를 하게 될 때이다. 또는, 비장애인이 원하는 파트타임 직장에 장애인 채용을 우선으로 보장할 때와 같이 어떠한 변화는 급진적이어서 한쪽을 해방시키는 반면에 반대쪽은 위협을 받을 수 있다. 급진적 변화는 가능성을 결정하는 사회적 구조를 재형성할 수도 있고, 통합적인 참여(participation)를 제한할 수도 있다. 변화는 클라이언트와 작업치료사의 삶에 대한 관점을 변화시킬 수 있고 개인, 가족 구성원, 집단의 대표자, 그리고 지역사회, 단체, 인구집단의 대표자로서의 정체성을 다시 생각해 볼 수 있게 한다. 변화의 가능화는 은퇴생활로의 전환과 같은(Jonsson, 2009), 모든 삶에 걸쳐 일어나는 작업적 전환을 향하고 있다. 변화에 있어 작업치료의 관심은 작은 규모의, 즉 개인의 환경에 대한 신체적 적응일 수 있다. 예를 들어 휠체어 생활을 위한 학교, 일터, 또는 주방에서의 변화 등이다. 때때로 작업치료사들은 교육, 고용, 주택, 교통, 또는 기타 환경적 배경상황이 더 통합적이고 평등할 수 있는 큰 규모의 정책 변화를 추구할 수 있다. 그렇게 되면 변화는 권력과 관련된 질문과 매우 강하게 연결이 된다. 누가 변화에 영향을 줄 권력을 가지고 있는가? 변화는 어떻게 권력행사에 영향을 주며 특히 관심사가 충돌할 때에는 어떠한가? 클라이언트, 가족, 또는 지역사회가 서로 다른 가능성의 비전을 가지고 있을 때는 어떻게 되는가? 어떤 형태의 권력이 지배하게 되고, 클라이언트가 희망하는 변화가 이루어 졌을 때는 누가 이득을 보고 또한 누가 권력을 잃게 되는가?

변화 과정에 대한 지식과 기술은 클라이언트가 주도권을 행사하고 사회적 통합을 가능화하는 데에 필수적이다(Kegan, 1994). 특정 상황들을 위한 변화의 모델들이 많이 있지만(5장, 6장 참고) 작업치료사들은 자신들 스스로 질문을 만들고 토론하는 것이 보다 유용하다는 것을 알게 될 것이다. 이때 논의될 질문들은 예를 들면, 어떤 형태의 작업적 참여(engagement)가 개인의 변화를 이끌어 낼 수 있을까? 공유된 작업에 참여(engage)하였을 때 생기는 변화는 그 집단에 어떻게 작용하는가? 만약 우리의 트레이드마크가 사람들로 하여금 작업에 참여(engage)하게 하는 것일 때, 사회적 변화를 가능화하는 작업치료사들에게는 어떤 기회가 찾아오는가? 작업치료사들이 불합리한 정책이나 물리적 환경을 변화하도록 클라이언트를 참여(engage)시킬 때 누가 적절한 파트너가 될 것인가?

공정성 – 다양성과 평등

많은 작업치료사들은 사람들이 스스로를 돕고, 자신의 삶에 실질적이고 실용적인 차이를 만드는 기회를 매우 가치 있게 여긴다(Kumas-Tan & Beagan, 2003). 작업치료사의 전문분야에서 도움에 대한 가치는 가능화의 개념에 포함되어 있다. 하지만 작업치료사가 작업치료 기술, 기법, 그리고 보조공학을 사용하여 사람들을 가능화하게 하더라도 다음의 질문을 하는 것이 중요하다. “클라이언트와 함께 하는 우리의 일을 통해 또 다른 무엇을 가능하게 할 수 있는가? 모든 가능화의 노력들은 우리의 가치들과 일맥상통/일관성이 있는가?

작업치료사들은 여러 인구집단과 함께 일하며 작업적 전환과 웰니스/건강을 가능화하고 작업적으로 약자인 사람들이 작업적 잠재력을 발견할 수 있게 한다. 장애인들에 대한 사려 깊은 고민은 공정성이 어떻게 가능화의 기초가 되어야 하는지를 보여준다(Morris, 1992). 장애인들은 그들이 실제의 자신들보다 충분하지 않다는 지배적인 믿음에 직면하게 된다. 그들은 어떻게든 바뀌어서 더욱 더 '정상'에 가까워야 한다. Morris(1991)가 얘기하였듯이,

> *장애인(disabled people, 장애화된 사람들)들이 경험하는 가장 억압적인 특징은 '우리가 아닌 다른 사람이 되려 한다.'라는 편견이다. 다시 말해 우리는 '정상'이 되길 원한다는 것이다(p. 105).*

물론 어떤 사람들은 그들이 '정상'이 되기를 원하는 것이 전부라고 주장한다. 하지만 만약 작업치료사가 정상이 된다는 것이 장애가 없는 신체(able-bodied)를 가지고 있는 것이라는 관점을 받아들인다면, 작업치료사는 어떤 가치 위에 행동하는 것인가? 작업치료사는 작업을 가능화할 수 있겠지만, 반면에 작업치료사는 장애가 있다는 것은 비정상이고, 틀린 것이거나 창피한 것이라는 믿음을 가지게 되는 것이 아닌가? 역설적이게도 장애가 바뀌어야 한다는 믿음이 많은 장애인들로 하여금 가장 자신들을 불능화/불가능화/장애화(disabling) 시킨다는 것이다(Morris, 1991).

여기에서 작업치료사 스스로에게 해야 할 질문들은 독립성을 목표로 향해 일을 한다면 우리는 무엇을 가능하게 하는 것인가? 어디까지 우리는 사람들이 서로 도와주지 않고 다른 사람의 관여 없이 스스로를 돌볼 수 있어야 한다는 믿음을 가져야 하는가? 장애인들의 독립성을 증진시키는 노력은 사실 비장애인들에게 더 이득이 되며, 이는 결국 그들이 장애인들을 도와주는 부담으로부터 자유로워지거나 '건강한 사람들의 세상'에 적응하게 한다(French, 1991). 장애인들에게 독립성을 기대하고 요구함과 동시에 도움을 주고 받는 것의 유익을 부정하게 한다.

> *장애인(disabled people)들은 자신들의 장애를 관리하고 극복하며, 독립적이고, 정상이 되게 조건화되어 왔다. … 이러한 압박은 도움을 받아들이는 것을 어렵게 한다. 장애인의 사회 어디에서도 이들을 그렇게 하라고 권장하지 않는다. 하지만 도움을 주고 받는 것은 인간의 경험을 매우 풍부하게 할 수 있다(French, 1991, p. 47).*

그러면 독립성을 증진할 때 작업치료사는 무엇을 가능화하는가? 작업치료사는 독립성이

의존성보다 더 좋다는 믿음을 가능하게 할 수 있다. 도움을 요청하는 것은 실패를 의미하는 것이기 때문에 장애인들은 도움을 요청하면 안 된다라는 믿음을 가지기도 한다. 단기적인 개인의 이득은 장기적으로는 손실이 축적되는 데 영향을 끼칠 수 있다.

이러한 질문들에 대해 정직하게 직면하고, 가능한 답을 찾기 위해 애쓰는 것은 우리가 우리의 일을 통해 무엇을 가능화하는지 성찰할 수 있게 한다. 작업치료사가 가능화하기 *원하*는 것이 아니라 공정성의 관점에서 우리는 가능화의 의미를 다음과 같이 제안한다.

- 장애인을 포함한 인구집단은 구조적으로 불공정성을 경험한다는 것을 인지하기
- 사람들 그 자체로 긍정적인 태도를 표현하기(능력, 연령, 또는 다른 사람들의 도움에 의존하는 것과 상관없이)
- 사람들은 사회(가족 내, 학교 내, 직장 내, 지역사회 공간 내에서)에서 각자의 위치가 있어야 한다는 것 그리고 그들 모습 그대로 사회에 참여(participate)할 권리가 있다는 믿음을 표현하고 행동하는 것
- 작업치료사가 사람들이 지금 그대로 '좋지 않다'는 것이 보이면, 사람들은 '더 좋아지게' 변해야만 한다(더 잘 이동하고, 더 독립적으로 등). 이때 작업치료사 자신에게 그리고 다른 사람들(클라이언트, 가족, 동료들)에게 질문하기

때로는 작업치료사는 사람들이 변할 수 있게 도울 것이고, 어울리는 방법을 찾고, 사회의 기대에 맞추어 갈 것이다. 하지만 이런 일을 할 때 작업치료사의 노력은 클라이언트의 충분한 인식에 기반한 결정에 따라야 하며, 무언가 특정한 방법으로 해야 한다는 암묵적인 추정에 따라서는 안 된다. 어떤 경우에는 클라이언트들이 자존심을 지키며 무언가를 다르게 하도록 지지할 수 있고 사람들이 무언가를 '정상적으로' 또는 독립적으로 해야만 가치가 있고 사회의 구성원으로 기여할 수 있다는 것이 아니라는 것을 이야기해 주어야 한다.

공정성에 집중하여 작업치료사는 사람들의 환경과 작업에 대해 전체적으로 생각해 보아야 한다. 하지만 대부분 작업치료사에게 순간 떠오르는 생각은 의학적 맥락에서 손상(impairment) 문제일 것이다. 손상에 초점을 둔 배경상황에서는 클라이언트의 작업수행 문제의 근본을 손상이라고 생각하기 쉽다. 손상의 한 부분을 작업수행의 모든 문제로 연결지어 생각해 버린다. 건강 서비스팀 내에서 작업치료사로서 작업치료 업무를 다른 팀과 소통하기 위해 ICF(WHO, 2001)에서 정의한 신체기능을 언급할 때 신체적·인지적 손상을 강조하는 경향이 있으며, 작업치료사는 주로 손상을 교정하거나 손상을 보상하는 일을 한다. 이러한 치료는 공정성에 있어서는 부정적인 영향을 줄 수 있다.

공정성, 다양성, 그리고 평등에 대한 비판적 성찰은 우리로 하여금 한 걸음 뒤로 물러나서 모든 문제들이 손상 또는 결함 때문에 발생하지 않는다는 것을 상기시켜 준다. 때로는 문제의 근원은 사람들이 어떻게 해야 하거나 하지 말아야 하는 또는 무엇을 해야 하고 무엇을 하지 말아야 한다는 사회적 규범에 있기도 하다. 다음의 몇 가지 주요 쟁점들이 사회 규범에 대해 재고하게 해 준다.

- 작업치료사는 사회화 과정에서 사회 규범을 내면화하고, 그 사회 규범을 반영하는 체계, 제도, 그리고 법을 만들어 간다. 즉, 사회 규범은 체화(體化)되고 제도화된다.
- 작업치료사는 일반적으로 우리의 일상생활에서 사회 규범이 이미 광범위하게 만연되어 있어서 자각하기가 쉽지 않다. 즉, 이는 우리의 일상의 세계에서 당연시 여겨지는 부분이기 때문이다.
- 작업치료사는 모두 규칙을 정하고, 일상의 습관, 일과, 말과 침묵, 행동과 무행동을 통해서 매일 매일 사회 규범을 강화하고 있다.
- 어떤 사회 규범은 긍정적이고 건설적이며 우리가 조화롭게 살 수 있게 도와준다. 예를 들면, 서로 차별하지 못하게 하는 규범이 있다.
- 또 다른 사회 규범은 분열을 초래하고 파괴적이며 서로에게 위험을 준다. 이 규범은 좋고 나쁨에 대한 사고를 규정하여, 어떤 사람들이 다른 사람들보다 더 낫다는 차별을 암시해 준다. 어떻게 생겼는지, 얼마나 도움이 필요한지, 돈을 얼마나 버는지, 어떤 사람을 사랑하는지, 무엇을 믿는지 등에 대해 편견을 가지고 생각하기 때문이다(예를 들어, 사람은 이렇게 생겨야 한다, 비장애인처럼 '정상'처럼 보이는 것이 더 좋다, 젊게 보이는 것이 더 좋다, 날씬해 보이는 것이 더 좋다).

비주류 사회 집단의 사람들은 특히 사회 규범을 더 제한적이고 구속적으로 느낄 수 있는데, 이는 그들이 일반적으로 사회의 주류 집단을 이상적이라고 생각하게 되기 때문이다. 그 규범은 주류 집단을 좋고 정상적이며 자연스럽다고 생각하게 하는 반면, 비주류 집단에 있는 사람들은 좋지 않은, 비정상적인, 그리고 자연스럽지 못하다고 단정짓는다. 캐나다에서 비주류 집단의 예는 장애인, 여성, 노인, 게이, 레즈비언, 또는 양성애자, 소수민족, 소수 종교집단이다. 작업치료는 역사적으로 비주류 집단에 관심을 가져왔는데, 이는 사회 규범에 대한 문제를 공정성, 다양성, 평등의 가능화 기초로 매우 중요하게 설명한다.

사회 규범을 생각하게 될 때, 작업치료사는 클라이언트가 반드시 손상에 기인하지 않은 문제들도 분별하게 해 줄 수 있다. 작업치료사는 ICF(WHO, 2001)에 따른 참여(participation)의 최상의 수준에서, 진정으로 작업과 환경에 초점을 맞춘다. 사회 규범에 주의를 기울일 때, 우리는 공정성에 일치하는 가능화를 위한 선택사항을 잘 볼 수 있고, 클라이언트는 다음과 같은 선택사항을 고려할 수 있도록 할 수 있다.

- 클라이언트에게 속한 사회 규범을 따라가고 대응하게 한다(문제를 피해 돌아가기, 문제에 적응하기).
- 클라이언트를 제한하고 구속하는 사회 규범을 명명하고, 의문을 제기하며, 도전하게 한다(문제에 직면하고 해체하기, 사회적 변화를 위해 노력하기).

다양성과 불평등의 인지에 기반한 가능화의 의미는 (a) 우리의 삶을 포함하여 사람들의 일상생활이 어떻게 사회 규범에 의해 형성되는지를 아는 것이고, (b) 장애인들이 본인들의 능력, 민족성, 인종, 성적 취향, 종교, 성별, 또는 연령으로 인해 부딪히는 상황들을 명명하는 것이다. 작업치료사가 사회 규범이 어떤 집단에게는 불공정하다는 것을 알게 되면, 공정성을 향해 할 수 있는 가능성과 해결책도 있다는 것을 알 수 있다. 공정성, 다양성, 그리고 평등의 이슈들은 클라이언트 참여(participation), 가능성의 비전, 그리고 변화를 일으키는 권력 공유 등과 밀접한 관련이 있다.

권력 공유

작업치료의 기초 중 가장 오래된 것은 클라이언트 중심의 협력이다. 클라이언트 중심의 협력을 하기 위해서는 높은 수준의 자각과 뚜렷한 권력 공유의 의지가 필요하다. 클라이언트들은 그들이 권력을 공유할 자격이 있다는 것과 본인들의 작업과 작업치료에 대한 선택과 결정을 할 때 권력을 공유하기 위한 구체적인 기회와 자원이 필요함을 알아야 한다. 이상적으로 작업치료사들은 클라이언트들이 본인의 권리를 행사하여 본인이 선택한 의미 있는 작업에 참여(participate)하기 위해 무엇을 원하고, 무엇이 필요한지, 또는 무엇이 기대가 되는지 표현하게 해 준다.

이상적이고 협력적으로 권력이 공유된 구조에서 개인 권력은 보장 받을 수 있다; 사람 내와 사람 간 권력은 공존한다(Schaeffer, 2002). 개인은 상호 존중하는 구조에서 그들의 재주, 재능, 능력들을 발달시키고 표현해낸다. 성공적이고 협력적인 권력 공유는 진정한 관심, 인정, 공감, 이타심, 신뢰감, 그리고 창의적 의사소통들과 관련이 있다. 진정한 경청자는 호기심과 궁금증을 가지고 각각의 클라이언트에게 관심을 표현하고, 더 깊은 이해를 위해 자세히 헤아리게 된다. 작업치료사는 자신과의 대화에서 "나는 이것이 확실해"에서 "난 무엇이 궁금해"로, 그리고 "나는 이 클라이언트에게 무엇을 말할까?"에서 "우리는 서로에게서 무엇을 배울까?"로 변하게 된다.

탐색, 호기심, 그리고 궁금증은 시너지를 일으키는 전조이고, 협력관계를 이루어가고 있다는 현상이다. 두 명 이상의 시너지에서 생기는 혼합 효과 또는 상호작용은 개개인의 노력의 합보다 크다(Linden, 2003). 시너지의 반대말은 적대감이며 이는 노력을 약화시킨다. 어떤 자가 적대감과 지배력을 모두의 이익이 되는 권력 공유로 바꾸어 주는가? 협력적인 작업치료사는 서로의 마음과 생각의 역동적인 참여(engagement)를 의사소통, 관계기술, 소속감을 통해 가능하게 한다.

작업치료가 전문분야라는 관점에서, 또한 의료서비스 내에서 협력적이지 않으며 위계적 조직 관계로 치료를 하고 있다는 점에서 이상적 권력 공유 문제가 발생한다. 전문분야는 전문지식과 기술에 따른 지위와 특권에 기반하여 위계적으로 구조화되고 조정받는 것을 특징으로 한다(Freidson, 1970, 1986, 1994, 2001). 그러나 협력은 전문가와 관리시스템이 가지는 개념과 기대와는 반대되는 개념이다. 협력은 클라이언트, 환자, 그리고 가족을 중심으로 두는 현대적인 핵심개념이다. 협력적인 클라이언트 중심 가능화에서의 전문가와 권력을 클라이언트에게 하향식으로 행사하는 전문가와는 큰 차이가 있다. 주요한 차이는 협력적이며 공유된 권력과 지식이 서열이 아닌 수평적으로 운영된다는 것이다(Schaeffer, 2002).

작업치료는 보건전문가들의 의료 서열체계에 위치하고 있는 전문분야이다. 하지만 작업치료사들은 클라이언트 중심 가능화라는 좋은 목적을 가지고 있으므로, 클라이언트와의 관계에서 지배자로서 위치에 있기를 망설이게 된다(Townsend et al., 2003). 작업치료는 권력 구조들의 갈등이 많은 교차 지점에 위치하고 있다. 전문분야와 의료서비스의 서열 구조가 작업을 통한 클라이언트의 참여 가능화와 관련된 수평적, 협력적 권력 공유의 이상과 정면으로 부딪치는 지점이다. 본질적으로 작업치료는 위계적 관계와 수평적 관계를 가로질러 운영되며(Townsend et al., 2003) 눈에 보이지 않는 수직적 관계와 수평적 관계의 충돌이 일어나는 지점에서 치료가 이뤄진다. 작업치료 전문분야는 의료 수직관계에서의 지위를 높이는 동시에 비주류 집단과 소외된 인구집단과 협력적인 동반자 관계를 발전시키기를 희망한다. 이 모순적 위치가 주는 도전과 잠재적 강점들이 작업치료를 지속적으로 만들어간다. 낙관적으로는 작업치료사가 그러한 수직적 서열 내에서 협력적 주도권을 옹호하고, 클라이언트 중심 가능화를 통해 클라이언트에게 권한을 줄 수 있는 잠재력이 있음을 알 수 있다.

권력 공유의 인식은 전문분야, 클라이언트, 동료, 재원 그리고 관리자들이 받아들일 수 있도록 협력, 조정, 관리하기 위해 필요하다. 전문가가 느끼기에, 클라이언트는 클라이언트 자신에게 최선이 아닌 방향으로 치료를 이끌어가기를 원할 수도 있다(Gage & Polatajko, 1995; Townsend & Landry, 2005). 어떤 클라이언트는 자신이 선택하거나 결정하기를 원치 않고 오히려 전문가의 지식에 의존할 수도 있다.

권력 공유의 이론적 기초를 탐구하고 싶은 작업치료사들은 특히 권력의 사회적 이론에 대한 문헌들을 많이 참고한다. 사회구조에 대한 주의와 비판적 성찰은 전문가로써 우리의 권력과 클라이언트의 권력을 변혁시키기 위한 가능성과 한계성에 대한 자각을 이끌어낸다. **글상자 4.5**에는 부모되기 또는 성차별과 관련된 권력 공유에 대한 비판적 성찰이 있다.

| 글상자 4.5 | 권력 공유에 대한 고찰

작업 또는 웰빙의 해로운 상황에 도전할 때, 작업치료사는 어떻게 협력적 권력 공유와 공정성을 향상하는 목표 사이에서 발생할 잠재적 갈등을 협상할 수 있는가? 예를 들어, 문화적 배경에 뿌리를 둔 클라이언트의 양육방법이 아이에게 해로워 보일 때 어떻게 하는가? 또는 개인이 문화적 다양성이라는 이름으로 성차별 또는 차별을 드러낼 때, 여성 또는 여자아이들이 특정 작업에 참여(engage)하는 것을 허용하지 않거나 장애가 있는 가족 구성원이 다른 구성원들에 비해 가치가 더 적다고 고집한다면 어떻게 하는가?

—Brenda Beagan

4.6 캐나다 클라이언트 중심 가능화 모델 (Canadian Model of Client-Centered Enablement, CMCE)

가능화의 정의와 가능화 기초를 수립하면서 이 장은 캐나다 클라이언트 중심 가능화 모델(CMCE)을 통해 소개된(**그림 4.3**) 가능화를 작업치료의 핵심역량으로 삼고 있다. 10가지 체크리스트가 있는 **표 4.4**는 CMCE의 가능화에 대해 설명하고 있다. CMCE는 클라이언트 중심 가능화를 위한 시각적 비유이며 다음의 전제들에 기반하고 있다.

> *작업에 초점을 둔 가능화와 가능화하기는 작업치료사들이 실제로 하고 있는 것을 설명하고 있다. 가능화는 작업치료사들의 핵심역량이다.*
>
> *클라이언트 중심 가능화는 가능화 기초에 기반하고 있으며 개인, 가족, 집단, 지역사회, 단체, 인구집단이라는 클라이언트들과 협력적인 관계를 가지고 가능화 기술들을*

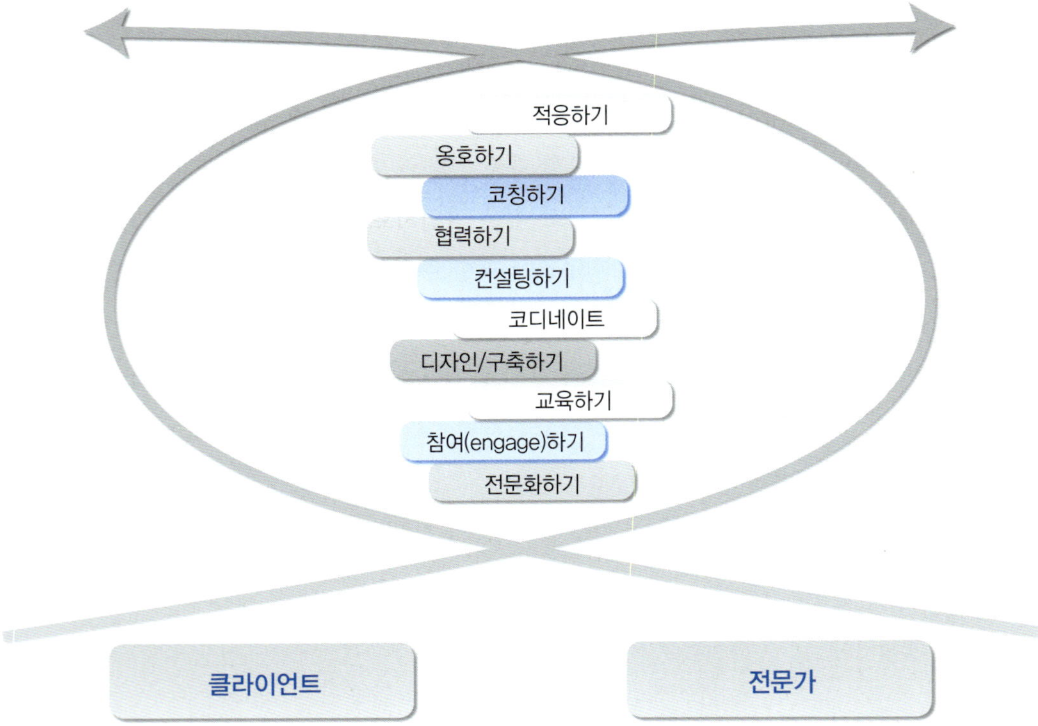

그림 4.3 캐나다 클라이언트 중심 가능화 모델(CMCE)

출처: Townsend, E. A., Polatajko, H. J., Craik, J., & Davis, J. (2007). Canadian Model of Client-Centred Enablement. In E. A. Townsend and H. J. Polatajko, Enabling occupation II; Advancing an occupational therapy vision for health, well-being, & justice through occupation. (p. 110) Ottawa, ON; CAOT Publications ACE.

표 4.4 캐나다 클라이언트 중심 가능화 모델의 강조

작업치료 가능화는…

- 작업치료사들이 무엇을 하는 것이다 – 핵심역량
- 가치기반 개념적 가능화 기초에 기반한다.
- 작업에 대한 클라이언트 중심 접근방법으로 구분된다.
- 시작점과 종료지점으로 이루어져 있으며, 이는 의뢰와 계약으로 정의된다.
- 클라이언트–전문가 관계에서 참여적이고 협력적이다.
- 목표지향적이고, 개인과 사회 변화를 위한 클라이언트와 전문가 협의에 기반한다.
- 가치 기반이며, 다양한 배경상황에서 표준화되지 않는 개인부터 인구집단까지 다양한 클라이언트와 함께 진화한다.
- 10개의 주요 관련된 가능화 기술들의 범위를 통합하면서 임상에 적용된다.
- 일상생활에서 건강, 웰니스, 통합, 그리고 공정성을 위한 가능성의 비전에 의해 활성화된다.
- 구조적 권력 불평등, 선택의 다양성과 이슈, 위험성과 책임에 있어 비판적으로 고찰하고 주의를 기울인다.

사용하여 작업을 통한 건강, 웰빙, 공정성의 비전을 향해 현실의 삶을 향상시킨다.

CMCE의 주요 특징은 두 개의 비대칭적인 곡선이다. 이들은 클라이언트-치료사 관계에서 보여지는 역동성, 가변성, 변동성, 위험에 대한 감수, 그리고 권력의 차이를 나타낸다. 이 비대칭적 곡선은 다양한 형태의 협력의 가능성을 제안하고 있다. 클라이언트-치료사 협력의 진화하는 본성은 이 곡선이 대칭적이고 반듯하거나 정적이지 않으며, 표준화되거나 예측 가능하지도 않고, 규범적이지 않을 것이라는 것을 의미하고 있다.

클라이언트-치료사 관계

클라이언트-치료사 관계의 목적은 작업을 통해 일상생활 참여(engagement)에 영향을 주는 작업적 참여(engagement)와 사회구조 내에서 개인과 사회 변화를 가능화하기 위함이다. 두 곡선의 교차 지점은 관계들의 경계를 표시하는 것이다. 두 교차 지점은 각 가능화 교차 지점의 시작과 끝의 틀을 만든다. 이들은 캐나다 임상과정 이론(Canadian Practise Process Framework, CPPF) 9장과 10장에서 묘사하였듯이 치료에 들어가기/시작하기, 그리고 치료를 나가기/종료하기를 표시하는 행동 지점이다. 이 두 행동 지점은 한 시간의 만남과 같은 일회성 중재의 틀을 잡거나 며칠, 몇 주, 몇 달, 혹은 몇 년에 걸친 임상적 의뢰나 서비스 계약의 틀을 잡을 수 있다. CMCE에서 시작 시점은 아래 지점을 나타내고 있다. 위의 지점은 클라이언트와 작업치료사가 모두 진행하였을 때 계약의 끝을 나타내고 있으며 화살표가 가리키듯이 다른 방향으로 진행된다. 어떤 사람은 이 그림을 90도 또는 180도로 회전시켜 CMCE를 옆으로 또는 위에서 아래로 보는 것을 선호하기도 한다.

가능화의 경계는 의뢰 또는 계약, 서비스 조건, 물리적 환경, 그리고 사회문화적, 경제적, 정치적, 제도적 배경상황에 따라 다를 수 있다. 또한 이 경계는 특정 배경상황에서 치료의 범위를 지지하거나 연장하기도 하고 제한시킬 수도 있다. 각 치료는 가능화 가능성을 지배하는 정책, 법, 또는 펀딩지원체계에 기반한 가치와 개념에 내포되어 있다. 임상환경을 조정하는 문서의 다른 예로 전문 범위에 대한 기술, 팀의 역할과 기능에 대한 용어, 재정사용 지침과 예산, 교육을 위한 교재와 논문, 그리고 홍보와 관련된 정보를 포함한다.

클라이언트-전문가 관계를 위한 경계는 전문가들의 규정에 의해 정해지는데 이들은 전문적, 질적 서비스를 위한 윤리적, 법적, 재정적 책임을 가지고 있다. 클라이언트는 자신들에게 무엇이 가장 잘 맞을지 선택하고, 위험을 감수하고, 대응하고 의사소통할 책임이 있다. 어떤 사람들은 구어적 표현보다는 창의적인 방법으로 자신의 선택을 표현할 수 있다. 작업치료사들은 클라이언트들이 자신의 목표를 향해 선택할 수 있도록 도와줄 책임이 있다. 여기에서 규정은 전문가들이 위험성(그리고 기회를)을 제한하도록 도와주는 역할을 한다. 이는 특히 의료적 배경상황에서 환자들 본인의 경험과 과학지식이 전문가와 다른 경우에라도, 전문가의 권장사항에 따라가는 경향이 있을 때 그렇다.

클라이언트 중심 가능화의 권력 공유 기초는 지식과 역량에 대한 전문가의 주장들이 조심스럽게 다루어질 것을 요구한다. 전문가들은 주로 하향식 방법에 정통하다고 여겨지는데 이들은 실제로 클라이언트들의 역량을 축소시킬 수도 있다. 클라이언트의 지식과 기술은 인정되지 않고 게다가 돈이 지급되지도 않는다. 클라이언트가 순응적이지 않거나 마음에 들어 하지 않으면 치료 서비스, 보험금 청구, 또는 다른 것들을 얻을 수 없음에 대한 가능성 때문에 클라이언트 선택은 사실상 자유롭지 않다. 사보험 서비스에서 클라이언트-전문가 관계의 상업적 특징들이 선택, 위험 부담, 그리고 책임에 있어 통제를 만들어낸다. 사보험 서비스에서 클라이언트 본인들은 직접 지불하는 서비스들에 대해 받을 자격이 있음을 표현해야 한다. 공공서비스 안에서는 클라이언트 자신들의 선호를 표현하라고 권유하지만, 서비스 받을 가능성은 예산 때문에 제한되기 쉽다.

4.7 가능화 기술과 리더십

작업치료 가능화 기술과 리더십은 가능화 철학에 기반하고 있으며 여기에는 복잡한 원리와 과정들이 있다(Townsend & Landry, 2005). 따라서 작업치료 가능화는 부모, 친구, 다른 사람들 영향으로 발생하는 일반적인 일상생활의 가능화를 넘어선다(**표 7.1**). 지금까지는 클라이언트, 클라이언트 중심 치료, 가능화 기초, 그리고 클라이언트-전문가 관계와 관련하여 작업치료 가능화를 정의하였다. 이제 여기서부터 CMCE에서 묘사된 가능화 기술의 범위를 고려하여 가능화의 구체화된 정의를 제공하고자 한다.

> *작업에 초점을 둔 가능화하기(동사)와 가능화(명사)는 작업치료의 핵심역량이며 가치-기반, 협력적, 권력 평등과 다양성에 관심을 갖는, 또한 개인과 사회 변화에 대한 비전을 가지고 있는 주요 가능화 기술의 스펙트럼/범위를 보여주고 있다.*

CMCE는 작업치료 가능화 기술들을 무지개처럼 여러 길이와 색깔을 가지고 있는 띠로 묘사하고 있다. 10가지 색의 띠는 작업치료 가능화 기술에 대한 광범위한 리스트에서 추출된 10개의 주요 가능화 기술을 나타낸다(**표 4.5**, **표 4.6**). 이 10개의 기술들은 주요한 기술로서 인정되며, 이들은 작업치료 가이드라인을 위한 초기의 검사에서 작업치료의 본질을 담아내고 있기 때문이다. 클라이언트의 다양성과 가능화를 위한 배경상황을 고려하여 주요 가능화 기술의 순서에는 우선순위가 매겨지지 않았다. 오히려 이 10개의 주요 가능화 기술들은 쉽게 외울 수 있게 하기 위해 알파벳 순서로 나열되어 있다. 이들은 **표 4.5**에 요약되어 있다.

표 4.5 주요 작업치료 가능화 기술: 한눈에 보는 범위

10개 주요 기술	한눈에 보는 작업치료 가능화
적응하기	"개인은 지속적으로 자신들의 작업에 적응한다"라는(Meltzer, 2001, p. 17) 것을 고려하였을 때, 개인부터 인구집단까지의 클라이언트들과 함께 작업적 도전에 반응하기 위해(Schkade & Schultz, 1992) 클라이언트와 함께 특정 사용 또는 상황을 적합하게 하거나 적절하게 만든다(Answers.com).
옹호하기	클라이언트와 함께 비판적 관점을 가지고, 권력 공유의 새로운 형태를 가져오고, 주요 의사결정자들에게 알려진 새로운 선택사항을 제시하고 로비한다. 지지하기 위해 말하거나, 변호, 또는 주장한다(Houghton–Mifflin Company, 2004).
코칭하기	클라이언트와 함께 "… 클라이언트 자신들의 개인적 전문적 삶에서 성취감의 결과를 얻기 위해 설계된 진행 중인 동반자 관계이며, 자신들의 수행을 향상하고 삶의 질을 향상하는 것을" 발달하고 유지시킨다(International Coach Federation, 2006).
협력하기	작업적 문제점들에 대해 클라이언트와 함께 일하기 위해 권력을 공유하는 것이며(Schaeffer, 2002) 이는 함께 하는 지적 노력 또는 공통된 종결에서(Answers.com) 그들을 위해 또는 대신 해 주는 것과, 대비된다. 개인의 노력의 합보다 더 큰 결과를 이루기 위해 진실된 관심, 타인에 대한 인정, 공감, 이타심, 신뢰와 창의적 의사소통과 함께 재능과 능력을 공유(Linden, 2003)하며, 이는 전문성이 클라이언트 경험의 우위에 있다는 우선순위에 기반한 하향식의 방법으로 운영된다는 것을 의식하고 있어야 한다(Freidson, 2001).
컨설팅하기	넓은 범위의 클라이언트와 함께 임상과정 내내 관점을 교환하고 상의한다(Answers.com); 관리, 교육 또는 연구에서 팀원, 지역사회 보조인, 사회적 기업, 정부 관계자, 사업 대표, 비정부 단체, 소비자 단체, 특정 이익 집단 등과 상의한다.
코디네이트	클라이언트와 함께 정보를 통합, 합성, 그리고 기록, 사람들을 자원과 연결, 학생들과 보조인으로 이루어진 팀을 관리, 정부 사람들과의 상호작용을 이끌고 또한 넓은 범위의 이해당사자들로부터 공통된 조치 또는 노력에 대한 계획을 맞추고 조직화한다(Houghton–Mifflin Company, 2004); 특정 효과를 얻기 위해 합의, 조합, 그리고 적응을 발달시킨다(Answers.com).
디자인/구축하기	클라이언트와 함께 보조공학 또는 보조기와 같은 제품을 디자인 또는 구축한다(McKee & Morgan, 1998); 인공적인 또는 정서적 환경에 적응하기 위해 디자인하고(Clark et al., 2001), 계획 또는 전략을 만들어(Answers.com) 프로그램과 서비스를 디자인하고 적용하며(Rebeiro et al., 2001), 어떤 상황에서는 기술, 프로그램, 또는 서비스를 실제 구축한다.
교육하기	클라이언트와 함께 성인과 아동 교육의 철학과 임상을 적용하며, 하기(doing)를 통한 학습을 강조하는 경험적·행동적 교육에 초점을 둔다(Dewey, 1900; Dewey & Bentley, 1949).
참여하기(Engage)	하기(doing)와 참여(participation)하는 것에 클라이언트들을 관여시키며, 다시 말해 점령되기 위해 다른 사람들과 자신을 관여시켜 대화하는 것 이상의 조치를 취한다(Answers.com).
전문화하기	클라이언트와 함께 특정 상황에서 특정 기술을 사용하며, 예를 들어 치료적 접촉과 자세 잡기, 작업에 아동을 참여(participate)시키는 것을 가능화하기 위해 신경발달 기법을 사용, 또는 성인들을 자신들의 임파워먼트에 참여(engage)할 수 있게 정신사회 재활 기법을 사용하는 것 등이 있다.

표 4.6 작업치료의 범위: 주요 관련 가능화 기술

주요 기술	관련된 가능화 기술
적응하기	수용, 조정, 작업을 하기 가능한 요소로 '분석과 분류', 설정과 재설정, 순응, 대처, 관찰, 맞춤
옹호하기	도전, 옹호, 개발(가이드라인, 정책, 지위, 규정, 보고서), 비판적 관점을 발생, 정치적 전략, 권력 공유와 임파워먼트를 촉진, 교육, 로비, 시각화, 이동, 증진, 의식 증진
코칭하기	격려, 지도, 도전, 선택 확장, 책임 묻기, 큰 그림 보기, 청취, 멘토, 동기부여, 강력한 질문 제기, 고찰, 재구성, 지지
협력하기	소통, 협조, 격려, 촉진, 연합 형성, 중재, 협상, 동반자, 경쟁적 관심 해결, 동기 이용
컨설팅하기	충고, 선택사항에 대한 논의, 상의, 상담, 조언, 통합, 권고, 제안, 합성과 요약
코디네이트하기	정리, 함께 모으기, 사례 조정/관리, 예산 개발과 관리, 문서화, 통합, 확인, 뒤섞임 또는 함께 섞이기, 사람, 재정, 공간과 재료 자원을 할당, 앞장서기, 연결, 관리, 네트워크, 조화, 조직화, 감독, 합성
디자인/구축하기	상상, 건설, 창조, 개발, 창안, 제작, 수립, 마음속에 그리기, 분석, 제조, 기획, 처방, 제시, 재디자인, 재구축, 전략 짜기, 시각화하기
교육하기	시범, 알려주기, 지시, 정보제공, 하기(doing)를 통한 학습을 도모, 공지, 적절한 도전을 제시, 기술에 대한 학습 제공, 암기와 반복적 학습을 제공, 전환적 학습 제공, 가장하기, 가르치기, 훈련, 개인지도
참여하기(engage)	신뢰 쌓기, 정상 기대치에 도전, 준비성과 자신감을 발달, 동시에 하기, 시험 또는 기술의 사용에서 수행에 기반하기, "하기(doing)"에 참여(engage), 작업적 문제점과 잠재력을 확인, 관여, 점령, 잠재력 활용, 사회적 이동, 가능성과 희망의 비전을 시작, 작업을 통해 창의적 표현을 자극, 최상의 참여(participation)를 도모, 잠재력을 이용
전문화하기	신체기능 촉진, 수동적 기법을 적용(예: 신체적으로 지지, 지지대 이용 등), 전문화된 이론을 적용(예: 자산 기반 임상, 인지적 접근방법, 운전 재활, 인체공학, 집단 치료, 정신사회 재활, 감각통합 등)
가능화를 뒷받침하는 포괄적인 기술	
• 처리기술: 분석, 측정, 비평, 공감, 평가, 검사, 적용, 중재, 조사, 기획, 고찰 • 전문기술: 윤리와 도덕 강령에 순응, 전문가 규제 요구사항에 순응, 임상내용 기록 • 학문기술: 근거 사용, 프로그램과 서비스 분석, 지식 생성과 유포, 지식 전이	

CMCE는 리더십 도구로 작업치료사로 하여금 가능화로 안내하고, 특히 효과 대 비효과적 가능화에 주의를 기울이게 해 준다. 가능화에서 작업치료 리더십은 협력적으로 일하기, 개인/가족/집단의 우선순위에 경청하기, 가장 도움되는 가능화 접근에 대해 클라이언트와 협상하기를 통해 이루어질 수 있다. 가능화에서 작업치료 리더십은 또한 클라이언트들과 작업적 문제를 가진 이 사람들의 목소리를 포함하는 이러한 협력적 체계를 옹호한다. 이 체계적 수준, 즉 가능화 기술의 구조적 사용은 모든 작업치료사들이 지역 또는 더 광범위한 영역에서의 사회 변화를 일으키게 하는 중요한 리더십의 기회를 제공한다. 모든 작업치료

사는 클라이언트 관점을 포함한 여러 치료근거를 찾아 팀 접근에 영향을 줄 때, 클라이언트가 의료서비스, 학교 교육, 고용 등의 결정과정에 포함되는 것을 보장할 때 리더십을 보여줄 수 있다. 모든 작업치료사들은 또한 의료기록에서 클라이언트 관점, 그리고 가능하면 체계에 대한 결정을 위한 문서를 제출하는 데에 클라이언트를 참여(participation)를 포함하는 것을 보장하는 등의 리더십을 제공할 수 있다. 클라이언트 중심 치료를 진정으로 가능화하기 위한 펀딩과 인력 요구사항은 모든 관리자의 관심사이며 우선순위를 설정하는 핵심에서 클라이언트의 관심사와 함께 이러한 결정을 하는 데에 작업치료 리더십이 도움이 될 수 있다(4절의 새로운 작업의 가능화에서 리더십(LEO) 모델을 리더십 가이드라인을 위해 참고).

10개의 주요 가능화 기술의 정의를 제공하기 이전에 이 기술들이 서로 다르나 어떻게 호환되고, 전체적인 작업치료 이론의 틀에서 어떻게 나타나 있는지 간단하게 보여주는 것이 중요하다. 작업치료 역량을 정의할 때 일관성을 유지하기 위해 우리는 10개의 주요 가능화 기술을 개정된 캐나다 작업치료 임상 프로파일(*Profile of Occupational Therapy Practice in Canada*)(CAOT, 2007)의 7가지 역량 역할에 배치하였다(**글상자 4.6**, **표 4.7**).

8개의 원리가 가능화 기술의 전반적인 적용을 알려주고 있다. 우선, 작업치료사가 하나의 가능화 기술을 사용하는 것은 매우 드물다. 오히려 관련된 주요 가능화 기술들은 서로 연결되어 있고 겹친다. 예를 들어, 어떤 작업치료사는 클라이언트와 협력하지도 않고 클라이언트의 작업적·환경적 조건에 기반한 만족스러운 디자인을 가진 보조공학을 설계(design)하거나 구축(build)할 수도 있다. 효과적인 가능화를 위해 일상적인 습관을 가지

표 4.7 가능화 기술과 역량 역할(CAOT, 2007)

가능화 범위: 10개 주요 가능화 기술	CAOT 역량 프로필: 7가지 역량 역할*	
적응하기	사회 변화의 주도자	*임상학자*와 *전문가* 역할은 전체 가능화 범위에 내포
옹호하기	사회 변화의 주도자	
코칭하기	의사소통가	
협력하기	협력자	
컨설팅하기	작업가능화에서 전문가	
코디네이트	임상관리자	
디자인/구축하기	사회 변화의 주도자	
교육하기	사회 변화의 주도자	
참여하기(Engage)	작업가능화에서 전문가	
전문화하기	작업가능화에서 전문가	

*캐나다 작업치료 임상 프로파일(Profile of Occupational Therapy Practice in Canada)(2007)은 7가지 역량 역할을 구분한다: 변화제, 협력자, 의사소통가, 가능화에서 전문가, 임상관리자, 임상학자, 그리고 전문가

| 글상자 4.6 | 캐나다 가능화 기술과 역량 역할을 지도화하기

『작업가능화』(2007)는 최고의 치료를 위한 지식, 태도, 기술, 예시, 그리고 상황을 보여준다. 반대로 캐나다 작업치료 임상 프로파일(*Profile of Occupational Therapy Practice in Canada*)은 작업치료 교육과 임상을 위한 역량 이론을 개발하기 위한 프로젝트였다.

*Profile*의 변화제(change agent), 협력자, 소통자, 임상관리자, 그리고 가능화에 대한 전문가(작업에 초점을 둔), 이 5가지 역할은 10개의 가능화 기술과 직접적으로 비교할 수 있다. 『작업가능화』에서 전문가의 핵심 역할은 작업치료의 핵심역량으로 가능화를 명명하기, 전문분야의 핵심이 작업인 것과 비교할 수 있다. 가능화 기술들은 역량 역할에서 작업치료사들이 실제로 무엇을 하는지를 확인한다. 예를 들어, 소통자 역할은 적응, 코칭, 협력, 교육, 그리고 전문화하기 위해 필요한 기술을 가져올 수 있다. 변화제 역할은 적응, 옹호, 코칭, 협력, 코디네이트, 디자인/구축, 그리고 교육하는 것일 수 있다. 임상관리자 역할은 협력, 컨설트, 디자인, 참여(engage) 그리고 전문화하는 데 필요한 기술들을 아우를 수 있다.

Profile에서 *학문적 임상가*와 *전문가*의 역할은 모든 가능화 기술들을 위한 기초이다: 학문적 임상가의 역할은 전문적 추론을 위한 최고의 가능한 근거를 찾기 위한 모든 치료를 안내한다. 전문가의 역할은 윤리적, 규제적 그리고 지속적 전문가 개발 요구사항 내에서 가능화 기술의 위치를 파악한다. 또한 전문가 역할은 학생들과 보조인들을 감독하는 것과 상호적 동료간 코칭, 학습 팀, 그리고 협력적 업무 방식에서 개인과 팀과의 참여(participation)를 포함한다.

'전문가'의 핵심적 역량 역할의 국가적 전문가 자문집단은 클라이언트들과의 클라이언트 중심 협력에 가치를 두는 전문분야에 대해 궁금해 했다. 여기서 도전은 전문분야가 전문가의 핵심적 역량 역할을 구분할 때 클라이언트들이 어떻게 협력적 권력 공유에 참여(participate)를 할 수 있는가이다.

『작업가능화』의 2007년 판에서 가능화 기술의 명명과 Profile(CAOT, 2007)에서 역량 역할의 일치는 작업치료에서 커지는 역량에 대한 인식을 통해 일부 개발되었다. 이는 또한 이 두 출판물을 최신화하는 평행 프로젝트에 관계된 사람들 간 의사소통을 통해 나오게 되었다.

—Elizabeth Townsend & Nancy McKay, CAOT Profile Project

도록 클라이언트를 감독(coach)하고 클라이언트 또는 다른 사람들에게 안전 또는 다른 문제들에 대해 교육(educate)할 수도 있다.

두 번째로 가능화 기술은 배경상황 내에서 클라이언트에게 반응하기 위해 변화되고 자세히 드러나게 된다. 예를 들어 요양원에 있는 클라이언트를 위해 식사 장치를 단순히 물리적으로 적응(adaptation)하도록 하는 요구가 요양원 직원들을 조직화하고 교육하는 면담 계약으로 변모해갈 수 있다. 이 계약은 모든 거주자가 스스로 식사하는 것뿐만 아니라 여가활동과 지역사회 작업에서 더 완전하게 참여할 수 있게 환경을 적응하거나 재디자인하는 것이 될 수도 있다. 요양시설 관리자는 거주자들의 건강, 웰빙, 그리고 사회적 통합을 증진시키고 직원과 거주자들의 케어와 부상에 대한 비용을 최소화하기 위해 계약을 진행할 수 있다.

세 번째로 작업치료사들은 클라이언트와 다른 입장을 가지고 있더라도 상호적 협력을 함께 찾아보게 된다. 클라이언트는 가능화의 파트너이며, 따라서 그들의 가능화 기술을 사용하여 가능화에 기여한다. 작업치료사들이 클라이언트에게 집을 개조하기를 제안할 때 클라이언트는 자신들이 그동안 적응해 왔던 집에 대한 애착을 떨쳐내고 새로운 환경에 적응해야 하고, 새로운 일과와 도구의 사용에도 적응해야 한다. 정신건강 서비스를 개발하는 팀과 협력하는 작업치료사들은 정신건강 서비스의 소비자들을 포함시켜서 팀과 의사소통하게 하고, 본인들의 증상을 관리하는 기술을 발휘하도록 해야 한다.

네 번째로 작업치료사들은 자신의 특정한 재능, 경험, 관심을 고려하여 자신만의 주요 가능화 기술들의 범위를 개발해야 한다. 한 세팅에서 사용된 가능화 기술들은 다른 세팅에서는 적절하지 않을 수도 있다. 클라이언트들과 전문가들은 각 클라이언트-전문가 배경상황에서 자신들의 기술을 배우고 발전시킨다. 작업치료사 개인의 가능화 역량은 전문가로서의 삶을 통하여 교육, 경험, 기회들을 한 번 또는 여러 번 만나게 되면서 진화한다. 어떤 경우는 여러 이유로 인해 효과적인 가능화 모델을 만들 수도 있고 그렇지 않을 수도 있다.

다섯 번째로 가능화 기술은 다른 사람들에게는 눈에 보이지 않을 수 있고, 당연한 것처럼 여겨지며, 기술들을 명확하게 규정하지 않는다면 가치 있게 평가되지 않을 수도 있다. 눈에 보이지 않는 가능화는 실제로는 성공의 표시일 수 있다. 최고의 가능화 수준에서는 서비스 현장 뒤에 있는 전문가의 가이드를 거의 의식하지 않은 채 클라이언트 임파워먼트가 성장할 수 있다. 만약 클라이언트, 펀딩 기관, 그리고 일반 사람들이 가능화 개념을 잘 알지 못하며, 이러한 눈에 보이지 않은 성공은 전문성에 문제가 있는 것으로 여겨질 수 있다. 펀딩 기관 또는 일반인들로 하여금 어떻게 작업치료 가능화 기술들이 다른 사람을 도와주는 사람들의 활동을 훨씬 넘어서는지 이해시키기 위해 명확한 예시들이 필요하다.

여섯 번째로 가능화 기술들은 학술활동과 연구근거를 통해서 이루어지며, 클라이언트와 전문가의 판단 또한 포함된다. 작업치료사들은 클라이언트의 경험과 기술을 포함한 활용 가능한 최선의 근거에 기반하여 가능화 기술을 발전시킬 책임이 있다(11장 참고).

일곱 번째로 '*교육하기*'라는 작업치료 가능화 기술은 작업치료 학생들과 작업치료 보조인의 교육 모두를 포함한다. 공식적으로 교육이나 훈련을 받은 보조인과 학생들은 작업치료 직무/인력에 매우 중요하다. 그들의 가능화 기술을 발달시키는 교육은 작업치료사의 역량에 직접적인 영향을 준다.

여덟 번째로 작업치료사들이 가능화 기술을 사용하는 범위는 캐나다 작업치료 실천과정 이론(CPPF)의 여덟 가지 조치 사항을 살펴볼 때 뚜렷히 드러난다(9장, 10장 참고). 8가지 조치사항은 서비스 들어가기/시작하기, 단계 설정하기, 사정하기/평가하기, 목적 및 계획에 동의하기, 계획 실행하기, 모니터링/수정하기, 결과 분석하기, 나가기/종료하기이다. 여기서 주는 교훈은 가능화 기술은 치료 과정 전체에 사용된다는 것이다. 가능화 추론은 CPPF의 전체 과정을 따라 가거나 아니면 변형되거나 간소화된 과정을 따라갈지를 결정하기 위한 안내를 제공한다.

다음 10개의 주요 가능화 기술의 개요는 소개 목적이며 모든 것을 포괄하지는 않는다. 간략한 개요는 클라이언트 중심 가능화에서 작업치료의 핵심적인 능력을 설명하고 비판적 고찰을 촉진하기 위한 것이었다.

적응하기(Adapt)

적응하기는 작업치료에서 전통적인 가능화 기술이며 이는 특수한 사용이나 특별한 상황에 적합하게 해 주는 것을 의미한다(Answers.com). 「*캐나다 작업치료 임상 프로파일(Profile of Occupational Therapy Practice in Canada)*」(*CAOT, 2007*) 기술은 *변화시키는 도구(change agent)로서의* 작업치료 역량 역할의 한 부분이다. '개인은 끊임없이 본인들의 작업에 적응한다'(Meltzer, 2001, p. 17)를 고려하였을 때 개인부터 인구까지 모든 클라이언트에서 작업적 적응은 일반적으로 작업적 어려움(도전)에 대한 반응이다(Schkade & Schultz, 1992). 적응은 특수한 사용 또는 상황에 적합하게 또는 알맞게 만드는 것을 의미한다.

'개인은 끊임없이 본인들의 작업에 적응한다'(Meltzer, 2001, p. 17)를 생각할 때 작업치료 가능화는 작업의 신체적, 정신적, 인지적, 사회적, 경제적, 그리고 다른 환경적 요구와 요건의 작업 분석에 기반하여 작업에 적응하거나 또는 맞추어 가도록 할 것이다. Gillen(2000)은 작업치료 가능화를 운동 실조증이 있는 31세 남성을 예로 들면서 설명한다. 작업치료사는 이 남성의 작업을 적응시키고, 운동조절 이론을 사용하여 일상생활 활동(ADL)에서 수행을 향상하기 위한 적응이 가능하게 하였다. 여기서의 도전은 '클라이언트에게 가장 중요한 조절 변수를 알아내는 것'이었다(Gillen, 2000, p. 89).

적응은 난이도에 맞춰 도전(just-right challenge) 과제를 작게 나누는 작업치료의 오랜 방법이고, 주요 기술이다. 다시 말해 클라이언트가 압도당하지 않으면서 목표를 이룰 수 있게 도전을 늘려주는 것이다. 작업분석(**그림 1.1** 과제, 활동, 작업에 대한 TCOP 참고)을 위해서는 작업의 부분, 단계, 과정, 또는 구성을 분석하고 적응시키는 기술이 필요하다. 작업분석 정보를 이용하는 기술은 작업을 성취하기 위해 다양한 형태의 적응을 고려하고 적용하는 것이다. 적응 과정은 작업을 변경하거나 작업을 사람이나 환경의 요구에 맞게 관찰하고 맞춰 조정하는 기술들을 이끌어낼 것이다.

일반적으로 작업 적응을 위한 가능화 기술은 인구집단 수준에도 적용할 수 있다. Carlsson(2004)은 스웨덴 교통망 관점에서 신체적, 기능적 제한이 있는 사람들이 경험하는 이용성 문제들을 조사하였다. 교통망 관점이 모든 단계의 여정을 폭넓게 이해하게 한다. 여기서의 분석은 대중교통 체계를 성공적으로 이용하기 위해 필요한 장벽, 지지, 그리고 과정에 대한 풍부한 정보들을 제공하고 있다. 이 연구는 여행 적응을 위해 대중이 사용하는 전략을 토대로 여행 가능화를 보여주었다.

관련된 가능화 기술은 작업 분석을 종합하고 적응시키기 위한 권장사항을 제안한다. 적응을 가능하게 만드는 기술들은 의사소통, 협력, 그리고 협응력 기술에서부터 나오며, 이는 여러 관심사들을 중재하기 위함이다(예를 들어, 의료와 지역사회 서비스에 있는 사람들의 관심사를 경청하기). 적응은 가끔 관련된 기술들과 일치되어 현재의 제도에 적절하게 적응할 수 있게 한다. 하지만 광범위한 적응은 현재 제도를 초월하여 그 제도 자체를 변환시킬 수 있다.

옹호하기(Advocate)

작업치료 관심사가 모든 일상생활 작업에서의 건강, 웰빙, 통합, 그리고 공정성이라고 할 때, 옹호하기는 주요 가능화 기술이다. 옹호하기는 무엇을 위하여 말하기, 변호하기, 또는 주장하기이며(Answers.com), 비판적 관점을 일으키기, 새로운 형태의 권력 공유가 일어나도록 하기, 로비하기, 또는 주요 결정권자들에게 새로운 선택사항을 알려주기 등을 위해서 사람들과 함께 또는 사람들을 위해 행동 조치를 취하는 것이다. 「*캐나다 작업치료 임상 프로파일(Profile of Occupational Therapy Practice in Canada)*」(CAOT, 2007)에서 옹호하기는 작업치료사로서 *변화시키는 기제로서* 역할을 한다.

옹호하기는 다른 사람들이 알아차리지 못한 이슈들에 대한 의식을 깨우고 사람들을 도전시키는 능동적인 기술이다. 옹호하기를 통해 작업치료사들은 대의를 대변할 수 있다. 예를 들어, 장애아동들을 태울 수 있도록 학교 버스에 경사로와 승강장치 설치를 요구한다. 옹호하기에서 작업치료사들은 결정을 내리는 과정의 여러 관점에 대해 존중하고 사람들의 목표를 추구하기 위해 그들을 움직이게 하도록 격려한다. 작업치료사들은 정책의 변화를 제안하거나 가능할 거라고 상상하지 못했던 것들을 장애인들이 시도하도록 도전하게 하는 것을 통해 옹호할 수 있다. 클라이언트들은 옹호하기가 다른 기술들과 섞여져 있다고 이해한다. Darragh, Sample과 Krieger(2001)의 질적 연구에서는 뇌손상을 경험한 51명의 클라이언트들을 대상으로 치료적 관계에서 중요하다고 인지한 임상가 자질과 특징을 조사하였다. 대상자들은 자신과 함께 했던 치료사들이 자신들을 멘토해 주고 옹호해 주는 역할을 했다고 계속적, 반복적으로 언급하였다.

정책 분석과 개발은 옹호하기 기술이다. 정책, 가이드라인, 규정, 또는 법안을 작성하거나 개정하기는 정치에서 특정 사고와 전략을 내포시키는 강력한 형태의 옹호하기이다. Barbara와 Whiteford(2005)는 입법과 정책(취지의 성명서 또는 조치를 위한 명확한 규칙)의 차이를 구분한 연구를 수행했는데, 작업치료사들이 자신들의 논문 결과보다 더 많은 정책에 관여하고 있다고 주장하였다. 작업치료사들은 개인, 가족, 또는 집단 클라이언트가 작업에 참여(engage) 할 수 있게 하거나 지역사회, 단체, 그리고 인구집단 클라이언트를 가능화하여 소외된 시민들의 통합을 향상하기 위해 필요한 작업적 기회와 자원을 재구성하도록 정책 변화를 옹호한다.

옹호하기와 밀접한 관계가 있는 기술들은 다른 목소리들을 조정하고 관리하기 위한 것 또는 가능성의 비전을 포함한 프로그램 제안서를 기획하는 것일 수 있다. **사례 4**에서 Joanne과 Beth는 1991년의 유엔아동권리협약, 그리고 1998년 WHO의 '*21세기 모두에게 건강을(Health For All in the 21th Century)*'과 같은 세계적 조치단계를 참고하여 지역 관계자들과 옹호하기를 하였다. 옹호하기는 비판적 관점을 불러일으키고, 권력 공유의 새로운 형태를 만들어내거나 결정권자들에게 로비하기 등이다. 예를 들어 작업치료사들은 이전에는 아무것도 없었던 곳에서 활동하거나 고용지원 프로그램을 새로 만들어내서 옹호를 한다. 일반적으로 억압받고 있는 것, 소외를 당한 것, 영향력이 없는 것, 그리고 더 많은 특권을 가진 것 등에 대한 작업치료사의 의식을 일깨운다.

옹호하기와 관련된 가능화 기술은 연합, 파트너십, 그리고 다른 사람들과 포괄적 로비 집단을 형성하기이다. 옹호하기 기술은 개인과 사회적 변화를 가능화하는 열쇠이다. 작업치료사는 개별 아동들이나 성인들이 자신들의 관심을 표현할 수 있게 옹호하기를 할 수 있다. 또는 옹호하기는 장애인과 장애인 가족들의 삶 유지에 필요한 서비스를 개발하기 위해 부모, 협력 단체, 정부나 국제기구와 함께 할 수 있다.

코칭하기(Coaching)

국제코칭연맹(International Coach Federation, 2006)은 '코칭은 클라이언트가 개인의 삶과 직업인의 삶에서 성취감을 가질 수 있도록 수행을 향상하고 삶의 질을 증진시키기 위해 설계된 지속적 파트너십'이라 정의하였다. 코칭은 주요 가능화 기술로 명명되었다(5장 참고). 「*캐나다 작업치료 임상 프로파일(Profile of Occupational Therapy Practice in Canada)*」(*CAOT, 2007*)에서 코칭하기는 *의사소통과 협력*의 역할을 하는 것과 관련이 있다. 작업치료 배경상황에서 코칭하기의 특징은 작업에 초점을 두는 것이다. 코칭하기는 클라이언트가 자신에게 무엇이 중요한지를 명확히 파악하게 하고, 자신들의 강점, 자원, 그리고 창의성을 활용하게 하고, 본인들이 원하는 목표를 선택하여 설계하게 하며, 행동설계를 따르게 하여 작업적 변화를 가능하게 하는 대화 파트너십이다.

코칭하기는 1960년대 논문에 등장하기 시작하였다(Grant, 2003; Stober & Grant, 2006). 작업치료 코칭하기 기술은 작업에 대한 대화에서 클라이언트 중심 파트너십을 개발시키는 것이다. 작업에 참여(engagement)하는 것 또한 코칭을 받을 때 일어날 수도 있다. 예를 들어, 코칭이 약물남용과 관련된 부정적 작업 일과의 해결책으로 이야기를 경청해 주고, 운동 프로그램을 시작하게 격려할 수 있다. 코칭하기에서 작업치료사들의 트레이드마크는 문제를 작업 참여(engagement)와 연관시켜 줄 수 있다는 것이다. 클라이언트에게 컴퓨터로 지역 프로그램들의 온라인 주소와 프로그램 시간을 찾는 법을 배울 수 있는 시간을 배정해 줄 수 있다. 격려하고 직접 관여하면서 작업수행을 코칭할 수 있다. 작업치료사는 클라이언트와 함께 지역사회 기반의 재정 지원받는 곳을 방문하고, 작업치료 사무실로 돌아와서 이와 비슷한 가상 환경을 만들어 코칭해 줌으로써 작업경험을 할 수 있게 한다.

코칭은 자산 기반이자 긍정기법이며, 지속적으로 작업 변화를 가능화하게 한다. 코칭은 주로 개인에게 많이 사용하지만 가족과 다른 클라이언트들에게도 사용할 수 있다. 사람들이 자신에게 의미 있는 우선순위와 목표를 규정하고 자기 방향성을 갖고 자기 선택에 대한 책임을 지도록 코칭하는 것이 가장 중요하다. 코칭하기는 문제점 규정하기, 달성 가능한 목표 설정, 그리고 설정된 목표를 향해 진행하기 등이다. 코칭은 작업발달을 지지하고 향상시키기 위해 작업수행에 대한 피드백을 제공할 수 있다. 예를 들어, 휠체어에서 욕조로 안전하게 이동하도록 직접적인 코칭을 하는 것이다. 코칭 활동은 집단 또는 조직 클라이언트에게 시도될 수도 있다. 작업치료사는 휠체어 농구팀을 코칭하거나 비영리 단체의 회원들이 정부 관계자와 만날 때 필요한 문서들을 작성하는 법을 코칭해 줄 수 있다.

코칭하기는 사람들을 작업에 참여(engage)시키기, 클라이언트의 목소리, 의미, 사고 체계를 경청하는 등의 가능화 기술에 기반하고 있다. 코칭하기는 사람들이 자신들의 강점, 자원, 도전, 그리고 원하는 목표를 자가평가할 수 있도록 참여(engage)시키는 기술에 기반하고 있다. 여기에서 주요 목표는 클라이언트가 본인들이 원하는 작업에서 스스로 성찰하고 자신의 동기를 발견하게 격려해 주는 것이다. 코칭은 사람들이 그들의 사고방식과 우선순위를 재구성하여 자신에 대한 생각과 그에 대한 행동들이 더 크게 일치할 수 있도록 안내하고, 멘토하며, 지도한다. 기술들은 일상의 변화나 삶의 전환기에 생기는 어려움들을 찾을 수 있도록 재조정하고 멘토링하며 안내하기 위해 필요하다.

협력하기(Collaborate)

협력하기는 클라이언트 중심 치료에서 권력 공유를 위한 주요 가능화 기술이다(Schaeffer, 2002). 협력을 한다는 것은 함께 일한다는 것이며, 특히 공통 목표를 향해 가거나 공동의 지적 노력을 하는 것이다(Answers.com). 협력자는 클라이언트와 함께 일하는 것으로, 클라이언트 대신 무언가를 해 주는 것은 아니다. 협력의 권력 공유는 클라이언트와 협력자가 상호 존중하면서 재능과 능력을 공유하고, 타인에 대한 진심 어린 관심과 인정을 해 주는 것이 특징이다. 협력은 공감, 이타심, 믿음, 그리고 창의적 의사소통에 기반하고 있다. 협력적 상호작용에서의 결과는 개인의 노력의 합보다 더 크다(Linden, 2003). 협력은 「캐나다 작업치료 임상 프로파일(*Profile of Occupational Therapy Practice in Canada*)」(*CAOT*, 2007)에 설명된 *협력자*의 역량 역할(competency role)에 그대로 반영되어 있다.

이상적인 협력적 권력 공유는 작업치료가 전문직종임을 강조하고 작업치료 정의에서 설명한 클라이언트 경험을 중시하기보다 전문가 지식을 우선시 하는 계층적 접근방법으로 하려고 한다면 어려움이 생길 수 있다(Freidson, 1970, 1986, 1994, 2001). 협력적이고 권력을 공유하는 전문 지식은 수평적으로 운영해야 하며 수직적으로 운영해서는 안 된다(Schaeffer, 2002).

개인의 변화를 가능화하기 위해 사용하는 협력 기술은 클라이언트와 *함께* 일하는 것이며, 그들을 *위해 직접 해 주거나 대신 해 주는 것은 아니다*. 협력은 경청, 의사소통, 타인 존중과 자신감 표현, 타인과 조율, 해결책을 찾기 위해 지속하는 것을 격려하고 다양한 관점을 표현하기 위한 과정을 만들어내는 기술들이 필요하다.

사회적 변화를 가능화할 때 협력은 의사결정을 공유한다는 민주적 원칙과 권력 공유의 의미를 가진다. 지역사회, 단체, 그리고 인구집단 수준에서 작업치료사들은 다양한 협력적 파트너십을 가지고 프로그램을 기획하고 평가할 수 있다. 예를 들어, 작업치료 학생들은 토론토의 '노인에게 친절하게' 위원과 협력하여 프로그램 과정 모델을 개발하고, 이 조치를 시작하기 위한 예비 평가를 한다. 평가를 개발하고 적용하면서 학생들은 권력 역학을 의식하면서 조직위원회와 협력적으로 참여(participate)한다. 학생들은 지속적으로 이 인구기반 조치에 대한 펀딩을 받기 위해 위원들과 함께 조치사항과 관련된 과정과 결과 데이터 자료를 만들었다(Beange et al., 2003).

협력에는 여러 가지 가능화 기술들이 있다. 협력자는 관련된 연합체 구성을 위해 다양한 관점을 촉진해야 한다. 다른 관점과 경험을 고려하여 협력적 해결책을 조정하거나 협상할 수 있다. 작업치료사들은 조치사항을 협력할 때 다른 해결방법들이 제시되도록 동기부여하거나 가능화할 수 있다. 협력은 공통점을 찾기 위한 능동적 협상을 기초로 한다. Toth-Cohen(2000)은 치매관련 작업치료사들이 자신들의 교육자 역할을 어떻게 인식하는지를 조사하였다. 연구결과, 작업치료사들이 클라이언트 개인과는 교육자 역할을 하는 것이 중요하지만 가족들에게는 오히려 협력자 역할을 하는 것이 더 중요함을 보고하였다.

컨설팅하기(Consult)

컨설팅하기는 관점을 교환하고 상의하는 주요 가능화 기술이다(Answers.com). 작업치료에서 컨설팅하기는 클라이언트 치료 과정뿐만 아니라 관리, 교육, 연구 등에서 폭넓게 사용되고 있다. 학교 기반 치료 세팅과 같은 현장에서는 직접적인 치료 대신 컨설팅을 해 주고서도 이와 동일한 효과를 얻을 수 있다(Reid, Chiu, Sinclair, Wehrmann, & Naseer, 2006에서 인용된 Three-Suchy 외). 작업치료 컨설팅 대상은 클라이언트(개인부터 단체조직까지), 팀원, 지역사회 지원부서, 사회서비스 민간회사, 정부 관계자, 회사 대표, 비영리 단체, 소비자 단체, 다발성 경화증 단체 등 특정 이익 단체들이다. 「*캐나다 작업치료 임상 프로파일(Profile of Occupational Therapy Practice in Canada)*」(*CAOT, 2007*)에서 컨설팅은 *작업을 가능화하는 전문가* 역량 역할의 하나이다.

개인, 가족, 그리고 집단과 컨설팅하기는 그들의 다른 관점을 경청하고 다른 점을 존중할 수 있도록 격려하고 코칭하기, 그리고 변화에 적응하기나 변화를 위해 옹호하기 등에 대한 선택사항을 조언해 주는 것부터 시작할 수 있다. 작업치료사는 개인, 가족, 전문가와 다른 팀원들을 컨설팅하면서 선택사항들에 대해 토의한다. 지역사회, 단체, 또는 인구집단과 컨설팅하기는 보통 형식적인 컨설팅 계약을 한다. 작업치료 컨설팅은 정보를 수집하기 위해 여러 가지 기술들을 적용할 수 있고, 다른 관점들을 성찰하고, 대안을 기획한다. 어떤 클라이언트와 일하던지 작업치료 컨설팅은 여러 가지 데이터들을 통합하고, 종합하며, 요약하기 위한 기술들을 사용한다. 권장과 제안은 클라이언트가 새로운 행동을 취하게 하는 코칭 기법이며, 문제, 이슈, 도전, 그리고 기회를 재구성하게 한다.

컨설팅하기는 항상 작업치료의 중요한 가능화 기술이었다. 그러나 재정지원 구조의 변화에 따라 작업치료사들의 구조화된 컨설팅 기술이 더 증가하게 되었다. 예를 들면, 조기 아동 교육 영역에서 일하는 경우에 사용되는 것을 알 수 있다(Dudgeon & Greenberg, 1998). 가끔 직접 서비스를 선호하는 작업치료사들은 컨설팅 접근방법을 사용하지 않는다. 하지만 작업치료 관리자들은 중재 건수를 늘리기 위해 컨설팅을 선호할 수 있다(Dreiling & Bundy, 2003). 기획한 프로그램에 대한 재정지원이 중단되기 전에 지원부서 관계자들을 가이드하는 컨설팅을 하는 것이 긍정적인 영향을 가져올 수 있으므로 신중하게 컨설팅을 고려해야 한다. 운동 지연이 있는 미취학 아동들에게 직접 서비스, 간접 서비스와 컨설팅 모델 중재법들을 비교한 연구 결과는 통계적으로 유의한 차이가 없는 것으로 보고되었다(Dunn, 1988; Kemmis & Dunn, 1996; Mezirow & Marsick, 1978).

관련된 가능화 기술로 브레인스토밍을 선택할 수 있다. 컨설팅하기는 다른 사람들에게 조언을 해 주기 위한 기반으로 상의하기 또는 상담하기인데, 정보 통합, 종합 그리고 전문적 추론을 기반으로 한 권장사항과 제안을 할 때 브레인스토밍을 선택하여 사용할 수 있다.

코디네이트(Coordinate)

코디네이트는 주요 가능화 기술이며, 특정 효과를 얻기 위해 공동의 노력을 조화롭게 하기, 협력하기, 합의하기와 적응하기 등을 이끈다(Answers.com). 코디네이트는 작업치료에서 강력한 기술이지만 잘 알려지지 않았다. 「*캐나다 작업치료 임상 프로파일(Profile of Occupational Therapy Practice in Canada)*」(*CAOT, 2007*)에서 코디네이트는 치료 관리자의 리더십의 핵심 역할이다.

코디네이트는 작업치료사들의 강한 통합 기술에 기반하며, 치료사는 작업에 대한 정보, 개인적·환경적 영향 등을 폭 넓게 종합하고 분석하며 조치하는 것이다. 정보 평가를 코디네이트하는 것은 사람, 서비스, 그리고 조직을 코디네이트한 것을 반영한다. 작업치료사들은 사람들이 자원과 연결하고 네트워크를 형성하며 작업을 가능화하는 것에 초점을 둘 수 있도록 팀을 이끈다. 코디네이터 작업치료사들은 여러 가지 관점, 계획, 과제, 그리고 문서를 클라이언트, 가족, 팀 및 관련된 다른 이들과 함께 상호 연결시킨다. 작업치료 코디네이터는 클라이언트 경험을 최대한 매끄럽게 만들고, 항상 클라이언트를 중심에 두며, 팀원들과 클라이언트가 서로 다른 목표를 가지고 일하지 않도록 예방한다.

작업기반 가능화의 범위가 광범위하기 때문에 사례관리의 복잡성을 조화롭게 코디네이트하도록 작업치료사들이 코디네이터로 일하는 것이 이상적이다. 작업치료사들은 프로그램, 서비스, 그리고 제도들을 코디네이트하는 경험을 통해 코디네이트 기술을 스스로 연마할 수 있다. 일상적인 작업에 영향을 주는 인간과 환경 요소들을 광범위하게 통합시켜 이해하는 것은 팀이나 제도와 협력하고 목표를 실현시키는 작업치료 코디네이터의 능력이 될 수 있다.

작업치료사들은 학생, 간병인 및 작업치료사와 팀 전체 등과 관련된 사람들을 코디네이트한다. 코디네이터는 다양한 전문가, 클라이언트나 그들의 후원자들과의 팀 코디네이터로서 공식적인 기대를 받으며 일할 수 있다.

코디네이트는 누가, 무엇을, 어떻게 하고 있는지를 기록한 것을 볼 수 있으며, 그 기록문서를 누가 볼 수 있는지 또 이 문서들을 어떻게 사용할지를 결정할 권한을 가질 수 있다. 클라이언트 코디네이터는 일반적으로 클라이언트의 치료 과정을 항상 문서화한다. 기록하는 기술은 목표를 이루기 위해 인력, 재정, 공간, 그리고 물질적 자원 사용을 구분하고, 할당하도록 파악할 때 사용할 수 있다.

작업치료사들은 의료, 주택과 고용과 같은 부분에서 클라이언트와 서비스를 조정하면서 각 부서들의 기능을 분업화한다. 개인 또는 단체의 클라이언트 중심 가능화는 가끔 분리되어 운영되기 쉬운 시스템들을 연결시키고 코디네이트한다. Joanne(**사례 4**)에서 작업치료의 전통적인 코디네이트 기술은 이동수단, 주택, 교육, 의료, 그리고 지역사회 서비스를 제공하여 Beth, Joshua, 그리고 그들의 지역사회에서 장애로 인해 어려움을 겪고 있는 가족들을 지지하기 위한 것이었다. 이러한 제도 수준의 코디네이션은 작업의 사회적 코디네이션을 의미하며, 이를 Larson과 Zemke(2003)는 클라이언트 작업을 관찰하면서 다음과 같이 설명한다.

> *… 우리 일상생활의 설계는 우리가 스스로 만든 것의 결과일 뿐 아니라 우리의 삶이 다른 사람들의 삶과 복잡하게 상호연결된 결과이기도 하다 … 작업의 사회적 코디네이션은 복잡하며, 개인의 일과, 상충 욕구, 그리고 공동 일상 활동에 대한 기대들을 고려해야 하며, 작업과 공동 작업이 구조화되도록(가끔 당연시 받아들여지지만) 근무시간, 조직 내 스케줄과 개인 스케줄들, 그리고 많은 사회적 관습 등을 고려해야 한다(p. 80).*

코디네이트와 관련된 가능화 기술들은 다양한 목소리를 경청하는 기술이며, 협력하기 위해 공통점을 찾아서 차이를 재구성하는 기술이다. 코디네이트는 관련된 사람들을 교육할 수 있으며 또한 네트워크와 해결책을 촉진하고 중재하며 능동적으로 협상할 수 있다. 또한 관련된 기술들로는 통합, 종합, 조직화, 안내와 감독하는 기술이 있다.

디자인/구축하기(Design/Build)

디자인/구축하기는 매우 오래된 작업치료 가능화 기술이며, 보조 공학 또는 보조기와 같은 제품을 디자인하고 제작하기(McKee & Morgan, 1998), 건축적인 또는 감성적인 환경 디자인하기(Clark et al., 2001), 그리고 프로그램과 서비스를 디자인하고 적용하기(Rebeiro et al., 2001)들을 모두 포괄한다. 디자인의 뜻은 목적에 맞게 설계하기, 도안하기, 또는 전략짜기이다(Answers.com). 작업치료사들이 디자인을 적용한다는 것을 나타내기 위하여 디자인하기와 구축하기는 짝지어져서 사용된다. 「*캐나다 작업치료 임상 프로파일(Profile of Occupational Therapy Practice in Canada)*」(*CAOT, 2007*)에서 디자인하다/구축하다는 변화를 만드는 촉매의 핵심역할에 기여한다.

작업치료사들은 상상하기, 창조하기, 디자인하기, 재디자인하기, 재구축하기, 그리고 어떤 경우에는 제작하기, 구성하기, 또는 제품을 생산하기와 환경 적응하기를 하는 사람으로 알려져 있다. 프로그램을 디자인/구축하는 기술은 개별화된 클라이언트의 보장구와 프로그램을 만들기에서부터 서비스, 프로그램이나 정책을 디자인/구축하기 등까지를 모두 말한다. 제품을 디자인/구축하는 작업치료 레퍼토리는 아마도 보조공학, 스플린트 및 보조기 분야에서 가장 잘 알려져 있을 것이다(McKee & Morgan, 1998; McKee & Nguyen, 2007; McKee & Rivard, 2004). 디자인/구축은 정신 건강 증진을 위한 환경적 적응(Kirsh et al., 2005)이나 건물을 더 접근 가능하게 만드는 것으로 말할 수 있다. 생활 방식 디자인은 프로그램과 환경을 디자인하는 것을 말한다(Clark et al., 2001). 건물 구조를 변경하는 설계를 할 수 있는데, 그 변경 공사가 병원세팅에서 삶의 질을 향상시키며, 또한 집 또는 직장에서 인체공학적 자세를 촉진하기 위해 모니터할 수도 있다(Ringaert, 2003). 디자인/구축하기 기술은 안전한 환경을 개발하는 데 매우 중요한데, 예를 들어 낙상 예방 프로그램에서도 디자인하기를 할 수 있다(CAOT, 2003a). Ringaert(2003)는 작업치료사들은 특정 건축 프로젝트에서 디자인팀과 컨설팅하고, 건축자와 계약자들에게 유니버설 디자인에 대해 교육하고, 접근성 위원회에 참여하고, 유니버설 디자인팀과 연구하면서 지역사회 또는 인구 관점에서 유니버설 디자인을 활성화시킬 수 있다고 주장한다. 작업에 초점을 두고 일하는 지방자치 기획자인 Manuel(2003)은 미개척 자연 공간을 그대로 유지하고 보호하여 자연기반 작업을 증진하는 지역사회를 디자인하고 구축하였다.

디자인/구축 기술은 목표를 이루기 위해 필요한 스케줄, 위치, 그리고 자원 계획하기를 포함하고 있다. 이 디자인/구축의 분야에서 기술은 코칭 전략 디자인하기, 환경 적응하기, 사회적 변화 옹호하기, 이해당사자들과 협력하기, 여러 부서들과 다양한 노력을 조정하기, 유니버설과 통합적 디자인에 대해 지역사회를 교육하기, 그리고 클라이언트 자신들이 건강, 웰빙, 그리고 공정성이 있게 사는 것을 가능화하는 환경을 디자인하고 구축하는 것에 참여(engage)하는 것과 연관되어 있다.

교육하기(Education)

교육하기는 주요 가능화 기술이며 작업치료의 역사적인 지식 기반 중 하나이다(Schwartz, 1992). 성인과 아동 작업치료 교육의 철학과 치료 교육 기반은 20세기 초반부터 주로 사용되었으며 경험기반이면서 행동주의적 교육과 일치하였다(Dewey, 1900; Dewey & Bentley, 1949; Schwartz, 1992). 「*캐나다 작업치료 임상 프로파일(Profile of Occupational Therapy Practice in Canada)*」(*CAOT, 2007*)에서 교육하기는 *변화를 만드는 촉매*의 핵심 역할에 기여한다.

작업치료사들은 치료 과정 전체에서 *하기(doing)*를 통한 학습을 위해 작업을 사용한다. 작업치료에서 교육 기술은 일상생활 작업에 참여(engagement)와 능동적인 참여(participation)를 통해 성장을 촉진한다. 작업치료사들은 사람들, 지역사회, 그리고 단체들이 일상생활을 형성하는 데에 있어 참여(participate)와 협력하게 가르치면서 다음과 같은 고대 중국 속담을 작업치료 현대 배경상황에서 교육하기로 비유할 수 있다(Hopkins & Smith, 1988).

> *[ ] 생선을 주면 하루 동안 [ ]를 먹일 수 있다.*
>
> *[ ] 낚시하는 법을 가르치면 [ ] 평생 먹일 수 있다.*

교육기술은 클라이언트와 협력하기나 다양한 경험적이고 반복적이거나 다른 학습 방식을 위한 학습 기회와 자원을 디자인하는 기술들과 같다. 작업치료사들은 특히 병원이나 자연적인 환경이 아닌 치료를 위해 디자인된 치료실 세팅에서 작업을 교육적으로 사용하는 것에 숙련되어 있다(Townsend, 1996). 작업치료 시설들에서 클라이언트들은 자신들의 집, 일터, 또는 다른 환경으로 학습한 것을 전이하기 이전에 가상된 작업을 시범이나 훈련을 통해 교육받을 수 있다. 클라이언트들은 작업수행이나 조직화하도록 하는 지시를 통해 학습하거나 가정, 지역사회, 또는 사업체에서와 같은 환경에서 적응을 통해 배울 수 있다.

작업치료사들은 인구집단 교육 방법 중 하나로 매스미디어 또는 인터넷 매체를 사용한다. 예를 들어, 캐나다 작업치료 사이트인 www.otworks.ca는 작업치료에 대한 배경 정보, 링크, 그리고 출처들을 제공하며 캐나다 국민들을 대상으로 교육하고 있다. 웹사이트 www.iamable.ca는 만성질환이 있는 성인들의 니즈를 충족하기 위해 1차진료 세팅(질병이 발생하여 의사의 진료가 필요할 때 환자가 처음으로 받는 진료)에서 통합 재활의 효과를 검증하는 연구의 일부로 설계되었다. 이 웹사이트는 특정 지역사회에 대한 정보들을 제공하며 동시에 연구에 참가하는 만성질환자들에게 관심이 될만한 정보들을 링크하고 자원을 제공한다.

인터넷 웹 기반 교육은 전 세계 대부분에서 공통적으로 사용되고 있지만 비서구권에서는 비정규적으로 사용된다. 인터넷 기반의 교육 자원은 소외된 집단들이 공공 도서관과 지역사회 포털 사이트들을 이용해서 모두에게 공평하게 접근할 수 있게 해 주었다. 물론 교육에서 그 어떤 인구 기반 접근방법에서든 제한점은 있겠지만 인터넷은 비교적 효율적으로 많은 사람들에게 교육해 줄 수 있는 하나의 방법이다. 인터넷 교육은 클라이언트들이 *학습 공동체(communities of learning)*에 참여(engage)하는 것을 준비시켜 줄 수 있다(Lave & Wenger, 1990). 전자 기술을 사용하여 인터넷 정보 검색, 온라인 강좌, 온라인 지원 단체, 그리고 이메일 사용 방법 등을 *배우기 위한 실천 공동체들이 많이 늘어나고* 있다.

다른 사람들을 교육하려는 가능화는 작업치료 학생들의 임상실습 지도에서 핵심적으로 사용된다. 작업치료사들은 학생들을 협력자로서 치료에 끌어들이며 그들의 가능화 기술을 정교하게 만들기 교육 방법을 가르친다. 다양한 교육적 방법들이 사용된다. 예를 들어 관찰, 시범, 연습, 가상, 계획, 그리고 평가법 등을 교육한다. Kolb(1984)의 교육-행동-성찰 순환을 따른다. 학생들은 그들의 수행에 대해 성찰하면서 치료에 참여(engage)하고 지도받으면서 임상지도 작업치료사의 교육을 받는다. 그리고 임상실습의 중간 평가와 최종 평가를 통해 배운다. 학생들이 다양한 실습 세팅에서 실습교육 경험을 갖게 해야 할 것이기 때문이다. 가능화 기술들은 새로운 상황에 있는 학생들을 코칭하기, 효율적인 치료를 위해 본인들의 학습 방식을 적용하도록 지도하기, 그리고 학생들이 실제 치료를 경험하도록 참여(engage)시키기 등이다.

또한 작업치료사들은 보조작업치료사들에게도 교육 기술들을 사용한다. 보조작업치료사에 대한 형식적 또는 비형식적 배경에 따라 작업치료사는 보조작업치료사가 임상적 추론할 수 있도록 교육한다. 작업과 가능화 추론에서 기술적 방법에 대한 교육뿐만 아니라 작업에 대한 클라이언트 중심 초점 그리고 효과적·비효과적 가능화에 대한 인식이 형성되도록 교육한다. 보조작업치료사는 치료실 내에서 경험 훈련을 한다. 보조작업치료사들이 증가하면서 임상실무교육을 포함한 자격증 또는 학위 프로그램들이 시작되었다(14장 참고).

관련된 가능화 기술은 반복적 암기와 학습을 하도록 하고, 도구 학습을 가능화, 행동과 성찰을 통합하는 학습 사이클을 통한 변환을 시작하는 것 등이다(Kolb, 1984). 또한 1997년 클라이언트 중심 치료 정의에서 설명되었듯이 교육과 관련된 기술은 촉진하기, 안내하기, 권장하기, 경청하기, 성찰하기, 격려하기 그리고 지지하기 등과 관련된다(CAOT, 1997a, 2002). 도구 교육은 지시하기, 가르치기, 훈련시키기, 지도하기, 정보를 타인에게 알려주기, 그리고 결과 평가하기와 관련되어 있다. 예를 들어 Caretto, Topolski, Linkous, Lowman과 Murphy(2000)는 신생아 중환자실에서 영아 수유에 대해 부모를 교육하는 것은 작업치료사의 역할이라고 주장하였다. 전환학습은 옹호하기와 코칭하기를 통합한 것이며, 이는 클라이언트 계몽과 임파워먼트 의식을 증진하고 비판적 성찰하기이다. 작업치료 교육은 작업 분석에 기반하고 있다. 작업분석의 첫 단계는 학습을 '분해'하거나 분석을 이해하고, 그 다음 클라이언트 중심 치료의 언어를 사용하여 목표를 성취하기 위한 일련의 조치와 프로그램을 디자인/구축하는 것이다. 클라이언트 중심 교육은 개별화될 수 있으며 교육 대상은 작업을 통한 건강, 웰빙, 통합, 그리고 공정성 증진을 위해 지역사회, 단체, 인구집단, 그리고 공공이 될 수 있다.

참여하기(Engage)

참여하기(engage)는 역사적으로 작업치료의 초석이며, 클라이언트의 하기(doing), 말하는 것을 넘어선 행동하기(action)와 참여(participate)하기에 대한 가능화 기술이다. 참여(engage)는 다른 사람을 끌어들이기, 관여시키기, 스스로 관여하기 또는 무슨 일을 하고 있는 것 등을 뜻한다(Answers.com). 「*캐나다 작업치료 임상 프로파일(Profile of Occupational Therapy Practice in Canada)*」(*CAOT, 2007*)에서 작업치료사들은 *작업을 가능화하는 전문가*로서 다른 사람들을 참여(engage)시키는 핵심역량 역할을 가지고 있다.

참여(engage)를 하는 가능화 기술은 치료 동맹을 만들기 위해 필수적인 기술이다. 이는 클라이언트가 치료적 과정에서 자신들의 관점, 선택, 그리고 결정에 대한 목소리를 내야 하기 하기 때문이다. 클라이언트 중심 치료는 클라이언트를 참여(engage)시키는 능력을 기반으로 하고 있으며, 클라이언트는 관심의 대상이 아니라 결정권을 가지고 있는 능동적인 주체이다.

작업치료의 중점이 작업이기 때문에 참여(engagement)는 작업치료사들의 필수적인 가능화 기술이다. CMOP-E에서도(1절 참고) 말했듯이, 작업을 위한 참여(engagement)는 환경에서의 인지적, 감정적, 영적, 그리고/또는 물리적 참여(engagement)를 말한다. 작업치료사들은 개인이나 단체이든 클라이언트의 잠재 역량을 바라보며 작업 참여(engagement)에 영향을 주는 개인과 환경의 영향을 분석해야 한다. 또한 TCOP(**그림 1.1**)와 ICF(**그림 1.3**)는 사람, 환경, 그리고 작업을 분석하고 기록하는 도구이다. ICF는 *가치 있는 사회적 역할*에 참여(engagement)(WHO, 2001)하는 것을 참여(participation)라고 강조하고 있다.

참여(engagement)하게 하는 작업치료 기술들은 여러 관점에서 이해할 수 있다. 작업적 참여(engagement)는 사람들에게 일상생활 작업을 수행하는 연기자로 관여시켜 건강과 웰빙을 증진시킨다(Law et al., 1998; Whiteford, Townsend, & Hocking, 2000). 예를 들어 Schmidt, Hanson, Nabavi와 Yuen(2001)은 일상생활에서 신체적 독립성, 이동성, 작업, 그리고 사회적 통합을 측정하는 Craig Handicap Assessment and Reporting Technique(CHART)의 하위 항목 다섯 개 중 네 개에서 스포츠에 참가한 사람들이 아닌 사람들보다 더 좋다는 결과를 보여주었다. Orlinsky, Graw와 Parks(1994)가 시행한 연구에서 클라이언트에게 또는 클라이언트를 위해 무언가를 해 주는 것과 반대로 클라이언트 직접 참여(engagement)가 여러 심리치료적 측면에서 긍정적인 결과를 준다는 것이 밝혀졌다. Wilcock(2006)은 작업적 참여(engagement)가 *작업을 수행하는 것(performing)* 또는 *하는 것(doing)*과 마찬가지로 *되는(being), 되어 가는(becoming),* 그리고 *속해 있는(belonging)*을 위한 것이라고 주장하였다. 되는, 되어 가는, 그리고 속해 있음을 위한 참여(engagement)는 무관심하거나, 흥미가 없거나 몰입하지 않는 클라이언트를 위해 정신적 또는 영적 참여(participation)에 초점을 두어야 한다. 정신과 재활 모델에서 일하는 작업치료사들은 자원들과 신체 기능의 평가보다 클라이언트의 감정적·지적 참여(engage)를 위한 준비상태를 먼저 평가해야 한다(Cohen & Mynks, 1993). 감정적·지적 참여가 잘 준비되어 있지 않은 클라이언트들에게는 서비스 제공자들은 신뢰를 쌓도록 참여(engage)해야 할 필요가 있다(Cohen, Anthony, & Farkas, 1997). 가능화의 중재 목표는 클라이언트가 참여(engage)하여 차별화된 그들만의 가능성을 깨닫게 하는 것이다.

작업치료사들은 작업을 이용하여 개인, 가족과 집단, 지역사회, 단체, 그리고 인구집단이 참여(engage)하도록 한다. 작업치료사들이 작업에 초점을 두게 되면, 교육, 고용, 주거, 그리고 교통과 관련된 작업을 포함해 건강의 결정 요인과 관련된 작업들을 클라이언트가 참여(engage)할 수 있게 방향을 잡게 된다. 성별, 사회적 지위, 인종, 성적 선호도, 그리고 다른 특징들이 건강 결정 요인이므로 인구집단의 건강에 관련된 일을 하는 작업치료사들은 클라이언트와 이해당사자들의 참여(engagement)를 보건 부문 이상으로까지 이끌게 된다. 작업치료사들은 인구 기반 결정 요인을 언급하고 싶은 집단을 참여(engage)시키기 위해 새로운 치료와 재정 영역으로도 관점을 확장시켜야 한다(13장 참고). 예를 들어, Letts(2003a)는 토론토 노인들이 지역사회에 참여(engage)할 수 있도록 지방 자치제 재구성의 맥락을 조직화해 줌으로써 토론토 노인들은 작업치료사와 공동 주도권을 가지게 하였다. 작업치료사들이 일반적으로 지역 정부 구조를 연구하지는 않으나 Letts와 그녀의 학생들은 지역사회 니즈 평가를 개발하여 노인 인구들에게 중요한 이슈들을 언급하기를 원하는 새로운 노인 단체를 참여(engage)시켰다.

작업치료사들이 클라이언트에게 작업을 시범 보이기 위해 치료사 자신의 작업수행을 보여주는 것도 클라이언트의 참여(engagement)라고 할 수 있다. 예를 들어, 작업치료사는 작업치료 시간에 클라이언트와 함께 장보기와 요리하기에 참여함으로써 클라이언트를 참여(engagement)시킬 수 있다. 작업치료사는 참여연구(參與硏究)에서처럼 전문지식이 있는 외부인 역할을 하고 동시에 클라이언트 옆에서 참여(engage)를 하는 내부인 역할 모두를 한다. 한 사람의 삶 또는 사회에서 어려움이 너무 크게 예상된다면 참여(engagement)하지 않으려고 할 수도 있다. 클라이언트와 다른 사람들은 제한된 가능성, 치료실 안에서의 동일하게 적용되는 규범, 그리고 제한된 기대들에 이미 편하게 적응해져 있을 수 있다. 따라서 작업치료사는 다양한 관점과 경쟁적 관심을 함께 모으기 위하여 갈등 조정, 중재, 그리고 조정 내에서 참여(engagement) 기술과 협력 기술을 조합하여 사용해야 한다. 작업치료사는 사람들을 참여(engage)하게 할 때, 어떤 사람들과 집단은 작업치료사나 사회가 정한 규준에 맞추기를 원하지 않을 수 있다는 것을 반드시 알고 있어야 한다(Morris, 1991).

전문화하기(Specialize)

전문화하기는 특정 상황에 구체적인 기술의 사용을 일컫는 주요 가능화 기술이다. 예를 들어, 아이들이 작업에 참여(participate)하는 것을 가능화하기 위해 신경발달치료(neuro-development treatment, NDT)를 사용하여 치료적 핸들링과 자세 잡기를 하거나 성인들을 자신들의 임파워먼트에 참여(engage)시키기 위해 심리사회적 재활기법을 사용할 수 있다. 「*캐나다 작업치료 임상 프로파일(Profile of Occupational Therapy Practice in Canada)*」(*CAOT, 2007*)에서 전문화는 *작업을 가능화하는 전문가*의 핵심역량 역할이다.

전문화하는 기술은 클라이언트와 함께 가능화하기에 중요하며, 이는 클라이언트가 할 수 있거나 하고 싶어하는 것에 대한 특정한 접근을 이해하고, 동의하고, 참여(participate)하는 것을 보장한다. 작업치료사는 클라이언트 중심의 가능화 기술인 전문화하기를 통해 하향식(Top-down approach)의 전문인 지식에 대해 클라이언트와 치료사의 기대치가 맞는지 비판적으로 성찰해야 한다.

전문화의 한 영역으로 신체 기능을 지지해 주기 위해 도수(hands-on) 기법으로 신체 기능을 유도하는 기술이 있다. 이를 위해 신체적 행동을 지지하기 위해 신체적 접촉이 필요하며, 클라이언트와의 존재나 함께 하는 것이 필요한 단계적인 기술들을 말한다(Fearing & Clark, 2000).

전문화하는 기술은 개인에게만 사용되는 것은 아니다. 오히려 이 가능화 기술은 적극적인 지역사회 치료, 지역사회 기반 재활, 상담, 운전 재활, 인체공학, 집단 치료, 수부 치료, 심리사회적 재활, 감각 통합, 또는 NDT 등의 전문화된 이론적 또는 개념적 이론의 틀을 가진다.

인구집단 수준에서의 전문화는 여러 가지 영역을 나타낸다. 그 중에 한 부분은 낙상 예방과 안전성이다. Richardson 등(2006)은 노르웨이의 Stovner Safe Community Project에서 학제 간 팀으로 노인들의 낙상을 예방하기 위한 인구 기반 조치를 연구하였다. 중재는 가정 내 보호제공자와 의사들에게 부상을 유발할 수 있는 이슈들을 파악하게 하고 설명하게 하였다. 작업치료사들은 안전 장비 세트를 가정 내 보호자들을 위해 지원받아 설치해 주고 클라이언트에게 어떻게 낙상과 부상을 예방할 수 있는지에 대해 교육했다. 1990년부터 1995년까지 고관절 상부 골절 비율이 절반으로 줄었다는 연구결과를 보였다. 전문화 기술을 사용하는 다른 인구집단 수준에서 가능화는 지역사회 개발, 1차 보건 진료, 지원고용과 주거, 개조된 교통수단 등이 있다.

포괄적인 가능화 기술에 대한 설명

작업분석은 작업에 영향을 주는 개인적·환경적 요소들을 파악, 분류하고 해석하는 모든 작업치료를 뒷받침하는 가능화 기술의 한 예시이다. 마찬가지로 모든 작업치료 실천은 「*캐나다 작업치료 임상 프로파일(Profile of Occupational Therapy Practice in Canada)*」(*CAOT, 2007*)에서 나온 *전문가*와 *학문적인 치료사*의 역할 이 두 가지 핵심 역량 역할과 관련된 기술들에 기반하고 있다.

추가적인 처리기술들은 분석하기, 평가하기, 관계를 발전시키기, 공감하기, 측정하기, 관찰하기, 적용하기, 중재하기, 조사하기, 경청하기, 계획하기 또는 비판적으로 고찰하기 등이다. 캐나다 작업치료 실천과정 이론(CPPF)에 있는 주요 활동들은(10장 참고) 분석, 평가, 비평과 경청이 필요하며 서비스 들어가기/시작하기, 단계 설정하기, 사정하기/평가하기, 목적 및 계획에 동의하기, 계획 실행하기, 모니터링하기/수정하기, 결과 분석하기, 나가기/종료하기 과정을 거친다. 포괄적 처리 가능화 기술은 클라이언트 자신들의 경험, 지식, 그리고 기술에 기반하여 참여(engage)와 협력을 위한 동기를 불어넣는다. 관련된 기술들은 근거기반, 비판적 관점, 프로그램과 서비스 평가, 그리고 지식을 창출하고 전환하기이다.

전문가 역량 역할과 기술은 윤리 강령과 전문가 규정을 준수해야 하며, 치료와 다른 정보들을 문서화해야 한다. 치료사의 학문적 역할과 기술은 일상적인 실천현장에서 학문과 근거를 통합하기 위한 기초가 된다.

4.8 가능화 연속체

이 장에서 지속적으로 언급하였듯이 작업치료 가능화는 복잡하다. 작업치료사들은 항상 지원과 제한들 사이에서 균형을 맞춰가며 최선의 치료와 최상의 결과를 이루어가야 한다. CMCE에서 비효과적인 가능화에서 효과적인 가능화까지의 가능성의 연속체를 비판적으로 성찰해야 한다(**그림 4.4, 그림 4.5** 참고). 캐나다 클라이언트 중심 가능화 모델을 발전시키기 위한 논의(E. Townsend, G. Whiteford, H. Polatajko, J. Craik, & J. Davis, 개인적 대화, 2006년 7~9월)에서 한 가능화 연속체에 대해 토론이 있었다. 가능화의 연속선상의 반대쪽 끝에 *불구화(disablement)*를 둔다. 이 이분법은 비평장애학 문헌들과 Illich, Zola, McNight, Caplan과 Shaiken(1977)이 쓴 『*Disabling Profession(전문가들의 사회)*』[1]에서 비평되었다.

연속체 그림의 논의에서는 결과적으로 4가지 요점, 즉 효과적 가능화, 최소한의 가능화, 손실된 가능화, 비효과적 가능화를 명확하게 설명하고 있다(**그림 4.4**, **그림 4.5**). 한 가지 작업치료 임상현장에서 다양한 효과를 얻을 수 있다. 다양한 클라이언트에 따라 효과가 다르게 나타날 수 있고 또는 서비스 제한 때문에 손실되거나 최소한의 가능화가 발생할 수 있다. 비판적 성찰과 함께 복잡한 치료 조건과 치료사의 선택이 효과적 가능화를 위한 가능성을

[1] 전문가들의 사회(사월의 책 출판사) : 오늘날의 사회는 우리를 불구로 만드는 전문가들, 의료만능사회, 서비스 사회의 정치학, 변호사와 사법독점, 베이비시터가 된 장인들이라는 소제목으로 설명한 책

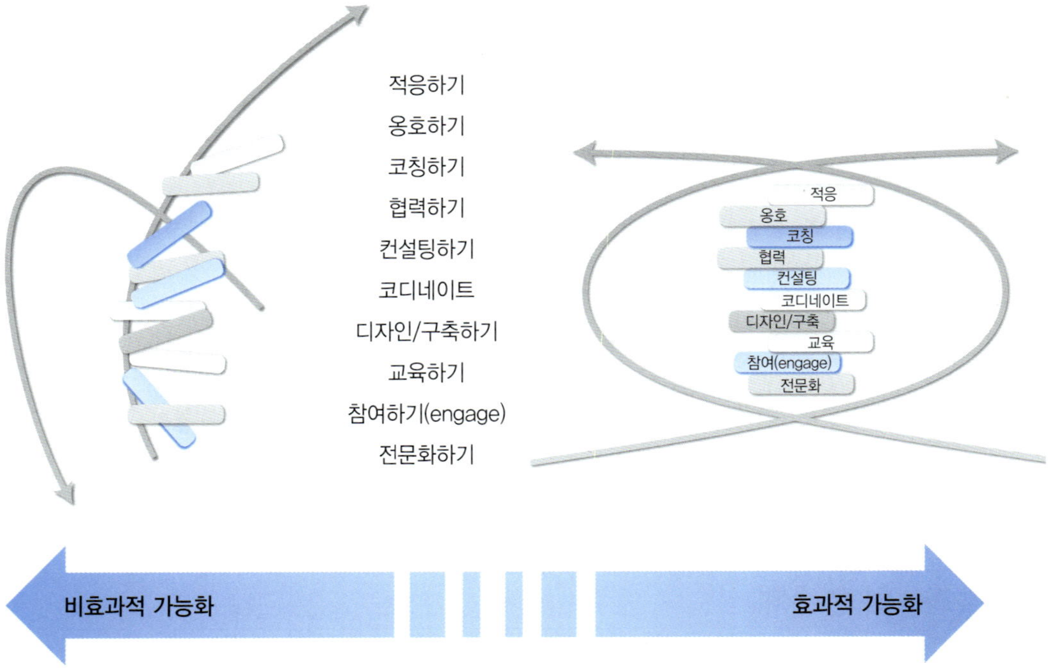

그림 4.4 가능화의 연속체

출처: Townsend, E. A., Polatajko, H. J., Craik, J., & Davis, J. (2007). Canadian Model of Client-Centred Enablement. In E. A. Townsend and H. J. Polatajko, Enabling occupation II; Advancing an occupational therapy vision for health, well-being, & justice through occupation. (p. 129) Ottawa, ON; CAOT Publications ACE.

결정하기 때문에 작업치료사들은 자신들의 비효과적 가능화를 인식하고 극복해야 한다.

효과적 가능화(Effective enablement)

최상의 치료는 가능화 연속체 맨 마지막인 긍정적이고 효과적인 가능화에 위치해 있다. CMCE는 효과적인 가능화의 이상적인 비전을 제시하고 있다(위에서 설명하였듯이). 효과적 가능화의 주요 요소는 작업 초점의 중재를 지원하는 치료 맥락이다. 임상에서 치료사들은 클라이언트의 특정 프로그램의 제한 내에서 목표를 이루기 위해 업무량과 인력의 수준들을 결정한다. 치료사는 작업적 참여(engagement)를 위한 클라이언트의 목표를 이루기 위해 완벽한 서비스에 대한 네트워크와 서비스 전달 체계를 수립한다. 클라이언트의 사회문화적 다양성을 반영하고 그들이 의미를 가질 수 있도록 클라이언트들이 선택하고 결정할 수 있도록 해야 한다. 클라이언트와 작업치료 관리자에게는 가능화를 위해 작업적 결과에 대한 중요한 책임이 있다. 클라이언트 참여(participation)는 존중되고 권력 공유와 공

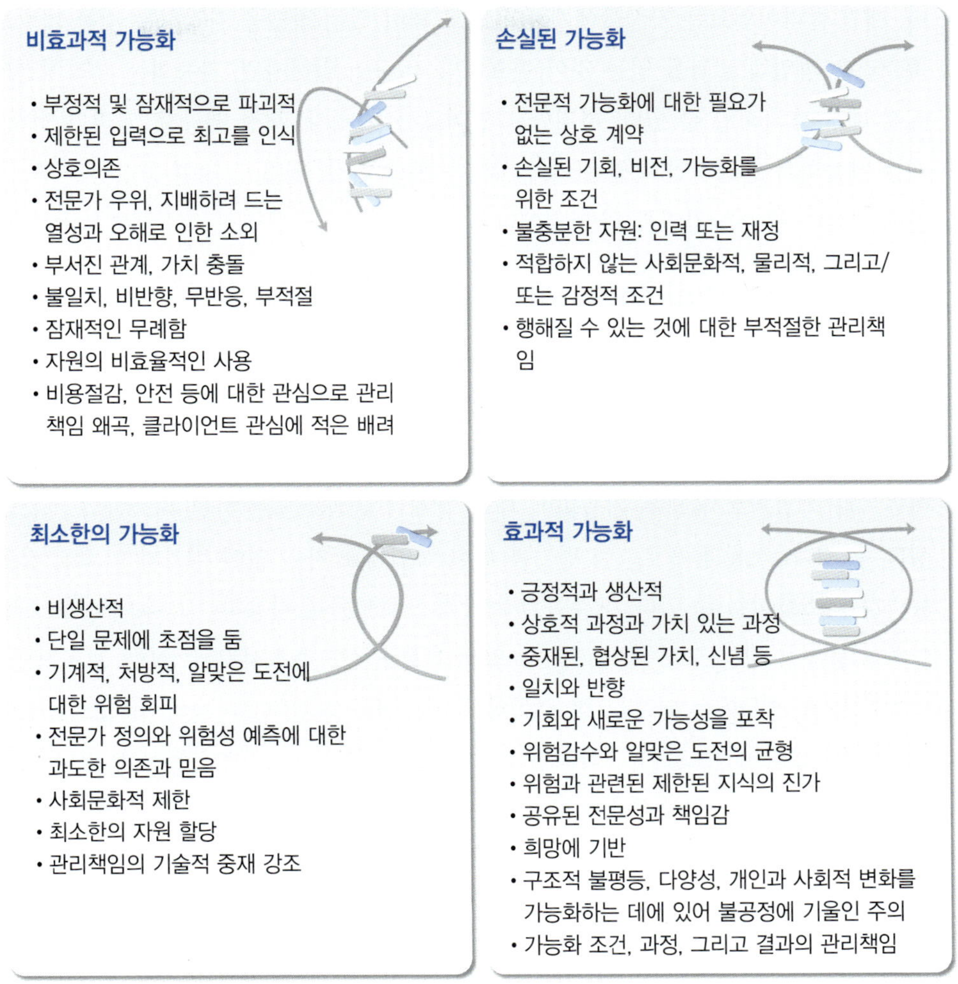

그림 4.5 비 가능화–가능화 연속체에 대한 네 가지 의사결정 논점

출처: Townsend, E. A., Whiteford, G., & Polatajko, H. J. (2007). Four decision-making points on a disablement-enablement continuum. In E, A. Townsend and H. J. Polatajko., Enabling occupation II: Advancing an occupational therapy vision for health, well-Being, & justice through occupation (p. 129). Ottawa, ON : CAOT Publications ACE.

정성에 대한 인식과 함께 변화에 대한 가능성의 비전을 설정해야 한다.

예를 들어, 효과적 가능화는 다음 몇 가지 결과를 낼 수 있다. 클라이언트가 조직일 경우에는 추가적인 비용 없이 더 통합적이고 안전한 작업적 일과를 새로 수립하는 것을 매우 좋아할 것이다. 클라이언트가 지역사회일 경우에는 작업박탈 또는 시민들이 겪는 어려움들을 극복할 수 있게 하여 활기찬 지역사회를 만들어야 할 것이다. 클라이언트가 가족과 집단일 경우에는 작업에 대해 배우고 구성원들의 긍정적 작업발달과 전환을 가능화할 수 있다. 개인 클라이언트는 자신들에게 유용하고 의미 있는 작업을 자각하는 것을 기반으로 만족스러운 작업적 결과를 얻는 것이 필요하다. 바꾸어 말하자면, 가능화는 클라이언트 관점에서 매우 효과적일 수 있다. 하지만 작업치료사, 관리자, 재정 제공자, 그리고 정책가들에게는 가능화가 안정적인 자원 관리와 작업을 통한 건강, 웰빙, 그리고 공정성을 증진시키는 것에 기반한 책임을 갖기를 원할 것이다.

최소한의 가능화(Minimal enablement)

효과적인 작업을 가능화하려는 좋은 의도에도 불구하고 최소한의 가능화가 일어날 수 있다. 어려운 치료 조건의 현실에서 작업치료사는 가능화 가능성을 알아차리지 못할 수 있다. 요청한 대로 보조 장비가 제공되었지만 작업치료 후속 서비스나 지원이 없을 수 있다. 클라이언트와 작업치료사 모두 가능화에 대한 잠재력을 과소 측정하면 최소한의 가능화가 발생할 수 있다. 적용과 프로그램 평가를 위한 작업치료 자원 없이 평가가 이뤄질 경우에 가능화를 최소화시킬 수 있다. 표준화된 처방적 프로토콜을 사용하는 경우에도 오히려 더 유연하고 융통성 있는 도구를 사용할 수 있는 기회조차도 축소시킬 수 있다. 보조작업치료사 비율이 많을 경우에는 아무리 잘 감독하더라도 전문 작업치료사들의 서비스가 충분치 않기 때문에 클라이언트들이 효과적인 가능화에 참여(engage)하지 못하게 된다. 병원에서 신변 처리에 대한 작업치료만 너무 강조하면 직장 복귀나 탈시설 생활의 일과와 이동수단에 대한 지원이 부족하여 최소한의 가능화 현상이 발생할 수 있다. 급성기 의료 서비스에 더 초점을 두면서 다양한 클라이언트와의 일상생활 작업치료 가능화를 위한 펀딩은 고갈되었다. 오늘날 비용에 민감한 의식의 세계에서는 재정지원자들은 작업을 가능화하기 위해 필요한 자원을 선뜻 제공하지 않을 수 있다. 그래서 작업치료사들은 자원을 더 요청하는 것을 선택하지 않게 되고 다양한 사람들의 필요에 덜 민감하게 생각하고, 자신감이 없어지거나 가지고 있는 자원마저 잃을까 두려워할 수 있다.

손실된 가능화(Missed enablement)

기회, 자원, 또는 비전이 부족하여 건강, 웰빙, 또는 공정에 대한 불필요한 손실이 생겼을 때 손실된 가능화가 발생한다. 예를 들어 개인, 가족, 또는 집단에서 손실된 가능화는 사람들이 일상생활에서 약을 복용하는 작업적 일과와 습관에 대해 작업치료를 의뢰하지 않고 약이 처방되면 오히려 손해가 발생할 수 있다. 중증도의 지속적인 정신질환이 있는 구성원과 생활하는 가족이나 집단은 심리 상담과 사회복지 서비스를 위한 재정지원은 받을 수 있지만 일상생활을 가능화하기 위한 작업치료를 위한 재정지원이 없다면 손실된 가능화가 발생할 수 있다. 입·퇴원 계획에 작업치료의 평가를 포함하지 않으면 제도적으로나 지역사회 보건 서비스 측면에서 비용효과가 있더라도 손실이 발생할 수 있다. 학교에서 이동성의 어려움이 있는 학생들에게 휠체어 제공의 판단을 위해 작업치료 평가를 제공하지 않거나, 특수 아동들에게 작업치료를 제공하지 않고 통합수업만을 운영할 경우에 가능화의 손실이 있을 것이다.

청소년 범죄자들을 위한 보호 관찰 시설에 정신보건 서비스의 작업치료가 의뢰되어야 하는데 지역사회 내 청소년 범죄자들의 작업적 잠재력을 발달시킬 수 있는 작업치료를 이용할 수 없는 경우도 있다. 현재 캐나다에서는 모든 지역에 1차진료 프로그램은 있지만 작업치료가 포함되어 있지 않게 된다면 작업적 측면에서의 1차 건강 프로그램 개발과 관리에 대한 가능화 기회가 손실된다(가정에서 노인 안전 또는 아동과 성인의 비만 감소를 위한 습관과 일과에 대한 교육). 손실된 가능화는 작업가능화를 위해 자원분배의 필요성에 대한 의식이 불충분해서 야기되는 문제이다.

비효과적 가능화(Ineffective enablement)

비효과적 가능화는 연속체에서 효과적 가능화의 반대 측면으로 부정적 효과를 의미한다(사회적, 심리적, 신체적, 인지적, 또는 영성적으로). 물론 실제 피해가 생기면 클라이언트와 전문직이 규제 또는 법적 기관을 통해 구제받을 것이다. 피해를 주지는 않지만 불능화 지점에 이르면 비효과적이 될 수 있다. Illich 등(1997)은 『*전문가들의 사회*』라는 책에서 전문직이 장애유발자가 될 수 있다고 비평하였는데, 작업치료도 예외는 아닐 수 있다. 예를 들어, Morris(1991, 1992)는 장애인들에 대한 제한적인 규준 또는 기대에 기반한 불능화하고 강압적인 치료에 대해 지적하였다. 작업치료는 타 전문분야의 비판을 많이 받지 않았지만 Maxwell과 Maxwell(1983), 그리고 Abberley(1995)는 작업치료가 매우 비효과적일 수 있다고 지적하였다. 전문가 의식 부족, 비평적 관점이 부족한 교육, 클라이언트와 전문가 사이의 감정적 상호의존, 또는 딜레마를 회피해 버리는 것이 가능화보다는 오히려 더 불능화(disabling)시킬 수 있다(Rotunda & Doman, 2001). 이에 대한 예시로 Beattie(1992)는 약물남용을 영속시키는 상호의존 측면에서의 비효과적 가능화를 지적하였다. 비효과적 가능화는 치료의 배경상황과 작업치료사의 개인적 선택에 대한 성찰이 필요하다. 비효과적 가능화에 대한 법적 책임은 없지만 문제는 '작업치료사는 어려운 상황에서 효과적인 가능화를 위해 무엇을 할 수 있고 반대로 비효과적인 것을 어떻게 효과적 가능화로 변화시킬까이다.' 본 가이드라인의 **사례 1**에서 Bonnie Sherr Klein은 작업치료에 대한 좌절감을 기술하였다. 뇌줄기 뇌졸중 이후 그녀의 작업치료는 절반 정도 완성된 영화를 완성시키는 데 그녀의 동기와 열정을 쏟을 수 있도록 하는 치료를 받는 대신에 냄비받침을 만드는 작업을 하였기 때문이다. 치료 세팅은 효과적이고 의미 있는 가능화를 만들어주지 못했지만 작업치료사는 최선의 의도를 가지고 있었을 수 있다. 하지만 비효과적 가능화는 중요한 작업 의미를 누락시키고, 여기서 작업치료사가 냄비받침을 만드는 것과 같은 작업이 왜 치료적일 수 있는지 설명하지 못하였거나 클라이언트에게 의미 있는 작업을 찾지 못하였을 때 생긴다. 만약 작업치료사들이 가능화가 효과적이라는 것을 확신하지 못하고 있거나 가능화를 위한 동기가 없으면 표준화된 프로토콜과 일과가 되어 버린 작업치료는 문제를 야기할 수 있다. 인종차별 또는 성차별과 같은 무의식적인 편견은 비효과적 가능화를 만들 수 있으며 마찬가지로 작업치료의 전문성이 희미해질 수 있다. 작업치료가 낙관주의나 가능성의 비전으로 치달으면 우리의 자각과 주의집중을 가려버린다.

4.9 가능화에 대한 성찰

가능화는 이제 작업치료 용어 사전의 가장 중심에 있다. 이 장의 중점은 바로 클라이언트 중심 치료로써의 초기 작업치료에 대한 설명을 진일보시켰다. 우리는 지금 작업치료의 핵심역량을 클라이언트 중심 가능화로 설명한다. 작업치료사는 또한 작업치료 가치, 믿음, 사고, 그리고 개념을 가능화 기초로 설명하고 있다. 캐나다 클라이언트 중심 가능화 모델(CMCE)은 이 기초 위에서 만들어졌으며 가능화 기술의 범위에 기반하는 클라이언트-전문가 협력 내에서 개인과 사회적 변화의 가능화를 설명한다. 가능화 연속체는 작업기반 가능

| 글상자 4.7 | 작업치료사의 가능화 기술과 '인간성'에 대한 고찰

9장에서 명확하게 나오지만 작업치료사와 클라이언트 모두 개인적 경험과 역사, 그리고 사회와 문화적 배경상황에서 개인적 배경상황을 가져온다. 모든 가능화 기술은 인간이자 자신들의 '인간성'과 환경에 영향을 받은 작업치료사들이 임상에서 적용한다. 작업치료사들이 만약 다른 문화, 사회 계층, 또는 종교적 배경에서 왔다면, Joshua와 Beth와 함께 하는 치료는 어떻게 다를까? 당신의 인종, 계층, 문화, 성적 지향, 연령, 육아 유무, 또는 능력의 수준이 어떻게 당신의 가능화 추론에 영향을 주는가?

—Brenda Beagan

화의 함정과 기회에 대한 비판적 관점을 가지게 한다. **글상자 4.7**에서 묘사되었듯이 능력, 연령, 민족성, 사회적 위치, 그리고 다양한 특징들에 대한 여러 관점을 가지고 있기 때문에 클라이언트처럼 작업치료사들의 '인간성'을 성찰해야 한다.

5장

개인의 변화를 가능화하기

Elizabeth A. Townsend
Barry Trentham
Jo Clark
Claire-Jehanne Dubouloz-Wilner
Wendy Pentland
Susna Doble
Debbie Laliberte Rudman

CASE STUDY

사례 5.1 Catherine의 이야기: 개인의 변화를 가능화하기

Catherine은 20년간 콘서트 피아니스트와 레코딩 아티스트로 일했다. 그러던 중 오른손 손목손허리뼈(carpometacarpal) 골관절염으로 인하여 갑작스러운 통증을 느꼈고 오른손을 움직일 수 없어 피아노 연주를 할 수 없게 되었다. 이로 인하여 그녀의 20년 경력은 심각한 위기에 처하게 되었다. 수부외과 의사는 그녀의 경력에서 손 기능이 매우 중요하며 수술로 인해 나타날 수 있는 불확실한 잠재적 결과를 인지하여 즉시 작업치료에 의뢰하였다.

작업치료사는 1/16인치(1.6mm) 저온 열가소성 재질을 사용하여 손을 둘러싸는 엄지 CMC 안정성 보조기를 직접 제작하였다. 이 보조기는 Catherine의 증상을 어느 정도 완화시켰지만 피아노 연주를 하기에 너무 많은 관절의 움직임을 제한하였다. 또한 Catherine은 이 보조기가 외관상 보기 좋지 않다고 느꼈다. Catherine을 돕기 위한 다음 시도는 사전 제작된 Roylan® Neoprene Wrap-On Thumb Support를 다듬어 엄지의 손허리손가락 관절을 개방하고 열가소성 재질로 강화하는 것이었다. 이는 보조기 외부에 부착되고 CMC 관절에 인접하게 위치되었다. 네오프렌은 피아노 연주에 필요한 움직임을 가능하게 할 만큼 유연했고 통증을 예방할 만큼 견고하였다. Catherine은 파란색의 네오프렌이 피아노 연습을 할 때는 괜찮지만 특정 공연 상황에서는 적절하지 않다고 생각했다.

클라이언트와 치료사는 지속적으로 협력하여 열가소성을 강화하여 주문 제작된 검정색 네오프렌 보조기를 만들게 되었다. 이 보조기는 콘서트 홀 공연에서 요구되는 Catherine의 기능, 미용, 그리고 편안함을 모두 충족시켰다.

Catherine은 계속 경력을 쌓아오고 있다. 그녀는 3년 뒤에도 작업치료사가 만들어준 보조기(공연 시에는 검정색 네오프렌 보조기, 피아노 연습 시에는 파란색 네오프렌 보조기, 그리고 다른 활동 시에는 더 많은 안정감을 주는 열가소성 보조기)를 계속 사용하고 있었다. 협력적이고 클라이언트 중심인 접근법의 사용을 통해 보조기가 Catherine의 신체적 니즈(관절 보호와 통증 완화)와 작업적 니즈를 모두 충족할 수 있게 하였다. 이는 그녀가 생계를 유지하고 열정을 지속적으로 추구하는 것을 가능케 하였다.

Catherine은 매우 기뻐했다. "제 손은 제 삶입니다. 치료사들이 제가 무엇을 원하고 필요한지 들어주어서 너무 감사합니다. 이 보조기들이 없었다면 제 경력은 끝났을 것입니다. 저는 이것을 '나의 친구들'이라고 부릅니다. 보조기들은 제가 최고의 기술적 수준으로 공연을 지속할 수 있게 도와줍니다."

—Pat McKee

5.1 소개

> *"작업치료는 작업을 통해 일상생활에 참여(engagement)를 가능화하고,* ***건강과 웰빙을 증진시키는 작업을 수행할 수 있도록 사람들을 가능화하며,*** *그리고 모든 사람들이 자신의 최고 수준의 잠재력을 이끌어 일상생활 작업에 참여(participate)할 수 있도록 공정하고 통합적인 사회를 가능화하는 예술이자 과학이다." (p. 2)*

5장은 1장에서 소개한 작업치료 정의의 사람 요소에 초점을 둔다. 5장에서는 캐나다 클라이언트 중심 가능화 모델(CMCE)을 설명하기 위해 가능화 기초와 기술, 변화 모델과 개인, 가족, 집단과의 자산기반 가능화(Asset-based enablement)의 예시를 다룬다. 개인적인 변화는 연속선상에 있으면서, 사회적 변화와 상호 연결되어 있다(6장). 개인, 가족, 집단은 변화를 경험하면서, 자신들의 개인적, 포괄적인 추구를 위해 국소적 또는 광범위한 사회적 변화를 찾는다.

5.2 가능화 기초, 기술, 그리고 개인, 가족, 집단과의 리더십

가능화에 대한 Catherine의 이야기는 스스로 생계를 꾸리는 시민으로서 성공적인 수행과 참여(participate)를 지속하는 것과 관련이 있다. 그녀는 소득과 사회적 지위뿐 아니라 잠재적으로는 주요 작업을 잃는 것을 경험하였다. 그녀의 이야기를 통해 개인, 가족, 집단과 함께 일하며 필요한 가능화 기초와 기술을 간단하게 설명할 수 있다(표 5.1). 이를 통해 설명된 가능화 기초와 기술에 대한 논점은 지역 환경에 영향을 주는 미시적 수준에서의 가능화를 위한 가능성을 설명해 준다.

Catherine의 치료사가 사용한 주요 가능화 기술들은 적응하기와 주변 환경을 디자인/구축하는 것이었다. 이 경우, 보조공학의 디자인과 구축은 피아노를 칠 때 Catherine의 자세잡기를 위해 필요한 연속적인 수부 보조기와 수지 스플린트 제공과 인체공학적 수정이었다. 또한, 통증을 피하고 최대한의 편안함과 안정성을 제공하기 위해 피아니스트와도 협력하였다. 그녀는 보조기의 색상과 디자인, 그리고 공공장소에서 보조기를 착용하는 것에 대한 감정적 반응에 관련하여 상담을 받았다. Catherine에게 보조기를 언제 착용하고 벗을지 판단할 것을 코치하였고, 반복적인 동작에 의한 손상과 이에 따른 작업수행의 영향에 대해 교육하는 등 끊임없는 지지를 제공하였다. 가능화는 특히 그녀가 열정을 쏟고 있는 유급

표 5.1 가능화 기초와 기술: Catherine의 이야기

가능화 기초	Catherine의 이야기 실례
클라이언트 참여(participation)	참여(participate)하기 위한 준비됨이 성립되고 공연 예술가로서 그녀의 투지가 확인되었다.
가능성의 비전	가능성은 치료사로부터 알게 되었는데 이는 스플린트, 보조기, 그리고 작업수행에 대한 지식과 경험 때문이다. 가능성은 클라이언트의 강력한 동기적 비전이었다.
변화	특히 보조공학을 사용함으로써 치료사는 환경적 변화를 가능화하였다. 아마도 변화는 건강믿음 모델(Health Belief Model)에 의해 안내되었다. 이 모델은 치료사와 클라이언트가 연주 중 스플린트를 착용하는 새로운 행동에 대한 지각된 이익이 클라이언트의 생활에 실제적인 위협보다 더욱 컸다는 것을 상기시켜 주었다.
공정성	가능화는 잠재적 불공정성을 예방하기 위함이었으며, 그녀의 유급 작업을 잃을 수 있고 제한적인 장애인 보조금의 적은 지원에 대한 잠재성과 줄어든 수입에 의존해야 할 수도 있었다.
협력적 권력 공유	치료적 목표, 선호하는 보조기, 그리고 치료 회기의 일정에 대한 공유된 의사 결정에서 협력이 있었다.
기술	**실례**
적응하기	보조기 적응; 놀이, 휴식, 얼음 사용의 일과를 적응
옹호하기	클라이언트 자신의 변화의 잠재성에 대한 믿음을 옹호
코칭	보조기 수용을 위해 새로운 일과에 있어 클라이언트를 코칭
협력하기	보조기 디자인의 단계 동안 클라이언트와 협력
컨설팅	실행 가능성에 대해 클라이언트와 다른 음악가들과 컨설팅
코디네이트	클라이언트, 주치의, 그리고 재활팀과 코디네이트
교육하기	손을 지지하는 가능성에 대해 클라이언트와 팀을 교육
참여하기	보조기를 착용하여 연주하는 것에 클라이언트를 참여(engage)
디자인/구축하기	보조기 시리즈를 디자인/구축
전문화하기	재료과학/의공학의 전문화

작업에 초점을 두었다. 수행을 넘어 작업 참여(engagement)를 가능화하도록 그녀가 치료와 삶에 대해 결정하는 데 도움을 주기 위한 클라이언트 중심의 경청과 협력이 포함되었다. Catherine은 공연 예술가로서 지속적인 활동을 할 수 있도록 가능성을 실현하기 위한 선택에 있어 참여(participate)하고, 본인의 목소리를 표현하고, 작업치료사와의 권력을 공유하였다.

미시적 수준의 가능화는 개인, 가족, 집단과 그들의 지역 환경에서 시작된다. 클라이언트의 참여(participate)는 클라이언트가 존중과 공평성의 문제에 있어 자신의 목소리를 내는 것을 가능화함으로써 시작한다. 개인, 가족과 집단이 자신의 목소리 내기를 가능하게 하는 역량은 여러 가능화 기술의 통합이다. 클라이언트의 목소리가 표현되고, 경청되고, 고려되고, 그리고 결정을 내릴 때 클라이언트를 포함시켜 그들의 의견을 듣고 지지해야 한다. 외재적 또는 내재적 배경으로 권력을 공유하고 공정성을 가지고, 개인, 가족과 집단과 함께 변화를 가능화하는 것은 작업치료와 클라이언트 삶 전체에 대해서 자신의 삶의 목소리를 통합시켜야 하는 것이다.

개인, 가족과 집단과 함께 변화를 가능화하는 것에서의 작업치료 리더십은 여러 가지 방법이 있다. 충실하게 클라이언트 중심이 되기 위해서 작업치료사는 목표 설정, 프로그램 디자인, 평가, 그리고 클라이언트와 관련된 여러 결정에서 클라이언트를 포함시킴으로써 리더십을 확고히 할 수 있다. 리더십은 여러 형태의 근거를 살펴보는 것, 클라이언트 목소리를 포함하는 것, 그리고 클라이언트의 목소리가 모든 기록에 포함되도록 하는 것을 확실하게 하는 것일 수 있다. 예산과 인력 결정은 모든 작업치료사들이 영향을 받는 것으로, 사회적 위치와 상관없이 다양한 클라이언트를 돕기 위해 예산이 필요하다고 목소리를 내야 한다. 작업치료 리더십은 사람이 무엇을 할 수 있도록 제도와 구조를 만들고, 클라이언트를 도와줄 예산과 인력에 대한 것이다. 예를 들어, Catherine에게 스플린트를 제공하기 위한 예산과 시간을 보장하기 위해 작업치료사가 목소리를 내는 것은 매우 중요하며(**사례 5.1**), 이는 Catherine이 사보험이 있거나 공공 기금에 의존하는지와는 상관이 없다[리더십 가이드라인에 대해 4절의 새로운 작업가능화에서의 리더십(LEO) 모델을 참고].

치료에서는 클라이언트를 참가자로 참여(engage)시키는 가능화 기술은 매우 중요하다. 모든 치료과정 중에서 클라이언트가 자신의 목소리를 낼 수 있게 가능화하는 것이 필요한데, 특히 들어가기/시작하기(enter/initiate) 단계에서부터 클라이언트 참여가 간과되지 않도록 목소리를 내게 하는 것이 무척 중요하다(캐나다 작업치료 실천과정 이론(CPPF) 9장, 10장 참고). 어떤 클라이언트들은 본인들의 생각을 얘기하는 걸 꺼려하거나 그들이 조용히 있어야 하고 전문가에 순응해야 한다는 문화적 기대치를 가지고 있을 수 있다.

사람들이 자신들의 관점과 우선순위에 대해 목소리를 내는 것을 가능화하는 것은 개인을 강조하는 서양 문화관을 반영한다. 캐나다인들은 개인주의에 가치를 두는 경향이 있는데(**글상자 4.2**) 개인 주도권, 자기인식, 그리고 자기대리(agency)를 강조한다. 캐나다의 개인주의적 치료는 자신의 관점이 전문가의 관점과 다르더라도 자신의 관심과 우선순위를 표현할 수 있는 준비성을 측정한다. 전문가는 클라이언트의 비언어적·언어적 의사소통에 능동적으로 귀 기울인다. 신뢰, 개방성, 이해, 공감, 그리고 상호 간의 존중을 쌓는 것이 필수적이다. 또한 개인이 기존의 사고와 행동 방식을 넘어설 수 있도록 장려한다. 정체성 변화의 경험과 새로운 가정과 관점을 통합하는 데에 의견을 제시하기 위해 시간과 개방성이 필요하다(Sinnott, 1994). 4장에서 강조하였듯, 클라이언트가 자신들의 작업적 참여

(engagement)를 가능화하는 기술은 참여(participate)를 할 준비됨을 가능화하는 것으로 시작할 필요가 있다. 만약 개인, 가족, 또는 클라이언트 집단이 준비의 부족함을 표현한다면, 치료의 일차적인 목표는 준비됨을 갖추는 것이어야 하며, 만약 클라이언트가 원하지 않으면 서비스를 진행할 수 없다.

가능화 기술은 환경에 적응하거나 환경을 디자인/구축할 필요가 있으며, 이를 통해 개인, 가족, 또는 집단의 의견을 좀 더 잘 경청할 수 있다. 전문가 팀은 클라이언트를 전체 치료 과정에서 완전한 참여(participate)를 하는 구성원으로 여길 필요가 있으며, 그래야 그들의 의견이 일시적인 참여를 넘어 의사결정 시 좀 더 크게 영향력을 미칠 수 있다. 가족 또는 지지 집단의 의견과 함께 클라이언트의 발언은 이상적으로 변화를 가능화하기 위해 정해진 방향과 우선순위, 목표, 목적, 그리고 목표된 결과에 영향을 준다. 하나의 목표는 전문가들과의 능동적인 역할을 기대하기 이전에 개인, 가족, 또는 집단이 자신들의 생각을 재발견하는 것일 수 있다.

작업치료사들은 클라이언트가 자신의 감정, 아이디어, 생각, 그리고 의견을 표현하는 것을 가능화하게 하는 전문가이다. 가능화는 클라이언트가 표준화 또는 비표준화된 평가에 참여하는 것을 도울 수 있고, 이를 통해 클라이언트들은 스스로 자신들의 우선순위에 있는 작업적 이슈들을 발견하고 명명한다. 개인, 가족, 집단과의 가능화는 미술, 음악, 제스처, 글쓰기, 그리고 수공예와 같은 창의적인 작업을 통해 이끌어 낼 수 있다. 개별 또는 집단 작업 시 언어적 표현이 제한되었을 때 의사소통을 증가시키기 위해 특수 컴퓨터와 기호화된 특정 기술을 사용할 수 있다. 다양한 가능화 접근방법들이 개인, 가족, 집단이 의견을 제시하는 데에 참여(engage)하기 위해 사용될 수 있다. 작업치료에서 이미 사용되고 있는 접근방법은 일기 방법, 영상 일기, 사진-목소리 녹음, 참여적 평가 전략, 그리고 서술적 인터뷰이다(Clouston, 2003).

언어, 문화, 신체적 역량의 부족으로 표현이 제한되면 작업치료사는 창의적 미디어, 비언어적 제스처, 역할극, 또는 시각적 단서를 이용하여 클라이언트를 참여(engage)시키도록 할 수 있다. 작업은 말을 할 수 없는 클라이언트에게 의사소통을 위한 매체를 제공하며, 여기서 작업치료사는 보디랭귀지를 관찰하거나 이미지나 다른 수단을 이용하여 선택의 표현을 하도록 한다. 언어적 표현이 가능하고 준비가 된 클라이언트는 그들이 필요하고, 원하거나 하도록 기대되는 것을 정하고 우선순위화하도록 한다.

클라이언트가 경험한 과정은 그들의 의견과 세계관에 대해 체계적이며 개방적일 수 있다(Hendry & McVittie, 2004; Pollard, Smart, & the Voices Talk and Hands Write

Group, 2005). 다양한 클라이언트의 선호도와 역량에 맞춰서 접근 방법을 선택해야 하며, 이는 하나의 접근 방법이 모든 사람들에게 적절하지 않다라는 지식에 기반하여 서비스 제공자들은 유연성 있게 대처해야 한다(Hendry & McVittie, 2004). 개인, 가족, 집단과의 가능화는 그들이 자신들의 우선순위에 있는 의미 있는 작업을 위하여 도움을 표현하고 자신감과 자기통찰력을 증진시킬 수 있도록 코치하는 것이다. 작업치료사는 클라이언트의 가족 구성원, 친구와 다른 사람들이 언제, 어떻게 도와야 할지를 클라이언트가 알 수 있도록 해 줘야 한다. 또한 의견을 내지 못하게 하는 것이 무엇인지, 그리고 가족 또는 집단 내 다른 사람에게 중요한 것이 무엇인지를 이해하기 위해 가족이나 집단과 상담 및 교육을 할 수 있다. 개인, 가족, 또는 집단의 의견 표현을 조정하고 관리하는 기술이 단계 설정에서 필요 할 수 있다. 클라이언트의 관심요소를 모를 때, 법정 대리인과 연락하기 위한 윤리와 법적 조치가 필요할 수도 있다.

클라이언트와 작업치료사는 그들이 중요하다고 여기는 것과 일어난 일을 평가하는 방법에 관련하여 예상되는 결과를 두고 함께 협력하는 과정에서 서로 다른 견해를 가질 수 있다(Backman, 2005; Laliberte Rudman, Hoffman, Scott, & Renwick, 2004). 삶의 질과 웰빙에 대한 개인의 주관적 경험 관련 결과들을 고려할 때, Hendry와 McVittie(2004)는 언급되는 개념의 개인적인 이해에 주의를 기울이지 않는 도구를 사용하는 것이 '개인 건강의 좀 더 넓고 의미 있는 측면을 등한시 할 수 있음'(p. 962)을 지적하였다. 따라서 작업수행에서의 기능적인 기대를 넘어서 배제와 불공정성의 경험에 대한 클라이언트의 목소리를 이끌어내는 것이 중요하다(Kronenberg & Pollard, 2005; Townsend & Wilcock, 2004a).

오늘날 의료제도상 단기적 서비스에서 개인, 가족, 집단의 의견 통합을 가능화하는 것이 실제로 어려운 점은 효율적이고 효과적인 방법을 찾아야 한다는 것이다. 개인이 준비가 되어 있지 않다면 작업치료사는 클라이언트의 의견이 꼭 필요함을 지지해 주어야만 한다. 하지만, 이를 위한 신뢰 관계가 형성되지 않으면 한 클라이언트의 목소리를 들을 수 있는 기회가 매우 적을 수 있다(**글상자 5.1**). 우선순위를 결정할 때 개별적인 클라이언트 의견이 반영된다면, 효율성과 비용 효과가 증진된다는 인식이 점점 알려지고 있다. 한 예로, 병원과 다른 서비스들에서 소비자 단체와 소비자 변호 단체가 늘어나는 것이다. 앞으로 서비스에 영향을 주는 개인, 가족, 그리고 집단의 목소리를 가능화하지 않는 것이나 가능화하는 것에 대한 경제적 · 사회적 비용을 파악하기 위한 연구들이 추가로 필요하다.

| 글상자 5.1 | **클라이언트 목소리에 대한 고찰**

클라이언트 목소리의 표현을 가능화하는 것은 가능화 추론을 위해 핵심적이다. 클라이언트들이 자신들의 의견을 표현하기 꺼려하거나 할 수 없을 때, 작업치료사들은 어떻게 이를 효과적으로 할 수 있는가?

자신을 표현하는 것에 있어 꺼려지거나 할 수 없다고 느껴보았는가? 무엇이 당신을 그렇게 느끼게 하였는가? (만약 있다면) 무엇이 자신을 표현하는 데 도움을 주었는가?

사람들이 질병 또는 장애로 인하여 쉽게 자신을 표현하거나 자신들의 진짜 흥미를 전달하는 것이 쉽지 않을 때, 당신은 어떻게 그들이 자신의 목소리를 낼 수 있도록 가능케 할 것인가?

가끔 존재하는 것에 대한 문화적 방식이 사람들이 의료 전문가에게 자신들을 표현하는 것을 꺼리게 만들 수 있다. 어떤 때에는 클라이언트는 작업치료사로의 사회적 지위 또는 계층, 교육수준, 표현하는 능력에 의해 겁을 먹을 수 있다. 작업치료사로서 당신은 잠재적 두려움을 어떻게 줄여줄 수 있는가?

—Brenda Beagan

5.3 개인, 가족, 집단과 함께 가능화를 위한 변화 모델

변화에 대한 수많은 이론적 모델들이 개인, 가족과 집단의 클라이언트와 함께 하는 작업치료 가능화에 대한 정보를 설명할 수 있다. 건강신념모델(Health Belief Model)(Lewis & Daltroy, 1990; Rosenstock, 1990); 귀속 모델(Attribution Model)(Lewis & Daltroy, 1990); 건강행동변화의 범이론적 모델(Transtheoretical Model of Health Behavior Change)(Prochaska & Velicer, 1997); 사회적 학습 또는 인지 이론(Social Learning or Cognitive Theory)(Bandura, 1986; Baranowski, Perry & Parcel, 1997; Lave & Wenger, 1990); 전환학습이론(Transformative Learning Theory)(Mezirow, 1991, 1994)의 다섯 개 모델들이 인용되고 있다. 각각의 이론은 작업적 참여(engagement)를 유지, 상실 방지, 또는 증진시키는 가능화를 위한 안내를 제공한다. 이 다섯 가지 모델들은 작업을 통한 자산기반 가능화(Asset-based enablement)와 일치한다. 작업적 가능화를 통한 변화 '이전'의 개인, 가족, 집단을 위한 사회적 이론이 부족한 점을 고려할 때, 작업치료 이외의 분야에서 사용되는 변화 모델의 예시는 도움이 될 것이다.

단계를 설정하는 데 있어 하나의 단계는 클라이언트의 변화에 대한 동기와 신념을 이끌어내는 것이다. 예를 들어, 건강신념모델(Health Belief Model)[1)](Lewis & Daltroy, 1990;

1) '신념'이 건강을 추구하는 행동에 중요한 역할을 한다고 가정한다.

Rosenstock, 1990)은 만약 위협이 인지되었을 때, 그리고 새로운 행동에 참여(engage)하는 데 드는 비용보다 더 큰 이득의 결과로써 제안된 변화가 인지되었을 때, 변화가 일어난다고 제안하였다. 귀속 모델(Attribution Model)(Lewis & Daltroy, 1990)은 어떻게 클라이언트가 원인을 변화 이전의 특정 행동이나 결과로 돌리는지 알아야 할 필요성을 강조하고 있다.

건강행동변화의 범이론적 모델(Transtheoretical Model of Health Behaviour Change)(Prochaska & Velicer, 1997)은 최적의 시작 지점을 찾아내는 것에 있어 특별한 도움이 될 수 있다. 변화를 위해 클라이언트가 준비되어 있는지 확인하기 위한 협력은 Prochaska와 Velicer의 변화에 대한 5단계(명상 전, 명상, 준비, 조치, 그리고 유지)의 10가지 과정에서 이끌어 낼 수 있다.

사회적 학습(Social learning) 또는 인지 이론(Cognitive Theory)(Bandura, 1986; Baranowski, Perry & Parcel, 1997; Lave & Wenger, 1990)은 개인, 가족, 그리고 집단의 변화를 가능화하는 것은 사람들이 본인의 환경에서 다른 사람들을 통해 어떻게 학습하고 변화하는 지와 관련이 있다고 주장한다. 만약 모델들이 본래의 의도대로 어느 정도 보여진다면, 개인은 타인들로부터 가장 많이 학습한다고 여겨진다. 가능화는 변화를 위한 기술을 발달시키기 위해 필수적으로 교육하고 학습하는 것을 포함하고 있다(Christiansen, Baum, & Bass-Haugen, 2005). 성인의 학습 가능화는 아동의 학습 가능화와 다르다는 것을 아는 것이 중요하다(Knowles, 1973; Knowles, Holton, & Swanson, 1998). Knowles는 아동과 달리 성인은 인생 경험을 통해 풍부한 자원을 가지고 있으며, 모범이 되는 사람, 자존감, 그리고 자신감을 이용할 수 있다는 것을 강조하면서 이 차이점을 지지하였다.

전환학습이론(Transformative Learning Theory)은 "사람의 경험의 의미에 대한 새로운 또는 개선된 해석을 … 행동의 안내지침으로"(Mezirow, 1994, pp. 222-223) 선택, 구성, 그리고 책정하는 사회적 과정으로 정의하였다. Mezirow(1991)는 완전하고 지속될 수 있는 변화는 개인이 비판적 성찰을 통해 자신의 의미적 관점을 변형시킬 때 일어난다고 제안하였다. 전환학습은 '좀 더 통합적이고, 차별성 있게, 개방적으로, 변화와 고찰에 감정적으로 역량을 키울 수 있게 하기 위해 우리가 당연하게 받아들인 이론의 틀(관점, 특성, 사고방식을 의미)을 변환하는'(Mezirow, 1994, p. 7) 과정이다. 개별적 또는 포괄적으로 긍정적 전환을 가능화하게 하기 위해 가능성에 대한 연구에 초점을 두어 대화하거나 열린 대화로의 변화가 요구된다. Mezirow의 업적은 '학습자 임파워먼트는 전환 학습을 위한 목표와 조건이다'(Cranton, 1994, p. 72)라는 신념에서 작업치료를 상기시킨다.

CASE STUDY

사례 5.2

Pierre와 개인의 변화를 가능하게 하는 상호의존성

Pierre는 정신질환이 어떻게 일상생활을 변화시키는지 알고 있다. 청소년기 때 그의 감정과 삶의 경험이 청소년기에 있는 친구들과는 다르다는 것을 인지하였다. 어릴 때부터 그는 감정이 변화하고 현실과 완전하게 접촉하여 있지 않은 듯한 느낌을 받았을 때의 시간들을 기억한다. 청소년 말기 때 Pierre는 조현병을 해결하기 위해 입원했고, 강한 약물을 사용해야만 하는 환각과 망상 증상에 맞서야 했다. 그는 10년 넘게 병원진료를 받았으며, 실제로 대부분의 시간을 혼자 보냈다. 늘 혼자라고 느꼈고 친구와 가족으로부터 멀어졌다. 그는 다른 사람들과의 상호작용 능력을 약화시키는 강한 약물의 사용을 최소화하기 위해 적극적으로 노력했다. 어느 날 여러 번의 입원 이후 30대 초반이었던 Pierre는 지역사회에 있는 정신사회 재활 프로그램에 의뢰되었다. Pierre의 이 프로그램 참여(participation)는 그의 인생을 변화시켰다.

정신사회 재활 프로그램은 도립 정신보건 서비스 제도의 일부로 정부지원을 받고 있다. 이는 성인의 사회적 학습을 통한 변화의 가능화를 강조한다. 클라이언트 중심, 자산기반 가능화를 지향하며 직원들과 구성원들은 프로그램에 관여한 모든 사람들과 그들의 환경에 대해 의식하면서 참가자들의 장점을 키우기 위해 구성원들을 지지하는 데 협력한다. 목표는 독립성이 아니라 오히려 상호의존성(interdependence)이다. Pierre는 자신을 도와줄 다른 사람들이 필요하다는 것을 받아들이기 시작하였으며, 자신이 다른 사람들을 도와줄 때 기분이 좋아진다는 것을 느꼈다. 그는 프로그램 중 가정관리와 요리 부분에 참가하고 마찬가지로 프로그램을 평가하는 통계자료와 이야기를 수집하는 연구팀에 참여하면서 프로그램에 완전하게 참여(participate)하였다. Pierre는 공과금을 내기 위해 사무실에서 일을 할 수 있다는 것과 정신질환이 있는 다른 사람들을 돕는 봉사자로 일을 할 수 있음을 알았다.

Pierre는 현재 스트레스를 해소하기 위하여 작업 중 휴식을 조정할 수 있는 유연한 휴식시간을 가질 수 있는 파트타임 직장을 다니고 있다. 도움을 주고 받기 위해 나머지 시간을 이용하여 프로그램에 참석하고 있다. 그는 지역사회가 정신질환이 있는 사람들을 받아들이는 것을 가능화하는 방법과 질환을 가진 채 가능한 한 최대한 독립적으로 살아갈 수 있도록 사람들을 가능화하는 방법을 인지하는 전문가와 서비스 이용자 집단의 필요성을 이야기한다.

–Elizabeth Townsend 구성

5.4 가족, 집단과 함께 하는 자산기반 가능화

가능화의 상호의존성에 대한 Pierre의 이야기(사례 5.2)는 그의 개인적인 변화와 정신질환을 갖고 사는 사람들의 경제와 사회에서의 점진적 통합을 보여주고 있다. 주요 작업치료 가능화 기술은 협력과 지지였으며, 이는 Pierre가 수동적인 의료적 환자가 아닌 능동적인 참가자로 자신을 경험할 수 있게 가능화하였다. 변화에 대한 다른 근거는 가능성 있는 삶에 대한 그의 비전, 그리고 자신의 일상생활에 있어 선택권과 권력을 갖는 것에 대한 관심이었다(표 5.2).

Catherine(사례 5.1)과 Pierre(사례 5.2)의 이야기는 개인과 지역 환경의 영향에 초점을 두고 상호의존성에 대해 의식하며, 개인적 작업적 변화를 가능하게 하는 내용에 관

표 5.2 가능화 기초와 기술: Pierre의 이야기

가능화 기초	Pierre의 이야기 실례
클라이언트 참여(participation)	Clubhouse에서 Pierre의 참여(participate)에 대한 준비됨은 그가 수년 동안 약물 중재에 초점을 둔 불만스러운 치료 이후 의미 있는 무언가에 관여되면서 더 커졌다.
가능성의 비전	물론 Pierre는 정신질환이 없는 삶을 희망하였지만 그는 가능한 삶의 비전을 지속하였다. 그는 일, 관계, 그리고 증상 조절을 위한 실제 생활에서의 가능성을 시험할 수 있는 경험을 가능화하는 것이 필요하였다.
변화	Pierre는 개인적 변환에 대한 가능성과 Clubhouse와 일상생활의 작업수행에서 일어나는 변화를 점진적으로 확인하였다.
공정성	Clubhouse 환경에서 작업과 지역사회 프로젝트를 통한 가능화는 더 큰 공정성과 지속적인 중증도의 정신질환이 있는 사람들의 사회 통합에 대한 Pierre의 희망을 회복시켜 주었다.
협력적 권력 공유	협력은 공유된 의사결정에 있었으며, 여기서 결정은 최고의 생활이 간혹 상호의존적인 것을 포함하며 독립적이라고 하면 혼자서 할 수 있다는 것을 암시하기 때문에 Pierre가 인지하는 것에 강조를 두었다.
기술	**실례**
적응하기	Clubhouse 환경과 Pierre의 기대치를 적응
옹호하기	지지적 고용 선택사항을 위해 Pierre와 함께 옹호
코칭	작업수행 중 증상 관리를 위해 Pierre를 코칭
협력하기	Pierre, 그의 서비스 팀, 그리고 지지자들과 협력
컨설팅	Pierre와 다른 Clubhouse 구성원들과 함께 계획을 컨설팅
코디네이트	봉사활동과 함께 Pierre의 개별 프로그램을 코디네이트
교육하기	상호의존성에 대해 지역사회와 Pierre를 교육
참여하기	Pierre의 삶과 지역사회를 재형성하는 것에 그를 참여(engage)
디자인/구축하기	프로그램, 그리고 Clubhouse 환경을 디자인/구축
전문화하기	Clubhouse에서 정신사회 재활을 전문화

한 것이다. 건강신념모델, 귀속모델, 또는 범이론적 모델(Health, Belief, Attribution, or Transtheoretical Models)은 Catherine의 주요 작업에서의 인지된 위협, 반복적인 통증을 일으키는 원인 규명의 필요성, 그리고 변화를 위한 최적의 시작 지점으로써 보조기를 사용하여 해결하도록 돕는 가능화를 안내할 수 있다. Pierre의 가능화는 개인적 참여(engagement)와 환경 변화를 강조하는 모델로써, 사회적 학습과 성인 교육으로부터 이끌어낼 수 있다. 다음에 제시된 세 가지 자산기반 전략은 안내 지침을 제공한다. 두 사례 모두에서 공감적 내러티브 탐구와 코칭이 변화를 위한 사용된 전략이었다. Pierre의 이야기에서 변화를 가능케 하는 것은 특히 전환학습에 기반하였다.

자산기반 가능화는 결핍에 초점을 둔 문제기반 치료와는 다르다. 문제기반 치료는 에너지와 라포를 감소시킬 수 있으며, 변화를 위해 사람들에게 동기를 부여하거나 영감을 주지 못할지도 모른다. 반대로 자산기반 가능화는 긍정적 성장, 통찰력, 라포, 그리고 에너지를 활발하게 하는 것이 목표이다. 발병 시부터 개인은 긍정적 기회를 극대화하기 위해 목표와 일의 공통적인 초점을 맞춘다. 자산기반 치료를 위한 중요한 기초는 클라이언트의 참여(participate), 가능성의 비전(변화의 가능성 포함), 그리고 공정성, 평등, 다양성, 그리고 권력을 협력적으로 공유함에 대한 윤리적 헌신이다. 마찬가지로 중요한 것은 긍정의 힘과 개인, 가족, 또는 집단에 변화를 가져온다는 희망에 대한 가치, 신념, 그리고 추정이다.

공감적 내러티브 탐구

자산기반 공감적 탐구(Cooperrider & Whitney, 1999; Cooperrider, Whitney, & Stavros, 2003)는 공감적 탐구(Appreciative inquiry)의 철학과 사고방식 모델(Mindset Model)(학습자 대 판단자)(Goldberg, 1998) 모두를 포함하고 있다. 공감적 탐구는 변화를 위한 강점기반 접근방법으로, 조직 행동 분야에서 처음 개발되었다. 이는 원하는 미래에 초점을 두면서 영혼에 영감을 주는 스토리텔링(storytelling)과 관련이 있다. 미래에 초점을 두는 이유는 사람은 본인이 의식적으로 주의하는 것을 성취할 확률이 높기 때문이다. Goldberg(1998)가 명명한 학습자 대 판단자 사고방식은 정신치료적 접근법에 중요한 기반을 형성한다. 사고방식 모델은 우리 모두에게 항상 존재하는 정신의 두 가지 상태를 설명하며, 우리는 세상을 바라봄에 있어 언제든 나 하나를 선택할 수 있다는 것을 주장한다. 각 사고방식은 클라이언트를 위한 매우 다른 방향, 초점, 관점, 그리고 궁극적으로는 그들의 선택과 결과를 야기한다. 학습자 사고방식은 일반적으로 가장 유용한데, 이는 열린 마음이며 유연하고, 해결책을 찾고 자신과 타인을 받아들이는 특성이 있기 때문이다. 반대로 판단자 자신은 융통성 없고, 반응적이고, 지배적이며 문제 중심적이고 방어적, 그리고 원망을 자주하는 경향이 있다. 이러한 사고방식 모델의 사용은 자기인식을 촉진시키고, 개인이 더 기술적이고 정보에 근거한 인지, 행동, 그리고 관계적 선택을 하도록 한다.

자산기반 공감적 탐구는 작업치료 가능화에 필수적이다. 작업치료 가능화의 오랜 주장의 전제는 작업을 통한 개별화, 독특성, 그리고 자기 결정권을 발전시킬 수 있게 다른 사람들을 코치하는 기회라는 것이다. 일반적인 작업치료 스토리텔링은 일상생활을 위한 자산(강점과 자원)과 책임(도전과 문제점)을 이끌어내는 것을 추구한다. 첫 만남에서 작업치료사는 클라이언트들이 자신의 작업에 대해 상호적인 내러티브 탐구에 참여할 수 있도록 하기 위해 협력한다. 예를 들어 그들의 작업수행, 작업적 참여(engagement), 작업적 만족 또는 작업적 꿈들을 위한 것이다.

사고방식 모델의 인식과 함께 자산기반 공감적 탐구를 사용하면서, 작업치료사는 일상생활에 대해 당연하게 여겼던 것들에 대해서 클라이언트가 설명할 때 판단하지 않고, 그에 대해 있는 그대로 알아가고 받아들인다. 오늘은 무엇을 하셨나요? 보통 하루를 어떻게 보내나요? 당신은 무엇이 필요하거나 무엇을 하기를 원하는가요? 당신이 무엇을 하기를 기대하나요? 어떤 것을 선택하나요? 또는 선택하지 않나요? 당신은 가장 의미 있는 또는 의미 없는 일을 위해 무엇을 하나요? 클라이언트는 그들의 삶에서 굵직한 사건들의 연대기를 서술하게끔 유도된다. 작업치료사들의 공감적 탐구의 강력한 부분은 평범하고 당연시 여겼던 사건, 경험, 가치, 역할, 일과, 작업, 배경상황, 기여하는 요소들, 그리고 일상생활의 관점을 듣고, 기록하고, 분석하는 것이다.

가능화하는 것은 공감적 이야기를 하는 것을 촉진하고, 코치하며, 설명하는 것과 관련이 있을 수 있다. 일상생활에 대한 간단한 이야기를 어떻게 하는지 설명해 주고, 이후 다음 질문들을 하면서 클라이언트의 이야기를 이끌어 낼 수 있다. 무엇이 잘 되고 있나요? 무엇이 이전에 잘 되었었나요? 당신의 삶에서 무엇을 더 경험하고 싶으신가요? 또한 클라이언트가 무엇을 필요로 하는지, 원하는지에 대한 면밀한 질문에 답하게끔 클라이언트를 이끌 수도 있다. 서술자인 클라이언트가 자신의 삶에 영향을 주는 개인적, 환경적인 힘에 대한 스스로의 분석을 제공하는 것이다.

과거를 보게 하는 문제기반 스토리텔링은 과거의 사건과 경험을 이용하면서 현재에 집중할 수 있다. 단서를 사용하여 이야기하는 사람이 차후의 평가와 중재의 방향을 구체적으로 제시할 수 있는 현재의 이슈, 걱정, 그리고 제한을 집중적으로 조명할 수 있게 가능화한다. 자산기반 스토리텔링을 권장하는 것은 어떤 사람에게는 과거, 문제점, 그리고 제한점들

| 글상자 5.2 | **자산, 결함, 신뢰, 그리고 위험성에 대한 고찰**

작업치료사들은 다양한 지역사회의 자산에 대해 익숙하지 않을 수 있다. 많은 캐나다인들은 인종, 민족성, 성적 지향도, 계층 등에 있어 자신과 다른 집단과 긴밀한 관계를 가지고 있지 않다. 실제로 우리는 주로 인지된 결함에 있어서 다양한 지역사회를 볼 수 있다. 예를 들어, 노동자 계급 지역사회는 돈이 부족하며 가족들 사이에 강한 유대관계가 없는 것으로 바라보게 된다. 어떤 자원(사람, 언론, 연구, 기타)을 이용하여 다양한 사람들의 자산을 이해하도록 발전시킬 수 있는가?

사람들로부터 서술과 이야기를 끌어내는 것은 부분적으로 위험을 수반할 수 있는데, 이는 작업치료사가 그 정보의 보유자가 되기 때문이다. 나아가 많은 사회적·문화적 집단들은 의료 전문가들과 집합적이고 역사적인 부정적 경험들이 있고 이야기를 공개하는 데에 두려워할 수 있다. 장애인들은 의료제도에서 항상 좋은 처우를 받았던 것은 아니다(예를 들어, 캐나다의 우생학의 역사). 아프리카 유산을 가지고 있는 사람들은 아직도 의료제도를 통해 자신들에게 가해진 의도적인 해를 기억한다(예를 들어, Tuskeegee 매독 실험). 동성애자와 양성애자들은 의료제도를 통해 오랫동안 해를 받았다(예를 들어, 1970년대까지 정신과에서 사용한 정신장애 진단 및 통계편람[DSM]에 동성애가 포함되었다). 작업치료사들은 이야기를 끌어낼 때 신뢰를 부탁하는 것이다. 클라이언트는 관리책임의 근거가 필요할 수 있다.

—Brenda Beagan

에 초점을 두게 하면서 수치심을 유발하거나, 의욕을 꺾고, 좌절하게 할 수 있기 때문에 늘 주의해야 한다. 이는 글상자 5.2에서 언급하였듯이 가능화 연속체에 최소한 또는 비효과적인 영향을 미칠 수 있다.

서술적 의미는 고찰과 분석을 통해 사람들이 그들의 일상적 사건들을 의미 있는 경험으로 정리하도록 가능화하는 것을 이끌어낸다(McKeough, Davis, Forgeron, Marini, & Fung, 2005). 내러티브 탐구에서 협력은 클라이언트와 작업치료사들이 이야기의 줄거리, 설정, 갈등, 그리고 해석 내에서 개인과 환경적 요소를 전반적으로 더 잘 이해하도록 만들어 준다(Mattingly & Flemming, 1994; Mattingly, 1998). 작업치료 내에서 스토리텔링 사용하기 운동은 가능화의 개별 형태와 효과성에 대해 증가되고 있는 의식에 집중하는 것으로 보인다. 스토리텔링은 무의식적으로 전문가 쪽으로 주도권이 편향되어 있다. 우리가 클라이언트에게 말해달라고 요청하기 때문에 그들은 이야기의 소유자이고 우리는 이야기를 전달받는 사람이다. 또한, 작업치료 전문가들은 클라이언트의 이야기를 공식적으로 기록하여 남긴다.

전환 학습(Transformative learning)

기본 전제가 비판적으로 검토될 경우, 작업치료사들은 전환 학습이 행동의 완전하고 지속적인 변화를 가능케 한다는 것을 이해하면서 가능화 기술을 적용할 수 있다(Mezirow, 1990, 1991, 1998, 2000). 일상에서 기능적으로 생활할 수 있도록 새로운 방법을 학습하는 것은 개별 클라이언트에게는 가장 중요한 도전으로, 개인적 변화의 과정이 필요하다. 가능화 기술, 특히 적응, 코칭, 협력, 컨설팅, 교육, 참여(engage), 그리고 전문 기술들은 전환 학습의 이론에 근거가 될 수 있다. 전환 학습의 이론은 의미 관점, 의미 관점의 왜곡, 의미 체계, 그리고 비판적 성찰의 4가지 구성들로 조직화된다. 전환 학습은 자기 성찰을 할 수 있는 사람들에게 가장 효과적이다.

의미 관점(Meaning perspectives)

의미 관점은 '경험의 의미를 해석하고 분석하는 신념 체계'(Mexirow, 1991)로 구조화된 고차원적 신념으로 이루어졌다. 개인적 핵심 가치, 신념, 목표지향, 그리고 지식이 개인적, 사회적, 그리고 문화적 경험들을 통해 학습된 세계를 개인적 관점으로 바라볼 수 있도록 이끌어 준다(Mezirow, 1991). 의미 관점은 개인적 패러다임의 구성요소이며 일상의 행동을 안내하는 핵심적인 개인 가치, 신념, 느낌, 그리고 지식으로 이루어졌다. Mezirow(2000)는 전환 학습을 위해 자율적이며 정보에 근거한 선택을 해야 하고, 자기 임파워먼트(self-empowerment)를 증진시키기 위해 성인에게 필요한 조건들이 있음을 강조하였다. 개인, 가족, 그리고 집단과 함께 하는 작업치료 가능화는 신체의 수행, 자율권(autonomy), 선택, 그리고 정체성을 둘러싼 의미 관점을 전환하는 것에 초점을 두고 있을 수 있다(Ashe, Taylor, & Dubouloz, 2005). 개인, 가족, 그리고 집단에게서 전환은 '능력 또는 조건의 변화를 고려하여, 의미 체계에 대해 고찰하는 과정과 그들의 자원을 사로잡고 희망을 만들어 주는 새로운 개인적 또는 집단적 줄거리를 재구성함'을 말한다(Ashe et al., p.282).

의미 관점 왜곡(Meaning perspective distortion)

의미 관점 왜곡은 어느 한 사람이 개인적 위기를 경험하였을 때 나타난다. 어느 한 개인이 독립성을 정의할 때, 위태롭게 하는 심각한 질병과 같은 것이 그 예이다. 왜곡된 의미 관점은 새로운 학습에 있어 장애물이다. 개인은 왜곡된 의미 관점을 해결하기 위하여 자신의 핵심적 의미 관점을 재정의하기 위해 비판적 자기 성찰에 참여(engage)한다. 자기 성찰로부터 얻어진 새로운 학습은 개인을 변화하게 할 수 있다(Mezirow, 1998).

의미 체계(Meaning schemes)

의미 체계는 특정 지식, 신념, 가치 판단, 그리고 느낌으로 구성되는데, 이는 일상생활 상황에서 습관적인 행동의 의미를 해석하는 규칙을 정의한다. 가능화는 사람들의 생각과 행동을 재구성하고 적응시키기 위하여 그들에게 귀 기울이고 코치한다. 목표는 만성 질환, 장애, 또는 기타 개인적 위기를 포함하여 자신들의 의미 체계를 재구성하는 것이다.

비판적 자기 성찰(Critical self-reflection)

모든 형태의 전환 학습에서는 비판적 자기 성찰이 필요하다. 비판적 자기 성찰은 작업치료사들과 클라이언트가 자신의 개인적 추정을 되돌아보게 이끄는데, 이 개인적 추정은 가끔씩 현실의 왜곡된 또는 편향된 비전에 영향을 줄 수 있다. 이는 작업치료사들과 클라이언트가 왜곡된 의미 관점에 도전하고 새로운 것을 탐색할 수 있게 도와줄 수 있다. 관점은 바뀔 수 있는데, 이는 학습이 되며 의미는 인지, 감정, 그리고 의지 관련 차원으로 구성되어 있기 때문이다 – 사물을 바라보는 방식을 넘어서(Mezirow & Marsick, 1978). 전환 학습에서의 비판적 성찰을 통해 사람이 지적으로 경험하는 것을 넘어 존재하는 감정을 재해석하고 재구성하자는 제의를 할 수 있다(Mezirow & Marsick, 1978).

전환 학습을 가능화하는 것에 관심이 있는 작업치료사들은 심근경색을 경험하고 있는 성인들에 관한 연구를 참고할 수 있다. Dubouloz, Chevrier과 Savoie-Zajc(2001)는 작업치료사와 함께 3~6개월 동안 변화에 필수적인 세 가지 주요 순간에 대해서 참가자들의 통찰을 연구하였다. 비판적 성찰로부터 이 순간들이 시작되었으며 기존에 가지고 있던 의미들이 해체되었다. 참가자들은 심근경색을 경험한 이후 감정, 사고, 그리고 행동 간 일관성에 대한 느낌을 준 새로운 의미를 받아들일 마음의 준비를 하였다. 각 개인마다 주요 순간들은 독특하지만, 이 주요 순간들은 다음과 같은 시간들에서 발생되었다. 첫 번째, 현재 상황에서 주된 의미 관점이 명백히 왜곡되었을 때, 두 번째로 주된 의미 관점을 포기하여 그 공백을 새로운 가치로 대체하였을 때, 그리고 세 번째로 새로운 의미 관점이 일관성을 제공하였을 때이다. 전환 동안, 참가자들은 Lewin의 변화의 세 단계를 경험하였다(Lewin, 1951). 의미 관점의 용해 또는 해체는 알을 깨거나 알에서 부화하는 것과 같았다. 움직임(movement)은 떠오름의 현상이며 새로운 의미 관점의 재구성이었다. 새로운 의미를 유지하기 위해 의미의 *확고화*가 필요했다. Dubouloz 등(2002)은 다발성 경화증이 있는 성인 네 명을 대상으로 한 의미 관점에 대한 연구에서 비판적 성찰의 가능화는 자신에 대한 정의에서 확연하게 변화하였다는 것을 발견하였다. 삶의 새로운 의미를 발견해내기 위한 선결 조건은 자신에 대한 정의이다.

개인, 가족, 집단과의 가능화를 위한 또 다른 교훈은 류마티스 관절염이 있는 환자들에 대한 전환 학습 연구에서 배울 수 있다. 모든 참가자들은 작업치료를 통해 얻은 질환 관련 지식에 기반한 비판적 성찰을 통해 세 가지 단계를 습득한다(Dubouloz, Laporte, Hall, Ashe, & Smith, 2004). 첫째, 진단과 재활 기간에 대한 비판적 성찰은 자기 지속성과 자기 수용을 인식할 수 있도록 해 주었다. 또한, 참가자들이 자아 존중이라는 새로운 의미 관점을 발전시키게 하였다. 둘째, 자기관리에 대한 새로운 의미 관점은 활동의 부족을 개인의 게으름과 한계라는 왜곡된 의미 관점으로 대체하게 되었다. 무능감은 자신에 대한 변화를 더 잘 이해하는 것으로 변화하였다. 셋째, 참가자들은 의존적인 의미 체계에서 상호 의존적인 의미 체계로 변화하였다. 상호의존성에 대한 생각은 속도를 맞추기(pacing), 자조도구의 지원, 그리고 사회적 지원을 수용할 수 있게 하였다. 참가자들은 이 세 단계를 자신들의 일상 작업에 통합하였을 때 자신들이 아직도 생산적인 존재가 될 수 있음을 알게 되었다.

의미 관점 전환을 가능화하기 위한 개념 디자인(**그림 5.1**)은 가능화 기술의 복잡성과 역동성을 다음과 같이 묘사하고 있다.

순서	기능	과정
계기	강요하다 →	새로운 현실, 개인의 혼란
~에 대한 비판적 고찰 생성 ↳ 주요 의미 관점	유발하다 →	왜곡의 확인, 주요 의미 관점의 약화, 개인 패러다임의 불안정, 일시적 공허함
~의 출현을 일으킴 ↳ 새롭게 안내하는 의미 관점	밝히다 →	무엇이 좋고, 진짜이고, 성스럽고, 개인적인 책임, 자기조절인지에 대한 느낌
구성하다 ↳ 새로운 지지적 의미 관점	이끌다 →	새로운 기준
새로운 의미의 제도	만들다 →	새로운 행동 규범, 새로운 생활 방식

그림 5.1 의미관점 변환 과정의 가능화

출처: Claire-Jehanne Dubouloz-Wilner

- 클라이언트가 자신의 새로운 작업적 현실의 의미를 고민한다는 것을 인식하기
- 클라이언트가 자신의 작업과 관련된 자기 비판적 성찰을 할 수 있도록 지지하기
- 전환 과정에서 클라이언트가 일시적으로 방향을 상실하였을 때 지지하기
- 클라이언트가 의미 관점이 왜곡되었다는 것을 깨달을 수 있도록 자기 성찰을 보조, 안내, 지지, 그리고 격려하기
- 클라이언트 작업의 의미 관점을 전환시키기 위해 탐색의 분야로 이끌고 제안하기
- 클라이언트 자신의 작업을 성찰하는 동안 새로운 의미를 함께 탐색하기
- 새로운 의미 관점의 전환을 지지하기
- 다른 사람들과 함께 경험을 공유하면서 새로운 의미 관점의 발생을 지지하기
- 새로운 작업에서 행동 규칙을 통해 새로운 의미 체계를 촉진하기

코칭(Coaching)

자격 있는 전문적 코칭은 가능화 기술의 작업치료 범위에 비교적 새롭게 추가되었지만, 코칭은 우리의 전문분야가 시작했을 때부터 작업치료 레퍼토리의 일부였다. 코칭은 10개의 주요 가능화 기술 중 하나이며 자산기반 가능화를 향한 공식적인 접근 방법이기도 하다. 4장에서 가능화 기술로 코칭을 간략하게 설명한 것을 5장에서는 코칭을 포함하여 특히 개인, 스스로 또는 쌍쌍이, 그리고 가족을 포함한 집단과 함께 하는 유용한 자산기반 접근 방법을 상세히 설명하고 있다. 국제코치연맹(International Coach Federation)은 전문적인 코칭을 다음과 같이 설명한다.

> *"… 클라이언트가 개인과 전문적 삶에서 성취감을 주는 결과를 만들어 낼 수 있고, 자신들의 수행을 향상, 그리고 자신들의 삶의 질을 증진시킬 수 있도록 도와주기 위해 설계된 진행 중인 파트너십이다. 코치들은 클라이언트로부터 해결책과 전략을 이끌어내게끔 훈련되어 있다. 그들은 클라이언트가 선천적으로 창조 능력이 있다고 믿는다. 코치의 역할은 클라이언트가 이미 가지고 있는 기술, 자원, 그리고 창의력을 향상시킬 수 있게 지지를 제공하는 것이다."(2006)*

코칭은 클라이언트의 지속적인 작업 변화를 위한 강력한 자산기반의 일련의 공감적 기술들이다. 가능화를 위한 코칭의 시작은 작업장에서 인간의 수행을 극대화하기 위한 조직적 행동이었다. 대부분의 복지 서비스에서와 마찬가지로 코칭은 인간 발달, 심리학, 철학, 그리고 교육학을 포함한 다양한 영역에서 이론적 기초를 가져왔다. 코칭 과정은 매우 클라이언트 중심적이며, 자기주도학습을 발전시키고, 자기평가, 개인적 가치, 그리고 강점의 인지

에 기반하고 있다. 연구에서 코칭은 질병 또는 장애가 있는 클라이언트, 그리고 건강과 안녕을 증진시키는 데에 있어 일반적인 대중에게 매우 효과적이라고 알려졌다.

공감적 내러티브 탐구와 전환 학습에서와 같이 코칭은 현재 상태에서 희망하는 더 나은 미래의 상태로 변화를 가능화하기 위한 구체적인 전략을 포함하고 있다. 코칭은 체크리스트를 사용하는 것만은 아니다. 이는 클라이언트가 무엇을 진짜 원하는지를 찾는 것을 돕기 위해, 그리고 무엇이 가능한지에 따라 클라이언트 선택을 확장시키기 위해 필요한 특정 기술과 전략을 포함한다. 중요한 점은 클라이언트가 자신들의 작업적 삶에서 원하는 변화를 선택, 적용, 통합, 그리고 유지할 수 있게 하는 것이다.

코칭은 대화를 기반으로 한 파트너십이 그 특징이다. 작업치료사들의 코칭은 일상생활에 초점을 둔다. 즉, 작업이다. 코칭은 클라이언트가 자신에게 무엇이 중요한지를 발견하고 우선순위를 정하고 자신들의 강점과 창의성을 이용하고 그 다음 서로 동의한 목표를 이루기 위한 행동의 계획을 선택하고 디자인하는 것이다. 이 접근 방법은 기본적으로 원하는 결과로 이끌 수 있는 변화를 가능하게 하는 것이다. 코칭은 치료 또는 상담이 아니다. 참가자는 환자 또는 아픈 사람의 역할을 하는 배우가 아니다. 클라이언트를 창의적이고, 전략을 세우기 위한 정보들을 많이 가지고 있는 전체라고 여겨야 한다.

코칭이 자격증화된 것은 1960년대부터이다(Grant, 2003; Stober & Grant, 2006). 코칭[2)]은 다양한 집단의 작업수행에 관한 라이프 스타일의 변화를 매우 효과적으로 만들었다. 코칭의 긍정적인 효과에 대하여 계속 연구하고 있다. 심장질환이 있는 성인(Vale, Jelinek, Best & Santamaria, 2002; Vale et al., 2003), HIV/AIDS(Garfinkel & Blumenthal, 2001), 중독(Shafer, Kiebzak & Dwoskin, 2003), 위기에 처한 가족(McGoldrick & Carter, 2001), 그리고 당뇨 진단을 받은 사람(Joseph, Griffin, Hall & Sullivan, 2001; Whittmore, Chase, Mandie & Roy, 2001)이 그 예시이다. 또, 산부인과에서 초보 엄마들과 영아를 위한 코칭에서도 긍정적인 효과를 보였다(Hadikin, 2001). 관리능력을 개선하고(Kampa-Kokesch & Anderson, 2001), 이민자 건강을 증진시키기 위해(Irwin & Morrow, 2005), 근로자의 스트레스를 완화시켜 생산활동을 향상시키고(Yen, Edington, McDonald, Hirschland, & Edinton, 2001), 노인의 삶의 질을 높이기 위해서(Holland, Greenberg, Tidwell, & Newcomer, 2003; Lynch, Morse, Mendelson, & Robins, 2003)

---

2) 여기서 코칭은 스포츠에서의 특정 사용과 구분되는 가능화 기술로 설명된다. 클라이언트가 작업에 참여(engage)하게 코치하는 것은 항상 작업치료사들이 사용하는 가능화 도구 세트의 한 부분이었다. 자격 있는 전문적인 코치들은 변화를 촉진하기 위해 전문화된 접근방법을 사용한다.

도 코칭을 사용하였다.

최근 다양한 분야에서 코칭을 폭발적으로 사용하였다. 코칭 사용의 범위는 행동을 변화시키고 수행을 최적화시키며 건강과 성취감 증진으로까지 확장되었다. 클라이언트가 자신들의 강점, 가치 그리고 그들이 무엇을 달성하고 싶은지, 그 비전을 명확히 하였을 때 비로소 행동을 시작한다. 코칭과 연관 있는 진전(그리고 진전의 부족)은 Kolb(1984)와 Schöndl(1987)가 설명한 행동–고찰–학습 접근법을 사용하는 학습 관점에서 조사되었다. 인간 번영(human flourishing) 연구를 통해 코칭의 긍정적인 특징을 보여주었다(Aspinall & Staudinger, 2003; Emmons, 2003; Frederickson, 2003; Isaacowitz, Vaillant & Seligman, 2003; Keys & Haidt, 2003; Ryan & Deci, 2001; Seligman, 2002; Snyder & Lopez, 2002).

코칭에서는 인간의 강점, 회복력, 가치의 중요성, 그리고 웰빙에서의 의미 역할에 대한 세부적인 것들을 사용한다. 또한 코칭에서는 Seligman(2002)이 제안한 긍정 심리학과 진정한 행복을 통합한다. 그는 부정적 감정을 최소화하고 긍정적 감정을 최대화하는 것을 제안하였다. Seligman은 참여(engagement)를 강조하고, 개인이 일상생활에서 자신들의 강점을 사용할 기회를 찾았을 때 참여(engagement)가 만들어진다고 말하였다. 그는 또한 클라이언트들이 자신의 장점을 치료에 포함시키기 위해 삶의 의미의 중요성을 강조하고 있다.

코칭은 자산기반이며, 문제에 초점을 두지 않는다. 약점을 파악, 분석, 수정하게 되면 부정적인 에너지와 감정이 생겨서 사람을 변화시키지 못하고 새로운 방향으로도 나아가지 못하게 한다. 문제 해결 접근방법은 사람에게 문제 해결을 기대하게 만든다. 그러나 코칭은 문제에 눈을 돌리는 것은 아니다. 오히려 문제에서 강점으로 초점을 전환시키기 때문에 가능성, 성장과 학습으로 전환된다. 코칭의 목표는 긍정적인 에너지와 감정을 이끌어내는 것이다. 궁극적으로는 임파워먼트, 동기, 헌신, 그리고 열망을 향상시킨다. 클라이언트가 강점, 가치, 그리고 자원을 명확하게 함으로써, 자신들이 어떤 변화들을 만들기 원하는지 선택하고 자신의 선택, 학습, 변화에 대해서 책임을 지게 한다. 변화에 영향을 미치는 능력은 클라이언트에게 있다. 전문가 기반이고 외재적인 것보다는 오히려 클라이언트 기반이고 내재적인 것이다.

다음은 일반적인 코칭에서 사용하는 질문들이다. 나는 최고의 상태에서 어떤 사람인가? 나에게 가장 활기를 주고 의미를 주는 것은 무엇인가? 나는 인생에서 무엇을 하고 싶은가? 내가 원하는 삶을 만들기 위해 나는 어떻게 할 것인가? 본질적으로 코칭은 사람들이 독특하고 최상의 자기 자신과 좀 더 비슷해질 수 있도록 선택하고 행동하는 방법을 찾을 수 있도록 도와주는 것이다. 코칭은 사람들이 (개별적과 가족 또는 집단으로) 인류의 발전에 기여하기 위한 자신들의 깊은 인간적 욕구에 좀 더 창의적으로 다가가는 것을 가능하게 한다. 코치는 의미와 만족감에 대한 탐구가 한편으로는 자기차별(self-differentiation)과 독특한 자기 표현 간, 그리고 다른 한편으로는 지역사회 통합과 연결간 역설적 갈등을 지니고 있다는 것을 인지하였다(Cooperrider & Whitney, 1999; Csikszentmihalyi, 1990, 1993, 1997; Frankl, 1985; Kegan, 1982, 1994; Page, 2005; Vaillant, 2002). 코칭의 기술은 작업치료사들이 의미 있고 만족스러운 작업을 가능화하는 것에 초점을 두도록 도울 수 있다.

작업치료사와 같은 건강 전문가들은 코칭 인증을 받지 않을 수도 있다. 하지만 국제 코치 연맹(International Coach Federation)에서 인증된 코칭 학교들은 가끔씩 코칭 기술을 배우고 향상하기를 원하는 전문가들을 위한 단기 과정을 제공한다. 작업치료 교육과 실천에서 코칭을 점진적으로 사용하고 있다. 작업치료 코칭은 작업에 초점을 둔다는 것에 그 차이가 있다. 코칭을 사용하여 작업에 참여시키거나 또는 Kolb(1984)의 경험적 학습주기(experiential learning cycle)에서 행해졌던 것과 같이 작업을 고찰할 수 있다.

5장에서 다룬 개인, 가족, 그리고 집단과의 가능화에 대한 설명은 캐나다와 전 세계의 대다수의 작업치료사들에게 어떤 방법으로든 이야기할 것이다. 변화 모델들, 자산기반 접

글상자 5.3 임상의 범위에 걸친 가능화에 대한 고찰

Catherine의 이야기를 고찰하면서, 보조공학으로서 스플린트를 사용한 클라이언트 중심 가능화에 기반한 치료가 스플린트를 제공하기 위해 펀딩만 지원된 치료와 어떻게 다른가? 임상의 범위와 전문분야의 작업기반 권한에 대한 고찰은 다양한 임상 세팅, 모든 클라이언트, 그리고 접근방법을 위한 펀딩에 대한 의문을 제기한다. 정신과 서비스에서 어떤 다른 변화 모델들과 자산기반 전략들이 급성기, 외래, 낮 프로그램, 그리고 지역사회 정신보건 서비스에서 사용될 수 있는가?

Pierre의 이야기를 고찰하면서, 어떻게 자산기반 전략들이 Pierre가 자신과 정신질환이 있는 다른 사람들을 위해 옹호하는 것을 가능화할 수 있게 사용될 수 있는가? 어떻게 그와 다른 사람들이 옹호하기에 대한 책임이 개인에게만 있지 않게 공동으로 옹호하는 것을 배울 수 있는가? Pierre가 공개적으로 말했을 때 그가 가지게 되는 선택, 위험성, 그리고 책임들은 어떤 것인가? 상호의존적인 배경상황에서 개별적인 변화를 가능화하기 위해 Pierre와 다른 사람들과 함께 일하면서 어떤 가능화 기술이 가장 많이 사용되는가?

—Elizabeth Townsend

근 방법들, 그리고 가능화 기술들의 예시는 작업치료사들에게 여러 세팅에서 작업치료가 무엇을 제공하는지 강조할 배경 지식을 제공한다. 캐나다 클라이언트 중심 가능화 모델(Canadian Model of Client-Centred Enablement)에서는 가능화의 결과를 개인적일 뿐만 아니라 문화적, 경제적, 그리고 사회적이기도 하다는 의식과 함께 개인의 변화를 가능화하도록 안내한다.

6장

사회적 변화를 가능화하기

Elizabeth A. Townsend
Lynn Cockburn
Lori Letts
Rachel Thibeault
Barry Trentham

CASE STUDY

사례 6.1

Bintu의 이야기: 사회적 변화를 가능화하기

Bintu는 기분 좋게 들떠 있었다. 그녀는 다른 엄마들처럼 자기 아이에게 집중하고 있었다. 그늘진 안뜰에서 모유수유하거나 아이를 흔들어 재우고 있는 20명의 소녀들은 시에라리온에서 일어난 잔인한 내전의 생존자들이다. 그들은 평균 8년의 세월을 반군 캠프에서 포로로 보냈으며, 그곳에서 성노예로 학대당했다. 하지만 미래에 대한 꿈을 포기하지 않고 삶을 살아가고 있다.

문맹, 기술부족, HIV 양성, 마약 중독, 정신적 충격, 그리고 강간 피해로 아이를 가진 12세에서 17세 소녀들은 이제 막 절망에서 헤어나왔다. 많은 이들은 탈출을 시도할 때 가슴, 팔, 귀, 그리고 다리가 절단되었다. 유아기 때 납치당한 이들은 자신의 출신 지역을 기억하지 못하였고 사회적 소속감이 없다. 좀 나이가 있는 소녀들은 깊은 수치심 때문에 가족들에게 연락을 시도하지도 못하고 있다. 그들 모두는 어딘가에 소속되기를 갈망한다. 아픔과 과거가 있음에도 불구하고 오늘 그들의 목소리에는 웃음과 희망이 있다: 그들은 자기 목소리를 내서 필요한 도움을 얻을 것이다.

프로젝트에 참여한 작업치료사들에게 중재 순서는 명확하지 않았지만, 도전할 만한 것은 분명했다. 소녀들이 가장 먼저 무엇을 해결하려고 할까? 부족한 양육 기술? 중독? 신체적 장애? 정신적 충격? 이들 중에서 무엇을, 어떻게 우선적으로 해결하려고 할까? 문화적 차이가 굉장히 크다. 그리고 활기차지만 상처를 크게 입은 이 집단 내의 관계는 아직 취약하다. 작업치료사는 클라이언트 중심의 원리에 기반하며 지역사회 상담을 병행한 서비스를 시작한다. 작업치료사와 소녀들은 무엇이 가장 중요한지 함께 탐색할 뿐만 아니라, 그들이 어떻게 목표를 성취해 나갈 것인지에 대해 탐색한다. 그리고 각자 배경이 매우 다르기 때문에 작업치료사는 지역에 있는 여성 멘토들을 불러 자문을 받고 서로 다른 문화를 이해하는 데 도움이 될 중개인(문화적 브로커; cultural broker) 역할을 해 주게 한다. 기질적으로 리더십이 있는 소녀가 책임을 지고 인도해 갈 수 있도록, 여성 멘토들은 주도적으로 이끌지 않고 조심스럽고 세심한 방법을 사용하였다. 열흘 동안 소녀들, 멘토들, 지역사회 지도자들, 사회적 기업들, 그리고 정부 인사들이 토론을 진행하도록 한다. 핵심 문제들을 확인하고 계획을 세운다. 소녀들은 스스로 그들의 우선순위를 결정한다. 그들은 좋은 양육 기술 배우기, 마약 끊기, 글 배우기, 자신의 장애 이해하기, 직업 훈련 받기, 소액대출 받기, 그리고 작은 사업을 시작하기 위해 도움을 요청하기 등을 익혔다. 그들은 자신들 앞에 있는 장애물을 이미 자각하고 있고 또한 자신들의 가능화에 대한 여정도 파악하고 있다.

처음으로 그들은 자신들이 스스로 결정을 내리는 것에 자부심을 느끼며 내일의 사회에서 자신들의 위치를 찾을 수 있을 것이라고 믿는다. 그들의 역량(competence)과 의지에 힘입어 치유가 이루어지고 있다.

—Rachel Thibeault

6.1 소개

작업치료는 … 모든 사람들이 삶의 일상적인 작업에 자신들의 잠재력을 발휘하여 참여(participate)하도록 공정하고 통합적인 사회를 가능화하는 과학과 예술이다.

6장에서는 1장에서 소개한 작업치료 정의의 두 번째 부분에서 언급하였듯이 환경에 초점을 둔다. 6장에서는 캐나다 클라이언트 중심 가능화 모델(CMCE)을 설명하기 위해, 가능화 기반과 기술, 변화 모델과 지역사회, 단체와 인구의 자산기반 가능화를 고려한다. 사회적 변화를 가능화하는 것은 연속적인 것이며, 개인의 가능화와 상호연결되어 있다(5장). 지역사회, 단체, 또는 인구에서의 변화는 관련된 개인에게 영향을 준다.

사회적 변화를 가능화하는 데에 있어 작업치료 리더십은 단순하게 억압적인 사회적 상태에 대해 얘기하거나, Bintu와 그녀의 동료들의 사례에서처럼, 지역사회에서의 계획에 펀딩 지원을 받을 수 있도록 정부와 민간 단체를 끌어들이는 것처럼 좀더 복잡한 접근방법으로 인도해갈 수 있다. 사회적 변화를 가능화 하는 데에 필요한 리더십은 논문에 기록된 비슷한 조치에 대한 근거를 찾고, 특정 인구의 작업이슈를 기록하기 위해 데이터를 수집하거나 연구하는 것 그리고 다른 사람들과의 파트너십을 맺은 상태에서 새로운 아이디어를 현실적으로 가져가기 위해 필요한 펀딩과 인력에 대한 계획을 세우는 것 등이 모두 포함될 수 있다. 사회적 변화를 가능화할 때, 클라이언트 중심이 되기 위해 작업치료사는 파트너로서 작업이슈와 관련된 모든 문제를 항상 포함시킨다(4장의 리더십 가이드라인을 위한 작업가능화의 리더십 모델 참고).

거시적 수준에서 사회적 변화를 가능화하는 것에 초점을 둔 치료는 인간 행동에 대한 심리학적 또는 개별적 이해를 넘어서서 *사회 구조, 제도, 문화, 인위적 환경과 자연적 환경에 목표를 둔다.* 치료와 사회의 배경상황은 사람들이 무엇을 어떻게 생각하고 행동하는지를 결정하는 것과 심지어 사람들이 상상하는 것이 가능함을 인식하게 한다. 반대로, 사람들은 사회 구조의 피해자가 아니라 환경을 재생시키거나 변화시키는 것에 참여(participate)하는 능동적인 주체자이다. 국소적, 미시적, 사회적 변화는 개인, 가족, 그리고 집단, 즉 바로 근접해 있는 사회 구조를 목표로 할 수 있다. 대안으로 작업치료 실천은 지역사회, 지자체, 국가, 또는 국제적 배경상황에서 거시적인 변화를 찾고자 할 수도 있다.

캐나다를 포함한 전 세계에서 일상적인 작업에 만연되어 있는 불평등은 장애, 나이, 문화, 성별, 인종, 그리고 종교 차이로 합리화되고 있다(Waring, 1988). 6장의 첫 부분에

Bintu의 이야기가 소개된 이유는 캐나다 작업치료사들이 시에라리온과 같은 나라에 관여하여 어려운 일상적 상황에서 사회적 변화를 가능화하는 것에 기여하였기 때문이다. 또한 이 이야기는 자기 자신을 하찮은 존재로 생각하게 만든 학대, 빈곤, 그리고 따돌림에 관한 중요한 가능화 이슈들을 부각시켰다(**표 6.1**).

지역사회 개발에 대한 작업치료 역사는 길지만 비교적 덜 알려져 있다(Cockburn & Trentham, 2002; Friedland & Rais, 2005; Reitz, 1992; Townsend, 1993, 1998; Trentham, Cockburn, & Shin, 2007). 초기 캐나다 작업치료사들은 지역사회 생활에 모든 사람들을 포함시키기 위한 정책들을 옹호하면서 정부나 의료 분야와 함께 사회적 변화를 가능화하였다(Friedland, 2003). Helen Levesconte와 같은 작업치료 리더들은 처음부터 작업치료사들이 사회, 경제 정책과 입법을 이해해야 한다고 말하였다(Friendland & Rais, 2005). 공정성에 대해 내재될 사회 비전은 거시적 수준에서의 사회적 변화와 미시적 수준에서의 개별화된 치료, 이 두 가지 모두에 관심을 가지고 발전을 이끌어가야 한다는 것이다(Kronenberg & Pollard, 2005; Thibeault, 2002; Townsend, 1993; Wilcock, 2006).

작업치료는 사회적 변화, 환경적 수준에서의 조치, 또는 공정성을 가능화하는 것을 위한 예술 과학으로서는 잘 알려져 있지 않았다. 본 장에서는 작업치료사들이 일상생활에서 일어나는 소외, 박탈, 불평등, 불균형, 따돌림, 억압, 그리고 격리의 존재와 의미를 인식하고, 일상생활에서의 불공정성을 좀 더 명확하게 하며, 사회적 변화에 참여(engage)하도록 하고자 한다.

작업치료사들은 공정성에 대한 관심을 평등한 기회, 필요한 자원의 충족, 공정하고 포용적인 사회에 참여(participate)하기 위한 사회적 통합에 두고 있다. 작업 공정성은 Young(1990)의 다름의 정치와 어깨를 나란히 한다. 사회적 변화를 가능화하는 것은 작업 권리[모두가 일상생활에서 기회, 의미, 참여(participate), 선택, 임파워먼트, 그리고 균형을 경험할 수 있는 권리]에 대한 작업치료사의 관심이다(Stadnyk et al., 2010). 우리는 공정성 이슈로 모두를 위한 기회와 통합을 증진시키기 위해 정책과 다른 사회적 변화 전략들을 긍정적으로 지향할 수 있다(Cockburn & Trentham, 2002). 1절에서 설명하였듯이 가능화 기초, 기술, 그리고 변화 모델의 다음 논의는 '우리의 방법론에 대한 세부사항'을 제공한다(Driver, 1968, p. 59).

6.2 지역사회, 단체, 그리고 인구집단을 정의하기

지역사회는 많은 것을 의미할 수 있다. 어떤 사람은 지역사회를 따뜻하고 친절한 것과 관련짓는다. 지역사회에 대한 서구의 이상적 시각은 지역사회가 사람들이 공동의 이익을 위해 기여하는 자신의 고유 가치를 자각할 수 있는 장소(연결됨, 소속감, 그리고 연대감을 키울 수 있는 장소)라고 생각한다. 많은 논의에서 지역사회의 유토피아적 관점이 만연하지만, 지역사회는 부정과 억압에 대한 장소일 수도 있다. 어떤 지역사회는 개인이 아닌 전체에 가장 큰 관심을 두고 있다. 그리고 지역사회는 모든 개인을 다 환영하지 않을 수도 있다.

지역사회에 대한 몇 가지 정의는 공공서비스와 시설을 공유하는 특정 지리적 구역에 사는 사람들의 집단이다라고 일컫는다. 지역사회의 다른 정의는 세계 작업치료 연맹의 지역사회의 개념에서처럼, 공통된 관심사 또는 장애 아동과 그들의 부모와 같은 공통된 정체성을 공유하는 사람들의 집단을 일컬을 수 있다(Lotz, 1982; Lyon, 1989).

그러면 어떻게 인구집단과 지역사회는 서로 다른가?『*Oxford English Dictionary*』(1989)는 인구를 '한 장소의 모든 거주자', 그리고 '이 안에 있는 특정 집단'이라고 정의하고 있다. 사람들은 흔히 한 국가의 전체 인구에 대해 이야기하지만, 작업치료사는 한 국가 안에서의 인구집단에 대해서도 이야기한다. 예를 들어, 우리는 노인들을 하나의 인구집단이라고 하며, 나라의 새로운 인구라고도 말할 수 있다. 인구 건강은 '개인들이 속한 국가 집단의 건강 결과이며, 이는 집단 내에서 건강 결과의 분포이다.'라고 정의한다(Kindig & Stoddart, 2003, p. 381). 인구 수준에서 건강지표나 결과에 초점을 두는 경향이 있다.

인구집단은 시민권이나 인구 수준에서의 결과로 알 수 있다. 인구집단은 신체적 능력, 연령, 또는 사회 경제적 상태로 알 수 있지만 인구 내 개인은 자신이 그 안의 구성원이라고 여기지 않을 수 있다. 오히려 그들은 자신이 특정 인구집단에 속해 있다고 생각하지 않고 일반적인 인구집단의 구성원이라고 생각할 수도 있다.

지역사회와 인구집단의 차이점이 명확하지 않지만 차이들 중 하나는 *지역사회*라는 단어에서 암시하듯이 공유된 경험이다. 공유된 경험은 지리, 장애나 성별과 같은 기타 공통점에 기반할 수 있다. 지역사회나 인구집단 내에서 공유된 소속감은 연속성을 가지며, 역동적이고 변화한다. 지역사회 구성원은 공유된 소속감 이상으로 하나 이상의 공통된 특징을 가지고 있다.

이 장의 인구집단과 단체 클라이언트들인 지역사회를 분류하면서, 단체는 다른 두 부류와 분명히 다르다.

단체는 단순 또는 복잡한 기능을 관리하기 위해 사람들이 만든 사회적 구조이다. 단체는 동호회, 부서, 중소기업, 법인, 전문 기관, 정부 부처, 또는 비정부기구일 수 있다. 각각은 그들의 관심사와 구조에 차이가 있다.

작업치료사들은 역사적으로 건강을 관리하는 매우 다양한 단체에서 치료를 제공해 왔다. 더 작은 규모로 사회와 지역사회 서비스, 보험, 교육, 교통, 주택, 고용, 자원, 그리고 산업 영역에서도 작업치료사들은 업무를 해왔다. 작업치료사들은 자조집단부터 국제사업까지 사실상 모든 단체와 관련되어 있는 클라이언트들과 일할 수 있으며, 공공서비스부터 모든 종류의 개인 창업까지의 다양한 구조의 단체에서 일할 수 있다. 민간 작업치료사들은 보험, 계약, 또는 개인으로부터 펀딩을 받아 그들을 위한 단체를 만들 수 있다.

6.3 지역사회, 단체, 그리고 인구집단을 위한 가능화 토대와 기술

시에라리온에 살고 있는 아이 엄마들에 대한 Bintu의 이야기에서, 최초의 가능화는 엄마들의 장애(신체적·심리적 모두)를 다루는 것에 목표를 두려고 하였다. 하지만 이 엄마들은 다른 것을 원했으며 자신들의 문화적 현실을 고려하여 선택하였다. 그들은 생존을 위해 무엇이 필수적인지와 그들 사회의 암묵적인 규칙과 기대를 알고 있었다. 작업치료사들은 현지 지식을 존중하면서 집단과 건강한 관계를 만들기 시작하였고, 엄마들이 소속감과 참여(participation)를 느낄 수 있게 하였다. 작업치료사는 변화를 가능화하기 위해 실시한 프로그램이 지역사회 내에서 권력 공유 조건들(power-sharing conditions)을 구축해 장기적으로 지역사회에서 수용하고 허용하게 해 주었다. 시에라리온에 가장 영향력 있는 이해당사자들은 상담을 하고 프로그램에 관여해 왔지만, 한 가지 간과한 부분 때문에 이 과정이 거의 중단될 뻔하였다. 의도치 않게 제외되었던 민간치유자는 지역주민들이 이 엄마들에게 등을 돌리게 하겠다고 협박하였는데, 이는 그 민간치유자가 가진 권력으로 가능했다. 이 프로젝트에서 민간치유자에게 역할을 부여한 이후, 프로그램은 다시 잘 진행되었을 뿐 아니라 더 폭 넓은 지역사회 지지를 얻어 탄력을 받게 되었다. 의도치 않게 놓친 가능화 기회는 의식과 조치를 통해 효과적인 가능화로 전환되었다. 너무 긍정적인 가능화 의도가 때로는 피할 수 없는 갈등을 초래할 수도 있다. 그들의 작은 사업이 성장하면서 오히려 법적으로 자신들의 명의로 된 은행 개인 신용을 가질 수 없었다. 미디어를 찾아가고, 로비 활동을 하고, 지역 지식인들에게 압박을 주는 단계가 필요하였다. Bintu의 이야기를 참조하여 **표 6.1**은 지역사회, 단체, 그리고 인구집단을 위한 거시적 수준에서 작업가능화 토대와 기술을 나

표 6.1 지역사회, 단체, 그리고 인구집단과 함께 한 가능화 기초와 기술

가능화 기초	Bintu의 사례
클라이언트 참여(participation)	Bintu는 캐나다 작업치료사가 도착 이후 참여(participation)할 준비가 되었다. 그녀는 어떻게 다른 사람의 준비됨의 시작에 귀 기울이고, 고찰하고, 지지할 수 있는지를 배웠다.
가능성의 비전	가능성의 비전은 학대의 비전을 대체하는 새로운 의미 관점과 함께 에너지를 변환하였다. 공동의 대화와 고찰은 공통된 비전, 희망, 지역사회 힘에 대한 신념, 그리고 의식화를 강화하였다.
변화	치료사는 문화의 역동적이고 강력한 힘을 인식하는 것에 기반하여 지역사회와 인구 변화를 가능화하였다. 사람들이 선택한 우선순위 작업을 통해 운명을 형성하도록 사람들을 포괄적으로 참여(engage)시키게 하는 자산기반 접근방법을 강조함으로써 지역사회 개발의 기초와 국부 모델들이 변화를 안내하였다.
공정성	작업치료사는 학대의 불공정성, 테러, 그리고 아동 군인으로 착취하는 것에 대해 명백히 밝혀냈고, 사람들이 자신들의 삶이 공정하지 못했다는 자기인식들을 천명하였다.
협력적 권력 공유	협력적 권력 공유는 리더십의 새로운 경험이고 지역사회가 주도한 에너지였으며, Peter와 Lucy는 타고난 지도자로 확인되었다. 민간 치유자들과의 협력은 문화적 권력 구조를 잘 이해하고 고려하는 데 매우 중요하다.
기술	**실례**
적응하기	명목상의 집단 기법을 적응
옹호하기	소액 대출을 위해 Bintu와 다른 여성들이 함께 옹호
코칭	리더십 기술에서 여성들을 코칭
협력하기	여성, 민간치유자 그리고 다른 사람들과 협력
컨설팅	여성, 리더 그리고 펀딩 기관과 컨설팅
코디네이트	개발 기관과 지역사회의 노력을 코디네이트
교육하기	캐나다인, 지역 내 아프리카 정부, 그리고 여성들을 교육
참여하기	'하기(doing)를 통한 학습'에 여성들을 참여(engage)
디자인/구축하기	비정부단체와 소액대출을 위한 계획을 다른 사람들과 함께 디자인/구축
전문화하기	국제적인 지역사회 기반 재활을 전문화

타내고 있다.

사회적 변화를 가능화하는 것은 집단적 참여(participation)와 가능성의 비전이 필요하다. 공동 사회 집단의 권력에 명쾌한 주의를 주는 것이 필요하다. 관심사가 특정 집단이 사회에서의 참여(participation)가 증가하도록 관심사를 가능화에 둘 때, 가능화는 특히 비지배적, 소외 또는 억압된 지역사회나 인구집단과 함께 일을 할 때 사회적 통합과 공정성을 위해 그들의 권력을 평등하게 하는 것을 목표로 해야 한다. 사회적 구조, 제도, 문화, 그리고 인공과 자연 환경에서 변화를 가능화할 때 네트워크, 파트너십이나 결속력이 필요하다.

인구집단, 지역사회나 단체가 권력 공유 과정에서 문제와 해결을 모두 책임지고 역량

과 리더를 만들기 위해 권력을 공유하였을 때 지속 가능한 긍정적 변화가 일어난다(Khan, 1991). 사회적 변화를 가능화하는 것은 합의된 정치적 과정이라고 알려져 있다(Freire, 1970). 이는 정치적 전략수립을 포함하는데, 이 요소는 거의 명확하게 표현이 안 되며 작업치료에서 주로 간과하고 넘어가게 된다(Kronenberg, 2005). 대부분의 작업치료사들은 미시적 또는 거시적 사회 구조를 변화시키는 정책을 지지, 변화, 또는 실질적으로 수립하는 일에 관여하고 있으나 지금까지 이런 측면의 현장에 대한 문서를 많이 기록해오지는 않았다(Barbara & Whiteford, 2005).

사회적 변화를 가능화하기 위한 권력 공유는 각 사회 집단, 특히 클라이언트 중심의 헌신(client-centred commitment)(비지배적 집단의 목소리를 경청, 이해하고 포함시키는 것)하는 태도와 함께 시작된다. 비록 하향식(top-down) 지역사회 개발이 효과적으로 실행될 수 있지만, 일반적으로 지역사회 발달은 민중(grassroots)으로부터 시작되는 상향식 접근방법(bottom-up approach)을 택한다(Rothman & Tropman, 1987). 몇몇 상담과 참여 모델들은 상향식으로 실행될 수 있지만, 단체 발전과 인구 보건은 흔히 하향식 접근방법으로 실행된다. 사회적 변화에서 작업치료 가능화의 트레이드마크인 클라이언트 중심과 작업기반은 클라이언트 관점을 포함하고, 작업에 사람들을 참여(engage) 또는 작업에 대한 데이터를 사용하여 클라이언트와 함께, 그리고 클라이언트를 옹호하기 위해 협력한다. 모든 접근방법에서 가능화시키는 사람과 인구집단, 지역사회, 또는 단체 간의 권력과 사회문화적 차이를 인정하고 수용할 필요가 있다.

이러한 경우들에서 이 사이를 연결하는 무언가를 만들어야 한다. 예를 들어, 문화적 브로커들을 볼 수 있다. 사회적 변화를 가능화하기 위해서는 가장 문화적으로 적절하고 민감한 작업이슈를 강조하고, 갈등을 예방하며, 현지 네트워크를 만들어 줄 수 있는 사람이 필요하다. 문화적 브로커 역할을 하는 작업치료사들은 기존 가치, 믿음, 일과, 그리고 제도에 대한 깊은 문화적 인식을 만들 수 있게 해야 성공 가능성이 높아진다(Wright St. Clair &

| 글상자 6.1 | 다양한 지역사회와 함께 하는 권력 공유에 대한 고찰

Bintu의 이야기가 집단, 지역사회, 단체, 또는 인구집단에 대한 것인가? 작업치료사들이 작은 지역사회와 함께 일할 때 권력 공유과 변화의 모델에 대해서 어떤 차이점을 이해하기를 원하는가? 예를 들어, 청소년 자살이 매우 흔한 지방 지역에서 권력 구조와 자원이 지방과 복잡한 도심 병원에서는 어떻게 다른가?

–Brenda Beagan

Seedhouse, 2005).

명확한 의사소통 통로가 성립되었을 때 비공식적 지도자들을 움직일 수 있으며, 구성원들이 확인한 목표를 지지하고, 지역사회 구성원들이 정해진 절차에 따라 선택한 활동들을 함으로써 가능화는 진정으로 어려움에 처한 지역사회를 도울 수 있다. 지역사회와 함께 권력 공유를 가능화하는 것은 프로그램을 기획할 수도 있고, 중단시킬 수도 있기 때문에 최대한 주의를 기울여야 한다. 어떤 경우에서는 권력 관계를 공동의 이익을 위해 사용할 수 있다. 어떤 경우에는 필요에 따라 권력을 견제할 수 있어야 한다. 권력 공유의 지속 가능성은 법적 제도화를 통해 그리고 다른 네트워크와 파트너십을 만들어야 성취될 수 있다 (Thibeault, 2002).

주요 작업가능화 기술은 다른 사람들을 교육시키는 집단촉진(Letts, 2003b)과 정치적 옹호 기술을 통해 정책 분석과 지역사회를 조직화하여 정책적 옹호기술 등에 기반한다 (Kronenberg & Pollard, 2005; Trentham & Cockburn, 2005). 옳다고 믿는 것을 옹호하거나 제안하기 위한 옹호는 작업이슈에 대한 충분한 지식이 필요하고, 상대 집단의 관심사와 갈등을 일으킬 수 있어 설득력 있는 사례를 제시할 수 있는 능력이 필요하다. 지역사회, 단체, 또는 인구집단 수준에서 협력하며 의사소통하기 위해 강력한 작업적 스토리를 수집하거나(Raeburn & Rootman, 1998) 연극, 음악, 작문, 수공예, 또는 포토보이스 (photovoice)와 같은 예술 기반의 창의적 작업을 전문화시켜 이용할 수 있다. 가능화하는 것은 매력적인 홍보문구, 미디어 의사소통 기술들 또는 정부와 기타 사회 구조의 지식을 통해 공공 지원을 이끌 수 있다. 또한 가능한 한 많은 목소리들을 기반으로 협력해야 한다. 가능화는 프로그램과 서비스를 디자인/구축하고, 존재하는 서비스 또는 건축물을 리모델링하거나 인공 또는 자연 환경 변화를 조직화하고 관리하기 위한 것일 수 있다. 일반적으로 사회 변화는 모든 이해당사자들을 능동적 참여자로서 실제로 참여(engage)시키기 위해 네트워킹과 가능화 기술을 사용한다. 협력은 또한 옹호되는 변화 이슈에 따라서 연합체를 만들 수 있다. 권력 공유는 중재와 협상을 할 수도 있는데, 이는 지역사회, 단체, 또는 인구집단이 작업이슈와 전략에 대한 합의에 도달하도록 격려하기 위함이다. **사례 6.1** Bintu 사례에서 권력에 대한 작업치료사의 성찰이 지역사회 리더를 찾고 프로젝트를 옹호하는 중요한 열쇠가 되었다.

사회적 변화는 신체 기능의 손상으로 인한 일상생활 결과와 작업 발달을 촉진시키는 기술(예를 들어, 지역사회에 살고 있는 장애 아동을 통합시킬 수 있는 놀이터 디자인)에 대하여 지역사회, 단체 또는 인구집단을 교육시키기 위한 작업치료 지식의 전이(Knowledge

Transfer; KT)를 할 수 있다. 예방과 1차진료를 위한 공공 교육은 의학적 상태의 작업치료 지식(작업에서 작업적 공정성까지)을 낙상 예방에 대한 지역사회 저녁강좌 같은 공공행사로 만드는 것을 의미할 수 있다.

6.4 지역사회, 단체, 그리고 인구집단 가능화를 위한 변화 모델

지역사회, 단체, 또는 인구집단 가능화를 할 때, 작업치료사들은 지역사회 개발(Krupa, Radloff-Gabriel, Whippey & Kirsh, 2002; O'Neill & Tricket, 1982), 지역사회 재활(Helander, 1992; Krefting, 1992), 건강증진(Labonte, 1994; Seedhouse, 1997), 조직 개발(Sinetar, 1991) 등 다양한 분야에서 사회적 변화에서의 권력 공유를 위한 이론과 치료기법을 가져와 사용한다. 각각의 분야는 시민 참여(participation), 임파워먼트, 인구 보건, 건강 결정 요인, 지역사회 회복, 조직적 변화, 평등, 통합, 그리고 공정성과 같은 개념의 권력 공유에서의 작업치료 의식이나 치료에 도움을 준다.

사회적 변화를 위한 모델을 선택할 때 많은 질문들이 작업치료사들에게 있을 수 있다. 사회적 변화를 위한 목표가 무엇인가? 사회적 변화의 어떤 형태들이 일상적인 건강, 웰빙, 그리고 공정성을 향상하기 위해 가능한가? 어떤 환경 요인들이 변화에 영향을 주는가–변화를 반대 또는 지지? 어떤 작업치료 능력이 특정 상황에서 사회적 변화를 가능화하기 위해 필요한가? 어떤 다양성 이슈가 주목받을 필요가 있는가?

6.5 지역사회, 단체, 그리고 인구집단과의 자산기반 가능화

개인, 가족, 그리고 집단과 마찬가지로 지역사회, 단체, 그리고 인구집단과의 자산기반 가능화는 변화를 지지하고 불러일으키기 위해 설계되어 있다. 지역사회, 단체, 또는 인구집단에서의 변화를 가능화하는 잠재력의 긍정적인 관점을 가지고 4장에서 설명한 가능화 기초인 가치, 믿음, 사상 그리고 개념에 기반하고 있다.

지역사회 개발을 위한 접근법

John의 치료는(**사례 6.2**) 자산기반 지역사회 개발을 설명하고 있으며, 여기서 작업치료사는 '사람들이 자신에게 필요한 기술들을 발달시키고 지역사회 구성원으로서 완전한 잠재력 발휘를 방해하는 구조적 장벽을 제거하기'(Hoffman & Duponte, 1992) 위해 집단을 가능화

C A S E S T U D Y

사례 6.2

John과 지역사회 서비스와의 가능화

John은 10년 이상 지역사회 기반 작업치료 서비스에서 일했다. 지역사회 개발에 관심을 가지고 자신의 서비스가 클라이언트와 지역사회 구성원들과 일할 수 있는 계약 관계가 되도록 노력하였다. 청소년 대상의 지역사회 부서와는 지난 4년 동안 계약을 유지해왔다. 이 프로젝트의 목표는 길거리에서 생활하는 청소년들을 모아 고용 전 기술 개발 프로그램에 참여시키는 것이다. John의 프로젝트는 지역사회 기반 작업치료 서비스의 표본이 되고 있었다.

청소년을 위한 지역사회 부서와 상의하기로 한 계약에 대응하여, John은 적당한 주택 가격을 위한 옹호 서신을 작성하는 워크숍을 준비하였다. 그는 또한 청소년들과 함께 다과회를 준비했다. 다시 말해, 청소년들을 대상으로 지자체 기관의 주방에서 모였다. 이 다과회는 자신들의 삶에 대해 공개적으로 이야기하는 것을 배우는 청소년들과 역할극을 하는 형식으로 시작한다. 이 다과회는 청소년과 John 같은 코치가 음악을 연주하고 함께 먹을 음식을 요리하면서 끝난다.

4년 계약 기간 동안, John은 상호간의 지지 체계를 개발하고 공동 문제를 파악하며, 사회적 활동 참여에 관심이 있는 청소년들을 위하여 전략을 개발할 수 있도록 청소년들을 가능화하는 것에 참여하게 했다. John은 100회 이상 위원회를 방문하였고, 서신과 제안서를 작성하였고, 많은 정치인들과 결정권자들과 함께 일했다. 청소년들을 위와 같은 활동들과 전반적인 옹호하기 작업에 항상 참가자로 포함시켰다. 각 활동은 자신들의 자산을 보여주기 위해 기획되었다. 이는 미디어에서 청소년들이 많이 부족하고 관련 없는 사람들로 묘사되는 것과 상반된 것이었다. John은 기숙사 주인들과 함께 제안서를 작성하고, 지역사회 청소년 센터에서 인터넷을 사용하여 정보를 얻을 수 있도록 하고, 지역사회 개발에 대해 배울 수 있는 작업치료를 실시하거나 다른 학생들을 지도하며, 지역사회 부서들과의 계약을 성립시키기 위해 작업치료사들을 격려하여 사례를 개발하였다.

–Lynn Cocburn

한다. 그는 가능화를 위한 가치기반 기초와 기술을 기반으로 청소년들에게 옹호하기 기술 교육을 지원하였다. John은 펀딩을 지원받을 수 있는 기회에 대해 배우고 지역사회 지원 네트워크를 개발하기 위해 지속적으로 여러 부서와 상담하고 조정하였다. 그의 조정은 제안서와 보고서를 작성하기 위한 가능화 기술과 밀접한 관련이 있으며 업무를 가시적으로 만들고, 알리며, 책임 체계에 포함되도록 하나의 전략으로써 문서화하였다(12장 참고).

자산기반 지역사회 개발은 회복력을 이끌어낸다. '회복력이 있는 지역사회는 사회와 경제적 변화의 과정에 반응하고 영향을 주기 위해 시민과 기관들의 개별적이면서도 공동의 역량 증진을 위한 의도적인 조치를 취하는 것'(Colussi, 1999, p. 11)을 하려고 할 때, 다시 도약할 수 있는 능력을 갖는다.

지역사회 개발에서 자산기반과 니즈기반(need-based) 접근방법 간의 갈등이 있다. 작업치료사들은 니즈뿐만 아니라 역량과 자산을 찾아내려고 한다. 가능화는 이상적으로 지역사회 내 개인과 집단의 자산, 역량 및 기술, 그리고 지역사회 자체의 자산을 강조한다. 지역사회 평가는 서비스 제공, 다른 집단들을 위한 지역사회 작업을 조직화, 그리고 온전한 리더십을 통해 목표를 발전시키기 위한 지역사회 역량을 분석할 수 있다.

지역사회 개발을 통해 사회적 변화를 가능화하기 위한 공통적인 도전은 명확하게 나타나지 않은 지역사회의 진입점을 찾는 것이다. 알려진 추천이나 예측 가능한 과정이 없는 가능화는 형식적이고 구조적인 보건 서비스 환경에서 벗어나는 창의성과 편안함을 필요로 한다.

한 지역사회 모델은 작업치료사들에게 특히 더 흥미롭게 다가온다. Freire의 지역사회 개발 모델은 사회에서 억압되어 있는 사람들의 관점에서의 사회적 비판에 기반하고 있으며, 이는 그의 저서 『Pedagogy of the Oppressed』(Freire, 1970)에 가장 잘 표현되어 있다. Freire의 비판적 관점은 의식화 운동(conscientization)에 초점을 두고 있다〔성인의 글씨 읽기와 쓰기 능력이나 지역사회 개발을 통해 일어나는 의식(consciousness)〕. 그는 사람들이 자신들의 삶에 대한 주관적인 경험을 통해 억압에 대해 인식한다는 신념에서부터 시작하였다. 이후 그는 과거와 현재 행동 조치들에서 발생하는 의식에 대해 지역사회 구성원들을 교육하였고, 이로 인해 그들은 자기 행동의 실패가 아니라 제도와 구조가 자신들에게 어떻게 억압을 만들어내는지를 이해할 수 있었다. 체제와 구조의 효과에 대해 고찰하는 논의는 변화를 계획하고 실행하는 것에 시민들을 참여(engage)시키기 전에 해야 할 중요한 단계였다. 성인 교육자, 공중보건 간부, 지역사회 개발자, 작업치료사, 그리고 그 외의 사람들이 전 세계적으로 Freire의 의식화 운동의 교육방법을 사용하여 왔다.

작업치료에서 Freire(1970)의 지역사회 개발 모델을 사용하는 것은 일종의 클라이언트 중심 치료로 해석될 수 있다. 클라이언트 관점과 관심은 치료의 중심점으로 구분될 수 있다. 일반적으로 고려되는 대상 인구는 장애인, 정신질환이 있는 사람들이나 노인일 수 있다–일부 사람들은 아닐지라도, 대부분은 인구 관점에서 억압을 경험해 왔다. 보건의 배경상황 또는 지역사회 내 치료 장소에 따라, 클라이언트 참여(engagement)는 가상된 또는 실제 작업을 통해 능력을 발달시키기 위함일 수 있다(Townsend, 1998). 하지만, Freudenberg 등(1995)은 지역사회 구성원들 사이에서 능력 쌓기에 너무 많은 집중을 하는 것에 대해 경고하고 있다. 이들은 더 평등한 기회(예를 들어, 장애학생을 포함시키는 것과 더 큰 평등함을 이루기 위해 자원을 공평하게 분배)를 지지하기 위해 지배 집단을 변화하는 사회정치적 과정이 필요하다는 것을 잊지 않고 있다.

Freire(1970)의 지역사회 개발 모델에 더하여 Rothman과 Tropman(1987)은 세 가지 모델〔현지 개발, 사회적 계획, 사회적 활동(social action)〕들의 유용한 이론 틀을 제시한다. 각 모델은 미시적·거시적 구조에서의 변화를 가능화하는 것에 있어 어디서부터 시작하고 어디에 초점을 두어야 하는지에 대한 몇몇 가설들에 대한 특징들이 있다.

현지 개발

현지 개발은 정의 그대로 현지를 말한다. 흔히 지리적으로 정의된 지역사회 경계 내에서 다양한 사람들은 목표와 시행 계획을 판단하기 위해 참여한다. 계획 수립을 공유하고 공동의 가치와 지역사회 연결고리를 개발하는 것을 매우 강조한다.

사회적 계획

사회적 계획은 상위 하향식 접근법이다. 흔히 국가가 부처들을 통해 이슈들과 문제들을 정의한다. 행동방침은 미리 결정된다. 지역사회 구성원들을 참여(participation) 과정에 관여하도록 격려한다. 이 접근법으로 결과와 목표 달성에 집중한다.

사회적 활동

사회적 활동은 집단과 지역사회 구성원들의 열정을 불러 일으키는 카리스마 있는 리더의 노력으로 실행되는 민중이나 하위 상향식 계획의 특성을 가진다. 사회적 활동의 전통은 능력, 계층, 성별, 인종, 그리고 성적 선호도와 같은 요인들과 관련된 다양성의 사회적 분석이 필요하다. 행동주의를 크게 강조하는 것은 반대되는 관점 사이, 그리고 권력이 있는 자와 없는 자 사이의 갈등을 크게 조장할 수 있다.

현지 개발은 지금까지 작업치료에서 가장 널리 사용되고 있는 사회적 변화 모델이다. 지역 수준에서의 가능화는 지역사회 참여(participation)에 대한 역량과 장벽을 모두 다룰 수 있다(McColl, 1998). 현지 개발을 위한 작업치료 이론의 틀은 클라이언트 중심 전략 이론의 틀(Client-Centred Strategies Framework)(Restall et al., 2003)이며, 이는 다양한 관점, 협력적 계획하기, 그리고 클라이언트, 가족 및 지역사회 교육을 강조하고 있다. 가능화는 마을 또는 도시 지역과 같은 지리적으로 정의된 현지 클라이언트, 가족, 집단, 사회적 네트워크와 전문가들에 의한 여러 옹호 조치를 내포한다.

작업치료사들이 사용하는 다른 현지 개발 모델은 지역사회 개발 연속체 모델(Community Development Continuum Model)이다(Jackson, Mitchell, & Wright, 1989)(표 6.2). 이 모델은 개인과 사회적 변화를 위한 가능화를 연결하는 다섯 가지 수준으로 구분한다.

지역사회 개발 연속체 모델을 사용하는 작업치료사는 개인 가능화 개발에 대한 개발 사례집(developmental casework)을 사용하여 미시적 수준의 정보가 제공된 상태에서 결정을 내릴 수 있는 역량을 발달시키고자 한다. 상호 간의 지지와 이슈를 확인할 수 있도록 서로를 지지하고 도움을 주기 위하여 개인을 참여(engage)시키고 교육시킴으로써 가능화는 사회적 변화를 향해 나아갈 수 있다. 이 수준에서 개별화된 서비스와 펀딩 구조를 변화시킴으로써 현지 지역사회 개발을 가능화시킬 수 있다. 참여(participation)와 서비스 조절을 가능화하는 것과 사회 운동에서의 참여(participation)는 보통 작업치료사들이 지역사회 또는 비정부 단체와 함께 일하기 위해 펀딩을 받는 조건에서 이루어진다. 연속체의 끝에서 가능화 기술들은 공통 기반을 찾는 데 옹호하기와 중재하기에 걸쳐 다양하게 나타난다. 연

표 6.2 지역사회 개발 연속체 모델

1. 개발 사례집
   - 정보를 가지고 결정할 수 있도록 개인 역량을 발달
2. 상호 지지
   - 타인과 연결
   - 자기 도움, 상호 도움
3. 문제 이슈 확인
   - 사회적, 정치적, 또는 지역사회 수준에 따라 개인을 넘어서는 공통된 쟁점에 대해 다른 사람들과 연결할 수 있도록 사람들을 도움
4. 서비스 참여와 조절
   - 이사회, 위원회 등의 회원
   - 새로운 단체 설립
5. 사회 운동
   - 사회 운동을 만들거나 가입하는 것을 통한 자원과 결정에 대한 조정을 증진
   - 특징은 협력적이거나 대립적임

출처: Mitchell and Wright (1989). The Community Development Continuum Health Studies 13(1), 66-73 허가하에 재출판됨.

합 형성을 위한 협력과 여러 집단과 잠재적 협력자들과의 협의는 전체에서 중요한 과정이다. 또한 가능화는 다양한 지역사회 파트너들을 포함하는 팀을 조정하고 관리하는 것을 포함한다.

공교육과 참여(participate)하는 지역사회, 단체와 함께 하는 교육은 모두를 포함시키는 것을 보장하기 위해 지속될 것이다. 모두를 참여(engage)시키는 것은 매우 중요하며, 특히 소외된 인구들의 목소리를 이끌어내는 것이 그러하다. 조치는 대규모 사회적 변화 프로젝트에서 연합 형성을 위한 상호협력 집단과 파트너를 개발하기 위한 것일지도 모른다. 가능화 기술은 자원을 확인하고, 새로운 형태의 지역사회를 형성하기 위한 가능성의 비전을 불러일으키며, 희망을 촉진하는 새로운 개인적이나 공동의 구상을 개발하기 위한 고찰 과정에서 새로운 목소리들을 참여(engage)시키는 데에 사용될 수 있다.

현지 개발을 강조하면서, 지역사회 역량 개발(community capacity building, CCB)은 지난 십 년에 걸쳐 북미 지역사회 보건 전문가들 사이에서 널리 알려져 있다. CCB에 기반한 가능화는 지역사회 문제들을 해결하기 위해 전문가들을 의존하도록 촉진하는 방법들과 상반되며(Kretzman & McKnight, 1997), 오히려 지역사회 역량이나 자산에 기반하고 있다. 이 자산기반 접근법은 비형식적인 지역사회 협의회 개발의 중요성을 강조하고 있다(Kretzman & McKnight, 1997). CanChild Centre for Childhood Disability Research(1995)에서는 CCB의 다섯 가지 주요 목표를 다음과 같이 나열하고 있다.

- 지역의 장점과 니즈에 대한 지역사회 관심을 이끌어낸다.
- 지역을 돕는 네트워크를 강화한다.
- 지역사회 시민들이 이끄는 지역사회 지향 과정의 조언자로서 전문가들이 활동할 수 있는 전문 지지 네트워크를 강화한다.
- 일반적이거나 전문적인 도움 네트워크 간의 연결을 만든다.
- 서비스, 계획, 펀딩 부서 및 정책의 통합된 데이터베이스를 통해 거시적 체계 내에서 일반/전문 도움 네트워크를 연결시킨다.

사람들이 무엇을 하는지 파악하는 것으로는 권력 불평등을 포착할 수 없지만, 사회적 계획은 관련 정보들을 수집하기 위해 설계와 파악하는 기술에 의존할 수 있다.

건강 상태의 유행과 관련된 정보와 기타 인구학적 정보를 제공하는 기존의 역학적 데이터베이스를 조사하기 위해 협의가 필요할 수 있다. 예를 들어, 가능화는 공중보건 부서에서 정보를 제공할 수 있는 사람들과의 협력해야 한다. 캐나다에서는 Public Health

Agency of Canada, Health Canada, 그리고 International Association for Community Development와 같은 지역사회 개발 협의회와 접촉할 수 있다. 또한 가능화는 명목 집단 기법을 이용하여 정보를 이끌어내는 방법으로써 지역사회 토론회를 개최하기 위해 협력적으로 조정하는 노력을 의미하는 것일 수 있다(Tague, 2004). 가능화를 이끌어내는 정보는 설문, 주요 정보제공자 인터뷰, 그리고 포커스 그룹과 같은 기법을 사용하여 수집될 수 있다.

지역사회 보건에서 사회적 활동 접근법을 적용하기 위해 자세한 정보를 얻으려면 Planned Approach To Community Health(PATCH)(http://www.beatricene.com/patch/what_is_patch.htm)를 참고할 수 있다. PATCH는 미국 질병관리본부에서 개발한 지역사회 보건 계획 도구이다. PATCH는 오타와 건강증진 헌장(Ottawa Charter for Health Promotion)(WHO, 1986)에서 나타내는 건강과 건강증진의 WHO 정의와 일치한다. 이 접근법은 다양한 정보수집 방법을 사용하는 것을 지지하며, 평가와 계획의 모든 면에서 지역사회 구성원이 능동적으로 관여해야 함을 강조한다.

단체 개발

단체 개발은 단체들이 효과적이고 효율적이 될 수 있게 가능화하는 것이 그 주요 쟁점이다. 이러한 배경 상황에서 작업치료 가능화는 개인, 가족과 집단에서 사용한 많은 동일한 가능화 기술에 달려 있다. 현지 개발, 사회적 계획과 사회적 활동 접근법을 지역사회 개발에서와 같은 방법으로 적용할 수 있다. 가능화는 거시적 체계 변화에 관심이 있으나 단체 안의 개인과 다양하게 묶인 집단들은 자신들만의 의견을 피력할 필요가 있다.

사례 6.3에서의 가능화는 하위 상향식 교육, 협의와 협력이 필요한 상위 하향식 결정으로 시작하였다. 참여(engagement)의 첫 단계는 준비상황을 판단하고 직원들의 의견을 들을 수 있는 공간을 만드는 것이었다. 작업치료사인 Nettie는 다양한 관점을 가지고 있는 주요 이해당사자들을 찾아야만 하였고, 이들은 단체에 대한 그녀의 헌신을 반영한 시간표와 목표에 대한 계획을 디자인하는데 그녀와 함께 일할 수 있었다. 변화 관리를 위한 협력이 주요 요소였고, 작업에 직원들을 참여(engagement)시키는 것은 그녀의 대표 작업치료 접근법이었다.

관리자, 컨설턴트나 연구원으로서 단체 개발을 맡은 Nettie와 같은 작업치료사들은 지속적으로 작업치료를 할 수 있다. Nettie의 가능화는 다양한 관점에 귀 기울이는 것을 포함하였다. 그녀는 계획, 진행사항과 중요한 이슈들을 모두가 볼 수 있도록 게시하면서 변화를 조정하였다. 그녀는 단체 내 집단들이 자신들의 영역에서 긍정적인 변화 관리 계획을 제안

CASE STUDY

사례 6.3 Nettie: 단체 개발을 가능화하기

경력직 작업치료사인 Nettie는 4천 명 이상의 직원이 있는 대규모 캐나다 보건 단체의 운영체제를 의료기반 모델에서 지역사회 기반 만성질환 관리 모델로 변경 가능하게 하기 위해 고용되었다. 그녀는 근거기반 치료로서 새로운 보행 케어 프로그램을 평가, 재디자인하고 적용해야 한다.

지역사회기반 만성질환 관리에 대한 연구결과, 보건과 보건 관련 서비스 통합이 향상되고, 더 효율적인 서비스 제공, 그리고 직원과 클라이언트 만족도가 향상된, 긍정적인 결과를 보였다. 단체에 방문하여 행정 관리팀과의 짧은 미팅 후, Nettie는 직원들이 지역사회 모델이 현대 의료의 과학적 엄격함을 약화시키는 것을 우려한다는 것을 파악하였다.

관리팀은 단체 전체의 직원들과 변화를 위한 비전을 공유하였다. 그럼에도 불구하고 대부분의 부서들은 변화를 매우 거부하는 것처럼 보였다. 변화를 방해하는 인식과 함께, 많은 중간 관리자들은 이직하거나 조기 은퇴를 선택하였다. Nettie는 일차적으로 컨설턴트 역할을 하지만, 그 단체가 변화 관리를 위한 효과적인 의사소통과 전략을 개발하도록 도와주는 주요 인물이다. 그녀는 직원들이 자원을 조정하고 자신들의 특정 부서에 적용할 수 있는 포괄적인 모델 채택에 협력하는 것을 가능화하는 책임을 진다.

Nettie는 단체의 장단점을 파악할 때 모든 직급의 직원들 의견을 듣고, 이후 변화를 통해 단체 사람들을 코치할 계획이다. 또한 새로운 작업적 꿈을 위한 기회로써 직원들이 이러한 변화를 통해 일할 수 있도록 이끌 계획이다.

–Judy Quach

하기 위해 협력팀을 구성할 수 있도록 하였다. 높고 낮은 지위의 리더 모두를 만나 다양한 직원 집단에게 적절하다고 생각되는 여러 전략들에 대해 상의하였다.

변화 관리를 위해 Nettie는 직원들이 능동적으로 정책들을 적용하고 재디자인할 수 있게 참여(engage)시키도록 자신의 가능화 기술을 사용하였고, 그녀의 사무실에서만 개별적으로 작성하지는 않았다. 작업으로서 워크숍, 단합 행사, 계획하는 날(planning days), 그리고 기념행사들을 개발하였는데, 이는 직원들이 펀딩 구조와 일상적 근무 조건에서의 변화를 통해 대화할 수 있는 기반이 되었고, 지역사회 감각을 발달시키는 것을 가능화할 수 있었다. 그녀는 직원들을 개별적으로나 집단으로 코치하였다. 현지 개발 접근법은 변화를 가져왔으며 단체의 모든 구성원들을 위한 의미 있는 작업의 중요성에 대해 직원들과 다른 관리자들을 교육하는 것이었다. 그녀는 작업적 관점을 점심시간에 스트레스 관리 운동을 위한 일과를 만들 수 있도록 적용하였다.

사례 6.4에서 나타난 가능화는 단체 개발의 여러 구성요소들을 포함한다. 전통적으로 발달협응장애(developmental coordination disorder; DCD)가 있는 아동들은 글씨쓰기나 글 작성하기의 어려움에 대한 도움을 받기 위해 학교기반 작업치료를 의뢰한다. 이것이 도움이 될 수 있지만, 아동의 다른 작업적 문제들은 별로 언급되지 않는다. 더 나아가 DCD가 확인되지 않으면 부모와 교사를 위한 적절한 자원에 접근하지 못한다.

작업치료에서 교육은 가정의와 1차진료 소아과 의사에게 크고 작은 규모나 형태의 집단 세션으로 제공된다. 전문화된 다중매체의 자료집이 개발되고 사용되었다. 개별 아동, 가족과 의사 집단에게 적절한 시기에 맞춤형 파견교육(outreach education)을 제공하도록 작업치료 연구들을 제공하였다. 의사들에게 자신들의 사무실에서 진행될 수 있는 작업치료 평가를 위해 DCD가 의심되는 아동들을 의뢰하도록 했다. 가족 회의는 의사와 작업치료사가 평가한 운동 기능들을 논의할 수 있고 자원과 다음 단계를 제안할 수 있는 곳에서 이루어졌다. 또한 연구 작업치료사는 CanChild 홈페이지(CanChild Centre for Childhood Disability Research, 2005)로부터 정보지를 포함한 여러 자료들을 부모에게 제공하여 이를 교사, 코치, 그리고 사회복지사에게 전달할 수 있도록 했다. 치료사는 또한 보건과 교육 제도 사이의 연결고리 역할을 하였다.

따라서 지식을 창출하는 것만 아니라 사회적 변화를 유도하기 위해 연구 사업을 사용하였다. 의사들과 부모들은 작업치료가 대단한 자원이 되어 왔다고 보고하였다. 시범사업 결과를 들었을 때, 한 의사 집단은 새로운 가족 건강팀 안에 서비스를 위한 자신들의 제안서에 작업치료를 포함하기로 결정하였다. 지역의 아동병원은 DCD가 있는 학령 전기 아동들

CASE STUDY

사례 6.4

사회적 변화의 중요한 작용을 하는 치료와 연구

발달협응장애(DCD)가 있는 아이들이 더 완전한 삶을 살 수 있게 하는 프로젝트는 제도적 수준에서의 가능화를 설명한다. 학령기 아동의 약 5%가 DCD의 영향을 받으며, 이 발달장애는 새로운 운동기술을 학습하는 데 어려움이 있는 것이 특징이다. 이 상태는 아동의 작업수행에 많은 영향을 미친다. 작업이슈들은 일반적으로 자기관리, 스포츠와 다른 신체적 수행에 있으며, 이 아이들은 쉽게 또래 아동들로부터 따돌림을 당한다. 비만과 우울증과 같은 이차적인 문제들도 흔히 나타난다. 하지만 이 아이들의 작업이슈들은 확인 가능한 증후군 중 하나로서 거의 인식되지 않으며, 부모들은 아이의 어려움에 대한 설명을 더 듣기 위해 한 전문가에서 다른 전문가를 찾는다.

언어치료 연구원, 발달 소아과 의사나 다른 사람들과 협력하는 작업치료 연구원은 DCD가 있는 아동의 인식, 진단, 그리고 관리를 향상시키기 위한 제도적 수준의 중재를 적용하였다. 작업치료사는 시범 사업을 조정하였고 관련된 아이들과 직접적으로 일하였다(Gaines, Missiuna, Egan, & McLean, 2006).

–Mary Egan

을 위한 전문화된 서비스를 개발하였다. 그 지역의 개인들의 니즈에 따라 설계된 새로운 대학교 기반, 전문가내 의료 클리닉에서는 DCD가 있는 아동들을 위한 서비스를 포함하는 계획이 만들어지고 있다.

사례 6.3과 **사례 6.4**는 단체 개발과 제도적 수준 변화를 통하여 변화를 가능화하는 것을 간단하게 보여주고 있다. 이 두 사례 모두에서 가능화는 환경에 초점을 두었다. 다시 말해 구조, 제도, 정책, 그리고 펀딩에서 사회적 변화를 가능화하는 것이다. 작업적 관점으로 작업치료사는 사람들이 무엇이 필요하고 무엇을 하기 원하는지 주의를 기울인다. 치료사는 사람들이 무엇을 의미 있다고 지각하는지를 고려하고 제도적 수준으로 자원을 발굴한다. 상위 하향식 사회적 활동 전략은 사람들이 작업에 참여하도록 이끌면서 현지 개발 전략과 합쳐질 수 있다.

제도적 수준의 가능화의 중요한 부분은 프로그램, 펀딩, 정책, 평가, 그리고 연구를 디자인하고 실행하기 위한 옹호하기, 협력하기, 그리고 조정하기이다. 파트너십과 연합은 의료 시스템 내와 외부에서 모든 이해당사자들과 맺고 있을 수도 있다.

인구 보건

인구 보건에서 일하기 위해 사용되는 가능화 기술들은 Lucy와 Peter의 사례(**사례 6.5**)처럼 캐나다 밖에서 일해도 적용되고 또는 캐나다 내이지만 편안하고 익숙한 문화적 조건 밖에서도 적용된다. Lucy와 Peter를 명목 집단 기법에 참여(engage)시키는 것은 그 어떤 생각도 거절하지 않는다는 동의하에 이슈들을 브레인스토밍하는 것에 참여(engage)시킨다는 의미이다. 각 생각에 대한 논의는 구성원들이 순위를 정하기 이전에는 판단하지 않는다.

작업치료사들은 명목 집단 기법과 기타 방법들을 사용하면서 인구 이슈에 대한 인식을 높일 수 있다. 전체에 걸쳐 지속적으로 물어야 할 중요한 질문은 누가 의견을 가지고 있고, 누구의 의견이 명확하게 들리지 않았는가? 결정을 내릴 때 누구의 관점이 존재하거나 존재하지 않는가? 어떤 옹호가 필요하고 어떻게 전문지식이 방해되거나 도울 수 있는가? 등이다.

흔히 인구집단 클라이언트는 그 자체로는 작업치료 클라이언트가 될 만큼 충분히 조직화되지 않았다. 인구에 대한 구분은 쉽지 않다. 인구와 함께 일하는 것에 관심이 있는 작업치료사들에게 첫 번째 도전은 누가 주요 이해당사자인지를 파악하는 것이다. 어떤 인구 대표가 작업치료사를 만나는지에 대한 예시가 있지만(McComas & Carswell, 1994; Neufeld & Kniepmann, 2001) 다른 상황의 예시가 더 많다. 또한 작업치료사들은 인구기반 파트너십에 누가 관여할 것인지를 확인할 때 다양한 관심사들과 이해당사자들을 참고한다는 것

CASE STUDY

사례 6.5 Lucy와 Peter, 그리고 인구 보건

Lucy와 Peter는 목발을 짚고서 아프리카 지역사회의 니즈를 평가하는 회의를 이끌 준비가 되었다. 그들은 명목 집단 기법에 대해 작업치료사들로부터 훈련을 받았고 니즈 평가 회의에 오는 HIV/AIDS 관련 장애인들을 200명 이상 만나고 있다. HIV/AIDS와 관련된 질병과 인구는 공공장소에서 논의되는 것이 금기시되어 있다. 사람들은 기침과 HIV/AIDS의 다른 증상 노출을 금지하라는 규정을 무시하고 오히려 보란 듯이 과시하면서 크게 기침한다.

회의는 공식적으로 장애인들을 대상으로 한다. 회의에 참석하는 많은 사람들은 결핵에 걸렸으며, 이 질병은 거의 HIV/AIDS와 관련되어 있지만 본국에서 훨씬 더 수용적이다. 회의장 근처에서 작업치료사는 몇 시간 동안 매우 빠른 속도로 접시에 음식을 담아주고 있었다. 불평은 없다. 높은 참가율은 이 공동체에서 필요하고 원하는 것을 더 정확하게 확인하도록 도와줄 것이다. 오늘의 질문은 짧고 단도직입적이다(우리에게 가장 중요한 것이 무엇이며 어떻게 우리는 그것을 지킬 수 있는가?).

이 과정은 많은 깨달음을 주었다. 작업치료사는 이 집단이 항레트로바이러스제를 요구할 것이라고 예상하였다. 이후 그들은 의료진료에 이용 접근성을 얘기하고, 주택과 교통을 이야기할 것이라고 예상하였다. 많은 연구들이 이 우선순위들을 강조하였다.

Lucy와 Peter의 도움으로 개막 총회는 전혀 뜻밖의 결론으로 마무리되었다. 이 공동체의 우선순위는 HIV/AIDS 우선순위를 위해 이미 성립된 프로필과 일치하지 않았다. 우선 그들은 식량 안전보장을 원한다. 작업치료사가 놀라워하는 것을 알고 Lucy는 항레트로바이러스제는 충분한 음식이 없으면 효과가 없다고 설명하였다. "식량이 없으면 우리에게 약을 주는 것은 의미가 없습니다." 두 번째로 그들은 자신의 아이들을 위한 교육을 원했다. 그들은 자신들의 생존 확률이 매우 낮다는 것을 알고 있었으며, 죽기 전 아이들이 교육을 받는 모습을 보고 싶어했다. 세 번째 순위로 고용을 원했는데 이는 자급자족을 위해서였다. 그리고 나서 마지막으로 자신들의 건강관리와 약품에 대한 필요성을 이야기하였다.

지역사회에 진심으로 귀를 기울였을 때 작업치료사와 대중이 상상하였던 것과는 매우 다른 결과를 찾아냈다. 이러한 다른 결과가 정부와 비정부단체 지시사항과 조화를 이루기란 어려운 일이다. 이 공동체는 자신들이 필요한 것이 공식적인 정책과 매우 달랐을 때 지지적인 부서를 찾는 것이 얼마나 어려운지 알고 있다.

지역사회 구성원들은 자신들의 우선순위를 충족시키는 데에 헌신할 수 있는 비정부단체인 자신들의 로비단체를 꾸려서 프로젝트를 계획하고 각 구성원의 역할을 확인하였다. 장애가 있는 사람들은 스스로의 옹호자가 될 전문지식과 능력이 있었지만 종자돈을 얻기 위해 기관들과 협상해야 할 때는 자신들과 작업치료사 간의 권력 차이를 공개적으로 인정하였다. 작업치료사는 자신들이 열 수 없는 문을 열 수 있다. 그들은 이 권력 차이를 자신들의 장점으로 사용하도록 선택하였고 작업치료사들이 무엇을 하기를 원하는지 정의해 주었다.

–Rachel Thibeault

을 확실하게 할 필요가 있다.

보건과 1차 건강관리의 결정요인에 대한 관심이 증가함과 동시에, 논의들이 인구기반 계획을 이끈다. 인구보건은 건강에 문제를 일으키는 상위부류나 근본적 원인을 강조한다(Scriven & Atwal, 2004). 건강은 사회환경적 관점에서 이해된다. 여기서 초점은 건강에 영향을 미치는 환경적 위험 조건과 심리사회적 위험 요소이다(Labonte, 1993). 위험 조건의 예는 빈곤, 제한된 교육, 실업, 그리고 위험한 지역사회, 교통, 생활 또는 근무 조건이다. 심리사회적 위험 요소는 소외, 스트레스, 그리고 제한된 사회적 네트워크와 같은 것을 포함한다. 건강 결정요인들은 소득, 교육, 사회 지지, 환경 조건, 성별, 인종, 그리고 민족성, 장애, 의료 서비스와 같이 건강에 영향을 주는 요소들이다(Hamilton & Bhatti, 1996).

작업치료사들은 건강과 건강 결정요인들을 위한 사회환경적 접근방법을 포함한 인구보건의 근본적인 가치와 관심을 쉽게 이해할 수 있다. 작업치료사들은 개별 클라이언트와 일하면서 제도적 수준의 장벽을 관찰하고 가끔은 좌절한다. 예를 들어, 작업치료사들은 태도, 정책과 경제적 목표가 장애인들이 의미 있고 보수를 받는 직장을 찾는 것을 제한한다는 것을 알고 있다. 작업치료사들이 예방, 건강 증진, 지역사회 개발, 그리고 1차 건강관리 프로그램에서 일하면서 이러한 장벽들을 언급하는 것은 놀라운 일이 아니다(Cockburn & Trentham, 2002; Letts, Fraser, Finlayson, & Walls, 1993; Scriven & Atwal, 2004; Trentham et al., 2007). 이러한 영역에서의 중재는 다뤄야 할 필요가 있는 이슈들을 파악하기 위해 지역사회나 집단과 함께 일하는 것을 포함한다. 가능화는 근접한 이슈들을 다루기 위한 전략을 개발, 실행하고 평가할 때 협력하는 것이다. 모든 인구 기반 전략의 주요 구성요소는 지역사회와 동반자로 함께 일하는 것이다.

인구에서의 변화를 가능화하는 것은 인구에 영향을 주는 작업이슈를 확인하려 할 때 필요한 정보나 데이터 수집이 필요하다. 인구보건 데이터는 정책가들에게 인구의 건강을 약화시키는 주요 요소들을 파악하도록 도움을 줄 수 있다.

작업치료사들은 작업적 영향과 함께 주요 건강 니즈를 확인하고 설명하기 위해 인구 보건 데이터를 사용할 수 있다. 아직 작업치료사들이 사용하지 않은 한 가지 유용한 데이터는 Statistics Canada Participation and Activity Limitations Survey(PALS)이다(Statistics Canada, 2006). PALS와 다른 데이터의 이용접근성은 Statistics Canada에 등록된 연구원들에 한해 사용할 수 있도록 제한되어 있다. 이러한 데이터 사용은 작업치료사들이 함께 일하는 인구에게서는 흔히 볼 수 없는 글 읽고 쓰기 능력과 산술 능력을 요구한다. 따라서, 이 정보에 접근하고 해석하는 데 있어 권력의 불균형이 일어날 수 있다. 빅 데이터 분석 기술이 있는 작업치료사들은 사용 가능한 데이터에 접근하고 통합할 수 있으며, 이 데이터를 해석할 수 있는 인구의 구성원과 함께 일하며, 일상 경험에 대한 서술을 덧붙여 이를 풍부하게 만들 수 있다.

인구 보건에서는 인구와 관련된 개인과 인구 간의 지속적인 상호작용이 있다. 인구는 추상적인 개념이다. 예를 들어 우리는 특정 도시나 국가에 있는 노인 인구에 대해 얘기하거나, 노숙자 또는 HIV/AIDS가 있는 사람들의 집단과 같이 특정 소외된 집단에 대해 논의할 수 있다. 이러한 인구집단에 속한 모든 구성원들의 단일 목록은 거의 존재하지 않는다.

인구집단 내 개인이나 소집단은 클라이언트라고 부르지 않을 수 있지만, 관계와 치료적 협력이 개인과 함께 형성될 수 있다는 것에 대해서는 의심의 여지가 없다.

환경 운동에서 나온 '글로벌하게 생각하고 현지에 맞춰 행동하자'라는 슬로건에서와 같이, 현지와 개인적인 계획이 합쳐진 세계적이거나 지역사회 계획은 인구 기반 변화를 야기할 수 있다. 개인과 지역사회가 함께 형성한 관계는 자연스럽게 인구집단 내 연결과 네트워크로 이끌 수 있다.

지역사회, 단체, 그리고 인구집단과 함께 거시적 수준에서의 가능화를 위한 6장의 사례들과 그림들은 5장에서의 작업에 초점을 둔 가능화를 위한 자산기반 접근법들과 같다. 그림들은 제도적 수준에서의 가능화 기초와 기술을 나타낸다. 다시 말해, 치료는 개인, 가족, 또는 집단의 이슈들보다는 오히려 사회 구조 변화를 지향하고 있다.

캐나다 클라이언트 중심 가능화 모델(CMOP-E)에서 묘사된 것과 같이, 환경 내에서 문화적, 제도적, 물리적 및 사회적 요인의 영향에서 사회 변화를 가능화하는 안내서를 제공하고 있다. 캐나다 또는 그 밖의 우리는 문화 기반 이야기와 지역사회, 단체나 대중의 우선순위에 귀를 기울여야 한다는 것을 항상 기억해야 한다. 인구 네트워크에서 인구와 사회적 조건들의 다양성을 대표적인 것들로 단정해버리기는 어렵기 때문이다(**글상자 6.2**).

| 글상자 6.2 | 인구의 다양성과 사회적 조건에 대한 고찰

사회적 변화를 가능화하는 것의 다양성은 어떤 의미인가? 작업치료사는 어떻게 도심 내 주택 개발을 위한 자산기반 지역사회 개발에서 다양성에 집중할 수 있는가? 장애인을 고용할 때 좀 더 통합적인 사업과 함께 조직 발전 차원에서 작업치료사는 어떻게 다양성을 고려할 수 있는가? 도시 지역 내 다양한 동네에서 인구 보건의 다양성에 대하여 작업치료사는 노인들과 어떤 쟁점들을 논의할 수 있는가?

—Brenda Beagan

3절

작업기반 가능화

작업기반 가능화

소개

작업치료는 작업을 통한 일상생활의 참여(engagement)를 가능하게 하는 예술이자 과학이다. 인간이 건강과 웰빙을 증진하는 작업을 수행하도록 돕는다. 또한 작업치료는 모든 사람들이 삶에서 자신의 잠재력을 매일의 작업을 통해 발휘하며 참여(participate)할 수 있게 하기 위한 공정하고 통합적인 사회를 구성하도록 가능화하는 것이다.

작업치료의 정의를 위와 같이 채택함으로써 캐나다는 작업기반 가능화 중재의 비전을 발전시키고 있다. 작업적 관점에 대한 요구는 오랫동안 지속되어 왔다. 초기부터 현재에 이르기까지 작업치료 학자들은 이를 옹호하였다(Clark, 1993; Kielhofner, 1997; Nelson, 1988; Polatajko, 1994; Reilly, 1962; Yerxa, 1967). 물론 일찍이 1967년부터 Yerxa(1967)는 작업치료는 작업기반일 때만 '진짜'(p.1)라고 주장한 바 있다. 그러나 작업기반 중재는 천천히 알려져 왔다(Schell, 2003). Wilcock(1991)은 "작업치료사들은 작업적 관점을 가지고 세상을 바라보거나 자신들의 클라이언트와 함께 일하지 않는다."(p.86)라고 낙심하여 말한 적이 있다. 3절의 목적은 작업치료사들이 작업기반 중재를 행할 수 있게 가능화하는 것이다.

3절은 작업가능화인 중재 실행 모자이크*에 대해 기술한다. 기존의 것과 새 것을 통합하고 활동의 치료적 사용에서부터 작업적 관점을 아우르는 것까지의 변화과정을 살펴본다. 7장에서는 작업가능화의 넓은 의미에 집중하고 작업적 관점을 구체화한다. 중재의 모자이크는 경험이 많은 치료사들의 사례를 통해 의미가 부여될 것이다. 8장에서는 작업기반 작업치료를 특징화하는 다섯 개의 필수 요소들을 설명할 것이다. 작업적 도전을 이해하기 위한 도구로 사용되는 Fit Chart가 소개되며, 변화를 가능화하기 위한 최선의 방법이고, 가장 수용할만한 해결책을 위한 과정이 소개될 것이다. 9장에서는 배경과 과정 요소들로 이루어진 새로운 캐나다 임상과정 이론(Canadian Practice Process Framework)을 소개한다. 10장에서는 중재 과정을 여덟 가지 행동 방침(action points)으로 더 자세하게 설명할 것이다. 9장과 10장은 작업기반 가능화를 안내하기 위해 중간 중간에 다양한 사례, 그림, 표, 그리고 글상자들을 제시할 것이다.

03

비전 클라이언트들이 작업가능화에 초점을 둔 중재를 통해 긍정적인 효과를 얻을 수 있게 한다.

목적

- 작업기반 중재의 구조와 형태를 설명한다.
- 작업가능화의 방법을 설명한다.

목표

- 작업기반 중재의 범위를 수립한다.
- 작업기반 가능화의 필수 요소들을 파악한다.
- 중재의 배경과 과정을 강조하는 새로운 중재 이론을 소개한다.

중재 적용 3절은 방법과 목적으로써 작업의 파워를 재차 확인한다. **작업은 중재의 수단 또는 방법이며 또한 중재의 목적이다.** 본 절에서는 작업적 이슈들을 이해할 수 있도록 사례, 예시, 그림, 표, 그리고 글상자들을 제시하고 있다. 본 절을 통해 독자들은 캐나다 작업치료 실천과정 이론(CPPF) 사용을 권장한다. 임상가, 교육자, 연구자, 행정가, 관리자, 상담자, 타 분야의 치료사, 또는 작업치료사 등 모두 중재를 사용할 수 있다. 근거기반, 클라이언트 중심, 작업기반 중재를 위해 독자들이 이론과 예시들에 몰입해 보기를 권한다.

*저자는 이 책의 표지그림에서처럼 모자이크라는 용어를 '개별적 차이를 인정, 존중과 유지하면서 퍼즐조각들을 맞추듯이 조화로운 전체를 완성시켜 간다.'라는 의미로 사용한다.

7장

작업기반 가능화:
중재 모자이크

Helene J. Polatajko
Noémi Cantin
Bice Amoroso
Pat McKee
Annette Rivard
Bonnie Kirsh
Debbie Laliberte Rudman
Patty Rigby
Nancy Lin

CASE STUDY

사례 7.1

Daniel과 농구공 던지기

나는 개업하여 학교기반 작업치료사로 첫 발을 내디뎠는데, 주로 지역사회 케어 접근 센터(Community Care Access Centres, CCAC, 주로 home care를 함) 사무실에서 중재 의뢰를 받았다. 내가 함께 일한 많은 아이들은 미세운동의 어려움 때문에 작업치료에 의뢰되었다. 이런 어려움은 글씨쓰기를 배우기 시작하는 1학년들에서 나타나거나 손글씨 학습에 어려움이 있는 3학년들에게도 보여진다. 이러한 이유로 Daniel이라는 미세운동 문제가 있는 11세 남자아이의 중재를 의뢰받았을 때 흥미로웠다.

Daniel은 작은 동네에서 부모님과 3명의 형제와 함께 살고 있었고 동네 학교 6학년으로 등록되어 있었다. Daniel의 선생님은 Daniel의 글씨쓰기 결과물을 읽는 것이 매우 어렵다고 말하였다. 하지만 Daniel의 아버지는 그의 아들은 학교생활에 문제가 없고, 오히려 선생님이 문제를 과장한다고 말하였다. 나는 Daniel을 만나 캐나다작업수행측정(COPM)(Law et al., 2005)을 하고 그의 작업적 어려움에 대해 의견을 알아보았다. Daniel은 그의 주요 문제로 농구공을 잘 던지지 못한다고 하였다. 농구는 체육수업의 주 관심사로 친형도 하고 있는 운동이었다. 어느 정도 인터뷰를 한 후, Daniel은 만약 선생님이 자신의 글씨를 읽는 것에 어려움이 있다면 이는 고려할 일이라고 동의하였다. 따라서 Daniel과 나는 농구공을 골대에 던져 넣기와 손글씨 쓰기에 대해 작업 목표를 가지고 중재하기로 합의하였다.

Daniel과 함께 두 목표를 가지고 어떻게 작업할지에 대해 의사결정하면서 나는 내가 선택한 것들도 고려하였다. Daniel의 미세운동 문제에 초점을 두거나 그의 작업에 집중하는 것이다. 나는 후자를 선택하였다. 구체적으로 나는 운동 문제가 있는 아동들에게 좋은 근거를 가지고 있는 수행기반 접근방법인 Cognitive Orientation to daily Occupational Performance(CO-OP)(Polatajko & Mandich, 2004)를 사용하기로 결정하였다. Daniel의 선생님과 사례관리자는 농구하기는 일반적이지 않는 중재 목표라고 생각하였지만, Daniel이 의뢰된 이유를 생각했을 때, 나는 이들에게 농구는 다른 작업들에도 적용할 수 있는 문제해결 전략을 가지고 있고, 이것을 Daniel에게 가르칠 수 있는 방법이라고 설명하였다. 더 나아가 의미 있는 작업에서 Daniel의 수행을 가능화하는 것이 집과 학교에서의 생활에서 긍정적인 효과를 더 많이 가져올 수 있을 것이라고 설명하였다. 이것이 이루어지기까지 오래 걸리지는 않았다. 불과 회기 후, Daniel의 선생님은 나에게 이렇게 말하였다. "당신이 뭔가를 하고 있나 봐요. 효과가 있네요! Daniel은 수업을 덜 방해하고, 자신감은 좋아졌고, 더 긍정적으로 보입니다. 그리고 글씨가 더 또렷해 졌습니다! 당신이 하고 있는 것, 그것을 계속 해 주세요."

—Noemi Cantin

"과학적이지 않은 중재를 휘두르는 자들은 지도나 나침반 없이 배를 이리저리 모는 선장과 같으며, 그는 자신이 어디로 가는지 그 어떤 확신도 없다. 중재는 항상 온전한 이론적 지식에 기반하고 있어야 한다."(레오나르도 다빈치, 1452-1519)

7.1 소개

작업치료 전문분야에서 출판된 『*Enabling Occupation*』(1997a, 2000)은 작업의 완전한 잠재성을 담아낼 수 있는 중재를 정의하였다. 1장에서 논의하였듯이, 작업치료사는 역사적으로 작업에 중점을 두었기 때문에, 흥미 있는 활동부터 시작하여 중재적 활동, 그리고 작업가능화까지 진화가 자연스럽게 도출되었다. 작업치료사는 인간의 건강, 웰빙, 그리고 공정성을 설명할 때, 기본적인 가정을 작업의 중요성에 두고 있다(**그림 1.2**).

아주 오랫동안 의료 모델을 유지하면서 작업치료사의 중재는 활동의 치료적 사용(therapeutic use of activity)을 통해 손상 감소를 목적으로 하였다. 이것은 손상 감소가 작업 참여를 보장해 줄 것이라는 가정에 기반한 것이다. 하지만 *국제기능 장애 건강 분류*(*ICF*; WHO, 2001)와 같은 건강의 새 모델들이 손상 감소와 그 자체로는 반드시 참여(participation) 또는 작업참여(engagement)를 가능화한다고 할 수 없다는 것을 공표하였다. 캐나다 작업수행 가능화 모델(CMOP-E)에서 설명하듯이, 인간 작업은 사람, 작업, 그리고 환경과 관련된 여러 요소들의 복합적 상호작용의 결과이다. 나아가 작업수행과 참여(engagement)를 제한하는 건강조건 이외의 배경상황들이 있다. 따라서 작업가능화에 초점을 둔 중재는 작업을 가능화하기 위해 손상 감소 너머를 생각해야 한다.

작업에 대한 초점은 작업치료의 본질과 작업치료 영역의 뚜렷한 확장을 요구한다(Burke & Kern, 1996). Wilcock(2002)이 강조하였듯이 작업치료는 작업치료의 사고를 의료적 관점에서 작업적 관점으로 전환해야 할 필요가 있다. 또한 치료 관점, 즉 사람들에게 무언가를 해 주거나 대신해 준다는 생각에서 벗어나서, 캐나다 클라이언트 중심 가능화 모델(CMCE)에서(4장 참고) 보여주듯 클라이언트와 협력하는 가능화 관점으로 사고의 전환을 할 필요가 있다.

Daniel의 사례(**사례 7.1**)는 작업적 관점과 가능화 관점 모두를 보여주고 있다. 이 사례에서 강조한 것처럼 작업적 문제가 있는 아동과 함께 해야 하는 치료사는 어떻게 변화를 가능화할지 결정해야 한다. Daniel의 작업치료사가 논의한 선택사항은 뚜렷한 두 가지 관점들(전통적 의료/활동의 치료적 사용 관점과 새로운 작업가능화 관점)을 제시한다(**그림 1.4**). 치료사는 작업가능화 관점에서 손 글씨쓰기가 좋아지는 수단으로 Daniel의 작업적 문제점들에 초점을 둔다. 흥미롭게도 작업적 관점에서 치료사는 여러 선택사항(손 글씨를 음성인식 프로그램으로 대체하여 작업 적응하기, 실제로 농구를 하고 싶지 않다는 것을 Daniel에게 설득하기, 농구의 규칙을 그의 기술 수준에 맞춰 조정해 주기)을 가질 수 있다. 교사의 의견을 옹호하여 Daniel의 글씨쓰기에 더 관심을 둔다; 등등. 어떤 선택사항은 설득력이 없지만 모두 작업가능화 중재 범위 내의 것들로 제시하였다.

이 장의 목적은 손상 감소를 위해 활동의 특화된 치료적 사용에서부터 더 큰 작업적 통합과 공정성을 증진하기 위한 옹호에 이르기까지, 가능화의 모든 범위에 기반한 작업치료를 설명한다. 이는 작업적 관점을 구체화하고 작업기반 가능화 모자이크를 설명할 것이다. 우선 작업가능화 틀에 잡혀져 있는 중재의 범위를 분명하게 하려고 한다.

7.2 작업가능화의 범위

작업가능화의 범위를 넓게 생각해 본다면, 거의 모든 사람들과 환경은 작업을 가능화할 수 있다. 작업치료사의 하루하루 경험은 평범한 가능화 사건들의 끝없는 예시들을 제공하고 있다(표 7.1). 2장과 3장에서 설명하였듯이 문화, 제도, 사회, 인공적·자연적 환경, 작업적 기회와 가능성, 그리고 성장, 발달, 삶의 변화, 그리고 상실과 같은 개인 요소들이 모두 인간작업에 영향을 준다. 모든 요소들이 인간 작업을 가능하게 하거나 불가능하게 할 수 있다. 인간 작업이 제한되었을 때, 가능화에 특수 기술이 요구될 때, 그리고 원하는 작업을 수행하거나 참여(engage)하는 것의 해결 방법이 어려울 때 작업치료는 꼭 필요하다. 간단히 말하자면 일상적인 작업에 참여(engagement)하는 것의 해결이 어렵거나 방해가 될 위험성이 있을 때 작업치료가 필요하다.

1장에서 논의하였듯이, 작업치료 역사 대부분에서 작업가능화에 대한 접근방법은 신체기능 또는 구조의 손상, 그리고 활동 제한을 초래한 건강 상태, 부상, 질병, 또는 질환을 경험한 개인에 초점을 두었다(Polatajko, 2001). 활동의 치료적 사용에서 보면 작업치료 기술은 개인을 활동에 참여(engage)시키면서 손상을 감소시킬 수 있게 적용되었다. 이 과정에서 활동 선택, 적응, 등급화시키는 치료사의 기술과 지지적인 환경을 만들 수 있는 치료사의 능력이 필수적이다.

작업치료가 진화하면서 작업치료사의 작업가능화 관점은 넓어졌다. 작업치료사는 지금 활동과 참여(participation)에서 건강 상태의 영향을 감소시키기 위해 사람들과 함께 일한다. 작업치료사들은 건강 또는 사회적 상태가 의미 있는 작업에 참여하고, 만족할 만하게 수행할 수 있는 능력 안에서 '실질적 또는 잠재적 이슈 (또는 문제)'를 만들고자 할 때 개입한다(CAOT, 1997a, 2002, p.30에서 인용). 활동의 치료적 사용 기술이 작업수행과 참여(engagement)를 가능화하는 것에 대한 기술로 확대되었다. 이에 따라 작업치료사는 개인,

표 7.1 작업가능화를 하는 사람

다음과 같을 때 작업이 가능화된다…	
부모	유아에게 딸랑이를 제공
어린이집 교사	놀이공간을 설치
친구	롤러블레이드를 타는 방법을 친구에게 알려줌
학교 상담사	진로에 대해 논의
검안사	노인에게 독서용 안경을 제공
외과의사	힘줄 이식수술을 시행
치과의사	틀니를 제공
지역사회	안전한 공원을 개발
버스 회사	장애인들을 위한 대중교통 서비스를 시행
시의회	인도 개선을 위한 예산 승인
정책가	고용의 평등한 기회를 제도화
법률	직장 내 차별 반대법을 창출
작업치료사	일상생활 작업이 도전이 될 때 참여(engagement)하기 위한 해결책을 찾으며 클라이언트가 작업적 문제를 극복할 수 있게 가능화

가족, 집단, 지역사회, 단체, 또는 인구집단의 작업적 문제들을 파악할 때, 작업치료사의 초점은 개별적, 작업적, 그리고 환경적 변화에 영향을 주기 위한 개별 클라이언트의 활동 너머로 확대되었다. 작업적 문제들은 작업참여(engagement) 또는 작업 수행, 소외, 균형, 발달, 박탈, 또는 격리 문제들에 그치지 않고, 통합적이고 공정한 작업 참여(participation)도 방해한다.

작업가능화 관점의 범위를 완전히 아우르는 것은 다음과 같다; 작업적 문제를 만들 수 있는 그 어떤 상황; 작업상실 또는 변화를 가져오는 어떤 건강 상태; 작업 참여(engagement)를 제한할 수 있는 환경적 요인. 가능화 기술의 범위는 손상 감소, 적응, 편의 도모, 기술 습득, 또는 사회적 재건을 위해 필요할 수 있다. 본 가이드라인 사례에서 묘사된 Bonnie Sherr Klein, 부룬디 난민, Emma, Joshua, Catherine, Bintu, Daniel, 그리고 많은 사람들이 작업가능화 중재를 통해 도움을 받았다.

작업치료사의 모든 작업적 관점과 가능화 관점은 작업치료 영역과 핵심역량에 대한 작업

클라이언트

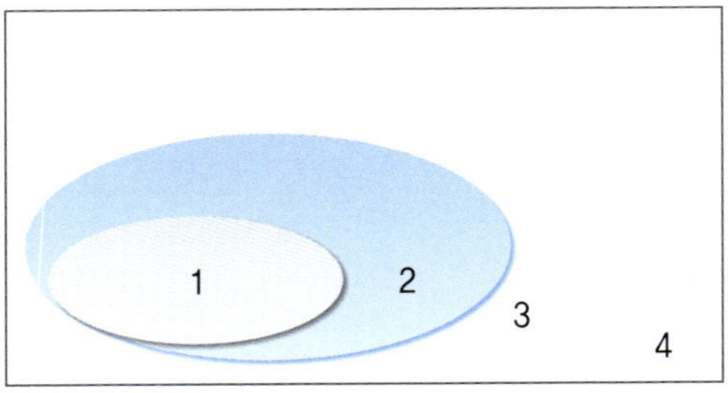

1. 부상, 질병, 질환, 또는 장애와 관련된 손상이 있는 개인
2. 부상, 질병, 질환, 또는 장애와 관련된 작업수행 문제점이 있는 개인
3. 잠재적 작업적 문제점들이 있거나 잠재성이 있는 개인, 가족, 집단, 단체, 지역사회, 또는 인구집단
4. 인구집단

목표

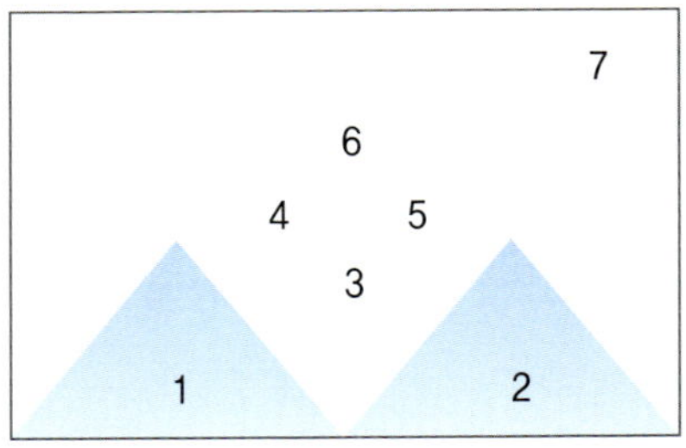

1. 장애감소
2. 적응(P, O, E)
3. 수용(E)
4. 기술 획득(P)
5. 사회적 재구성(O, E)
6. 건강, 웰빙과 공정성
7. 작업가능화

그림 7.1 가능화에 초점을 둔 작업치료의 너비

P = 사람, O = 작업, E = 가능화

치료사의 이해와 표현을 더 광범위하게 하였다(그림 7.1). 먼저 작업치료 가능화는 클라이언트 집단이 손상이 있는 개인에게만 국한되어 있는 것이 아니라 작업적 문제가 있는 가족, 집단, 지역사회, 단체, 그리고 심지어 전체 인구집단에게까지도 해당한다. 두 번째로 작업가능화는 인구를 위한 건강, 웰빙, 그리고 공정성에 대한 작업치료사의 관심을 더 분명하게 한다. 작업치료사의 작업가능화 관점은 보조기 사용, 의자에 앉기 등으로 시작하여 보조도구에 적응하기, 환경 재디자인, 그리고 사회재건 등을 모두 포괄한다.

7.3 작업기반 가능화의 특징: 작업적 관점의 구체화

작업가능화 관점에서는 클라이언트와 중재에 대한 사고방식을 크게 전환해야 한다(Yerxa, 1998). 이 전환은 클라이언트를 부상자, 환자나 장애를 가진 사람으로 보는 관점에서 벗어나 그들을 작업적 존재로 생각하는 것이다. 또 다른 전환은 장애 감소의 초점에서부터 벗어나 인간 작업과 이에 따른 가능화에 동시에 초점을 두는 것이다. Daniel의 사례에서(사례 7.1) 작업치료사가 손글씨를 큰 문제라고 생각하기보다는 작업적 문제들에 초점을 맞추는 것이 작업가능화 관점이다.

Daniel의 사례에서 같이 작업이 획득되면 하나의 작업적 문제를 뛰어넘어 건강과 웰빙 전체에 영향을 준다. Law 등(1998)의 작업, 건강, 그리고 웰빙 관계에 대한 비판적 고찰 연구에서, 작업은 건강과 웰빙의 생리학적·기능적 측정 모두 긍정적인 영향을 준다는 유의미한 근거를 제시하였다. 작업기반 전문분야는 처음 시작했을 때부터 작업, 건강, 그리고 웰빙 간의 긍정적인 관계를 알고 있었지만(Reilly, 1962; Rogers, 1983; Yerxa, 1991a), 여러 가지 영향력 때문에 광범위한 범위까지 중재를 할 수 있는 것을 제한받아오고 있다.

작업치료사 역사에서 작업치료는 작업을 두 가지로 인정하였다: 중재(능동적 하기) 방법(수단)으로서의 작업과 목표(결과)로서의 작업(Christianse & Baum, 1997; Gray, 1998). 수단으로써 작업은 변화 방법으로 작업을 사용하는 것을 말한다(Trombly, 1995; Thibeault, 2002). 결과로서의 작업은 치료의 목표를 작업으로 결정한다. 전자는 중재적 활동의 사용을 관여하고 후자는 개념적으로 다르며, 치료사를 가능화하는 사람으로 여긴다(Rebeiro & Cook, 1999). 작업적 가능화 관점의 조합은 수단과 목적 모두를 아우른다.

7.4 작업기반 가능화의 특징: 중재의 구체화

클라이언트를 작업적 존재로 보기

작업기반 작업치료사들은 개인, 가족, 그리고 집단 클라이언트를 작업적 요구, 관심, 기대치가 있다는 것과 목표가 있는 작업적 존재로 개념화한다. 작업기반 치료사들은 지역사회, 단체, 그리고 인구집단 클라이언트의 문제들을 작업적 관점으로 파악해낸다. 클라이언트와 작업기반 치료사들은 원하는 작업에의 수행과 참여(engagement)를 어떻게 최고로 가능화할지 판단한다. 작업 관점은 작업치료사의 평가과정부터 실천까지의 특징들을 다시 생각하게 만든다(Hocking, 2001). 작업기반 중재는 작업 목표를 수립하고 작업적 문제를 확인하면서 시작한다. 작업기반 실천은 클라이언트 중심 방식에서 가장 잘 이루어지는데 작업과 작업치료 과정에서 클라이언트가 의미를 부여한 작업이나 작업 관련 경험을 매우 강력한 도구로 사용하기 때문이다.

Hocking(2001)은 중재에서 작업기반 평가를 사용하기 위한 이론 틀을 제안하였다. 작업기반 평가들이 실생활에서 긍정적인 결과를 찾을 수 있게 도와준다는 이론적 근거들이 많이 나오고 있다(Fisher, 1994; Trombly, 1995). 치료사는 가장 먼저 사람을 작업적 존재로 이해하는 관점에서 시작한다. 그런 다음에 치료사는 중요도와 영향이 있는 작업의 기능(목적)을 이해하기 위한 자료를 수집한다. 세 번째로, 치료사는 작업수행 또는 참여(engagement)를 할 때 관찰 가능한 장애나 제한점 그리고 자원을 파악한다. 이 시점에서 작업 문제들을 분석하여 수행 요소 또는 환경적 요소들을 파악한다. 작업기반 평가의 예시는 Canadian Occupational Performance Measure(Law, Baptiste et al., 2005) (Daniel에게 사용), Assessment of Motor and Process Skills(Fisher, 1994; Fisher, Liu, Velozo, & Pan, 1992), Activity Card Sort(Baum & Edwards, 2001), 그리고 Paediatric Activity Card Sort(Madich, Polatajko, Miller, & Baum, 2004)가 있다. 이외에도 더 많은 작업기반 평가 도구들이 개발되고 있다.

인간 작업 세계와 작업가능화의 초점

인간 작업의 보편화와 작업가능화는 많은 연구들을 통해 근거가 뒷받침되고 있다. Clark와 동료들의 Well Elderly 연구(Clark et al., 1997)는 작업기반 중재의 훌륭한 예시를 제공한다. 이 연구는 생활방식 재디자인(lifestyle redesign)을 중심으로 한 예방적 작업치료가 노인들의 건강 위험성을 낮추었다는 것을 보여주었다. 대규모 집단의 노인들을 대상으로 무작위 임상 실험을 사용하였고, 예방 작업치료가 건강상태를 유지 및 증진시켰다는 결과를 보여주었다.

Passmore(2003)는 (건강한) 대규모의 청소년 집단에서 정신보건 결과와 자기효능감, 역량, 그리고 자기 가치와 같은 요인들에 대한 여가활동 참여(engagement)의 영향을 연구하였다. 청소년들은 여가 설문지와 자기효능감 인식 지표를 작성하였다. 결과적으로 여가 참여(participation)가 청소년의 정신건강, 자기효능감, 그리고 역량에 중요한 가치와 긍정적인 관계에 있다는 것을 증명해 주었다.

Mee와 Sumsion(2001)은 지역사회에서 중증 정신질환을 가지고 사는 성인의 관점에서 작업의 개인적 가치와 의미를 연구하였다. 그들은 프로그램에 참가하는 것에 대한 클라이언트의 동기, 작업에 참여(engage)하였을 때의 경험, 작업 참여(engage)의 의미, 그리고 작업 참여(participation)의 개인적 가치 등을 연구하였다. 연구 결과, 생산적인 작업 참여는 목적 의식을 발생시키고, 사회성 증진, 지루하고 외로운 감정을 완화시키는 데 도움을 주었다. 더 나아가 작업에 참여(engagement)함으로써 연구 참가자들이 자신들의 행동을 적응적 방식으로 조직화하고 삶의 질을 향상시킬 수 있었다.

Mandich, Polatajko와 Rodger(2003)는 발달적 협응장애(developmental coordination disorder; DCD)가 있는 아동들의 경험을 알아보고자 질적 연구를 하였다. 부모들

은 아동들의 새로운 기능들이 아동들의 삶에 중요한 영향을 주었다고 보고하였다: 아동들의 자신감이 점진적으로 향상되었고, 새로운 것들에 도전할 수 있었고, 자신들의 목표를 향해 매진하는 모습을 보였으며, 새로운 사회적 관계가 발달하였고, 새로운 기회에 대해 더 수용적인 태도를 보였다. 한 부모의 말을 인용하면 새로운 기술(자전거 타기)은 "지역사회 안으로 가는 생명의 끈이며 확연하게 자존감을 향상시켜 주는 통과의례였던 것 같습니다…."(Mandich et al., 2003, p. 588). **사례 6.4**에서 제시된 프로젝트에서 작업기반 프로그램에 참여(participate)한 아동들은 스스로 결정한 작업 목표에서 향상을 보였다.

McGuire, Crowe, Law와 VanLeit(2004)는 장애아동 어머니의 작업적 역할을 조사하였다. 장애아동들의 어머니는 아이들을 위해 옷 입기와 먹이기와 같은 자기관리 활동에 비정상적으로 많은 시간을 보낸다고 보고하였다. 그들은 아이들의 욕구를 관리하기 위해 보내는 시간 때문에 수면과 여가를 위한 자신들의 욕구 충족을 할 수 없다고 보고하였다. 작업참여는 이 어머니들의 건강과 웰빙에 중요한 결정 요인이었다. 그들은 양육 외에 자신들의 흥미와 역할을 충족시켜주는 작업을 했을 때 긍정적인 영향을 받았다고 보고하였다. 가족여행을 즐겼고 가족 관련 일반 활동들에 아이들과 함께 참여(engage)하였다. 어머니들은 장애아동을 양육하는 경험을 통해 자신들에 대해서, 그리고 모성에 대한 자신들의 기대치를 배웠다. 자신들의 정체성, 역량, 그리고 육아 작업에서의 어려움을 이해하면서 긍정적인 자기효능감과 행복감에 도달할 수 있었고, 자존감과 웰빙을 성취할 수 있었다.

이 연구들은 활동이 아닌 작업이 중재적 힘을 가지고 있고, 작업치료사의 역할은 신체 기능을 향상하는 목표를 둔 활동의 치료적 사용보다 훨씬 광범위해질 수 있다는 Reily(1962)의 주장을 보여주었다.

7.5 작업기반 가능화의 특징: 중재 모자이크

사람들을 건강, 웰빙, 그리고 공정성을 위한 작업이 필요한, 작업적 존재로서 보는 실천의 특징들은 광범위하다(**표 7.2**). 작업기반 중재의 완전한 범위를 알기 위해 CMOP-E를 이용하면 사람, 환경, 그리고 작업의 그 어떤 상호작용도 모두 흥미롭다는 것을 알 수 있다. 작업치료사는 작업과 관련한 모든 사람들 그리고 환경의 실질적 또는 잠재적 작업 이슈들을 다룰 수 있다. 나아가 작업 참여(engagement)를 인정하는 것은 단순히 개별적인 것이 아니며 2절에서 언급하였듯이 작업가능화는 여러 수준(사람, 가족, 집단, 단체, 지역사회, 그리고 주민)에서 이루어질 수 있다. 마지막으로 CMCE를 사용하면, 작업치료사는 효과적인

표 7.2 작업기반 가능화의 특징

누가	모든 연령, 삶의 단계와 사회적 계급, 개별적 또는 가족, 집단, 단체, 지역사회, 또는 인구인 클라이언트
무엇을	작업을 통한 일상생활에서 참여(engagement) 가능화; 자기관리, 생산활동, 여가활동에 사람들이 참여(engage)하도록 가능화하고, 사회에서 참여(participation)하도록 가능화; 공정하고 통합적인 사회를 가능화하기
언제	일상생활의 작업에 수행 또는 참여(engagement)가 문제가 되거나 문제가 될 잠재성이 있을 때마다, 또는 지역사회, 단체, 또는 인구가 필요하고 원하는 작업에 참여(engagement)를 불평등하게 제한할 때
어디서	클라이언트가 작업을 수행하거나 참여(engage)하는 모든 곳; 집, 학교, 지역사회, 직장, 시설 등
어떻게	클라이언트 중심 가능화 체계 안에서 일하고, 작업적 지식에 기반하며, 가능화 기술의 범위를 이용하여 클라이언트와 파트너로 함께 작업치료사는 클라이언트의 작업적 문제들을 다루기 위한 임상 과정을 계획
왜	작업에 대한 인간의 니즈를 만족, 개인의 건강과 웰빙을 촉진, 그리고 작업 공정성과 통합을 증진

가능화 기술들을 광범위하게 알 수 있다. 결과적으로 작업기반 가능화는 진정한 작업치료 실천의 모자이크를 만들게 될 것이다(표 7.2).

작업치료처럼 넓은 범위를 가지고 있는 전문분야는 그 특징을 모자이크로 잘 나타낼 수 있으며, 필수적인 공통점들이 몇 가지가 있지만 그럼에도 불구하고 모자이크 형태인 것은 분명하다. 앞서 논의하였듯 모자이크 내에서 오랫동안 지속되어 온 형태는 주로 활동의 치료적 사용이며, 장애 감소에 초점을 둔 것이다.

장애 감소와 작업가능화

활동의 치료적 사용

작업치료에서 장애 감소를 위한 주요 수단은 '활동의 치료적 사용'이었다(Reilly, 1962; Yerxa, 1967; Meyer, 1922, 1977; Mosey, 1986). 작업치료 역사에서 오랫동안 작업이라는 용어는 전문분야를 명명하기 위해서만 사용되었고(Polatajko, 2001), 활동이라는 단어는 중재의 특징을 설명하기 위해 사용되었다(Holm, Rogers, & Stone, 2003). 활동과 작업의 구분은 명확하지 않았지만 작업치료들은 작업이라는 용어를 사용하였을 때 나오는 어려움에서부터 벗어나고 싶어했다(Polatajko, 2001). 중재수단과 목표된 결과를 구분하기 위해 작업수행 분류코드(Taxonomic Code for Occupational Performance; TCOP)의 활동과 작업이라는 용어를 사용하였다(Polatajko et al., 2004)(1장 참고). 그러므로 이 가이드라인의 목적을 위해 활동이라는 용어를 치료적 사용과 연관시켰다.

활동은 작업치료를 위한 매력적인 치료 수단으로써 여러 가지 특징들을 가지고 있다. 활동은 수시로 환경의 요소들과 상호작용을 하기 때문에 실제적이며 관찰될 수 있다(Mosey, 1986). 활동을 수행하는 데는 명확한 목적이 있으며, 모든 활동 단계가 끝날 때까지 주의력을 집중시켜야 한다. 따라서 활동 수행을 비교적 예측 가능한 방식으로 이끌어내고 조직화하며 이는 익숙한 활동을 했을 때 클라이언트에게 더 적합하다(글상자 7.1)(Mosey, 1986).

활동은 분석이 가능한 요소들로 이루어져 있다(Llorens, 1986; Mosey, 1986; Crepeau, 2003). 활동분석(activity analysis)을 통해 활동에 내재되어 있는 요소들을 파악할 수 있다. 분석의 초점은 선택된 이론의 틀이나 관점에 의하여 판단된다. 예를 들어, TCOP를 사용하여(Polatajko et al., 2004) 활동은 수의적 운동 또는 정신과정, 동작과 과제들을 모두 포함한다. 그러므로 활동분석은 활동을 이루는 구체적인 수의적 동작 또는 정신과정, 행동, 그리고 과제들을 구분하는 것에 초점을 둔다.

활동은 분석될 수 있고 요소와 부분으로 나뉠 수 있기 때문에 합성도 가능하다(Mosey, 1986; Trombly, 1997). 활동분석 이후 활동합성(활동 내에 있는 요소들을 합치는 것, activity synthesis)은 기능과 장애를 평가하고 이에 따라 중재를 디자인할 수 있다.

활동을 이용한 평가도구들이 많이 개발되었다. 활동은 특정 문제 영역 내에 있는 기능과 장애를 나타내는 활동들을 이끌어내기 위해 사용되었다(Mosey, 1986; Trombly, 1997). 예를 들어 활동분석을 통해 모양을 그리거나, 따라 그리는 시각-운동 통합 기술이 필요하다는 것을 알아낼 수 있다. 이에 따라 Beery와 Buktenica(1989)는 아동들에게 (발달적으로 적절한) 형태를 따라 그리라고 지시하면서 시각-운동 통합기술을 평가한다. 여기서 어려움이 있으면 시각-운동 통합장애가 있는 것으로 해석한다.

이처럼 활동의 치료적 사용에는 여러 접근방법이 있다. 이 접근방법들은 이론이 다르며, 일반적으로 개별 클라이언트의 기능 수준을 촉진하기 위해 활동의 요소들을 결합해야 한

| 글상자 7.1 | 익숙한 활동에 대한 고찰

활동의 치료적 사용을 통한 장애 감소는 보통 클라이언트를 익숙한 활동에 참여(engage)시켜서 능력을 향상시킨다. 만약 작업치료사가 실제 클라이언트에게, 예를 들어 문화적 배경 또는 빈곤으로 인하여 익숙하지 않는 활동들을 사용한다면 클라이언트에게 어떤 영향을 주는가? 이것이 어떻게 평가와 중재에 영향을 주는가? 클라이언트가 그 활동이 익숙하지 않다고 쉽게 얘기할 수 있는가? 우리는 창피함의 영향을 과소평가하는 경향이 있다.

—Brenda Beagan

다고 주장한다(Mosey, 1986). 특정 기능 또는 장애에 도전할 수 있도록 활동의 구조와 복잡성을 등급화하였고 이를 이루는 요소들을 조절하여 개인의 신체 기능과 구조적 장애를 교정할 수 있는 기회를 준다.

예를 들어 컵 쌓기와 같은 활동은 전통적으로 컵의 크기, 무게, 그리고 컵의 위치에 따라 클라이언트의 쥐기 기능을 촉진하거나 강화하거나 관절가동범위를 증진시키기 위해 사용하였다. 이 활동은 컵의 크기, 무게, 또는 위치를 점진적으로 증가하거나 반복 횟수를 늘리는 방식으로 등급화 할 수 있다(Trombly, 1997). 장애를 감소시키고 기능을 향상시키기 위해 위와 같은 방법의 활동들을 사용하였다.

활동의 치료적 사용 관점에서 Daniel처럼 글씨쓰기에 어려움이 있어 작업치료를 의뢰받은 아동들은 작업치료 첫 과정에서 글씨쓰기에 필요한 신체 기능과 구조를 평가한다(시각-운동 통합, 미세운동 기능, 양측 협응력, 그리고 중앙선 교차하기). 치료사는 이러한 수행 요소들의 표준화된 평가를 사용하여 Daniel의 어려움들을 파악하려고 할 것이다. 장애가 확인되면, 예를 들어 만약 Daniel이 현저히 시각-운동 통합이 떨어져 있으면, 치료사는 Daniel과 부모랑 협력하여 미로찾기 또는 모양을 따라 그리기와 같은 시각-운동 통합을 목표로 하는 다양한 활동들을 개발하여 치료에 사용할 것이다. 여기서 치료사는 Daniel은 시각-운동 통합 기술들이 좋아지면 글씨쓰기가 가능할 것이라고 기대한다.

Daniel의 사례에서 활동의 치료적 사용은 활동 그리고 신체 기능과 구조간 관계를 해석한 것에 기반하고 있다. 더 구체적인 설명을 해주는 여러 이론들이 개발되었고 이에 따라 활동을 통해 손상을 감소시키는 특수화된 접근방법들이 나왔다. 이들 중 대표적인 것이 신경발달 접근방법과 감각통합 접근방법이다(Ayres, 1972)(글상자 7.2). 이 접근방법들은 각각 활동을 사용하여 Daniel의 글씨쓰기를 향상시킬 수 있는 방법을 제시하였다.

활동의 치료적 사용과 작업가능화의 조합

활동의 치료적 사용을 통한 장애를 감소시키는 것에 중점을 두었지만(작업의 전문분야로서) 작업치료사는 작업가능화에 광범위하게 관심이 있다. 이에 따라 Daniel에게 활동의 치료적 사용을 적용시켜 신체 발달과 기술 습득의 효과를 가져올 수 있다. 이들 중 신체기능 장애를 치료하기 위해 더 흔히 사용하는 것은 습득적, 생체역학, 인지-지각, 그리고 감각운동 접근방법들이다(글상자 7.3). 예를 들어 글씨쓰기를 위해 글자 템플릿을 사용하기, 면도크림으로 글씨쓰기, 그리고 가족들과 함께 하는 재미 위주의 가정 프로그램 등이 이에 해당한다. 활동의 치료적 사용뿐 아니라 신체적 발달과 기술 습득 접근방법을 정신사회적 접근과 지역사회 기반 접근방법들로 확장시켜 사용할 수 있다. Daniel은 글씨쓰기의 어려움

글상자 7.2 장애 중심 접근방법

신경발달 접근방법은 네 개의 개별적 접근방법으로 1950년대 중반과 1960년대 초에 처음 소개되었다; Rood 접근방법(Rood, 1954, 1956), 신경발달적 치료(Bobath, 1990), Brunnstrom의 운동치료(1970), 그리고 고유감각신경근촉진(PNF)(Voss, Ionta, & Myers, 1985). 이들은 모두 세부 사항에 차이는 있지만 운동조절을 위한 감각자극의 중요성과 학습을 위해 반복의 필수성이라는 공통된 이해를 가지고 있다. 이 접근방법들의 기본적인 추정은 중추신경계(CNS)는 위계적으로 조직화되어 있으며, 낮은 중심에게 감각 입력을 하였을 때 반응으로 더 높은 중심으로부터 동작들이 조절된다는 것이다. 이 CNS 조직화는 동작에 있어 필수적이고, 비조직화는 최종적으로 작업수행을 저해하는 비정상적인 근 긴장도, 움직임 양상, 그리고 반사로부터 결과가 나타난다고 생각해 왔다. 신경발달 접근방법들은 운동조절 장애와 함께 신경계에 손상이 있는 클라이언트들에게 사용된다. 여기서 초점은 독점적으로 활동의 치료적 사용을 하는 것은 아니지만 적절한 운동 양상을 격려하기 위해 또는 목표된 장애에 영향을 주는 자세를 증진하기 위해 사용된다. 이러한 활동들의 예시들은 스쿠터 보드에 엎드려 엎드린 상태에서 몸을 펴는 것을 증진하기, 또는 굽힘 상승작용 반대 방향으로 케이크 믹스를 만들어 어깨의 폄과 외회전을 증진하는 것이다.

감각통합(SI) 접근방법(Ayres, 1972)은 우리의 신경계 내에서 감각 입력(특히 전정, 촉각, 그리고 고유수용성)의 성공적인 통합은 고위 피질 기능(운동계획, 인지, 또는 언어와 같은)의 발달을 위해 필요하다는 추정에 기반하고 있다(Parham & Mailoux, 2001). SI 장애는 각 영역을 목표로 하는 활동들의 연속을 이용하여 (그림 따라 그리기 또는 보행 균형과 같은) 촉각 처리, 전정 처리, 연습 능력, 그리고 시지각을 검사하는 표준화된 평가를 통해 확인된다(Dunn, 1997; Fisher, 1994). SI 중재는 적응적 운동 반응을 이끌어내기 위해 진행 중인 감각 경험을 제공하는 등급화된 활동들의 사용을 통해 확인된 장애를 교정하는 것을 목표로 하고 있다. 일반적인 SI 회기는 아동의 장애에 도전하면서 그네, 스쿠너 보드, 또는 균형 활동의 사용을 포함한다.

—Noémi Cantin

에 대해 자각함으로써 그의 감정적, 심리사회적 경험에 주의를 기울일 필요가 있을 것이다. Daniel이 글씨쓰기에 어려움이 있고 작업치료를 받고 있다는 것 때문에 반 친구들로부터 따돌림을 받을 위험이 크다. 그래서 지역사회기반 접근방법을 사용하는 것이 효과적이다.

Daniel의 농구 참여(engagement)는 지역사회 기반 접근방법의 좋은 예시이며, 이는 기술 습득 접근방법과 활동의 치료적 사용을 통합하여 사용한 것이다. Daniel은 농구기술을

글상자 7.3 활동의 치료적 사용과 작업가능화 접근방법

획득적 접근방법은 정신보건에서 일하는 작업치료사들로부터 주로 사용되었다. 이 접근방법은 충분치 못한 학습, 상호작용, 또는 환경적 반응은 기술과 능력의 불충분한 레퍼토리를 낼 수 있다는 가정에 기반하고 있으며, 이 특정 기술과 능력은 능숙한 작업수행을 위해 필요하다는 것이다(MacRae, Fal-Kessler, Julin, Palida, & Schultz, 1998). 주요 영역은 사회적 상호작용, 인지 기능, 그리고 수행기술이다. 다양한 획득적 접근방법이 이론적 기초에 의해 서로 구분이 될 수 있다. 그럼에도 불구하고 모두 능숙한 작업적 참여(engagement)를 위해 필요한 그 기술과 능력을 확인하는 평가에 초점을 두고 있다. 예를 들어 직장에서 클라이언트의 관찰을 통해 그가 과제 시작, 사람 간 기술, 또는 시간관리 기술에 어려움이 있다는 것을 알 수 있다. 중재의 초점은 개인이 활동의 사용을 통해 기술과 능력을 획득하게 가능화하는 것이다. 예를 들어 과제를 시작하는 데 어려움이 있는 클라이언트를 위한 중재는 단순한 활동으로 시작하는 것일 수 있으며, 이는 치료사가 시작하고 클라이언트가 끝내는 것이다(Mosey, 1986).

생체역학 접근방법은 근골격 역량은 기능에 기반하고 관절가동범위, 근력, 또는 지구력에서 장애는 능숙한 수행에 방해가 될 수 있다는 가정을 기반하고 있다. 이 접근방법들은 생체역학적 장애가 있는 다양한 클라이언트들에게 사용되며, 중재방법은 기반하고 있는 병리에 맞추어 조정된다. 평가는 기반되고 있는 생체역학적 신체기능과 구조들의 견고함을 객관적으로 측정하는 것을 포함한다. 활동이 평가 과정에 사용되는 다른 접근방법들과 달리 (예를 들어, 시각 운동 통합 기술을 평가하기 위해 그림을 따라 그리기) 관절가동범위, 근력, 그리고 지구력은 측각기, 악력계, 그리고 활동을 지속할 수 있는 능력으로 (강도 또는 속도) 직접적으로 측정할 수 있다. 중재는 변형의 예방, 능력의 유지, 장애의 회복, 그리고 장애에 대한 보상에 초점을 둔다. 이 목적들을 이루기 위해 다양한 수단이 사용되고 있으며, 이는 스플린트, 적응적 보조 도구, 물리적 치료 도구, 그리고 치료적 활동을 포함한다. 중재에 사용되는 활동의 예시는 팔꿈치 폄을 증진하고 현재 관절가동범위를 도전하기 위해 위치시켜 퍼즐을 완성하거나 또는 목공예 도구들의 무게를 낮추어 손 근육 강화를 높이는 것이다.

인지-지각 접근방법은 지각과 인지 기능들은 수행에 필수적이며 기능장애는 능숙한 수행에 방해를 줄 수 있다는 추정에 기반하고 있다. 이 접근방법들은 중추신경계 손상을 경험한 클라이언트들과 일하는 치료사들이 주로 사용한다. 장애의 확인은 지각과 인지 기능을 필요로 하는 연속적인 활동과 운동양상을 사용한 표준화된 평가도구를 통해 이루어진다. 예를 들어 익숙한 행동을 클라이언트가 수행하게 하고(예를 들어, 양치질), 시계를 그리거나 전화번호를 누르라고 시키면서 시각무시를 평가한다. 중재는 손상된 기능의 회복 또는 보상에 초점을 둔다. 회복은 지각과 인지 기능들을 재 훈련시키기 위해 넓은 범위의 활동들을 활용하거나 장애를 보상하기 위해 적응적 기술을 훈련시킨다. 활동은 지각과 인지적 요구사항을 판단하기 위해 분석되며 클라이언트의 현재 능력에 따라 등급화된다. 예를 들어, 시각무시가 있는 클라이언트는 종이와 연필 활동을 이용하여 스캐닝하거나 스캐닝이 필요한 실제 상황 활동을 할 수 있다(예를 들어, 찬장에서 수프 캔 찾기).

지역사회 기반 접근방법은 실제 생활 배경상황에서 하는 것을 통해 학습한다는 교육적 믿음에 기반하고 있다(Dewey, 1990; Dewey & Bentley, 1949). 지역사회 개발 원리와 과정은 배경상황에 적절함, 학습 중심, 참여적, 그리고 사회문화적 다양성에 의식적으로 주의하는 임상을 지지한다 (Cockburn & Trentham, 2002). 지역사회 기반 접근방법은 병원 밖 서비스, 건강증진, 가정 간호, 1차진료, 학교기반 재활, 그리고 지역사회 기반 재활(CBR) 등이다. Hammell(2007)은 임상과 연구에서 클라이언트 중심 치료에 대한 비판적 관점의 중요성을 강조하였다. 지역사회 기반 접근방법은 '권력을 재정렬하는 것에 기본적으로 문제를 두는 지식 개발(그리고 사용)을 위한 구체적인 철학적, 정치적, 그리고 윤리적 접근방법'에서 나온다(초록, 초기 온라인 판).

정신사회 또는 의료정신사회 접근방법은 삶의 심리적, 문화적, 그리고 영성적 측면들을 다루기 위한 전체주의적 접근방법의 묶음들을 일컫는다(Cara & MacRae, 1998; Cooper, Stevenson, & Hale, 1996; Stein & Cutler, 2002). 감정, 사고, 가치, 신념, 습관, 의식, 그리고 추정을 포함한 정신사회적 문제들에 주의를 두는 것은 모든 작업치료의 핵심적인 특징이다. 이 접근방법은 정신보건 작업치료 실천의 초석이다(CAOT, 1993). 정신사회재활(psychosocial rehabilitation, PSR)(Cohen, Anthony, Farkas, 1997)은 지역사회 정신보건분야에서 일하는 작업치료사들의 관심을 끈다. PSR은 클라이언트 중심이자 정신질환이 있는 사람들의 기술과 리더십을 발달시키기 위한 클라이언트 참여(participation)와 참여(engagement)의 원리에 기반하고 있다. 자산기반 인식 연구(Cooperrider & Whitney, 1999; Cooperrider, Whitney, & Stavros, 2003)는 또 다른 정신사회적 접근방법으로 인식 연구와 Mindset Model(학습자 대 판단자)(Goldberg, 1998)의 철학을 모두 통합한다.

감각운동(SM) 접근방법은 운동기술 발달을 증진하기 위해 운동 출력과 함께 감각 입력의 조합을 사용하는 중재를 말한다. 아동 작업치료에서 가장 흔하게 사용하는 접근방법들 중 SM 접근방법은 감각과 운동 정보의 협응을 증진하기 위한 다양한 기법을 통합하고 있다(Dunn, 1997). 손상된 감각운동기술들은 일반적으로 미세운동, 대운동, 균형, 또는 협응 기술을 이용하는 표준화된 활동 기반 평가를 통해 확인된다. SM 중재는 손상된 감각운동기술 증진을 구체적으로 목표로 하는 다감각 활동들을 사용한다. 예를 들어 전정 감각, 고유수용성 감각, 촉각, 또는 청각 자극을 주는 활동을 하면서 동시에 모래에 글씨 쓰기, 사포로 만든 숫자 따라 그리기, 면도크림을 이용해 거울에 비친 자신을 그리기와 같은 특정 기술을 연습한다.

—Noémi Cantin

습득하고 감정적 지지를 받아 지역사회 구성원으로서 친구들과 연결될 수 있는 팀 스포츠를 한다. 농구 활동 선택은 글씨쓰기 향상을 위해 필요한 눈-손 협응 기술 발달에도 도움이 될 것이다.

7.6 작업가능화: 여섯 가지 실천 사례

장애 감소는 작업기반 중재의 타당한 목표이지만 장애감소에 초점을 둘 필요가 전혀 없을 수도 있다. 예를 들어 Daniel의 사례에서 치료사가 사용한 실질적인 접근방법은 손상감소에 초점을 두지 않았고 또한 중재할 때 활동의 치료적 사용을 쓰지 않았다. 오히려 치료사는 직접적으로 작업을 가능화하는 것에 초점을 두었다.

작업기반 중재의 역사는 비교적 짧다. 모자이크를 설명하는 논문들은 몇 개 없지만 모자이크를 실천하는 것에는 엄청난 잠재성이 있다. 작업치료 모자이크는 클라이언트들의 작업적 니즈와 배경상황과 같이 광범위하며 각각의 치료사들만큼 다양하다. 문헌들이 많이 없지만 경험 있는 치료사들에게 임상사례들을 모아달라고 부탁하였다. 다음의 여섯 가지 실제 사례들은 작업기반 중재의 모든 분야를 대표한다고 할 수는 없다. 오히려 이들은 개인과 환경의 변화 범위까지만을 보여준다. 이들은 보건, 학교, 그리고 산업 세팅에서 작업중재를 하였다. 그리고 대상자들은 아동부터 은퇴자까지이다. 이 사례들은 작업기반 중재가 클라이언트 집단, 중재 집단, 그리고 가능화 접근방법과 같이 다양한 측면들이 있다는 것을 보여준다(표 7.3). 이 사례들은 먼저 아동부터 시작하여 클라이언트 나이순으로, 그리고 개인부터 시작하여 클라이언트 집단순으로 보여주고 있다. 이 장에서 처음 제시한 Daniel로부터 설명하면서 시작할 것이다.

중재 실례 7.1: Noémi Cantin의 학교기반 역량 가능화

몇몇 캐나다 주(州)에서는 보건부 또는 교육부에서 지원을 받아 학교 작업치료 서비스가 제공된다. 일반적으로 서비스의 목표는 능력에 상관없이 모든 아이들에게 공공-지원 교육 제도에 평등하게 접근할 수 있게 하는 것이다. 학교 기반 작업치료사의 역할은 전반적 재활 서비스를 제공하는 것이 아니라 학교 환경에서 아이들의 참여(participation)가 가능화하도록 하는 것이다. 학교에서 서비스 전달 모델 연속체는 아동을 교실 밖으로 나올 수 있도록 개별화된 직접 중재 모델을 사용하는 것뿐만 아니라 아동이 교실 밖으로 나올 필요가 없도록 치료사가 교사에게 조언을 제공하는 상담 모델까지 존재한다(Case-Smith &

표 7.3 중재 실례: 다측면적 중재 모자이크

작업기반 가능화	클라이언트						중재 집단						가능화 기술									
	I	F	G	O	C	P	IR	Adp	Acm	SA	SR	H/WB	Adp	Av	Co	CI	Cn	Cr	D/B	Ed	En	Sp
7-1: 학교역량 –Cantin	●							●	●	●		●	●		●	●	●	●			●	●
7-2: 보조기 – McKee & Rivard	●						●	●	●			●	●			●			●		●	●
7-3: 복직 – Kirsh	●							●	●	●		●	●	●	●	●						
7-4: 은퇴 계획 – Laliberte Rudman			●	●							●	●		●						●		
7-5: 환경 디자인 – Rigby		●		●	●			●	●		●	●	●				●		●			●
7-6: 정신과 시설 재개발 – Lin				●		●		●		●	●	●	●					●	●		●	

클라이언트: I-개인; F-가족; G-집단; O-단체; C-지역사회; P-인구
중재 집단: IR-손상 감소; Adp-적응; Acm-편의 도모; SA-기술 습득; SR- 사회적 재건; H/WB-건강과 웰빙
가능화 기술: Adp-적응; Av-옹호; Co-코칭; CI-협력; Cn-컨설트; Cr-코디네이트; D/B-디자인/구축; Ed-교육; Sp-전문화

Cable, 1996; McWilliam, 1995). 직접 중재 모델에서 작업치료사는 먼저 아동의 능력, 작업, 그리고 환경에 대한 더 많은 이해를 얻기 위해 평가한다. 그 이후 교실 수업을 떠나 일대일 중재 프로그램을 구성하고 교사를 위해 교실 내 권장사항을 제공한다. 모델 내에서 치료사는 평가를 진행하지만 직접적인 중재는 제공하지 않는다. 오히려 치료사는 교사에게 중재에 대한 권장하고 이를 적용할 책임은 교사에게 있다.

어느 한 가지 모델을 다른 모델에 우선하여 사용하는 근거에 대한 논의는 있지만 효과적인 학교기반 중재를 설명하기 위해서는 주요 개념을 통합해야 한다(McWilliam & Scott, 2001a; McWilliam & Scott, 2001b). 의미 있는 작업에 초점을 둔 중재는 (기본적인 선행 기술 습득에 반하여) 일상과 교실이라는 배경상황에서 통합되고 교육팀과 함께 협력하여 개발하였을 때 더 나은 결과를 만들 수 있다(Case-Smith & Cable, 1996; Kemmis & Dunn, 1996; Barnes & Turner, 2001; Nochajski, 2001).

작업기반 관점은 치료사의 상담과 직접 서비스 모두를 가이드한다. 상담이나 직접 중재 모델과 상관없이, 아동의 중재를 위해 목표로 선택된 기술 수행의 현재 수준을 평가하는 것이 중요하며, 중재는 그 기술 수행을 향상시키는 것에 초점을 둔다.

상담 모델 내에서 특정 아동을 살펴달라는 의뢰는 받지만 일차적인 클라이언트는 교사이다. 교사와 최초 면담을 할 때 작업수행에 문제가 있는 아동을 위해 세 개의 구체적인 작업 목표를 함께 협력하여 확인한다. 이후 아동의 작업수행의 초기 평가를 하고 학교에서 적용 가능한 권장사항을 제공한다. 작업적 문제의 본질에 따라 특정 기술을 연습하기 위한 활동을 추천하거나 수행을 가능화하기 위한 특정 작업을 조정하거나 보조공학 또는 환경 조정을 해 줄 수 있다. 한 달에 한두 번씩 사후 방문하여 교사에게 추천사항을 논의하고 그것들의 적절성을 재평가하여 필요에 따라 수정한다.

직접 중재를 할 경우 아동들이 일차적인 클라이언트라고 생각하고 그들의 목표가 중재 초점이 된다. 아동들의 작업 역량을 가능화하기 위해 첫 번째, 가장 중요한 단계는 그들과 연관된 주요 작업 목표를 선택하는 것이다. Daniel과 함께 한 나의 업무가 학교 제도권 내에서의 작업기반과 통합된 모델을 사용하여 직접 중재를 제공한 예시이다. **사례 7.1**에서 나타냈듯이 클라이언트가 확인한 생태학적으로 유효한 기술 수행을 향상시키는 것에 초점을 둔 수행기반 접근방법인 CO-OP 프로토콜에 따라 안내하였다(Polatajko & Mandich, 2004). 치료사로서 목표는 새롭게 발달한 기술들의 일반화와 전이를 확실하게 하는 것이었다.

Daniel에게 사용한 작업기반 관점과 CO-OP 접근방법에 따라서 아동들에게 자신들이 하기 어려운 것들과 더 잘하고 싶은 것들을 함께 중재할 것이라고 설명하면서 중재를 시작한다. 첫 만남에서 목표를 설정하고, 선택한 목표와 관련된 자신들의 기술 수준을 파악하는 시간을 가졌다. Daniel의 사례에서와 같이 학교 제도권 내에서 글씨쓰기의 어려움은 단순히 수행 문제가 아니라 오히려 원하는 작업에 대한 숙련도와 능력을 얻고자 하는 욕구의 표현이다. 친구들과 어울리고 친구들과 같은 일상생활 기술들을 가지는 것은 아이의 자신이 소속감을 느끼게 하는 데 중요한 것이다(Mandich et al., 2003). 치료사로서의 경험에 의하면 대부분의 교사들은 작업 목표들에 대해 관심과 열정을 갖는다. 작업 목표의 예는 아동은 친구들과 농구를 하며 어울리고, 자신감을 발달시키고, 글씨쓰기 기술들을 발달시키는 것이다. 가능화와 작업 역량과 같은 개념을 교사에게 설명해 주었을 때 작업기반 접근방법은 잘 이루어진다. 이는 작업기반 접근방법이 교사 자신들의 교육적 신념과 가치와 동일한 것이기 때문이다.

중재 실례 7.2: Pat McKee와 Annette Rivard의 작업기반 보조기 중재

열정적인 아마추어 라크로스 선수인 대학생 Nick은 경기 중 엄지에 염좌와 통증 부상을 당했다. 그런데도 그는 계속 경기를 뛰고 싶어했다. 그래서 라크로스 장갑 안에 착용 가능하고 경기 심판들이 허용하는 얇은 열가소성 플라스틱으로 만든 엄지 안정화 보조기(thumb-stabilizing orthosis)를 제작하여 사용할 것을 논의하였다. Nick은 통증 없이 재부상을 예방할 수 있다는 자신감을 가지고 경기에 복귀하였다. Nick의 이야기는 5장에서 Catherine의 이야기와 비슷하며 보조기 중재에 대한 작업기반 관점을 보여준다. 손상을 감소시키고 동시에 작업을 가능화하는 것이다(McKee & Morgan, 1998; McKee & Rivard, 2004). 보조기는 "신체에 힘을 전달하여 신경근과 골격 계통의 구조적·기능적 특징을 개선하기 위해 착용되는 장치이다."(International Organization for Standardization, 1998, 2.1.2절). 작업적 관점에서 보조기는 급성 부상, 누적외상, 질병, 외과 치료, 선천적 기형, 또는 퇴행성 변화로 인해 손상된 신체구조에 힘을 전달하는 장치이다. 보조기는 신체 부위의 순환성 영양, 근력, 움직임 또는 안정성에 긍정적인 영향을 주기 위해, 그리고 최종적으로 현재 또는 미래의 작업수행과 참여(engagement)를 증진하기 위해 디자인되고 제작된다(주요 가능화 기술).

작업기반 가능화 관점에서 생체역학적 접근방법을 이용하여 신체구조의 손상 감소를 위해 보조기를 사용하여 작업을 가능화한다(**글상자 7.3**). 이는 생체-작업적(bio-occupational) 접근방법이며 클라이언트 중심으로 설명된다. 보조기 사용은 클라이언트가 경험하는 활동제한과 참여(participation) 제약을 신체기능과 구조적 요소들을 확인하여 조정하는 것이다. 또한 개인적 특성, 그리고 작업적·환경적 요구를 포함한 전체적인 클라이언트를 고려한 보조기 제작 중재가 필요하다.

보조기 중재를 위한 생체-작업적 접근방법 원칙(McKee & Rivard, 2004)은 다음과 같다.

작업적 고려사항

- 작업 목표를 규정한다.
- 작업적 관점을 사용하고 클라이언트 중심이 되도록 한다.
- 편안함, 미용, 편의성을 최대화한다.
- 작업을 방해하는 것을 최소화한다.
- "적을수록 좋다" 접근법을 사용한다 – 가능한 한 최소한의 방해가 되도록 하고, 장애가 잘 보이지 않도록 보조기를 (또는 사전에 제작된 보조기를 선택) 디자인, 제작한다.

- 클라이언트에게 보조기 조정과 관리, 사용 목적을 교육한다.
- 클라이언트의 환경을 고려한다.

생체학적 고려사항

- 생체학적 목표를 확인하고 다루어주며 생체학적인 위험을 최소화한다.

기계적 고려사항

- 올바른 기계적 원리를 적용한다.

추후 서비스

- 추후 상담을 위한 펀딩 또는 의뢰가 없다면 보조기 중재에서 최상의 효과가 나타나게 할 수 없다.

클라이언트 중심 생체-작업 보조기 접근방법은 중재의 중심 목표가 단순히 스플린트를 제공하는 것이 아닌 현재 또는 미래의 작업을 가능화하는 것이다. 일반적으로 *COPM*(Law et al., 2005)과 같은 기능적 결과 측정을 사용하면 클라이언트 중심의 작업기반 보조기 중재를 시행하고 그 효과의 근거를 제시할 수 있다(McKee & Rivard, 2004). 클라이언트 입장을 고려하여 함께 디자인하고 작업적 니즈를 파악하여 세심하게 보조기를 제작하며, 통증 완화, 관절 안정성 제공, 약한 조직 보호, 그리고 작업을 가능화하면서 개인의 작업 생활에 중요한 변화를 가져오게 한다(Ford, McKee, & Szilagyi, 2004; McKee & Nguyen, 2007). 작업은 생체학적 구조와 손상들을 다루면서 직·간접적으로 가능화하게 된다.

Lynn은 척추이분증이 있는 26세 대학생이다. 그녀는 발목의 능동적 관절 가동에 어려움이 있고 발 감각도 없었지만 발목 교정기와 지팡이를 사용하여 걸을 수 있었다. 통증이 동반된 경련 때문에 수면 방해가 있고, 구축이 진행되어 걷기가 매우 힘들다. Lynn의 작업치료사 Mary는 생체-작업적 접근방법을 사용하여 그녀와 협력하여 편안함, 외관, 그리고 사용의 편의성을 위한 Lynn의 요구사항을 충족할 수 있도록 야간 전용, 발목-발 보조기를 맞춤 디자인하고 제작하였다. Lynn의 작업적 요구사항은 편안하고 회복이 되는 숙면, 그리고 지속적으로 걸을 수 있는 능력이었다. 이는 근육마비, 근육 경련, 진행성 구축, 그리고 감각 저하 등의 생체학적 상태를 확인하고 다루면서 충족되었다. 조직 성장, 조직 손상 예방, 그리고 근육 경련 조절과 같은 생체학적 과정에 대한 Mary의 지식을 가지고 그에게 맞는 보조기를 디자인해 주었다. 추적 방문하여 몇 가지를 약간 조절해 주었으며, 보조기를 2년 후까지도 사용하도록 해 주었다. Lynn에 의하면,

"보조기가 제 왼쪽 다리 전체에 생기는 경련과 통증을 줄여주어 더 완전하게 쉴 수 있게 해 주었습니다. 보조기는 발이 몸의 편안한 일부라고 느껴지게 해 주고 아프고 뻣뻣하지 않게 해 줄거 같아요."

중재 실례 7.3: Bonnie Kirsh의 직업복귀 가능화

부상 또는 질병 후 직장 복귀(return to work)는 사회의 매우 큰 문제가 되었다. 실직은 인도주의적·경제적 비용이 매우 많이 든다고 인식되고 있다. 안타깝게도 복직에 대한 대다수 연구는 작업적 이론없이 진행되어 왔다(Shaw & Polatajko, 2002). 또한 직업 관련 연구들에서도 일관성이 없어서 최상의 중재에 대한 비교와 판단을 어렵게 한다(Kirsh et al., 2005). 다행히 이런 상황 속에서도 여러 분야에서 체계적인 작업기반 연구들이 이뤄지고 있다. 직장에서 요구되는 신체적, 인지적, 그리고 행동적 요구에 대한 반응으로 수행평가방법들을 연구하고 있다(Jhansson & Bernspang, 2001; Chappell, Higham, & McLean, 2003; Gibson, Strong, & Wallace, 2003). 클라이언트에게 제공된 직업재활 서비스의 동향을 파악하며, 주요 요인들을 파악하는 연구들이다(Lysaght, 2004). 즉, 직업복귀와 관련된 임상적 추론과 복직 결정에 대한 접근방법을 조사(Bootes & Chapparo, 2002)하고 성공적인 직업 관련 결과를 증진하는 프로그램의 특징들을 기술하는 연구들이다(Kirsh et al., 2005) .

작업적 관점은 직업복귀, 직무 유지, 또는 취업을 극대화하기 위해 사람, 작업, 그리고 환경 간 상호작용을 이해, 평가하고 중재할 수 있도록 해 준다. 이러한 역동적인 요소들을 다루는 다양한 평가와 프로그램들이 있다. 직업능력강화(work hardening)와 직무 조정(work adjustment) 기회는 일과 관련된 능력과 개인이 가지고 있는 행동의 발달을 증진한다. 마찬가지로 직장 내 편의시설 조정, 지지, 그리고 건강한 직장을 늘리는 것은 성공적인 작업에 참여(engagement)를 가능화한다. 나아가 작업적 선택, 유연성, 그리고 직업 매칭은 작업이 니즈와 능력에 맞게 해 주는 요인들이다. 직업복귀에서 작업적 관점은 이러한 여러 수준의 변수와 상호작용을 고려하는 포괄적인 접근방법을 지향하고 있다. 직업복귀의 도전을 방해하는 것은 기능 장애 하나만이 아니다. 오히려 직업복귀의 장벽은 개인적, 작업적, 그리고 환경적 요소들의 복합적인 역학적 구조이다.

직업 영역 내에서의 몇 가지의 서비스 전달 모델이 최선의 중재라는 인정을 받기 시작했다. 예를 들어 지원고용(supported employment) 연구는 이 프로그램이 중증 정신장애가 있는 사람들이 경쟁고용(competitive employment)을 할 수 있도록 도움을 주는 데 효율적이라고 보고하였다(Crowther, Marshall, Bond, & Huxley, 2001). 작업치료사들은 지지적 고용 모델을 받아들였고(Moll, Huff, & Detwiler, 2003) 핵심적인 특성으로 작업적 참여(engagement), 지속적인 지지, 그리고 직장 내 편의시설 조정과 교육과 같은 환경 적응, 직장 내 훈련, 직업 연결, 유급 근로, 문제 해결, 그리고 서비스와 제도의 통합(Kirsh et al., 2005)과 같은 것들에 능숙하다.

27세 남성, Andrew는 4년 전에 정신질환이 악화되고 행동과 집중력이 약화되면서 직장을 잃었다. 그는 실직 상태이지만 좋아할 수 있는 직장에 취업하기를 꿈꾸고 있다. 그러나 그는 자신의 직업 능력에 대해 자신감이 없고 미래의 고용주에게 자신의 공백 이력을 어떻게 설명해야 할지도 막막해하고 있다. 작업치료사 Marcella는 그의 강점과 능력을 강화하는 작업을 찾고 참여(engage)하게 도와준다. 이는 그의 자신감과 자기효능감을 키워주고 직장 선호도, 흥미와 적성을 살펴볼 수 있는 기회를 제공하였다. 이러한 성찰 과정에서 Marcella는 Andrew가 자기평가, 목표 설정, 그리고 잠재적 직업 선택을 하도록 해 주었다. 몇 주 후 Marcella의 지지 아래 Andrew는 그의 직장 선호도에 기반한 지원고용 기회를 접하게 되고 그의 과거 공백이력을 설명할 필요없이 노동시장에 지원하게 된다. 작업치료사, Andrew, 그리고 고용주는 함께 노력하여 조용한 근무 공간, 탄력 근무시간, 구두와 서면 지시사항 등 직장에 적응하게 한다. Andrew는 과제의 속도와 조합을 판단하여 자신의 능력과 기분에 맞춰 과제를 주말 전까지 모두 끝내야 한다는 것을 알고 있다. Marcella는 Andrew와 그의 고용주와의 정기적인 만남을 통해 직업복귀 중재의 효과를 지속적으로 점검한다. Marcella는 또한 지속적으로 서로 의사소통을 통해 직장과 Andrew의 능력, 이 양측을 지지해 준다. 고용주는 Andrew의 역량에 대해 많은 것을 알게 되었고 더 이상 Andrew의 증상 재발을 걱정하지 않았다. Andrew는 계속 그의 직업 기술과 자신감을 발

| 글상자 7.4 | 낙인(stigma)에 대한 고찰

Andrew의 작업 목표는 Marcella의 작업가능화 중재로 성공적이었다. 예측 가능한 부작용은 다음과 같다. 만약 Andrew가 그의 정신질환으로 인하여 동료 직원들로부터의 낙인을 경험한다면 무엇을 할 수 있는가? 그의 장애로 인해 빈곤에 처해 있다면, 그리고 업무에 맞는 옷이 없다면? 또는 만약 그가 부적당한 주거지에 살고 있어서 직장생활 스케줄을 유지하기 어렵다면? 만약 그가 동성애자로써 동성애 혐오를 직장에서 마주한다면? 작업치료사인 Marcella의 가능화를 위한 책임은 어디서부터 어디까지인가?

—Brenda Beagan

전시키고 있으며, 직장에서 중요한 기여를 하고 있다. 사람, 작업, 그리고 환경 간 적합성을 제공하는 것을 목표로 하는 이러한 중재들은 Andrew에게 희망을 주고, 성취감을 갖도록 도와주었다. 동시에 그들은 직장 내 사회에서 정신질환이 있는 사람들의 잠재적 기여에 대해 교육하였다(글상자 7.4).

중재 실례 7.4: Debbie Laliberte Rudman의 작업기반 은퇴계획

미래에는 기대수명이 증가하고 더 많은 여성들이 노동에 참여(participation)하며 노인 건강상태의 전반적인 향상과 함께 더 많은 사람들이 더 오래 살 것이라는 예측이 나오고 있다. 점점 더 많은 사람들이 은퇴하게 될 것이며 꽤 오랜 기간 동안 은퇴상태로 살아갈 것이다(Schellenberg, 2004). 은퇴계획에 대한 대비는 (특히 경제적 영역에서) 최근 몇 년 동안 변하였다. 경제적 대비의 책임은 한때 연금관리 정부기관과 고용주에게 있었으나 오늘날 개인과 그들의 가족들에게로 책임이 이동하고 있다.

개인들은 재정 계획의 책임에만 직면하는 것이 아니다. 은퇴 후 사람들이 참여(participate)할 수 있는 작업의 종류가 더 다양해진다는 것을 전제했을 때 복잡한 선택의 갈림길에 서 있게 된다. 일을 완전히 중단한다는 전통적인 은퇴 개념이 해체되고 있으며 일을 어느 정도로 지속하는, 새로운 형태의 은퇴로 진화하고 있다(Denton et al., 2004; Laliberte Rudman, 2005). 이러한 사회적 배경 내에서 개인이 이와 같은 전환에 대한 계획을 선제적으로 하는 것이 점차적으로 중요하게 되었다. 하지만 연구들은 대다수의 사람이 은퇴를 준비하고 있지 않다고 보고한다(Schellenberg, 2004).

은퇴를 위한 경제적 준비에 초점을 두게 되면서, 교육수준, 성별, 건강상태, 자신의 삶에 대한 주도권, 시간 관점, 그리고 작업 종류를 포함한 은퇴를 생각하고 준비하는 것에 영향을 주는 다양한 요인들이 있음을 보여주는 연구들이 있다(Andersen, Yaojun, Bechhofer, McCrone, & Stewart, 2000). 재정 계획을 촉진하는 요인 중 하나는 은퇴 계획하기 강좌에 참여하는 것이었다(Kemp, Rosenthal, & Denton, 2005). 재정 계획을 격려하는 것에 더하여 은퇴 계획하기에 참여(engage)하는 것이 전환 중 은퇴에 대한 긍정적인 태도를 증가시키는 것으로 나타났고 은퇴 만족도도 유의하게 향상되었다(Elder & Rudolph, 1999; Reitzes & Mutran, 2004). 물론 어떤 은퇴 프로그램들은 단순히 경제적인 계획에만 초점을 두었는데도 긍정적인 결과가 나왔으나 단순한 재정 계획만으로는 충분하지 않다는 비판이 있다(Denton et al., 2004).

작업적 관점에서 은퇴로 넘어가는 것은 작업 전환의 시간을 말하며, 이때 사람, 환경, 작업 간 변화하는 상호작용의 역동적인 과정에 관여하게 된다. 이 과정은 일간, 주간, 월간, 연간 작업 패턴을 재구성하는 것을 포함하며 모든 작업에 부여된 의미가 변화될 수 있다(Jonsson, Kielhofner, & Borell, 1997; Jonsson, Borell, & Sadlo, 2000; Laliberte Rudman, 2005). Jonsson 등(2000)은 은퇴과정에 대한 추적연구에서 참가자들이 은퇴에서 새로운 작업적 구조를 발전시켰으며 더 느린 삶의 리듬으로 전환된 것을 발견하였다. 은퇴자들이 자유로운 느낌이 많아짐과 동시에 긍정적인 결과를 경험하였으나 많은 은퇴자들이 더 규칙적인 작업을 원하였으며, 은퇴 후 더 많은 작업을 하려는 열망들이 실현되지 못했음을 발견하였다.

은퇴는 정적인 상태가 아니다. 나이가 드는 것의 역동적인 과정의 일부로 은퇴자들은 수시로 지속적인 변화에 직면하게 된다. 흔히 나이 듦은 퇴행하는 기능 또는 만성적인 장애가 생기는 것과 연관된다(Health Canada & Interdepartmental Committee on Aging and Seniors Issues, 2002). 은퇴에서 만족스러운 작업 패턴을 만드는 것은 어려움이 있다. 이후의 삶에서 작업 참여(participation)와 건강, 웰빙 간의 관계를 고려하면 (Clark et al., 2997; Iwarrson, Isacsson, Persso, & Schersten, 1998; Lovden, Ghisletta, & Linderberger, 2005) 사람들이 만족도와 건강수준이 높은 상태로 은퇴하기 위한 작업 레퍼토리들이 가능화하도록 작업치료사들은 전반적인 은퇴 준비 프로그램을 개발하는 영역으로까지 확장하고 기여할 수 있다.

한 자동차 회사는 최근 생산활동과 직장 유지율을 향상시키기 위하여 직원 건강과 행복 프로그램을 시작하였다. 이 회사는 직원들의 병가와 은퇴자 의료보험 비용을 감소시키기를 원하였다. 개업 작업치료사인 Mitch는 회사로부터 의뢰를 받았다. 그는 공장 근로자의 대다수가 40세 이상이며, 평균 은퇴 연령은 60세라는 것을 파악하였다. 또한 많은 근로자들이 병가에서 조기은퇴로 바로 전환하고 있다는 것도 발견하였다. 이러한 정보와 연구 근거에 기반하여 Mitch는 근로자들이 성공적인 은퇴 전환을 하고 은퇴 후 삶에서 능동적인 참여(participation)를 통해 자신들의 건강을 최상의 상태로 만들 수 있도록 은퇴 계획 프로그램을 기획하고 제안하였다. 이 프로그램은 재정 계획 이외의 것도 포함되었다. Mitch의 제안서에서 흥미로운 특징은 은퇴자들이 자신들의 개인적 선호도, 자원, 그리고 배경상황에 맞는 개인적으로 의미 있고 만족스러운 작업 패턴을 개발하게 도와주는 것이다. Mitch는 작업적 관점을 이용하여 프로그램의 틀을 구성하고 작업과 건강 간 관계를 강조했다.

이 프로그램은 Well Elderly Study Occupational Therapy Program을 참고하여 만들었다(Clark et al., 1997, 2001; Jackson, Carlson, Mandel, Zemke, & Clark, 1998).

이는 생활방식 재디자인 프로그램(life style redesign)으로 노인의 건강 위험 감소에 효과를 나타낸 예방작업치료다. Mitch의 은퇴 계획 프로그램은 8주 동안 진행된 그룹 참여(participation) 활동이다. 참가자들은 은퇴로 전환을 위한 맞춤형 계획을 개발하고 은퇴 후 지속적인 작업 참여(engagement)를 하도록 초점을 두었다. 이 프로그램은 지역 정보를 동료 간에 교환하는 기회, 그리고 나이, 건강, 작업 간 관계와 재정적·작업적 자원에 대한 교육자료의 공유 등이 있다. 직원들은 자신들의 현재 작업의 중요성에 대하여 고찰하도록 격려받았고 자신들의 개인적·환경적 자원과 제한을 고려해 보도록 한다. 그들은 재정적, 사회적, 작업적, 그리고 다른 자원들에 대한 인식을 증가하기 위한 은퇴 계획 개인 작업 포트폴리오를 만들었다. 그들은 또한 개인적으로 의미 있는 작업들에 참여(engagement) 그리고 재참여(re-engagement)를 최상으로 만드는 전략을 세웠다. Mitch는 직원들의 은퇴 준비감각과 계획하는 행동들을 추적하면서 프로그램의 효율성을 평가했다. 그는 8주 프로그램 전후에 작업적 포트폴리오를 만드는 것을 조사했다. 또한 프로그램에 관여한 은퇴 직원들에 대한 데이터를 수집하여 그들이 참여하지 않은 사람들과 비교하여 의료보험 비용을 어떻게 사용하고 있는지를 조사하였다.

중재 실례 7.5: Patty Rigby의 디자인에 대한 작업기반 관점

CMOP-E에서처럼, 환경은 작업수행과 참여(engagement)를 촉진 또는 제한할 수 있다. 작업기반 치료사들은 작업 참여(participation)를 가능화할 수 있게 환경을 디자인하는 특별한 기술들을 가지고 있다. 작업치료사들이 인간 친화적이고 통합적인 환경을 만드는 것에 관심이 있는 회사들에게 컨설팅 서비스를 제공할 수 있는 큰 능력이 있다(Ringaert, 2003).

큰 도시 지역사회에 있는 YMCA에서 개업 작업치료사인 Jessica와 계약하였다. 계약 내용은 많은 이민자들이 있는 지역사회를 위한 새로운 가족 지원 센터의 디자인과 건설을 위한 컨설팅을 해 주는 것이었다. Jessica는 작업적 관점을 사용하여 센터의 요구들을 평가하였다. 그녀는 센터가 누구에게 서비스를 제공할 것인지(사람), 어떤 서비스를 제공할 것인지(배경), 그리고 그 안에서 수행될 작업들을 조사하였다. Jessica는 요구도 평가와 경험 기반의 몇 가지 유니버설 디자인을 위한 원칙(The Center for Universal Design, 1997)을 새로운 가족 지원 센터에 적용하도록 제안하였다. 유니버설 디자인 원리를 전체 디자인 과정에서 사용하여 모든 이용자들이 접근할 수 있게 했다. 새로운 가족 지원 센터의 이용자들은 대부분 아동, 유모차를 끄는 부모, 이동장애 또는 감각장애가 있는 사람, 그리고 영어 구사능력이 부족한 사람들일 것이다(Story, Mueller, & Mace, 1998).

Jessica는 건물의 내부, 표지판, 센터 자원과 조경을 포함한 건물 외부의 디자인 관련 권장사항을 제공했다. 센터 내 모든 공간을 연결하는 길목은 가구와 다른 장애물에서부터 최소 91cm(36inch)가 떨어져야 한다고 제안하였다. 성인용 화장실은 전자식 손잡이가 있는 문, 받침대가 있는 세면대, 그리고 밖으로 열리는 화장실 칸의 문이 설치되어야 한다. 문은 최소 81cm(32inch) 정도 열릴 수 있도록 넓어야 하고 수도꼭지는 레버식 손잡이로 되어 쉽게 사용하도록 한다. Jessica는 아동용 변기와 세면대가 구비된 화장실 설치를 권장하였다. 또한 화장실, 전화부스 등과 같은 편의시설에 대한 표지판을 보편적으로 이해할 수 있는 기호로 하여야 한다고 강력히 제안하였다. 문화적으로 민감하고 직감적으로 사용할 수 있는 자원들을 준비하도록 권고하였다. 단순한 색이나 패턴사용을 권장하였으며 비슷한 구역을 표시하기 위한 색 부호화 또한 권장하였다. Jessica는 공중전화기와 음료수대를 휠체어 사용자와 아동들이 접근하기 쉽게 높낮이 조절을 권장하였다.

중재 실례 7.6: Nancy Lin의 시설 부지 재개발에 대한 작업기반 관점

나는 시설 수준에 맞춰 작업치료사로서 일했다. 본질적으로 나의 클라이언트, 고용주인 대형 정신보건 기관은 나를 새 시행령에 맞춘 업무를 담당할 관리팀의 팀원으로 고용하였다.

대도시에 위치한 이 시설은 현재 부지 재개발에 들어갔으며 중독과 정신보건 중재를 제공하기 위해 기본부터 바뀌는 것을 목표로 한다. 임상 전문가, 지역사회, 그리고 정치인들이 1970년대에 지어진 현재 건물들에 대해서 더 이상 최상의 중재를 제공하거나 받기 위한 환경으로 충분하지 않다고 인식하고 있었다. 착공될 최신식 건물은 정신보건과 중독 서비스 이용자들의 회복, 독립성, 그리고 지역사회 통합을 만들어 주는 환경제공을 목표로 디자인되었다. 재개발 프로젝트의 일부는 '대안적인 사회적 환경' 건물을 4층짜리 아파트형 거주지로 건축하였다. 여러 사람들과 공간을 공유하고 병원 직원들과 주로 생활하게 되는 전통적인 병동과 달리 대안적인 사회적 환경 병동은 4명의 거주자들에게 개별 침실과 화장실을 제공하며 휴게실과 식당은 공동 사용 공간으로 만들어 주었다. 추가적으로 거주자들은 자신들만의 열쇠를 사용하여 자신들만의 생활공간에 접근할 수 있다.

시설의 재개발은 큰 사업으로, 많은 단계를 거치며 여러 부서와 단체들의 협력이 필요하다. 펀딩은 정부, 개인 기부자들로부터 제공받아야 하는데 계약관계가 성립되어야 한다. 지역사회, 직원과 클라이언트들에게 건축으로 인한 불편함을 공지해야 하고 건물 공사 중에도 병원은 계속 최상의 임상중재를 제공해 주어야 한다. 임상 재개발 전환 관리자(clinical redevelopment trasition manager)들은 센터가 부지 재개발에 들어가는 동안에도 임상적 요구를 충족시켜주기 위한 목적으로 고용되었다.

재개발 전환 관리자 직무는 임상경력이 요구되며, 나의 경우에는 작업치료 임상경력이 필요했다. 최전방 직원, 프로그램 책임자, 그리고 프로그램 관리자들은 재개발 전환 관리자의 클라이언트들이다. 관리자는 시설에서 서비스를 이용하는 정신보건 클라이언트들의 요구도를 이해하고 있어야 한다. 관리자는 직원과 클라이언트에게서 환경과 임상 프로그램 변화들의 영향을 평가하고 판단하고 새로운 방법으로 서비스 전달을 전환해 줄 직원들을 돕는 계획을 개발해내고 적용한다. 추가적으로 전환 관리자들은 임상 중재에 대해 생각하고 이를 잘 전달할 수 있는 방법을 실시하도록 격려한다. 목표는 최상의 중재 가이드라인을 뛰어넘어서는 것이다. 관리자는 관리의 개념을 이해하고 있을 필요가 있으며 개인이 변화의 단계를 이어나갈 수 있게 도와주는 기술도 필요하다. 또한 다양한 이해당사자들과 그들의 요구에 대한 지식과 좋은 협상능력, 리더십, 관리 기술이 있어야 한다.

내 경험에 의하면 작업치료사들은 이러한 직무에 이상적이다. 관리팀의 팀원으로 나를 선택하였을 때 작업치료 경력이 중요한 배경으로 작용하였다. 작업치료사들은 임상 재개발 관리자로서 역할을 할 수 있음을 주지할 필요가 있다. 그 이유는 상황의 강점, 약점과 기회들을 즉시 판단하는 능력이 있기 때문이다. 또한 작업치료사들은 의미 있는 작업에 개인이 참여(engage)하는 것에 물리적, 사회적, 제도적, 문화적, 그리고 정치적 환경이 주는 영향을 이해하고 있고, 작업 참여(engagement)로부터 의미를 이끌어낼 수 있기 때문이다. 작업치료사들은 직원들에게서 변화, 학습, 성장과 기술 발달을 가능화하도록 환경을 개발하고 구성해 줄 수 있는 능력이 있다. 나는 관리팀의 팀원으로서 나의 작업적 관점과 가능화 접근방법을 통해 이 업무에 지속적으로 영향을 주고 있다.

8장

작업기반 치료:
필수 요소

Helene J. Polatajko

Jane Davis

Noémi Cantin

Claire-Jehanne Dubouloz-Wilner

Barry Trentham

CASE STUDY

사례 8.1 Martha에 대한 고찰: 두 번째 바라봄으로써 오는 깨달음

개인 기업인 Occupational Therapy Interventions(OTI)는 직장에서 지역사회서비스와 의료-법적인 평가를 한다. Martha(클라이언트)는 부동산 거래를 전문으로 하는 작은 법률 사무실에 법무사로 근무하고 있었는데 그녀의 작업 역량과 미래의 고용 잠재성을 평가받고자 상담이 의뢰되었다.

Martha는 이번이 두 번째 의뢰였다. 일 년 전, OTI 작업치료사는 Martha의 포괄적인 작업수행을 평가했었다. 그때는 작업수행 프로필을 함께 만들어 직장에 권장사항들을 제출하고 종료하였다. 유니버설 디자인의 원리와 통증 관리 기법을 사용하여 작업역량을 향상시켰다. 하지만 Martha가 일하고자 하는 강한 열망과 직장의 지원에도 불구하고 Martha는 갈수록 결근이 많아졌다.

이번 두 번째 의뢰에서는 Hierarchy of Return to Work(HRTW)(Dyck, 2006; Laisnez, 2009; WHSCC, n.d.)이론과 사람-환경-작업(PEO)(Law et al., 1996; Strong et al., 1999) 모델을 병행하여 적용하였다. 첫 번째 작성한 작업수행 프로필 문서에 더 자세한 업무 요구 사항과 고용주가 제공한 업무 절차를 재조사하였다.

두 번째 분석에서는 Martha의 흥미와 역할에 대해 더 포괄적인 프로필을 만들었다. 또한 행정관리 능력도 기술하였다. 보고서에는 일 년 전 그녀의 생산활동을 유지하기 위해 적용한 작업적응과 타협안들도 있었다. 첫 평가에서는 Martha의 신체적 역량에만 초점을 두었지만 두 번째 평가에서는 여러 심리사회적 스트레스 요인들을 심층분석하였다. 자신의 높은 수행 기준에 못 미치는 것, 가장 바쁠 시기에 수행결과를 유지할 수 없는 능력, 동료들이 그의 과제를 지원할 수 없는 것, 그리고 우울증의 재발 등에 관한 것이었다.

고용주의 우려대로 평가 과정에서 Martha가 작업역량 저하와 노동의욕 상실 위기에 있다는 것이 확인되었다. 평가결과를 고려한 결과, 고용주는 더 이상 편의사항을 만들어줄 수는 없다고 했으며, 이 상황에서 그의 고문 변호사는 그를 위해 일하기가 매우 어려워 장애연금을 받게 하기로 결정하였다.

두 번째 분석의 결과는 작업치료사들로 하여금 다음 사항을 성찰하게 하였다. 처음부터 광범위하고 장기적인 예방 관점을 가지고 작업선택 탐색을 했다면 Martha가 직장에서 더 잘 적응할 수 있었지 않을까? 사람의 신체적인 조건과 물리적 환경들을 검토할 뿐만 아니라 심리사회적 요인들도 더 자주 평가하였는가?

– Sharon Britnell

특수한 것은 항상 보편성에 기반되어 있다. 보편성은 그 특수성에 의해 구성되고 그 특수성에 의해 이해할 수 있는 것이다. (『인간이 세계를 이해하는 방식』 Cassirer, 1923, p.86)

8.1 소개

7장에서 설명하였듯이 작업기반 실천은 가능화의 모자이크를 만든다. 이 모자이크 중심부에는 작업기반 가능화와 필수적인 요소들의 공통적인 특징들이 있다. 이것들은 **표 7.1**에서 강조하였듯이, 작업치료를 독특하게 만든다. 작업치료 가능화의 특징들은 **표 7.2**에 설명하였는데, 특히 작업기반 가능화의 누가, 무엇을, 언제, 어디서, 어떻게, 그리고 왜 하는지를 설명하고 있다.

7장과 각 장의 다양한 사례와 문서에서 작업치료사들이 사람들의 작업적 삶의 다양한 관점에 관여함을 알 수 있다. 1장에서 8장까지의 사례들은 작업치료사들이 다양한 방법으로 주요 관련된 작업기반 가능화 기술들을 사용하였음을 보여주고 있다.

- Bonnie Sherr Klein 균형 향상을 위해 셔플보드 놀이에 참여(engage)하기(1장)
- 부룬디 난민들을 교육하여 자신들의 문화적 가치와 캐나다의 생활방식을 조정하기(2장)
- Emma 자신의 작업적 상실을 재인식하고 자신이 선택한 작업에 참여(engage)할 수 있도록 목표에 대해 보호시설과 상담하기(3장)
- Joshua의 발달 향상을 위한 가정 프로그램을 디자인/구축하고, 어머니와 함께 지역 공무원들과 접근 가능한 교통수단을 사용할 수 있도록 옹호하기(4장)
- Catherine이 피아니스트로서 그녀의 열정과 생동감 있는 삶을 실현하기 위해 보조기를 디자인/구축하고 적응하기(5장)
- Bintu와 그녀의 친구들, 지역사회, 사업체, 그리고 정부와 협력해 집과 지역사회를 재건하여 Bintu와 사람들이 자신들의 삶을 되찾기(6장)
- 이민자 인구집단을 위한 가족발달센터를 디자인할 때 YMCA 팀과 협력하여 큰 시내 지역사회의 니즈를 충족시키기(7장)
- Hierarchy of Return to Work(HRTW) 내 특수화된 가능화로 Martha를 코치하여 그녀의 업무 수행을 최적화시키기 위해 복잡한 작업적 문제점을 확인하기(8장)

각 사례는 독특하다. 그리고 모든 세부적인 부분들은 제외하고 공통점을 공유한다. 모든 사례는 Yerxa(1967)가 말한 '진정한' (p. 1) 작업기반 작업치료의 필수적인 특징을 설명하고 있다.

표 8.1 작업기반 임상의 필수요소

	학교역량 – Cantin	보조기 – McKee & Rivard	복직 – Kirsh	은퇴계획 – Laliberte Rudman	환경 디자인 – Rigby	정신과 시설 재개발 – Lin
1. 작업적 어려움의 존재	●	●	●	●	●	●
2. 가능화를 위한 해결책	●	●	●	●	●	●
3. 클라이언트중심 가능화	●	●	●	●	●	●
4. 다학제 지식기반	●	●	●	●	●	●
5. 귀추법	●	●	●	●	●	●

이 장은 작업가능화의 치료 모자이크의 특성을 확인하고 조사할 것이며, 이는 손상 경감에서부터 사회적 재건까지의 광범위한 이야기를 한다. 작업적 건강, 웰빙, 그리고 공정성을 증진하는 치료의 필수적인 요소들을 확인할 것이다. 정의에서 이 필수적인 요소들은 가능화 모자이크 내 모든 치료에 존재하고 있어야 한다. 표 8.1은 다섯 개의 작업기반 실천의 필수적인 요소들을 나열하고 있으며 이를 7장의 6가지 임상사례와 연관시켜 설명하고 있다. 이 표는 다양한 치료에 걸쳐 어떻게 필수적인 요소들이 존재하는지를 보여준다. 표 8.1에서 확인한 요소들은 표 7.3에 나온 예시에 비해 포괄적이며 작업치료의 치료 모자이크가 다양한 클라이언트 집단, 치료 목표, 그리고 가능화 기술들에 연관되어 있는지를 보여준다.

8.2 치료의 5가지 필수 요소: 작업치료의 트레이드 마크

"작업가능화의 주요 역할은 작업치료의 임상현장을 위한 필요하고 충분한 조건들을 구성하는 것이다." (CAOT, 1997a, 2002, p. 30)

이 글을 1997년 『*Enabling Occupation*』에 처음 소개하였을 때는 다소 혁명적이었다. 작업가능화를 *필요 조건*이라고 설명하면서 이 글은 작업치료사들이 '*작업을 가능화하지 않으면*(무언가를 달성했다 할지라도) *작업치료가 아니다*'라고 대담하게 선언하였다. 이 글은 작업치료 가능화의 범위를 표현하였고(그림 7.1), 작업치료에서 손상 감소 자체만을 중점을 두고 치료하면 *손실된 가능화*(missed enablement)가 된다고 하였다(그림 4.4, 그림 4.5).

어떤 이들은 작업가능화만이 필요하며 더 나아가 작업가능화만으로도 '*충분하다*'라고 주장하였다. 작업치료 범위의 폭을 강조하면서도 어느 범위까지가 우리의 영역인지에 대해서는 아직 설명하지 않았다. 이 주장은 작업수행과 참여(engagement)를 증진시키는 모든 치료가 작업치료에 해당한다고 말하였다.

작업가능화는 작업치료를 위한 필요한 조건을 구성하지만 충분한 조건을 구성하지는 않는다. 7장에서 논의하였듯이 모든 가능화의 형태를 작업치료라고 하지 않는다. 예를 들어, 복권에 당첨되는 것은 미혼모가 자신과 아이들의 작업적 기회를 증가시키는 것을 가능화하지만 작업치료라고 하지 않는다. 작업치료를 구성하는 5가지의 필수 요소들은 다음과 같다.

5가지 필수 요소

작업치료의 전문분야를 정의하는 구체적인 요소들은 *누가, 무엇을, 언제, 어디서, 어떻게,* 그리고 *왜 치료하는지에 대해서* 직접적으로 설명한다(**표 7.2**). 7장에서 이미 설명하였듯이 작업치료는 일상생활의 작업에 참여(engagement)하는 것에 어려움이 있거나 참여(engagement)에 어려움의 위험성이 있을 때 필요하다. 따라서 작업적 어려움의 존재 또는 잠재성이 작업치료의 첫 번째 요소이다.

1. 작업적 어려움(도전)

작업적 어려움(도전)은 우리가 인간 작업에 대한 기본 가정으로부터 나온다. 1장에서 논의하였듯이 작업적 존재로써 인간에 대한 우리의 초점은 인간은 작업에 대한 기본적인 니즈가 있다는 가정에 기반하고 있다. 작업은 건강과 웰빙에 영향을 주고, 시간을 조직화하며, 삶의 구조와 의미를 가져다 주고, 통합과 공정성을 이루게 하는 중간매개이다.

작업참여(engagement)는 예측되는 상태이다. 작업이 인간의 기본적인 니즈이기 때문에 작업의 부재 또는 약화된 참여(engagement)는 작업적 어려움이 존재한다는 것을 나타낸다.

2. 작업가능화의 필요: 작업을 가능화하는 해결책

작업가능화의 필요는 작업적 어려움의 존재로부터 나온다. 활동 제한 또는 작업참여(participation) 제한, 또는 이러한 제한과 제약 위험성이 있다는 것은 작업가능화가 필요하다는 신호이다. 작업가능화의 필요는 작업을 가능화하는 해결책이 있다는 것을 의미한다. 따라서 복권에 당첨이 되는 것은 작업치료가 아니다. 반대로 Joshua의 발달 향상시키기, Bonnie의 균형 향상시키기, Catherine이 피아니스트로 발전해갈 수 있게 하기, 이민자 인구집단의 참여(engagement) 니즈를 충족하는 가족발달센터를 디자인하기, 부룬디 난민들이 캐나다에서의 삶에 적응할 수 있게 도와주기, Bintu와 여성들이 자신들의 삶을 다시 쟁취할 수 있도록 코치하기 등은 모두 작업기반 치료의 자격조건을 가지고 있다. 또한 Emma가 작업상실이 있다고 인정하는 것은 작업가능화가 필요하다는 것을 시사하고 있다.

작업가능화에 대한 우리의 추정은 세 번째 필수적인 요소를 제시한다.

3. 클라이언트-특성화된 목표/도전/해결책 그리고 클라이언트 중심 가능화

작업은 개인에게 특유하며 사람들은 자신들의 흥미, 가치, 배경상황에 따라 자신들의 전반적인 삶에 걸쳐 자신들의 작업 레퍼토리를 축적해가고 작업 패턴을 발전시킨다. 따라서 치료는 클라이언트-특성화된 목표 또는 어려움의 존재를 확인해야 하고 클라이언트-특성화된 해결책을 가능하도록 해야 한다.

클라이언트 중심이라는 것은 작업가능화의 필수적인 요소이다. 치료는 클라이언트 중심이어야 하고 개인들에게 획일화시키면 안 된다. 4장에서 논의하였듯이 클라이언트 중심이라는 것은 1983년에 캐나다의 작업치료 가이드라인 책에서부터 작업치료를 정의하는 요소로 정했다(CAOT, 191; DNHW & CAOT, 1983). 클라이언트 중심 작업가능화에서 작업치료는 반드시 클라이언트의 목표에 초점에 두어야 함을 강조하였다. 작업치료 실천은 개인, 가족, 집단, 지역사회, 단체, 또는 인구 등과는 상관없이 클라이언트와 협력하고, 그들의 니즈에 맞추고, 그들의 가치, 흥미, 희망을 존중하며 치료해야 한다.

인간 작업에 대한 작업치료의 이해는 작업치료 모델에 반영이 되었으며 두 개의 필수적인 요소들을 추가적으로 제안하였다.

4. 다학제 간의 지식기반

다학제 간의 지식기반은 작업치료에 내재된 복잡성을 이해하기 위해 필요하다. 다학제 간의 지식이 필요한 이유는 인간 작업은 사람, 환경, 그리고 작업이 서로 상호작용을 하면서 영향을 주고 받기 때문이다. 각각은 고유의 복잡성이 있다.

5. 복잡성을 다룰 수 있는 추론 과정

인간작업은 가능화를 위한 해결책을 판단할 때 여러 가능성을 함께 고려하여야 하기 때문에 매우 복합적이고 개별적이다. 따라서 복잡성을 다룰 수 있는 추론 과정이 요구되며, 클라이언트와 치료 모델, 이론, 그리고 근거로부터 정보를 취합해 가야 한다.

다학제 간의 지식기반과 복잡성을 다룰 수 있는 추론의 필요는 인간 작업과 가능화를 이해하기 위한 작업치료의 필수 요소이다. 복잡한 추론을 만들기 위해 작업가능화는 다학제 간의 지식기반과 귀추법[1)]이 필요하며 작업적·가능화 추론을 기반한다. 사람, 환경, 그리고

1) 귀추법: '최선의 설명으로의 추론'으로 불리기도 하는데, 이는 어떤 현상에 대한 관찰을 통해 가장 간단하고 설득적인 설명을 추론해나가는 논리적 추론의 형식 중 하나이다(위키백과).

작업 변수의 상대적 영향력을 예상하면서, 클라이언트가 경험한 작업적 어려움의 존재를 고려한 잠재적 해결책을 확인해가는 과정이 필요하다.

8.3 작업적 어려움(도전)의 존재

작업치료 클라이언트들의 작업적 어려움(도전)을 다루기 위해서, 그 어려움(도전)들의 원인들과 가능화를 위한 강점들, 자원, 조건, 그리고 기회들이 어떻게 영향을 주는지를 이해하는 것이 중요하다. 인간작업의 모델은(1, 2장 참고) 변화를 위한 도전과 목표의 여러 잠재적 원인들을 제시하고 있다. 캐나다 모델 CMOP-E는 인간작업과 관련된 세 개의 구성이 있다(작업, 사람, 환경). 작업기반 치료는 인간작업에만 관심이 있는 것이 아니라 그 사람과 그 사람의 작업 배경상황(환경)에도 관심이 있다. 그림 1.3b에서처럼 작업은 작업치료 관심영역이며, 사람과 환경 요소는 작업과 관련이 있는 부분만 작업치료에서 관여한다.

CMOP-E는 그 관계를 시각적으로 제시한다. 사람, 환경, 그리고 작업의 역동적인 상호작용의 결과로 인간 작업이 발생한다. 이 단순한 문구 뒤에는 비판적 고찰을 위한 특성과 복잡성이 있다. 작업참여(engagement)는 각 개인, 시간, 장소에 따라 개별적으로 일어나기 때문이다. 모든 사람들이 모든 작업과 모든 환경에서 상호작용을 하지는 않는다. 실제로 어떤 사람은 항상 같은 환경, 같은 작업으로 상호작용을 하지 않을 수 있다. CMOP-E는 인간작업을 이해하기 위해 고려할 변수들을 파악하기에 유용하다. 하지만 이 모델은 이 변수들이 어떻게 통합되어 이뤄지는지를 설명하지는 않는다. 어떤 케이크를 위한 재료 목록은 가지고 있지만 레시피가 없는 경우처럼, CMOP-E는 작업을 가능화하기 위해 필요한 변수들의 목록만을 제공한다. 그렇지만 이 재료들을 어떻게 조합하여 작업을 가능화하는지에 대한 통찰은 주지 않는다. 이 모델은 세 변수(사람, 환경, 작업)의 상호작용이 어떤 상황에서는 작업참여(engagement)를 만들고, 다른 상황에서는 그렇지 않는지를 충분히 설명하기에는 적합하지 않다. 다시 말해 CMOP-E의 제한점은 클라이언트 중심 가능화 또는 작업적 도전에 대한 충분한 설명은 제시하지 못하고 있다.

최상의 작업수행을 만드는 상호작용에 대해서는 사람-환경-작업 모델(PEO Model)(Law et al., 1996)이 더 명쾌하게 근본적인 특성을 설명해 줄 수 있다. 이 모델은 사람, 환경, 그리고 작업 간 적합성(fit)에 따라 작업수행을 결정한다. PEO 모델의 Venn 도표 형식은 4개의 가능한 상호작용을 나타낸다(사람-환경, 사람-작업, 환경-작업 그리고 사람-환경-작업). 이 모델은 변수 간 적합성의 정도에 따라서 상호작용의 정도가 다를 수 있다는 것을 함의한다. Lewin[2]의 장 이론(field theory)에서 environmental press(개인과 함께 환경이 필요한 힘, 1933)와 Murray의 욕구와 동기이론(Need-Press theory, 직장에서 사람들의 행동을 이해하기 위한 심리학 기반의 도구 연구, 1947)에서 이론을 가져왔다. PEO 모델은 인간의 역량, 작업적 요구, 그리고 환경적 지지와 장애 간의 격차가 있을 때 작업적 어려움(도전)이 발생한다고 제시하였다. 이 마지막 측면은 작업 변화를 가능화하기 위한 기회를 만든다. 사람, 작업, 그리고 환경 간 적합성이나 부적합성을 이해하는 것은 작업 어려움(도전)의 원인을 규명하고 작업가능화를 이룰 수 있는 계획과 해결책을 수립할 수 있는 가능성을 제공한다.

작업적 어려움(도전)과 사람-환경-작업 적합성

CMOP-E와 PEO가 나타내듯이 적합함 또는 부적합함을 이해하는 것은 사람의 인지적, 감정적, 그리고 신체적 능력(Cognitive, Affective, and Physical abilities; CAP)을 비교하여 차이를 보는 것이다. Martha의 상황을 고찰해보면, CAP의 한 가지 때문에 작업적 어려움을 겪는 것 같더라도 CAP의 모든 면을 검토하는 것이 매우 중요하다. Martha의 사례는 작업수행과 참여(engagement)가 사람의 능력 때문만이 아니라 작업 때문이기도 하며 적합함의 맥락을 평가하는 것은 매우 복잡할 수 있음을 보여준다. 몰입 이론가 Csikszentmihalyi의 연구(2003)에서는 적합함을 고려하는 방식을 제시해 주고 있다.

Csikszentmihalyi(2003)는 개인의 작업 참여(engage) 경험에 대해 포괄적 조사를 하였다. 그의 연구에 의하면 참여(engagement)하는 심리적 상태는 행동 도전의 정도와 개인적 역량이 적합하거나 작업적 도전의 난이도와 그 도전에 대응하는 개인의 역량이 잘 맞으면 몰입상태가 된다. Csikszentmihalyi의 연구는 이 적합함이 높고 개인의 기술 수준이 최상이며 작업 도전과 잘 맞아 떨어졌을 때 개인은 행복, 만족감, 그리고 성취감의 최고의 수준에 다다르고 이때 몰입을 경험하게 된다고 보고하고 있다.

실제로 Csikszentmihalyi(2003)는 참여(engagement) 경험 상태를 8가지로 구분하였다(그림 8.1). 도전과 능력에 따라 8가지 수준으로 구분된다. 이 8가지 경험 상태의 특성은 작업에 참여(engage)나 재 참여(re-engage)할 경향성을 알려준다. 만약 참여(engagement)가 조절 또는 몰입과 같은 긍정적인 상태를 낸다면 개인은 그 상태를 다시 달성하기 위해

---

2) 장 이론 field theory: 인간 행동은 개인과 환경 간 상호작용의 결과이다.
B=f(P, E) behavior, person, environment.

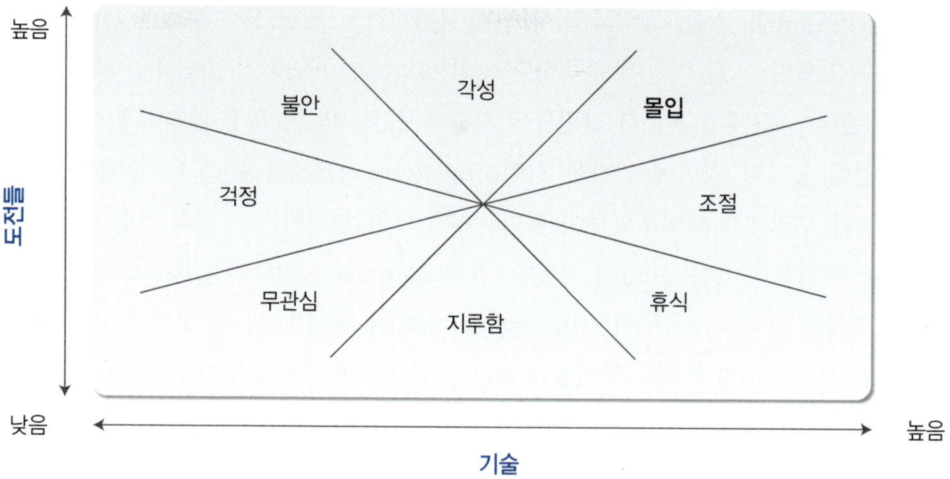

그림 8.1 일상적인 경험의 지도

출처: The Map of Everyday Experience, From Good Business by Milhaly Csikszentmihalyi, copyright 2003 by Milhaly Csikszentmihalyi. Viking Penguin, a division of Penguin Group (USA) Inc.의 허락아래 사용

노력할 것이고 그 작업에 참여(engage)하게 될 것이다. 이는 Bonnie Sherr Klein(1장)의 경우에서 보여주듯이, 그녀의 취약한 건강 상태와 재활팀의 바람에도 불구하고 그녀는 "내 자신은 정작 나의 재활노력을 속이는 것 같이…"(CAOT, 1997a, pp. viii-ix)라고 느꼈다. 그래서 그녀는 주말에만 영화제작 작업을 하였다. 만약 참여(engagement)가 무기력함이나 걱정과 같은 부정적인 것이라면 개인은 그 상태를 피하려고 노력할 것이며 따라서 작업 재 참여(re-engage)를 하지 않을 것이다. 이는 3장에서 견딜 수 없는 무료함으로 하루가 끝나기만 기다렸던 Emma의 사례에서도 나타났다.

참여(engagement)의 어떤 경험들은 개인의 역량 발달과 성장을 증진하거나 제한을 가져올 수 있다(Csikszentmihalyi, 2003). 만약 도전이 너무 크거나 너무 작으면 개인은 작업에 참여(engage)를 더 못하게 되며 Emma의 경우와 같이 점차 퇴행할 수도 있다. Emma는 시간이 지나면서 점점 침실 밖으로 나가려 하지 않았고 결국은 아무것도 안 하게 되고 체중과 각성도가 저하되었다. 불안과 혈압이 올라간다고 울부짖으며 앉아있기만 하였다. 만약 도전(난이도)을 성취할 수 있는 정도가 된다면 참여(engage)를 더 잘 할 수 있고 점차적으로 역량도 향상될 수 있었을 것이다. 7장 Daniel의 경우에서와 같이, 기술 습득함에 지지를 받았을 때 성공을 경험하기 시작하였고 수업 시간에 방해를 덜 받았으며 자신감을 얻고 더 긍정적으로 변하였다.

Csikszentmihalyi(2003)의 연구는 개인의 독특성을 지지해 준다. 몰입 이론에 대한 연구들은 역량(능력, 기술, 그리고 지식)이 충분하더라도 개인이 작업 참여(engage)하기 어려울 수 있으며, 또한 역량이 부족하다고 참여(engagement)가 중단되는 것은 아님을 설명해 주었다. 2장에서 부룬디 난민들의 사례에서는, 개인의 특정 배경상황에서 흥미가 있는 작업에 동기와 의미에 기반한 참여(engagement)를 결정하도록 중재를 했다. 물론 Bonnie가 우리에게 보여주었듯이 흥미, 동기, 그리고 의미는 개인의 역량 한계를 극복하기 위한 해결책을 찾을 수 있게 하였다. 반대로 Emma는 역량이 있음에도 불구하고 흥미, 동기, 그리고 의미가 부족하여 참여(engagement)에 방해받았음을 보여주었다.

Bandura(1986)의 연구는 작업참여(engagement)와 적합성에 대한 다른 측면을 제시하였다. Bandura의 자기효능감(self-efficacy)은 주어진 상황에서 어떠한 작업을 성공적으로 조직하고 참여(engagement)하는 자신의 능력을 지각하는 신념이 작업참여에 영향을 줌을 설명한다. 몰입과 마찬가지로 자기효능감은 작업참여(engagement)의 경험과 관련이 있으며 배경상황에 제한을 받는다. 자기효능감은 어떤 영역에서는 높고 다른 영역에서는 낮을 수 있다. 자기효능감은 그가 가지고 있는 기술능력 수준과 관련이 있으며, 이를 통해 새로운 기술을 학습하기 위해 기울인 노력의 양을 예측할 수 있다. 자기효능감은 새로운 기술을 학습하기 위해 선택과 자발성, 새로운 기술을 학습하기 위해 쏟은 노력의 양, 어려움 속에서도 지속할 수 있는 수준, 그리고 그 어려움을 해석하는 것 등에 영향을 준다. 반복적인 실패는 자기효능감을 소멸시키며(**글상자 8.1**), 개인 스스로의 노력으로 성공하게 되면 자기효능감은 향상하게 된다. Daniel의 사례에서, 농구 기술과 글씨체가 점차적으로 향상되면서 자기효능감, 즉 자신감이 향상되었고 작업참여에 대한 관점도 더 긍정적으로 변하였다.

어떤 클라이언트들에게 적합성이 부족하면(적합해지길 원하지 않는 사람들에게서도) 소외, 박탈, 배제, 억압, 무기력화, 또는 격리 등이 생길 수 있다. 사회적 변화를 가능화하는 여러 연구에서도 작업참여(engagement)에 대한 특정 사회적 집단의 권력 관계, 공정성, 그리고 포용 등 다른 중요한 측면을 제시해 주고 있다. 일반적으로 사회적 변화를 가능화하는 것에 참여(engage)하는 작업치료사들은 작업공정성에 위협을 받고 있거나 경험하고 있는 집단, 지역사회, 또는 인구집단을 위해 일하고 있다. 작업적 어려움의 존재로 작업소외, 작업박탈, 작업불균형, 또는 작업격리와 같은 불공정성 상태가 될 수 있다. 4장 Joshua의 사례에서, 학교를 다니면서 오히려 작업격리의 가능성이 생기게 되었다. 6장 Bintu의 사례에서, 우리는 그녀와 그녀의 친구들이 전쟁 때문에 작업격리와 박탈을 경험하게 된 것을 알 수 있다. 따라서 사회적 관점에서 적합성을 고려할 때 권력 관계와 관련된 환경적 상태들을 세심하게 살펴보아야 한다.

| 글상자 8.1 | **몰입과 빈곤에 대한 고찰**

몰입과 자기효능감의 개념은 매우 개별적으로 겉으로 나타난다. 하지만 사회적 배경상황은 이 측면들에 직접적인 영향을 준다. 빈곤한 생활을 하는 사람들은 일반적으로 자기효능감이 부족하다. 그들은 흔히 자신들의 경험을 통해 세상에서 자신이 하는 것들은 영향력이 없거나 차이를 만들지 않는다고 말하고(그들이 무엇을 하던 자신들을 위해서 상황이 좋아지지 않는다고 한다. 그들은 삶은 보통 위태롭고 조절할 수 없다고 한다. 그들은 겨우 먹고 살만큼 벌기 위해 사투를 벌이며, 이후 아이가 신발을 잃어버리고, 그들이 새 신발을 사기 위해 월세를 낼 수 없다.), 따라서 쫓겨나거나 불안정한 주거 상황으로 인하여 직장을 잃게 된다. 인종차별을 겪고 있는 사람들은 또한 낮은 자기효능감을 경험하게 된다. 그들은 자신들의 영역을 향상시키기 위해 고등교육에 에너지를 투자하지만 인종차별로 괜찮은 직업을 얻을 수 없게 된다.

특정 사회적 집단의 개인의 작업 저(低)-참여(engagement)는 흔하다. 1960년대 북미에서의 성별역할과 기대치를 미루어볼 때, 당시 여성은 일과에 저(低)-참여(engage)하고 주부와 어머니의 역할로만 제한되어 있었다. 이는 부적절한 적합성이 커서 Rolling Stones는 “Mother’s Little Helper”이라는 곡을 썼는데, 이는 여성들이 자신들의 불만족에 적응할 수 있게 흔하게 처방된 신경안정제를 의미하는 것이었다.

—Brenda Beagan

CMOP-E와 PEO, 또는 CMCE와 같은 가능화 모델은 Csikszentmihalyi(2003)의 몰입 이론을 적용하여 작업도전을 이해할 수 있다. 또한 Bandura(1986)의 자기효능감 이론, 그리고 개인과 사회적 변화의 이론들(5장, 6장 참고)도 작업도전을 이해하는 데 유용하다. 작업적 어려움(도전)을 이해하기 위해 먼저 작업과 사람과 환경 영향을 이해해야 한다. 작업은 작업분류나 작업분석을 통해 이해할 수 있다. 또 작업을 이해하기 위해서는 개인 역량(인지, 감정, 신체적 능력, 그리고 기술과 지식)과 작업에 영향을 주는 중재 변수(동기, 흥미, 의미, 그리고 자기 효능감을 포함), 작업과 환경에 요구되는 역량, 그리고 이들의 중재 요소들도 이해해야 한다. 작업기반 가능화 모델들은 우리에게 특정 사람들, 가족, 집단, 지역사회, 단체 또는 인구집단의 작업참여(engagement)를 지지하거나 제한하는 요소들을 비교하고 구분할 수 있는 수단을 제공한다. 또한 작업가능화 모델들은 작업가능화 목표가 사람-환경-작업 적합성을 향상시키고 작업적 어려움(도전)을 감소시키는 것임을 알려준다.

Fit Chart(그림 8.2)에서는 사람, 작업, 그리고 환경을 구성하는 18개의 변수들을 보여주고 있는데 CMOP-E에서처럼 사람, 작업, 그리고 환경을 단편적으로 보여주고 있다. 하지만 ‘사람’은 작업적 클라이언트 집단의 전체 범위를 대표한다(개인, 가족, 집단, 지역사회,

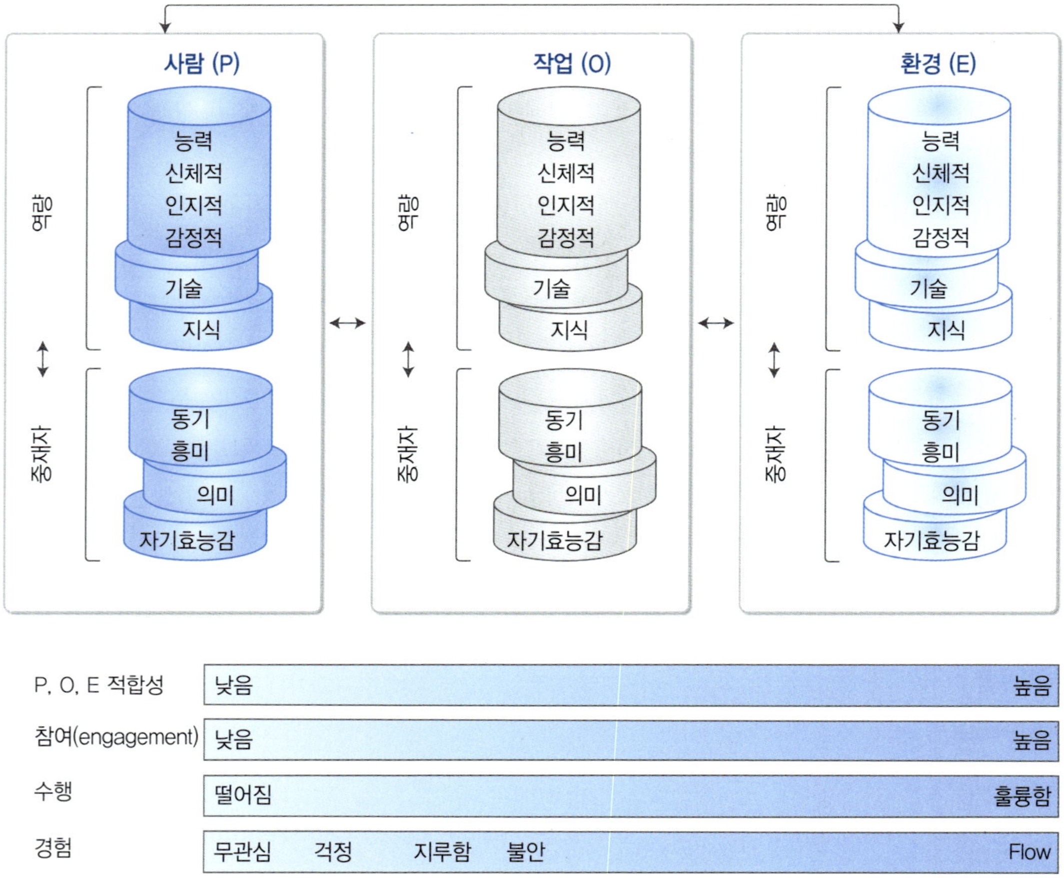

그림 8.2 Fit Chart

출처: Polatajko, H. J. (2007). Fit Chary. In E. A. Townsend, & H. J. Polatajko, Enabling occupation Ⅱ: Advancing an occupational therapy vision for health, well-being, & justice through occupation. (p. 213) Ottawa, ON: CAOT Publications ACE.

단체, 그리고 인구집단). Martha에서 볼 수 있듯이 작업적 도전을 파악하기 위해 변수들을 단편적으로만 봐서는 안 된다. 따라서 각각의 변수들을 전부 고려해야 한다. 또 가장 중요한 것은 역량변수와 매개변수 사이에 있는 상호작용이다. Bonnie Sherr Klein, Hussein, Daniel, 그리고 부룬디 난민들에서처럼 작업수행과 참여(engagement)의 매개효과는 의미, 동기, 흥미, 그리고 자기효능감이다.

Fit Chart는 적합성의 높고 낮음을 기술할 수 있으며, 적합성의 수준은 작업참여(engagement), 작업수행, 그리고 Csikszentmihalyi(2003)의 경험 상태 수준들과 연관이 있다. Martha의 경우 Fit Chart를 이용하여 설명하자면, 작업수행과 참여(engagement) 문제가 있으면 적합성이 부족하다는 것을 의미한다. 그리고 Martha와의 두 번째 상호작용에서 확연하게 나타났듯이, Fit Chart에서 그녀의 작업적 어려움(도전)을 이해하기 위해 신체적 적합성을 제외한 나머지 변수들도 고려해야 한다는 것을 설명해 준다.

18개 변수들의 상호작용을 모두 고려하는 것은 복잡하며, 특히 주관적인 변수들뿐만 아니라 객관적인 변수들을 같이 고려해야 하기 때문에 더 어렵다. 변수들 간에는 큰 차이와 복잡성이 있으며, 장악력과 같은 구체적 변수에서부터 제도적 문화와 같은 무형의 변수까지가 포함된다. 작업적 어려움(도전)의 전체 범위와 복잡성을 이해하기 위해 다학제 간의 지식이 요구된다. 작업치료사들은 클라이언트-구체화된 목표를 설정하고, 어려움(도전)을 설명하며, 그들의 작업수행과 참여(engagement)를 가능화하기 위한 해결책을 판단하기 위해 클라이언트들을 참여(engage)시킨다.

8.4 클라이언트 중심 가능화: 클라이언트 특유의 목표, 도전, 해결방안

CMCE는 권력 공유, 다양성, 공정성(4장 참고) 등에 명확하게 주의를 기울이면서 작업에 초점을 둔 클라이언트 중심 가능화를 소개한다. CMCE는 작업치료 5가지 필수 요소인 (1) 작업적 어려움(도전)을 이용하기, (2) 강점과 자원을 이끌어내기 위해 자원 기반 해결책을 사용, (3) 클라이언트 중심의 가능화를 보장하기(단순 처방이 아닌), (4) 다학제 간 지식기반을 이용하기, (5) 작업치료의 복잡성을 다룰 수 있는 전문가적 추론을 이용하기에 맞게 작업기반 가능화를 이끄는 가이드라인이다. 클라이언트 특유의 목표, 도전, 그리고 해결방안을 실현하기 위해 작업치료사는 개인과 사회 변화를 일으킬 수 있는 방법을 사용할 수 있다.

예를 들어, 클라이언트 특유의 목표, 도전, 그리고 해결 방안을 찾는 클라이언트 중심 가능화는 Mezirow(2000)의 연구에 따라 전환적 학습법(transformative learning approach)을 사용할 수도 있을 것이다. 다른 예시는 Freire(1970)와 Rothman과 Tropman(1987)의 연구에 기초한 지역사회 개발 접근법을 채택하여 사용할 수 있다. 또한 해결책들은 클라이언트의 능력을 키워주고 그들의 지지 네트워크를 강화시켜주는 것이다. 작업적 어려움(도전)에 대한 관심사는 신체적 장애부터 사회적 배제와 일상생활의 불공정성까지 이른다. 개인, 가족, 그리고 집단에서 개별적 변화 방법은 작업적 어려움(도전)이 작업참여를 제한할 때 특히 중요하다. 지역 사회 변화는 클라이언트가 지역사회, 단체, 또는 인구집단일 때 특히 중요하다. 예를 들어, 학교에 경사로를 설치하거나 보호자를 지원할 지원금을 찾는 것은 개인, 가족, 또는 집단의 작업기반 가능화 일부이다(4, 5, 6장 참고).

8.5 가능화를 위한 해결책: 다학제간 지식기반을 이용하기

이 책의 1절에서 제시한 작업의 이해는 작업과학뿐만 아니라 다학제간 전문지식에 기반하고 있다. 마찬가지로, 2절에서는 가능화 이해는 작업치료에서 클라이언트 중심 가능화의 역사적 이해와 현재의 이해뿐만 아니라 다양한 지식에 기반하고 있다. 7장에 나온 치료 예시에서 볼 수 있듯이, 작업치료사들은 클라이언트들의 작업 어려움(도전)들을 해결하기 위해 다학제간 지식을 사용한다. 작업치료사들은 지식들을 제한적으로 사용하는 것이 아니라 전반적인 지식을 사용한다; 신경발달, 감각통합, 감각운동, 작업기반, 보조기, 직장 내 편의시설, 생활방식 재설계, 유니버설 디자인, 시설 재개발, 정신사회, 그리고 재난지역과 같은 지역사회 재건(**표 7.3**의 이론 틀의 요약을 참고). 다학제간 지식들을 통합하여 작업치료의 개념과 가능화 기술들을 만들어내는 것이 작업치료이다.

위와 같은 전문적인 지식을 이론의 틀이라고 한다. Rogers(1983)가 지적하였듯이, 이론의 틀은 "[의학적] 환자의 평가 이전 이미지를 형성할 때의 무의식적인 이데올로기(가치, 신념체계)로 널리 이용되고 있다."(p. 605). 치료사가 가지고 있는 이론의 틀과 클라이언트에 대한 관점이 작업도전에 영향을 주는 주요 요인이다. 작업치료 프로그램에서 목표를 세워 계획하고 실행하고 결과를 측정하는 것과 같이, 해석은 작업도전을 규정하는 것에서부터 시작된다(Rogers & Holm, 1994). 이론의 틀은 무엇을 평가하고 무엇을 목표로 적용할지 그리고 구체적인 목표를 이루기 위한 계획을 어떻게 할지를 결정할 수 있도록 작업치료사들을 안내해 준다. Martha에서처럼, 작업치료사가 이론의 틀을 더 넓혀가면 신체적 역량뿐만 아니라 정신사회적 요소와 직무역량 요구를 다룰 수 있고, 작업도전을 더 깊이 이해할 수 있다.

이론의 틀은 관점, 배경상황, 또는 일련의 전제로 설명된다. 사람의 인식과 생각은 항상 이론의 틀 안에서 발생된다고 알려져 있으며, 이론 틀이 행동의 과정과 결과를 선택적으로 제한한다(Atherton, 2002). 작업치료 이론의 틀은 작업적 어려움(도전)을 인식하고 이해할 방법을 결정하며 상호 관련 이론, 구조, 그리고 개념들을 묶어서 판단하게 한다(Mosey, 1986).

작업치료사들이 사용하는 이론의 틀은 매우 다양하고 사람, 작업, 또는 환경을 단독으로 또는 합친 것에 초점을 맞추게 할 수 있다. 작업치료사들은 다학제간의 지식들을 통합한다. 사람, 작업, 그리고 환경 간 적합성을 설명하고 그에 영향을 미치는 모든 이론의 틀을 규정하는 것은 거의 불가능하다. 물론 Kielhofner(1997), Mosey(1986), Trombly(1997), 그리고 Wilcock(2001b, 2002)과 같은 주요 작업치료학자들은 작업치료의 폭과 복잡성에 대해 연구해왔다. 7장에서 논의하였듯이 지금까지 작업치료에서 사용한 접근법의 대부분은 개인 역량과 관련된 작업도전을 다루고 있다. 팀과 조직이 손상 경감을 강조하는 경우는 신체적 능력에 초점을 둔다. 작업치료 이론의 틀은 갈수록 환경 또는 사회적 변화에 더 초점을 둔다. 작업치료의 작업가능화 관점이 더 발전됨에 따라 새로운 접근방법들이 계속 생겨나고 있다.

8.6 가능화를 위한 해결책: 귀추법(abductive reasoning) 사용하기

각 치료사는 클라이언트가 직면한 작업 어려움(도전)에 대해 최선의 가능한 해결책을 제공하는 이론이나 이론의 틀을 결정할 책임이 있다. 작업치료사의 전문적 추론은 작업도전에 대한 여러 해결책을 비판적으로 평가하고 가능성들에 대해 고찰해야 한다. 이때 귀추법이 필요하다(복잡한 상황들과 여러 해결책들에 적합한 추론의 형태).

치료사가 사용하는 추론 과정은 클라이언트 관리의 질에 영향을 주는 주요 요인이며(Rogers, 1983), 작업적 도전을 경험하는 클라이언트를 위한 최상의 결과를 얻기 위해 필요하다(Schell, 2003). Rogers(1983)는 "작업역량의 평가를 위해 광각렌즈처럼 넓은 시각이 필요하다."(p. 604)고 하였고, 작업치료 과정에서 광범위한 작업적 관점의 필요성을 강조하였다. 귀추법이 이런 넓은 관점을 지원한다.

귀추법은 '최고의 설명을 위한 추론으로 알려진 하나의 추론 양상을 공식화하기 위해 가능화 원리를 가장 잘 활용한 것'(Fetzer, 1990, p. 103)이다. 이 목적은 이미 존재하는 개념과 이론적 이해를 발전시키거나 현상에 대한 현재의 설명을 넓히는 새로운 개념을 만드는 것이다(Aliseda, 2006). 귀추법은 주어진 복잡한 상황에 대한 최상의 설명을 찾아준다. 이는 과학적 질문, 의학 진단 치료, 일반상식, 그리고 전반적인 문제 해결에 침투하고 있다(Aliseda, 2006; Magnani, 2001). 귀추법은 최선의 이해와 경험을 바탕으로 관찰되는 현상에 대한 가능한 설명을 일반화한다. 나아가 귀추법은 상황을 충분히 설명할 수 없는 경우 또는 현상의 일부 측면만 이론과 일치하는 경우에 사용된다. 즉, 근거가 부족할 때에도 적용된다. 다시 말해 설명은 변화할 수 있는 것을 의미하고 있지만, 귀추법은 무엇이 진실과 가깝거나 가깝지 않은지를 설명한다. 귀추법은 연역적 추론(deductive reasoning)과 반대 순서로 가며 근거에서 가설 순서로 설명한다. 귀납적 추론(inductive reasoning)과 구분하기 위해 귀추법은 확증 가능성이 높은 설명을 지지하는 이론은 최소한으로 사용한다.

귀추법은 과정과 생산물 둘 다로 간주되고 있다(Aliseda, 2006). 추론 과정의 결과가 생산물이며 생산물은 선택된 귀추법 설명이나 설명에 도움이 되는 논리이다. 추론 과정은 가능성이 있는 설명을 구축하는 것이며, 그 중에서 최선의 것을 선택하는 것, 이 모두를 포함한다(Peirce와 Aliseda가 인용하였듯이, 2006). 추론은 가능성 있는 설명을 구축하는 방법과 최선의 귀추법 설명을 선정하는 방법을 말한다. 이 과정에서 나오는 추론이나 추론 구조는 확증 가능성이나 추론적 설명에 영향을 미친다. 가장 강력한 추론은 이론과 일치하고, 검증 가능하며, 실행하기에 경제적인 것들이어야 한다(Peirce와 Aliseda가 인용하였듯이, 2006).

작업치료에서 귀추법은 클라이언트가 경험한 작업적 도전에 대해 사람, 작업, 그리고 환경 변수들의 상대적 기여를 고려하는 과정이다. 이후 Martha에서처럼, 가능성 있는 해결책을 확인하는 것이다. 작업치료사들은 귀추법을 사용하며 이끌어낸 결론을 다시 확인할 수 있고 Martha의 사례에서 봤듯이 새로운 대안을 제시할 수 있다. 예를 들어, 작업치료사는 귀추법을 사용하여 작업 도전을 다루기 위해 7장에서 Daniel의 사례에서처럼, 최고의 이론틀을 판단하고 가장 가능성 있는 해결책을 찾아낼 수 있다.

8.7 가능화를 위한 해결책: 가장 받아들이기 쉬운 해결책 판단하기

해결책의 범위는 어려움(도전) 범위만큼 다양할 수 있다. 사실, 작업수행과 작업참여(engagement)를 개선하는 해결책이 하나인 경우는 드물다. Fit Chart를 사용하면 어떤 특별한 적합성 문제에 최소 3가지 해결책이 있을 것이다(사람을 바꿀 것인가, 작업을 바꿀 것인가, 환경을 바꿀 것인가). 실제 근거와 함께 귀추법은 어떤 해결책이 가장 성공할 가능성이 있는지를 결정한다. 하지만 이론과 근거에 따른 최선의 가능한 해결책은 실용적이지 않을 수도 있고 자원이 너무 필요할 수 있고, 클라이언트가 받아들이기 어려워(가장 중요한 것)할 수도 있다. Rick Hoyt의 부모는 시설에 수용되는 것이나 보스턴 마라톤 참여가 금지되는 것을 받아들일 수 없었다(1장). 마찬가지로 Bonnie Sherr Klein도 자신이 영화 작업을 할 수 없다는 것을 용납할 수 없었다(1장). 비교하기에 사안은 작지만 Daniel은 본인이 원한 농구 슛하기와 연관 짓기 전에는 학교 선생님이 요구한 손글씨 쓰기를 받아들일 수 없었다(7장).

클라이언트가 해결책을 실행하려고 하지 않으면 효과적일 수 없다. 따라서 작업치료에서 귀추법을 사용하는 것은 클라이언트 중심 가능화에 근거해야 한다. 해결책은 작업치료 범위 내 또는 범위를 벗어날 수 있다. 예를 들어, Rick의 아버지가 마라톤 달릴 준비를 하는 것은 작업치료의 실천 범위를 벗어나는 것이다. 왜냐하면 그의 준비는 다학제간 지식과 귀추법과 작업치료 가능화 기술을 필요로 하는 작업 도전과 연결되는 것이 아니기 때문이다. 그는 가족과 지역사회가 평상시 하는 가능화 수준만큼 스스로 할 수 있는 사람(self-enabler)이었다(**표 7.1**). 하지만 Rick이 아버지와 함께 마라톤에 참가할 수 있게 장비를 설계하거나 적응하는 것, 그리고 Rick을 위해 함께 참가하는 것을 **옹호**하는 것은 작업치료 범위 안에 있다. 이와 같이, 작업치료의 작업적 관점(1장)과 클라이언트 중심 가능화 기술들(2장)은 작업가능화의 필수적인 요소이다. 마찬가지로 작업적 도전의 존재, 작업적 해결책의 필요성, 그리고 다학제간 지식기반과 귀추법을 사용하여 작업치료의 범위를 정의할 수 있다.

8.8 가능화를 위한 해결책: 작업변화를 가져오기

작업은 사람마다 다르며, 매일, 매 시간, 그리고 때로는 매 분마다 크게 변화한다. 사람은 생활을 통해 성장하며, 작업적 도전을 마주하면서 모든 가능성에 부합하는 생활에 참여(engage)할 수 있다. 작업치료사는 지역사회, 단체, 그리고 인구집단이 발전할 수 있도록 작업적 도전을 다루고 작업적 해결책을 발전시킨다. 작업변화를 가져올 가능성, 그리고 사람과 환경이 어떻게 영향을 미치는지에 대해서도 작업치료사는 관심을 가진다. 작업을 할 수 있도록 혹은 계속 잘 할 수 있도록 작업변화를 가능하게 함으로써 원치 않는 방향으로 변화하는 것을 예방하기 위한 작업변화 과정을 이해하는 것도 중요하다.

작업변화는 다양한 방법으로 일어난다. 작업을 추가, 개편, 또는 삭제할 수 있게 된다. 변화는 10가지 가능화 기술을 이용하여 적응, 재구성, 재설계하는 방법을 통해 가능화될 수 있다. 작업변화의 특성에 관계없이 작업의 2가지 측면을 주의해야 한다. 더 피상적인 수단적인 측면(instrumental aspect)은 적합한 Fit Chart의 역량변수들과 관련이 있으며, 그것은 상대적으로 쉽게 변화할 수 있다. 수단적 변화의 예는 숟가락 손잡이를 굵게 만들기, 워커 처방하기, 정보를 제공하기나 간병인 고용하기 등이다. 더 깊이 있는 의미적 측면(meaning aspect)은 개인과 환경의 매개변수와 관련이 있으며, 그것은 상대적으로 변화하기 어렵다. 의미 변화의 예는 의미, 가치, 신념, 동기, 흥미, 자기효능감을 바꾸기 위한 것이다. 수단적인 문제는 교육과 적응을 통해 대처되지만, 의미적인 문제는 사람이나 사회의 변화가 필요하다. 작업수행과 참여(engagement)의 변화는 작업 상황에서 사회의 재구성, 즉

사회 변화를 필요로 한다. 불공평한 기회와 자원은 참여(participation), 펀딩 지원, 정책 변화가 요구된다. 지방, 국제 구조 또는 물리적인 환경에서 제도 변화를 요구한다.

효과적인 작업변화를 가져오기 위해서는 작업치료사가 2절에서 말한 가능화 기술들을 모두 사용해야 한다. 예를 들어, 작업치료사는 변화를 가져다주기 위해 소셜 네트워크를 디자인하거나 물리적 공간을 변화시키기, 옹호하기, 신체적·인지적·정신적 능력을 향상시키기 위한 특별한 기술을 구하기나 원하는 작업수행을 할 수 있도록 도구를 적용시키기 등을 사용할 필요가 있을 것이다(Bontje et al., 2004). 이러한 가능화 기술들은 다양한 수준과 정도에서 변화를 가져다주기 위해 사용된다. 변화는 특정 작업의 수행과 참여에만 영향을 줄 수 있다. 한편, 변화는 작업패턴, 레퍼토리 또는 작업적 삶의 여정에 영향을 줄 수 있다. 변화를 위한 전략은 작업을 통한 개인 수준이나 사회 수준에 초점을 맞춘다.

더 나아가, 효과적인 변화는 작업능력을 발달시키고, 작업수행과 유대를 회복시켜 작업으로 손상을 예방하고 작업건강과 공정을 증진시킬 수 있다.

작업능력을 발달시키는 예는 ADHD을 가진 아동이나 다른 작업 문제들이 있는 아동들을 학교 기반 작업에 참여(participate)할 수 있는 기회를 가질 수 있도록 하거나 Emma와 같은 사람들이 의미 있는 작업기회를 가질 수 있게 유연한 공간과 직원들의 지지가 있는 통합적 생활 공간을 설계하는 것 등이다.

작업적 잠재성 발달의 예시는 주의력결핍 과잉행동장애 또는 학교기반 작업에 참여(participate)하기 위한 기타 작업적 문제점들이 있는 아동들을 참여(engage)시키는 것이다. 또는 Emma와 같은 사람들이 의미 있는 작업기회를 가질 수 있도록 유연하게 공간을 사용하게 하거나 직원들의 지지가 있는 통합적 생활공간을 설계하는 것이다. Bonnie Sherr Klein이 영화를 다시 제작하고(1장) 피아니스트 Cathernine이 보조기(5장)를 사용할 수 있도록 한 것과 같이, 작업수행과 참여(engagement) 및 회복은 문헌에 널리 설명되어 있다.

작업치료사들은 작업적 삶을 복구시키기 위해 지역사회개발 접근법을 사용할 수 있는데, 예로 Bitu와 시에라리온에 있는 친구들 또는 캐나다로 이민 온 부룬디 난민들을 들 수 있다.

Rick이 아버지와 함께 보스턴 마라톤에 참가하는 사례에서처럼, 작업치료사들은 공정한 작업참여(participation)를 옹호하면서 작업박탈을 예방할 수 있다. Nettie의 예에서처럼, 작업공간에서 스트레스를 예방하기 위해 단체 조직인 클라이언트가 협력하는 데 중점을 두고 있다.

작업치료사는 작업을 통한 건강, 웰빙 그리고 공정성을 목표로 하는 개인, 가족, 단체 또는 인구 클라이언트와 함께 협력할 수 있다. 예를 들면, 작업치료사는 많은 이민자가 있는 도심 지역의 가족발달센터를 디자인하면서 YMCA 팀을 조정하는 작업과 가능의 관점을 가질 수 있다(**중재 실례 7.5**). 또한 작업치료사는 지속적인 정신질환을 가진 사람들을 위해 직업복귀와 관련된 여러 가지 선택들에 대해 노동자와 고용주를 교육시킬 수 있다(**중재 실례 7.3**).

의미 변화

의미 변화 과정은 작업변화를 가져오기 위해 필수적이다. 적응 Fit Chart가 설명하고 있듯이, 의미는 개인의 작업과 그 환경의 상호작용에서 중요한 중재요인이다. 효과적으로 작업을 변화시키기 위해, 의미 변화의 인적, 환경적 과정을 이해하는 것이 중요하다. 그리고 의미 변화는 작업수행과 결합 수단의 양쪽 측면에서 모두 필요하다. 작업치료사가 일상 작업변화에서 클라이언트의 경험을 이해하는 것은 클라이언트 중심이 되게 해준다. 이것은 Catherine(5장)의 다양한 요구에 맞게 여러 가지 보조기를 적용하고, 재디자인한 사례에서도 볼 수 있다.

작업변화를 이해하게 하는 많은 모델과 이론들이 있다(5장, 6장 참고). 이는 건강신념 모델(Health Belief Model)(Lewis & Daltroy, 1990; Rosenstock, 1990), 귀인 모델(Attribution Model)(Lewis & Daltroy, 1990), 건강행동변화의 범이론적 모델(Transtheoretical Model of Health Behavior Change)(Prochaska & Velicer, 1997), 사회적 학습이론(Social Learning or Cognitive Theory)(Bandura, 1986; Baranowski, Perry & Parcel, 1997; Lave & Wenger, 1990), 지역사회개발 모델(Community Development Models)(Freire, 1970; Rothman & Tropman, 1987), 지역사회 역량수립 모델(Community Capacity Building Model)(Kretzman & McKnight, 1997), 지역사회기반 재활(Community-based rehabilitation)(Helander, 1992; Krefting, 1992), 건강증진(Health Promotion)(Labonte, 1994; Seedhouse, 1997), 그리고 조직개발(Organizational Development)(Sinetar, 1991) 등이다.

의미관점 전환 과정(Meaning Perspective Transformation Process)(Mezirow, 1991)은 작업변화의 수단 및 의미 수준을 연결해주는 데 매우 유용하다. 5장에서 설명된 Mezirow(1991)의 전환 이론은 개인의 의미 관점이 비판적 고찰을 통해 변환되면 완전하고 지속적인 변화가 일어난다고 설명한다. 의미 관점은 개인적 패러다임의 구성물이며 일상 행동을 안내하는 핵심적인 개인 가치, 신념, 감정, 그리고 지식 등으로 이루어졌다.

Dubouloz 등(Dubouloz et al., 2002; Dubouloz et al., 2004)과 Mezirow(1991)의 주장에 의하면 진정한 작업변화가 일어나기 위해서는 클라이언트가 의미관점 전환의식이 일어나도록 자기 성찰이 필요한데, 이 성찰을 보조하고, 지지하며, 격려해주는 것이 중요하다.

특정 작업에 영향을 주는 변화

특정 작업을 변화시키기 위한 전략은 사람, 작업 또는 환경을 개별적으로 또는 조합하여 관리해야 한다.

사람을 변화시키는 가능화

작업가능화의 한 접근 방법은 인지적, 정서적, 또는 신제적 능력, 그리고 의미, 동기/흥미와 자기효능감을 다루어 역량을 변화시키는 가능화가 일어나게 한다. 변화를 가능화한다는 것은 협력과 클라이언트 중심이어야 함을 의미한다. 역량에 대한 전략은 인지적 손상에 대한 코칭하기를 통해 문제 해결을 가능화하는 것을 포함한다. 또한 전략은 작업참여(engagement)에 참여하는 동안 불안을 감소시키기 위해 정서적 변화에 초점을 두어야 한다. 신체적 변화를 위한 전략은 원하는 작업을 하기 위해 필요한 근력, 균형, 지구력 등을 훈련시킨다. 중재에 대한 변화는 의미 전환, 동기나 자기효능감 증가시키기 위해 단계화된 성공경험을 포함할 것이다.

작업을 변화시키는 가능화

현재의 작업을 버리거나 새로운 작업을 추가하게 함으로써 가장 단순하게 작업을 변화시킬 수 있다. 한 가지 대안은 작업의 특정한 부분과 관련된 도구를 적용하는 것이다. 예를 들어, 도구를 꽉 잡기가 안 되는 사람을 위해서는 손잡이에 패드를 대거나 새로운 도구를 디자인해 제작해 주어 작업수행을 참여(engagement)할 수 있게 한다. 또한 정신보건기관이나 요양원에 있는 클라이언트의 흥미에 맞추기 위해 작업을 분석하고 단순화시켜 강화해 줄 수 있다.

환경을 변화시키는 가능화

환경의 물리적, 사회적, 문화적, 그리고 제도적 요소들을 변화시키는 것은 적합(FIT)에 영향을 줄 수 있고 도전을 줄여줄 수 있다. 예를 들어, 실제 건물과 자연 환경에 경사로를 디자인하고 설치하거나 욕실에 안전손잡이를 부착하고, 산책길에 쉴 수 있는 벤치를 만들어 준다. 화장실에 손잡이를 설치하거나 자연환경 내 오솔길에 벤치를 설치해서 휴식공간을 만들어 준다. 사회적 환경의 변화를 이끌어내는 것은 개인, 집단, 또는 인구집단을 위한 효과적인 사회적 네트워크, 정책, 펀딩 시스템과 기타 지원을 제공하도록 가족, 지역사회 또는 단체를 교육하는 것을 포함한다.

사회적 환경을 변화시키는 것으로 독거노인에게 이웃이 매일 방문하거나, 자녀를 지역사회 멘토나 교육 보조자와 짝을 이루어 교육 지원 프로그램에 참여시키게 하는 것도 있다. 문화적 환경을 변화시키는 것으로 작업치료사가 클라이언트를 옹호하고 대변하는 것이 있다. 작업치료사는 개인 또는 집단이 작업적 도전, 능력, 강점, 자원, 또는 다른 자산에 대해 논의하는 모임을 주최할 수 있다. 개인이나 집단이 지역사회에 참여(participate)할 수 있도록 목표를 설정한다. 개인의 직장에서의 변화를 대변해주기 위해서 조직의 문화에 영향을 줄 수 있도록 직원 연수나 회의를 개최할 수 있다. 제도적 환경에서의 변화를 위해 이런 프로그램을 재정적으로 지원해 달라고 대변해야 한다. 작업치료사의 파트너는 정부의 지방자치 단체, 도립, 연방, 또는 국제적 수준까지도 해당될 수 있다. 환경의 변화를 가능화하는 것은 국내 또는 국제적으로 작업기반 지역사회 개발을 시험하기 위한 연구 제안서를 작성하는 것처럼 복잡할 수도 있다. 환경을 변화시키는 것은 사람들에게 접근 가능한 지역사회 자원을 사용하도록 코치할 수도 있다. 예를 들어, 지역 마트, 약국, 식당이 제공하는 배달 서비스와 같은 커뮤니티 자원을 사용할 수 있도록 다른 사람을 코치하는 것 등이다.

함께 변화를 가능화하기: 상호작용을 변화하기

CMOP-E에서 사람, 작업, 그리고 환경 요소는 지속적으로 상호작용한다. 즉, 한 요소의 변화는 다른 요소들의 변화에도 영향을 주는 경향이 있다. 변화가 상호 연결되어 있는 것은 Connor Schisler(1996)의 부룬디 난민에 대한 연구(Connor Schisler & Polatajko, 2002)에서 보여졌고 **사례 8.2**에서도 볼 수 있다.

작업패턴의 변화 만들기

클라이언트가 원하거나 필요로 하는 것은 때때로 특정 작업수행 변화가 아닌 작업패턴(일과, 습관, 또는 레퍼토리)을 변화시키는 것일 수 있다. 변화는 어떤 작업을 하는 시간의 양, 하루 중 어느 시간인지, 작업참여(engagement), 또는 어느 작업을 삭제 또는 추가하는 것에서 발생한다.

변화를 위한 일상 작업의 요구와 희망을 관리하고 실천할 것들의 우선순위는 클라이언트 선호도에 의해 결정된다. 개인은 우선적이고 가장 중요한 작업에 계속 참여(participation)하기 위해서 필요한 일과, 습관과 작업 패턴을 찾아야 할 것이다.

그러나 작업패턴, 일과, 가치, 흥미나 자신에 대한 정체성의 인식과 결부되어 있어서 작업 레퍼토리를 변화시키는 것은 쉽지 않다(Royeen, 2003). Bontje 등(2004)은 신체적 장

CASE STUDY

사례 8.2 학교를 가려는 Suhail의 욕구

Suhail은 강직형 뇌성마비를 가지고 있고, Gross Motor Function Classification System (Rosenbaum et al., 1996)의 레벨 3을 진단받은 5세 남자아이이다. Suhail은 독립적으로 앉을 수 있고 평지에서 워커를 이용하여 보행한다. 이번 가을, 동네의 학교에 입학할 예정인데, 버스로 안전하게 이동하고 교실과 놀이터에서 독립적으로 돌아다니기 위해 휠체어가 필요하다. Suhail과 같은 GMFC 레벨 3 또는 4의 대부분의 학령기 뇌성마비 아이들은 학교와 지역사회에서, 특히 장거리 이동을 할 때 휠체어를 사용한다. 휠체어를 사용하는 것이 이차적인 근골격계 손상을 예방하고 관절을 보호하여 단거리를 걸을 수 있는 능력을 유지하거나 최소한 서서 이동하기에 능동적으로 참여(participate)할 수 있게 한다는 근거가 있다(Palisano et al., 2003).

작업치료사는 Suhail의 휠체어의 너비, 폭, 등받이 높이를 알아내기 위해 휠체어 평가를 실시하였다. 치료사는 또한 가족들이 아이를 위해 가장 적절한 휠체어와 휠체어 부속품들을 선택할 수 있도록 도와주었다. 서서 이동을 할 수 있도록 회전이 가능하고 탈부착이 되는 발판과 긴 브레이크 등을 추천하였다. 가족들은 어른들도 몸을 굽히지 않고 휠체어 뒤 손잡이를 쉽게 잡을 수 있도록 양쪽 손잡이를 연결하는 바를 설치하기를 원했다. Suhail의 휠체어는 그가 성장하면서 의자의 너비를 늘릴 수 있도록 성장 키트를 갖추고 있기 때문에 몇 년 동안 같은 의자를 사용할 수 있게 하였다. 작업치료사는 또한 더 나은 자세 조절을 할 수 있도록 안락함을 증가시키고 자세를 지지해 주는 휠체어 적응 의자 시스템을 추천하였다.

Suhail은 몸통에는 저긴장이, 고관절과 다리에는 과다긴장이 있어 작업치료사는 고관절에서 원치 않은 강직성 양상을 잘 조절하고 올바른 몸통 자세를 지지하며 더 나은 상지 기능을 사용할 수 있도록 주의를 기울였다. 작업치료사는 고관절 움직임을 조절하기 위해 궁둥뼈 앞에 수납공간, 내장된 안장 그리고 견고한 골반 안정장치(rigid pelvic stabilizer)를 추천하였다. 맞춤형 등받이(moulded back)는 후상방 엉덩뼈가시(posterior superior iliac spine)를 중립자세로 하여 골반을 지지하였고 이후 15° 뒤로 기울게 하여 정상 몸통 펌 자세를 만들어 주었다. 겨드랑이 아래에 가쪽 지지대가 내장되어 있어서 손기술과 작업 기능이 향상되게 하였다(Reid, Rigby, & Ryan, 1999; Rigby, Reid, Ryan, & Schoger, 2001).

—Patty Rigby

애가 있는 고령자들이 매일 작업일과를 유지하는 것이 매우 중요한 일임을 발견했다.

작업치료사들은 클라이언트와 함께 일하며 그들의 작업일과, 습관, 레퍼토리를 재구성하여 그들이 지속적으로 의미 있고 목적 있는 작업에 참여(engage)할 수 있게 한다. 작업치료사들은 클라이언트와 함께, 그리고 그들을 위해 옹호하면서 일한다. 예를 들어, 파트타임이나 보호적 고용 기회를 창출하기 위한 노력을 대변할 수 있다. 클라이언트와의 협력은 주요 작업을 유지할 수 있도록 최상의 재건을 결정하기 위해 필요하다. Walker(2001)는 야간 근로자가 충분한 수면을 취하면서도 주요 작업참여를 유지할 수 있도록 야근하는 노동자의 일과를 재구조화하여 고찰하였다. Walker의 연구는 작업의 일과를 재구성하기가 어려움을 지적하였다. 간호사에 관한 몇몇 연구에서는 지속적으로 작업을 재구성하는 것이 필요함을 보고하였다(Gallew & Mu, 2004). 이 연구들은 모두 작업패턴과 일과와의 상관관계를 설명하고 있다. 즉, 사람의 변화는 다른 사람의 작업패턴과 일과에 영향을 줄 수 있다. 그러므로 작업치료사와 클라이언트들은 일과를 변화시키기 위해서는 관련된 모든 사람들의 승인을 받아서 중재와 협상을 해야 한다(**사례 8.3**).

작업으로 말하는 인생 여정의 효과적인 변화

클라이언트는 종종 삶의 상황에서 크고 극적인 작업의 변화를 경험한다. 예를 들어 자연재해, 심각한 부상 또는 질환 때문에 이미 구축된 친숙한 작업패턴을 계속 할 수 없게 될 수 있다. 이러한 경우에 클라이언트는 새로운 작업적 삶의 과정을 재창조하고 재구축하기 위해 자신의 작업적 삶의 틀을 다시 재건하는 가능화가 중요하다. 이러한 경우, 특정 작업의 수행에만 초점을 두는 것으로는 충분하지 않다. 이러한 규모의 변화는 자산과 잠재력에 기반한 이상적이면서 강점과 가능성에 근거한 현실적인 미래를 그리고, 그 미래와 연결하는 작업수행과 참여(engagement)하는 목표를 이루기 위한 신중한 대처를 시각적으로 그려내는 것이 필요하다. 작업 재구성을 하는 것은 클라이언트의 관점에서 작업적 자아를 변화시키는 것을 뜻한다. 자기정체성은 특정 배경상황에서 작업과 사회적 위치를 통해 구성하기 때문이다. 작업 재구성은 작업적 인생 과정 레퍼토리에서 특정 작업을 버리기, 대체하기, 추가하기 등을 통해 가시적인 변화를 생각해야 한다.

작업치료사들은 클라이언트의 인생 과정의 이야기를 듣고, 예상되는 작업적 인생 과정 궤도에서 일어나는 변화를 이해하고 예측하면서 더 큰 변화의 가능화를 시작한다. 과거와 현재 상황에 대한 클라이언트의 이야기는 정보를 제공하고, 새로운 작업의 궤도를 그리는 작업 참여(engagement)와 관련 있는 정체성으로의 필요한 변화를 이해하기 위해 사용된다.

CASE STUDY

사례 8.3

Mary의 요양원으로 이사

Mary는 74세 미망인으로 4개월 전까지 캐나다 작은 마을의 노인 아파트 중앙 층에 혼자 살고 있다. 이 아파트로 이사하기 전, Mary와 남편은 낙농업에 종사하였다. Mary는 세 명의 자녀들을 키웠으며 자녀들이 성장한 이후부터 65세까지 고등학교에서 비서로 근무하였다.

Mary는 녹내장, 인슐린 의존성 당뇨, 말초혈관 질환, 고혈압이 있고, 좌측 다리 무릎 아래 의족을 착용하고 있다. Mary는 의족을 착용한 후 5년 동안 잘 관리해 왔다. 그녀는 워커를 이용하여 안전하게 돌아다녔고 자신을 스스로 돌보았으며 자가용을 운전하였다. 그녀는 교회, 노인회, 독서모임, 그리고 브릿지(카드놀이의 일종) 동호회활동을 적극적으로 해 왔다. 그녀는 매주 일요일, 딸과 손주들에게 가서 저녁식사를 하였다. 4개월 전 두 번째 절단 후 Mary는 마지못해 Maple Valley 요양원으로 옮겨 가는 것에 동의하였다. 그녀는 요양원에서 대여한 수동 휠체어를 사용하며 도움을 받아서 목욕하기, 부분적으로 옷 입기, 이동이 가능했고 여러 가지 약을 복용하였다. 요양원에서 주 2회 근무 상담을 하는 작업치료사 Jane에게 자신의 우측 다리 무릎 아래로 절단이 필요하다는 것을 알았을 때의 심정을 "4개월 전 하늘이 무너지는 것 같았다."라고 표현했다. 그녀의 주치의는 Mary의 나이를 고려해서 두 번째 의족은 추천하지 않았다.

Mary의 주요 지지자였던 딸은 남편의 승진으로 인해 4시간 거리로 이사를 갔다. Mary는 좌절감과 우울감을 느끼기 시작했으며, 인생이 공허하고 하루하루가 미칠 듯이 느리게 간다고 느끼기 시작하였다. 물리치료 운동 프로그램을 지속하기에는 그녀의 동기가 매우 부족했다. 가족, 아파트, 친구, 그리고 이전 활동들을 그리워했으며, 새로운 시설에 갇혀 있는 느낌이 든다고 했다. Jane은 Mary의 평가와 요양원에 적응할 수 있도록 하는 추천사항을 부탁받았다. Mary가 원했던 것은 요양원을 떠나 그녀의 이전 작업들을 되찾는 것이었다. Jane은 Mary가 그녀의 목표를 이룰 수 있도록 가능화에 필요한 협상과 옹호하기를 시작하였다.

–Wendy Pentland

사람들이 상실과 변화를 경험하게 되면 그들의 삶의 연속성이 방해를 받는다. 정체성은 인생 경험의 좋은 통합제이다. 우리는 우리에게 일어나는 일들을 우리의 인생 이야기를 위한 의미로 해석한다. 이는 삶에 통일감을 준다(Christiansen, 1999, p. 554).

Klinger(2005)는 외상성 뇌손상이 있는 사람들을 대상으로 질적 연구를 수행하였다. 연구 참여자들이 먼저 자기 감각과 정체성을 재구성하는 것에 초점을 두고 발견해 갔다. 참여자들은 본인들의 작업 일과를 변화시키기 전에 자기 감각과 미래의 비전을 재구성하는 것이 우선적으로 필요했다고 얘기하였다. 재구성과 새 비전을 세우는 것은 그들의 인생 과정 이야기의 주관적인 전환점이 되기 위해 중요했다. 즉, Christiansen(1999)은 인생의 사건의 발전적인 연속성이 인생의 새로운 의미를 가져다 주기 위해 의미의 변화가 필수적이라고 하였다. 미래의 작업적 삶의 이야기를 발전시키기 위해 클라이언트와 협력하고 코치하기는 작업적 인생 여정을 재구성하고 재건설하기 위한 작업목표를 발전시기기 위한 단계를 만든다. Klinger(2005)는 의사소통이 어려운 사람은 그림이나 다른 의사소통 수단을 사용할 수 있었다고 했다. 개인의 인생 이야기(과거, 현재, 미래)를 설명하도록 하는 것은 가능화의 창의적인 형태이고 이는 작업치료의 특징이다. 따라서 이 수준에서 작업가능화의 초점은 자신들의 삶을 성찰과 분석을 통해 의미 있는 작업 경험으로 재건설하고 재구성하는 방법을 제공하는 것이다(**사례 8.4**).

사회의 수준에서 변화를 가져오는 작업: 작업공정성의 가능화

사회적 변화를 통해 작업공정성을 실현시키는 것은 인간 작업가능화에도 영향을 준다. 작업치료사는 사회 변화의 관점을 가지면서 동시에 개인의 경험에 대한 환경의 영향에도 주목하여야 한다(**글상자 8.2**). 6장에서 지역사회 개발, 조직 개발, 인구 보건에 대해 언급한 것처럼, 사회 변화를 위한 작업치료의 접근은 하향식이나 상향식이 될 수 있다. 사회 변화에서 작업치료의 노력은 사람에 대한 요인을 넘어 작업과 환경에 초점을 맞추기 때문에 독특하다[예를 들어, 건강한 작업참여(engagement)의 사회적 결정 요인]. 개인, 또는 가족, 지역사회 조직, 인구 등의 클라이언트가 실제로 일상생활 속에서 무엇을 하고 있는지 질문해봐야 한다. 어떤 환경의 힘이 건강, 웰빙, 공정성에 대한 작업과의 연계를 촉진하거나 제한하는지도 생각해야 한다.

건강의 결정요인에 관심이 있는 작업치료사들은 자신의 능력, 연령, 문화, 성적 가치관, 경험에 대해 지속적으로 자각하고 성찰해야 한다.

CASE STUDY

사례 8.4 이란에서 성장하고 캐나다로 이주하기

나(Parvin)는 이란의 개혁 이후에 이란에서 자랐으며 내 또래 여성들은 2퍼센트만 고등교육을 받고 직업을 가졌다. 나는 조산사로 조산원을 개업하였고 세계보건기구와 함께 1차의료에 종사하였다. 내 일은 여성들에 대한 독자적 활동이 엄격하게 제한된 전통적 역할로부터 자립할 수 있었지만 마음에서 그런 자유는 주어지지 않았다.

나는 이란을 떠난 지 한참이 지났지만 이란을 떠나올 때까지 나의 아동기 동안에 의미 있는 작업에 참여(participate)할 중요한 기회를 잃었다고 생각한다. 나는 캠핑도 가고 친구들과 시간을 보내고, 미술과 음악을 배우고 또는 청소년기에 파트타임 직장에서 일을 하고 싶었다. 집 밖에서의 활동에 참여(participate)하는 것은 정부 규정에 따라 엄격하게 감시되었다. 쇼핑을 가기 위해서 히잡을 써야 하는 정부 규정을 따라야 했다(길고 헐렁한 코트와 히잡을 쓰면서 완전히 몸을 가려야 했다). 이 규칙을 위반하면 무거운 형벌을 받게 된다.

나는 특히 친구들과, 지역사회, 그리고 세계와 의사소통 하는 것을 갈망했다. 나는 다른 사람들과 여가 활동에 참여(participate)하는 것을 소망하였다. 그리고 모든 성별의 친구들과 공개적인 우정을 나누고 싶었다. 하지만 나는 직장에서 남성과 의사소통을 할 때는 시선이 마주치지 않게 눈길을 내려야 했고 소수의 여성들과 우정을 나눌 수 있었다.

TV 채널 2개는 정부가 규제하였고 이란-이라크 전쟁만 뉴스에서 다루어졌다. 이는 슬프고 우울했다. 그 당시 이란에서는 인터넷을 사용할 수 없었다. 현재까지도 위성 안테나는 금지되어 있다. 정치적 상황은 불신을 만들었다. 직계 가족들과만 문제를 논의할 수 있고 소수의 믿을만한 친구들과만 가까운 관계를 형성할 수 있었다.

캐나다로 이주한 것은 내가 오랫동안 기다려온 작업들에 참여(participate)할 수 있게 허용하였다. 하지만 이러한 새로운 기회는 결과적으로 새로운 기회에 불과하였다. 캐나다로 이민온 지 11년이 되었지만, 나는 아직도 타향에 있는 느낌이 든다. 나는 옛날의 작은 사회적 네트워크가 그립다. 나는 가족모임에 참여(participate)하는 것, 이란 음식 만들기와 유창하게 모국어를 말하는 것을 그리워하고 있다. 가장 중요한 것인 딸, 언니, 이모, 그리고 핵심 사회 집단의 일원으로서의 내 역할이 그립다.

–Parvin Eftekhar

이란에서 온 Parvin의 프로그램을 수행하는 작업치료사는 그의 작업적 꿈을 이해하는 방법을 알고 있어야 한다. 동시에 작업치료사는 비의료적인 건강의 결정 요인(non-medical determinants of health, NMDH)과 관련된 작업적 도전도 고려해야 할 것이다. 작업치료사 Frankish 등(2007)은 세계보건기구(World Health Organization)(1986)의 건강증진을 위한 오타와 헌장을 기초로 하여 건강에 대한 비의료적 건강요인을 조사했다.

복합 방법 접근법 연구(2003-2005)를 통해 Frankish 등(2007)은 소득과 사회적 지위, 사회적 지원 네트워크, 교육, 고용 노동조건, 사회적 환경, 물리적 환경, 개인 건강 실천, 건강한 아동 발달, 문화, 성별 등의 비의료적인 건강의 결정 요인(NMDH)을 캐나다 국민건강보험 공단 자료로 조사했다. 그들은 건강 서비스를 넘어서 NMDH에 대해 명확하게 펀딩이 제공되지 않은 것을 발견했다. 그러나 몇 개 지방 보건 당국은 이를 해결하기 위한 권한을 점진적으로 확대하고 있었다. 문화와 성별에 관한 문제는 Parvin의 사례에서 특히 관련이 있었다.

작업치료사는 조기에 아동의 작업에 참여하지 못했다고 느꼈다는 Parvin을 지원할 수 있다. 가능한 작업적 해결책으로 현재 다음과 같은 작업을 할 수 있다면 Parvin이 새로운 사회 네트워크(여성 그룹지도)를 발전시키거나, 캠핑 가기, 동료들과 시간 보내기, 또는 예술과 음악을 배운다는 것이 캐나다에서 가능하다. 그녀가 작업의 꿈을 실현시키는 장소를 찾을 때 중요한 문화적인 습관까지 놓치지 않도록 사회적 지원 네트워크 내 사람들과 컨설팅을 할 필요가 있다.

Parvin과 협동하는 자기계발형 실천가(self-aware practitioner)가 되기 위해 혹은 그녀

| 글상자 8.2 | 사회적 장소와 작업적 선택에 대한 고찰

Parvin의 이야기에서 볼 수 있듯이 이란에서 성별 역할은 명백하게 그녀의 작업적 선택에 영향을 주었다. 하지만 캐나다에서 성별 역할과 영향을 잠시 고찰을 해 볼 수 있다. 얼마나 많은 남자아이들이 발레 수업을 듣고 싶어하지만 무자비하게 놀림을 당하고 성적 지향도에 의문을 갖게 되는 것 때문에 감히 엄두를 낼 수 있을까? 얼마나 많은 여자아이들이 청소년이 되었을 때 운동선수가 되는 것이 꿈이지만 친구들이 자신들의 관심사는 화장, 다이어트, 그리고 남자라는 것이 더 적절하다고 다시 확신시켜 주는가? 얼마나 많은 여자아이들이 무리를 지어 매력의 이미지를 만들려고 섭식장애가 생기는가? 얼마나 많은 남자아이들이 더 커지고 남성스러워지려고 스테로이드를 사용하는가?

—Brenda Beagan

의 이야기를 듣는 연구자로서, 작업치료사는 반드시 작업치료 전문가의 가치관, 신념, 전제를 비판적으로 성찰해야 한다.

작업치료사들은 문화적으로 지향된 프로젝트에 참여하고 싶다라고 생각할지도 모른다. Matuk과 Ruggirello(2007)는 다문화주의에 초점을 맞추어 연극 교육을 사용한 Ontario 주의 초등학교에서의 문화적인 관계의 기본 연결 프로젝트(Cultural Connection Project)에 대해 설명하고 있다. 다문화적인 프로젝트로 생의 발달과 능력이 어떻게 설명되는지까지 확장시켜 조사할 수 있다.

Bintu, 그리고 시에라리온에서 Peter와 Lucy(6장)의 사례에서와 같이 지역사회와 함께 비교문화치료는 일상 경험을 평가, 창의적 프로그램의 개발, 그리고 프로젝트 또는 작업치료 관여의 과정과 결과를 분석하기 위한 작업적이며, 가능화 관점에서 작업치료사들이 기여할 수 있다. 프로그램 디자인과 분석을 통한 가능화는 전인 교육과 전환적 가르침(Matthews, 2005)이라는 지역사회의 관심(Cavanagh, 2005)과 같이 발맞춰 갈 수 있다.

사회 변화에서 작업치료사와 익숙한 접근방법은 Bontje 등(2004)에 의해 제안된 작업 재구성 접근법으로 확장시킬 수 있다. Letts와 그녀의 학생들(2003a)이 토론토에서 수행한 것과 같이, 신체적 장애가 있는 개별 노인들과 일하는 것을 넘어서 작업치료사는 지역에 있는 노인 단체, 학생, 그리고 지역구 의원들과 협력하여 주택과 지지 선택사항을 조사할 수 있다(6장 참고).

9장

캐나다 작업치료 실천과정 이론 (Canadian Practice Process Framework, CPPF)의 소개: 배경상황 확장하기

Janet Craik
Jane Davis
Helene J. Polatajko

CASE STUDY

사례 9.1

Jim의 직장복귀

Jim은 판금 노동자인 37세 남성이다. 10년 전 허리를 다쳐 12개월 동안 휴직하였다. 복직하고 나서 낙상을 당했다. 그 후 동료들로부터 멀어졌고 가정생활에 참여(engage)가 어려웠으며 직장 외 다른 작업에 흥미를 잃었다. 처음 부상 후 급성 허리통증 때문에 간헐적으로 휴가를 사용했다. 그는 통증이 지속되어 일하기 힘들다고 느꼈다. 꾀병으로 부상을 당한 척 한다는 소문으로 직장에서의 관계가 안 좋아져 괴로워했고, 결혼생활도 파탄이 났다.

Jim은 최근에 큰 판금을 들다가 허리를 다시 다쳤다. 8주 후 작업치료사 Sean이 Jim을 담당하게 되었다. Jim은 새 부상 때문에 진통제를 더 많이 사용하고 매일 스트레칭을 하면서 조절하고는 있지만 대부분의 시간을 침대에서 보내야 했다. Jim은 이번 부상으로 이미 안 좋아진 직장동료들과의 관계가 더 악화될까봐 걱정하였다. 그는 Sean에게 복직하는 것이 불안하다고 털어놓았다.

Sean은 Jim과 복직에 대한 고민을 나눈 후, Jim의 직장을 방문하였고 표준화된 직업기능평가를 실시했다. 또한 신체적 직무요구도(job demand)와 사회적 배경상황들을 확인했다. 신체적 요구되는 기능은 지속적으로 엉거주춤한 자세로 40~80파운드의 무거운 물건을 장시간 동안 들고 서 있어야 하는 것이었다. 적합성 분석(fit analysis)에서 Jim의 직무역량은 복직하기에 적합하지 않음으로 나왔다. 그는 40파운드의 무게 정도만 들 수 있었고, 1시간 정도만 서 있을 수 있었으며, 한 번에 4시간 정도만 일할 수 있었다. Sean은 Jim의 사회적 관점에서 보았을 때, 동료들이 그와 상호작용하는 것을 꺼려한다는 것을 발견하였고 이에 따라 그가 의기소침해졌고 안절부절못하게 되었음을 알았다.

Sean은 Jim의 직속상관과 미팅을 했고, Jim이 점진적으로 직업복귀를 할 수 있게 편의를 제공할 것을 제의하고 동의를 얻었다. Sean은 Jim에게 통증관리와 신체적, 노동력, 지구력 증가에 중점을 둘 것을 추천하였다. Jim과 그의 상사는 이 추천사항에 수긍하였지만 산재보험공단(Workplace Safety Insurance Board, WISB)은 동의하지 않았다(그에게 당장 완전히 복직하라고 하였다). Sean은 WISB 심사위원과의 회의를 마련하여 Jim과 그의 직속상관이 한 자리에 모여 직장복귀를 점진적으로 해야 하는 부분에 대해 협상하였다.

작업치료사 Sean은 이 회의에서 평가결과와 직업복귀에 대한 추천사항에 대해 설명할 예정이다. 특히 Jim이 현재 신체적 직무역량과 직업 요구에 부적합함을 강조하면서 아직 복직하기에 불안하다는 것을 설명할 것이다. Sean은 Jim의 근무시간과 업무의 구조적인 계획 개요를 제안할 것이며, 이를 통해 Jim의 역량이 향상되게 하면서 등급화하고, 전략적인 통증 관리를 위한 일과를 제시할 것이다.

—Catherine Donnelly와 Terry Krupa

9.1 소개

작업가능화의 다섯 가지 필수 요소(8장)가 포함된 중재를 구성할 때는 작업변화의 본질에 대해 주의 깊게 검토해야 한다. 1절에서 인간 작업에 대해 논의하고, 2절에서는 변화의 과정에 대해 설명하였다. 작업변화는 매우 복잡할 수 있으며 주의 깊게 구성된 프로세스가 필요할 수 있다. 작업중재는 방법적으로 유추되는게 아니고 방법으로 이끌지 아니하며(예: 과제 또는 과정으로 정의) 오히려 이론과 과정으로 진행된다. 다시 말해 이론에 기반을 둔 비전과 작업가능화로 방향을 잡아 일련의 행동으로 체계화된다.

작업중재에서 클라이언트와 치료사의 협력적 상호작용은 작업변화 과정에 필수적이다. 이 상호작용은 작업적 도전을 명확하게 하고 구분하며, 작업적 어려움을 해결하기 위해 귀추법을 사용하여 가이드한다. CMOP-E에 나온 작업수행과 참여(engagement)(**그림 1.3b**)의 독특함과 복잡함을 고려할 때, 각 클라이언트-치료사 상호작용은 개인, 가족, 집단, 지역사회, 단체, 또는 인구 클라이언트마다 독특하다. 작업가능화 과정은 배경 상황에 민감하며 역동적인 과정이다. 개인, 가족, 집단과의 프로세스는 자신들의 배경상황에 내포된 클라이언트와 작업치료사의 희망, 꿈, 신념, 그리고 가치를 통합한다. 지역사회, 단체, 그리고 인구에서는 희망, 꿈, 신념과 가치는 공동의 시각을 가지거나 조직이 추구하는 대표성을 띤다.

캐나다에서 Fearing과 동료들(Fearing, Law & Clark, 1997)은 『작업수행 과정 모델(Occupational Performance Process Model, OPPM)』을 1997년에 출판하였다. 또한 OPPM은 1997년 『Enabling Occupation』(CAOT, 1997a)에, 그리고 2002년 『Individuals in Context』(Fearing & Clark, 2000)에 출판하였다. OPPM은 클라이언트와 함께 일하는 작업가능화 과정을 포괄적으로 설명한다. 이는 작업치료사들이 클라이언트의 요구와 확실한 이론에 따라 작업수행 목표를 설정하고, 지속적으로 결과를 분석하는 등의 작업중재 실천을 가이드하기 위해 디자인되었다. 작업수행과 클라이언트 중심 중재의 주요 개념을 설명하기 위해 OPPM은 7단계의 중재 실천 과정을 설명한다.

1단계. 작업수행 문제점들을 명명, 입증하고 우선순위를 결정한다.

2단계. 이론적 접근방법을 선택한다.

3단계. 작업수행 구성요소와 환경을 평가한다.

4단계. 강점과 자원을 확인한다.

5단계. 목표 결과를 협의하고, 행동 계획을 수립한다.

6단계. 작업을 통해 계획을 실행한다.

7단계. 작업수행 결과를 분석한다(CAOT, 1997a, 2002, pp. 58-77).

OPPM은 작업수행과 클라이언트 중심 중재의 주요 개념이 개인과 집단에 어떻게 적용될 수 있는지를 설명해 준다는 점에서 높이 평가되고 있다(Simó-Algado, Mehta, Kronenberg, Cockburn, & Kirsh, 2002; Whiteford & Fossey, 2002). 또한 OPPM은 클라이언트에 대한 근거기반, 클라이언트 중심의 실천을 가이드할 때 사용하면 좋다(Egan, Dubouloz, von Zweck, & Vallerand, 1998; Egan, Hobson & Fearing, 2006). 치료사들이 개별화된 중재를 안내하기 위해 OPPM을 사용하면 좋다고 보고되었다(Craik & Rappolt, 2003). 하지만 OPPM은 모든 상황에서 똑같이 유용하지는 않다. 중재 구조와 환경에 따라 OPPM을 적용하기에 어려움이 있을 수 있다(Harrison, 2000). 구체적으로 이론적 접근 방법은 2단계에서만 이루어지며, 작업분석은 분석의 구체적인 요소로 설명되지 않는다.

2002년, 미국작업치료사협회(AOTA, 2002)의 작업중재 이론의 틀(Occupational Therapy Practice Framework, OTPF)에서 OPPM의 미국 버전을 소개했다. 두 프로세스에는 캐나다 OPPM에 대해 의문을 제기하는 몇 가지 중요한 차이가 있다.

- OPPM은 임상가들에게 구조화된 과정을 직접적으로 제공하는 반면 OTPF Framework Collabonative Process Model(AOTA, 2002)은 무엇을 해야 하는지를 설명해 준다.
- OPPM은 7단계를 일직선상의 한 방향으로 시행해야 함을 암시하며, 이는 필요에 따라 부분적으로 또는 전체적으로 원하는 만큼 반복할 수 있다. 그러나 OTPF는 단계를 일직선상으로 수행하라고 하지 않는다고 말한다.
- OPPM은 2단계에서만 한 개 이상의 이론적 접근방법을 선택한다. 하지만 OTPF는 다양한 이론, 이론의 틀 그리고 접근방법들을 과정 내 지속적으로 적용할 수 있음을 밝히고 있다.
- OPPM은 배경상황(사회제도적과 실천)을 명확하게 하지만 각 단계에서는 그러하지 않는다. 반대로 OTPF는 과정 중에서 배경상황의 중요성을 강조하고 있다.

OTPF와의 차이를 비교해 보면, OPPM을 사용하는 것에 대한 질문이 생긴다. OPPM과는 치료사의 가치, 신념과 개인적 중재 이론을 어떻게 적용하는가? 실천 배경상황이 과정에 어떻게 영향을 주는가? 치료사가 과정 단계를 반복하고 싶을 때, 특히 추가적인 평가를 하고 싶을 때는 어떻게 할까? 만약 선택된 이론의 틀이 작업적 어려움의 일부에만 적용된다면 어떻게 할까? 과정의 시작과 종결 부분에서는 어떤 문제에 주의할 필요가 있을까? 클라이언트가 지역사회 주민이거나 조직 전체일 경우에는 어떻게 해야 할까?

9장에서는 이러한 질문들에 답을 찾도록 설계된 새로운 이론의 틀로 캐나다 실천과정 이론(Canadian, Practice Process Framework, CPPF)을 제시한다. 이 이론의 틀은 배경상황에 민감하게 반응하는 것이 중요하다고 강조한다.

9.2 캐나다 작업치료 실천과정 이론

작업치료를 위한 캐나다 작업치료 실천과정 이론(CPPF)(**그림 9.1**)은 근거기반이며 클라이언트 중심의 작업가능화 과정 이론이다. 다양한 실천 배경상황에 적용하기 위한 포괄적이고 목적지향적인 틀이며, 클라이언트가 개인, 가족, 집단, 지역사회, 단체, 그리고 인구집단 등인 경우 모두 사용할 수 있다. CPPF는 CMOP-E(**그림 1.3b**)와 CMCE(**그림 4.3**)에 일치하며 모든 보건전문 프로세스 모델에서 일반적으로 사용되는 평가, 중재, 결과 평가가 일치하고 있다. CPPF는 작업치료 과정에 있는 8가지 조치 단계를 명시하고, 실제 과정 상황을 보면서 행동을 미루거나 진행하며, 혹은 목적과 계획을 다시 수립할 수도 있다. 임상실천에 옵션을 제공한다.

CPPF는 클라이언트와 작업치료사 간의 특정 배경상황 내 행동에 대해 지속적으로 고찰함에 있어 역동적인 상호교차성을 보여준다. 이는 작업치료사들이 다양한 범위의 클라이언트들과 일할 수 있는 도구로 사용되게끔 의도된 것이다. 작업적 관점과 가능화 기술을 적용하면서 치료사는 클라이언트가 작업적 꿈, 희망, 그리고 기대치를 알아차릴 수 있게 가능화하는 것을 권장한다. CPPF는 작업기반, 근거기반, 그리고 클라이언트 중심 중재 과정 내 치료사를 안내해 주며 이는 작업수행과 참여(engagement)에서 변화를 가능화하는 것을 목적으로 하고 있다. CPPF를 활용하면서 작업치료사는 개인 또는 집단 및 그 어느 종류이던 간에 모든 클라이언트를 가능화하여 작업목표를 이룰 수 있게 하는 8개의 주요 행동을 구분할 수 있다.

CPPF 과정에서 두 개의 주요 요소는 작업치료사와 클라이언트이며(개인 또는 집단) 각각 능동적으로 참여(engaged)하는 참여자들로서 구체적인 책임을 이행한다. 개인적·환경적 요소의 특정 묶음은 이 두 참여자에게 영향을 준다. 클라이언트들은 자신들의 작업에 대한 전문가이기 때문에 그들은 중재 과정을 판단하고 적용하는 것에 최대한 참여(engage)

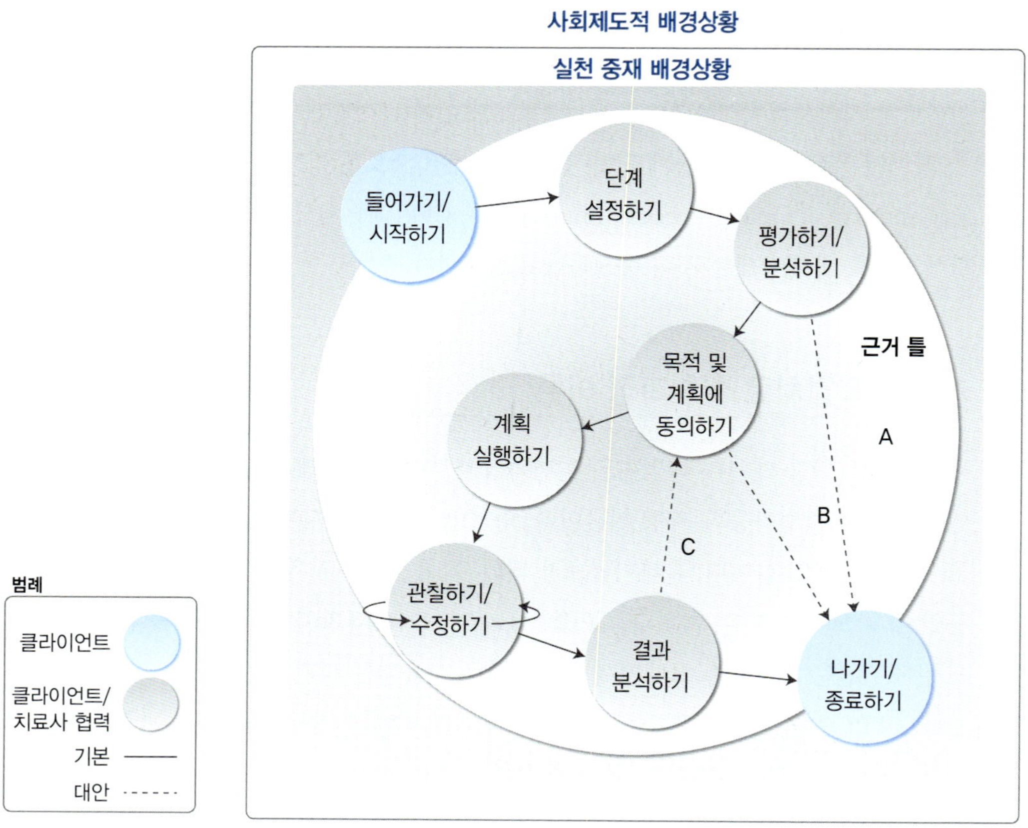

그림 9.1 캐나다 작업치료 실천과정 이론(CPPF)

출처: Townsend, E. A., Polatajko, H. J., Craik, J., & Davis, J. (2007). Canadian Model of Client-Centred Enablement. In E. A. Townsend and H. J. Polatajko, Enabling occupation II; Advancing an occupational therapy vision for health, well-being, & justice through occupation. (p. 233) Ottawa, ON; CAOT Publications ACE.

해야 한다. 치료사와 클라이언트는 협력적인 결정 과정을 통해 작업적 문제점들에 대해 납득이 되는 해결책을 판단할 것이다.

CPPF 과정에서 원하는 결과는 클라이언트가 작업목표를 성취하는 것이다. 이 결과는 CMOP-E를 효과적으로 적용하며 성취될 수 있는데, 작업에 초점을 두며 주요 가능화 기술로 적응하기, 옹호하기, 코칭, 협력하기, 컨설트, 코디네이트, 디자인/구축하기, 교육하기, 참여하기(engage), 전문화하기 등을 사용한다.

CPPF는 작업적 장해 감소를 포함하고 이를 넘어서 참여(engagement)의 중재 모자이크(7장 참조)를 가능하게 하고 모든 종류의 클라이언트와 함께 할 수 있다. 이는 작업가능화의 특징인 5가지 필수 요소인 작업적 도전 다루기, 작업적 해결책 탐구하기, 클라이언트 목표에 초점을 두기, 다학제간 지식을 이용하기, 그리고 귀추법을 적용하기(8장 참조)를 이끌어낸다.

캐나다 작업치료 실천과정 이론의 요소

CPPF는 중재 과정을 4개의 고유 요소로 설명하고 있다. 이 요소 중 세 가지는 배경상황적 요소이다: 광범위한 *사회제도적 배경상황*(외부 박스), *중재 배경상황*(내부 박스), 그리고 *이론의* 틀(큰 원)이다. 네 번째 요소는 작업가능화의 과정(임상)을 안내하는 8개의 행동(8개의 작은 원)으로 나타낸다(**표 9.1**).

사회제도적 배경상황은 널리 분포하고 있기 때문에 가장 바깥쪽의 큰 사각형으로 표시하며, 사회제도적 배경상황의 구체적인 측면인 중재 배경상황을 포함한다. 중재(임상) 배경상황은 안쪽의 큰 사각형으로 되어 있으며, CMCE에서 묘사된 클라이언트와 치료사 관계에 영향을 주는 개인적·환경적 요소들을 포함한다(**그림 4.3**). 사회제도적 배경상황과 중재 배경상황은 나누어지면서도 하나가 다른 하나에 포함되어 있고 서로 영향을 준다는 점을 강조하기 위해 점선으로 표시하였다. 이론의 틀은 중재 배경상황 내 큰 원으로 표시되었으며 치료사가 중재 배경상황에 가져오는 이론, 구성, 그리고 개념을 포함한다. 세 배경상황적 요소 모두 모든 중재 과정에 스며들어 있다.

CPPF의 8개 행동은 각 지점에서 행동을 완료해야 하기 때문에 이렇게 명칭되었다. CPPF 행동은 OPPM과 OTPF에 나온 결과 분석만 포함한다. 사정, 중재 그리고 결과 평가 과정뿐만 아니라 직접적으로 표현하지 않은 들어가기/시작하기, 단계 설정하기, 계획 실행하기, 모니터링하기/수정하기, 그리고 나가기/종료하기의 중재 과정을 구체화한다. 클라이언트 니즈와 중재 배경상황에 따라 원하는 결과를 만들기 위해 이 행동의 일부 또는 모두가 필요할 수 있다. 이에 따라 CPPF는 유연하게 디자인되었다. 이 모델에서 유연한 과정을 행동 지점 간 굵은 선과 점선을 모두 사용하여 묘사하였다. 굵은 선은 한 방향으로 경로 순서를 나타낸다. 그러나 모든 중재가 이러한 순서대로 따르지 않는다는 것을 가정하고 이 이론은 점선을 포함하여 대체 경로(alternate pathway)라고 불리는 중재 과정의 변형을 나

표 9.1 캐나다 작업치료 실천과정 이론의 8가지 행동 지점

1. 들어가기/시작하기	5. 계획 실행하기
2. 단계 설정하기	6. 모니터링하기/수정하기
3. 사정하기/평가하기	7. 결과 분석하기
4. 목적 및 계획에 동의하기	8. 나가기/종료하기

타낸다.

CPPF에서 사용한 명암법(shading)은 특별한 의미가 있다. 점진적인 명도 차이를 준 것은 중재 배경상황에서 찾을 수 있으며 6개의 행동 지점은 중재 관계 내에서 클라이언트와 치료사의 관계를 나타낸다. 사회제도적 배경상황을 회색으로 나타낸 것은 중재 배경상황 밖에서 치료사와 클라이언트가 작업에 각각 독립적으로 참여(engage)하는 것을 나타내고 있다. 따라서 그들 사이에는 상호작용이 발생하지 않는다. 마찬가지로 이론의 틀을 나타내는 큰 원의 진한 회색은 치료사가 치료과정에 제시하는 전문적 지식을 나타낸다. 중재 배경상황 외부에 있는 2가지 행동인 들어가기/시작하기와 나가기/종료하기는 클라이언트가 중재 관계로 들어오고 나가는 것을 의미하며, 중재 과정의 시작과 끝을 나타낸다.

8개의 행동에 대해서는 10장의 사례에서 더 자세하게 다룰 것이다.

9.3 실천의 배경상황을 확장하기

작업과 실천은 배경상황에서 발생한다(Whiteford & Wright St. Clair, 2005). CPPF에는 세 가지 다른 중재과정의 배경상황이 있다. 보건 서비스들에서도 자주 언급되듯이, 세 가지 배경상황을 인식하는 것은 투명하고, 세심하며, 효과적으로 클라이언트 중심 중재를 하기 위해 중요하다. CPPF에서 확인된 세 가지 배경상황은 사회제도적 배경상황, 실천 배경상황, 그리고 이론의 틀이다(표 9.2). 네 번째 요소는 과정 내 8가지 행동들이다.

사회제도적 배경상황

치료사와 클라이언트 모두 문화적, 제도적, 물리적, 그리고 사회 환경적 요소로 이루어진 광범위한 사회제도적 배경상황에 자리잡고 있다(그림 1.3b, 표 9.3).

실천 배경상황

클라이언트-치료사 관계는 작업치료사가 클라이언트의 부탁이나 의뢰를 받으면서 양측이 함께 실천과정을 시작한다(그림 4.3, 그림 9.1). 실천 배경상황이 광범위한 사회제도적 배경상황 내에 포함되어 있기 때문에 치료사와 클라이언트 관계는 개인적·환경적 요소의 영향을 받는다. 실제로 작업치료사는 클라이언트의 개인적·환경적 요소를 주의 깊게 조사한 후 최적의 중재 과정에 클라이언트를 참여(engage)시킬 수 있다. 또한 치료사는 실천 배경상황의 구체적인 부분들을 평가해야 하며 이는 치료사와 클라이언트의 관계가 시작됨을 알리는 것이 된다(표 9.4). 구체적인 것은 서비스 전달 모델이다. 어떤 세팅에서는 여러 종류의

표 9.2 캐나다 작업치료 실천과정 이론(CPPF)의 4가지 주요 요소

요소		위치	묘사
배경상황적 요소	사회적 배경상황	일정한 색의 외부 박스	• 치료 배경상황에 들어가 치료적 관계를 시작하기 전에 클라이언트와 치료사는 독특한 개인으로서 다양한 환경에서 다양한 작업을 수행과 참여(engage) • 사회제도적 배경상황 내에서 시민으로써 참여(engage)하면서 각각은 다양한 신념, 태도, 가치, 그리고 능력을 가짐 • 일정한 색채는 치료적 관계가 아직 형성되지 않음을 묘사
	치료 배경상황	명암과 점선이 있는 내부 박스	• 클라이언트와 작업치료사가 만나고 관계 시작하기 • 클라이언트와 작업치료사 사이의 관계 시작은 그들의 개인과 환경적 요소를 가지고 오며 전문가의 행동과 윤리강령과 작업치료 과정 내 클라이언트의 역할에 대한 자신의 관점 또한 함께 모음
	이론의 틀	일정한 색의 큰 원	• 실천과정 내 치료사가 사용하는 이론, 모델, 그리고 실천렌즈 • 이론의 틀은 치료 배경상황, 과정, 또는 관계에 따라 변화할 수 있음
과정 요소	8가지 행동지점과 경로	그라데이션과 일정한 색, 그리고 굵은 선과 점선이 있는 8개의 작은 원	• 행동 지점은 과정을 구분 • 경로는 다른 시간, 다양한 치료 배경상황, 그리고 다양한 이론의 틀에서 가질 수 있는 가능한 조치를 표시 • 모든 경로는 들어가기/시작, 단계 설정, 평가/분석, 그리고 종료/나가기를 포함

표 9.3 제도적 배경상황과 캐나다 작업치료 실천과정 이론(CPPF)

사회제도적 배경상황: 실례			
물리적	• 자연환경: 산, 강, 자원 • 인공 환경: 건물, 도시, 교통 • 기술 • 시간이 지남에 따른 물리적 자연의 변화 • 물리적 접근성	문화적	• 민족성, 인종, 성별, 연령 • 문화적 집단에 기반한 습관과 의식 • 문화적 작업적 기대치 • 전문분야와 직장 내 문화 • 시간이 지남에 따른 문화적 배경상황의 변화
사회적	• 사회적 네트워크: 가족과 동료 지지 • 전문가 네트워크와 협회 • 직장 내 지지 • 지역사회 자원 • 시간이 지남에 따른 우세한 사회적 이념의 변화 • 어느 기간 내 특정 시점의 사회적 사건의 발생	제도적	• 사법, 경제, 정치적 • 의료제도와 정부 펀딩과 정책 • 제도적 구조: 학교, 요양원, 기업 • 직장, 학교: 정책과 절차

표 9.4 사회제도적 배경상황 내 내포되어 있는 실천 배경상황

실천 배경상황: 예시			
물리적	• 시설, 집, 또는 지역사회 구조 • 치료실 • 치료적 공학 • 장비	문화적	• 시설 또는 지역사회 문화, 비전 또는 미션 • 보건 전문가의 문화, 가치, 신념 • 임상의 모델, 이론
사회적	• 기타 의료 전문가, 팀, 팀원 • 기타 클라이언트 • 시설 또는 지역사회 사회적 본성	제도적	• 시설, 정책과 절차 • 보건 전문가 윤리강령, 임상 범위 • 제3지급자 또는 보험 규정 • 서비스 전달의 모델 • 허용된 회기 수, 회기당 시간, 대기 명단

서비스 전달 모델을 사용한다. 치료사는 서비스 전달 모델이 클라이언트의 니즈에 적절한지 고려해야 한다.

개인적 요소

개인, 가족, 그리고 집단 클라이언트와 함께 실천 배경상황이 시작될 때, 치료사와 클라이언트는 자신들이 가지고 있는 개인적 자원, 지식, 능력, 기술, 습관, 가치, 신념, 그리고 태도를 밝힌다(**표 9.5**). 양측의 작업적 경험이 실천 배경상황으로 가져오게 되며, 이후의 관계를 결정하고, 중재 실천 과정과 구성에 영향을 줄 것이며, 클라이언트-치료사 관계가 종결된 후에도 지속적으로 삶에 영향을 줄 것이다. 세계보건기구(WHO, 2001)는 개인적 요소를 ICF에서 배경상황적 요소 아래에 두었지만 사회적·문화적 변수가 크기 때문에 개인적 요소를 따로 분류하지 않았다. 하지만 개인, 가족, 또는 집단 클라이언트의 경우, 사용 적합 차트(Fit Chart)에서 개인적 측면을 인지, 감정, 신체 능력을 포괄하는 역량으로 분류하였

표 9.5 개인적 요소: 예시

개인 본성과 시간적 측면	• 건강 • 연령, 발달 수준 • 신체 단련, 생활방식 • 성별, 인종, 민족성 • 건강의 감정적 상태
지식, 기술과 능력	• 교육적 지식과 기술 • 전문적 지식, 전문성, 기술 • 작업적 경험 • 대처와 학습 기술과 방식 • 언어

다(기술과 지식, 그리고 동기, 의미와 자기효능감의 중재 요소). 가족과 집단 클라이언트의 경우, 개인적 요소는 집단의 일반적인 경험들(예를 들어 집단들 간의 관련성이나 가족구성원의 개성)의 공통점들이다. 지역사회, 단체, 그리고 인구 클라이언트의 개인적 요소에 대한 예시는 지역사회의 성격 또는 인구의 교육 수준 등을 보여준다.

Judy와 Emily의 이야기(사례 9.2)는 개별 클라이언트가 광범위한 사회제도적 배경상황과 중재 배경상황 내에서 그가 가지고 있는 관점, 가치, 신념, 그리고 경험을 성찰하는 것이 중요함을 보여준다. 성찰은 투명하며 클라이언트 중심의 윤리 실천을 실현해나가게 해 준다.

Judy와 Emily에 대한 사례 9.2는 개별 클라이언트나 개별 작업치료사가 가질 수 있는 다양한 관점(이 사례에서는 흡연에 대한 관점)의 차이를 강조하고 있다. 이 상황에서 작업치료사는 이 클라이언트를 다른 치료사에게 의뢰하기로 하였다. 그녀는 자신의 가치와 클라이언트의 가치와 니즈 사이의 갈등이 클라이언트 중심 중재를 위한 클라이언트-치료사 관계 유지가 어렵다고 생각했기 때문이다. 만약 Judy가 클라이언트 관계를 시작하기 전에, 즉 의뢰를 받은 시점에서 흡연에 대한 가치관과 윤리적 신념에 대해 성찰하였다면 이 갈등

CASE STUDY

사례 9.2

Judy와 Emily의 이야기

작업치료사인 Judy는 담배를 피우기 위해 보조도구가 필요한 Emily의 의뢰를 받았다. Judy는 완전히 흡연에 대해 반대하는 입장이었으나 Emily의 작업적 문제점의 평가를 시행하였다. Judy와 Emily는 목적과 중재 계획을 동의하는 것에 실패하였다. Judy는 평가 시 다른 잠재적인 작업문제들을 확인하였지만 Emily는 흡연에 재참여(engage)하는 것에만 도움을 받고 싶어하였다. Judy는 Emily를 위해 담배 집게를 설계하고 제작하는 것을 거부하였으며(Emily는 당뇨, 양측 하지의 무릎 아래 절단, 혈액순환 저하로 인한 괴사로 손가락을 잃었다), 이는 그녀의 가치 체계와 일치하지 않았기 때문이다. Judy와 Emily는 그들의 관계를 종결하였고 Judy는 Emily에게 다른 서비스 제공자를 추천해 주었다. Emily는 필요한 보조도구를 만들어줄 계획을 적용하기에 동의한 다른 작업치료사에게 컨설트하였다.

–Janet Craik와 Jane Davis

을 방지할 수 있었을지도 모른다. 그녀는 Emily의 요구를 충족시켜줄 수 있는 다른 치료사에게 의뢰할 수도 있었다. Emily의 니즈를 충족시켜줄 다른 치료사가 없었다면 Judy가 클라이언트를 위해 무엇을 할지 고심해 보는 것이 중요하다. 또한 Judy가 클라이언트의 니즈보다 본인의 신념을 우위에 놓을 권리가 있는지를 생각해 보는 것이 중요하다.

클라이언트에게 실천하는 첫 행동지점에서 치료사는 서로의 개인적, 문화적, 영적 가치, 신념, 관심 있는 작업을 작업적 생애 스토리로 표현하면서 상호작용을 시작한다. 클라이언트가 지역사회, 단체, 그리고 인구집단인 경우, 작업치료사는 일반적으로 소수의 대표들과 또는 포커스 그룹과 관계를 발전시켜가게 된다. 치료사와 대표들 또는 클라이언트의 대변인은 시작하는 행동에서 상호작용을 시작한다. 여기서 흥미로운 점은 모든 전문분야는 그 분야의 지식을 정리하기 위해 이론적 틀을 사용한다는 것이다(Magnani, 2001). 작업중재도 예외는 아니다. 따라서 작업치료사는 사상, 가치, 신념, 그리고 전문분야의 이론을 관계에 도입해 온다. 전문적 자원에는 직업 윤리, 행동강령, 적정 요구사항, 작업중재 중재 실천 범위, 그리고 중재 이론의 틀이 내포되어 있다. 치료사는 기존 중재 이론의 틀, 그리고 전문적·개인적 경험에 의한 축적된 전문적인 지식을 고찰하면서 실천 배경상황을 시작한다(Craik & Rappolt, 2003).

개인 클라이언트는 자신의 건강과 작업적 문제점에 대한 지식, 능력, 기술, 경험을 포함한 작업적 인생 스토리를 가져온다. 그리고 그것에 포함한 본인의 지식 또는 작업적 인생 과정 서술을 가지고 온다. 클라이언트는 자신들의 작업적 삶의 전문가이다. 클라이언트는 개인적 가치, 신념과 태도를 가지고 있으며 자신들의 클라이언트로서의 역할과 치료사의 역할에 대해서도 이미 예측한 생각이나 가정들을 가지고 있다. 이러한 개인적 요소는 중재 관계 중이거나 종결 후에도 클라이언트의 삶에 영향을 준다. 클라이언트가 단체와 지역사회인 경우, 자신들의 구조와 문화의 과거 발달과 변화된 역사적 지식이 사용된다.

환경적 요소

세계보건기구(WHO)는 환경 요인을 '개인의 삶의 배경상황을 형성하는 외부 또는 외적인 세계의 모든 측면'(World Health Organization, 2001, p. 193)으로 정의하고 있다. WHO는 배경상황을 물리적, 사회적, 그리고 태도적으로 분류하고 있다. CMOP-E 내에서(**그림 1.3b**) 환경적 측면을 문화적, 제도적, 물리적, 그리고 사회적 환경으로 분류하고 있다. 환경적 압력은 개인에게 영향을 '촉진하거나 저해할 수 있는 성향 또는 잠재력'이다(Murray, 1974). 이는 8장 Fit Chart에서 제시한 환경적 요구와 중재 요소들과 유사하다. 환경적 요인은 역동적이고 지속적으로 변화하며 작업중재 실천을 위해 중요한 시사점을 준다

(Sumison, 1997).

클라이언트와 작업치료사는 사회제도 및 실천 배경상황에서 환경적 요인의 영향을 받는다(표 9.3, 표 9.4). 실천 배경상황은 광범위한 사회제도적 배경상황에 속해 있기 때문에 사회제도적 배경상황 속에 있는 모든 환경적 요인들은 중재 환경에 적용된다. 중재하는 작업치료사와 클라이언트 모두에게 영향을 주는 요인들은 교통 문제, 사회적 지지, 직장과 가족 요구, 그리고 일반적인 문화적 기대 등이 있다. 전문 분야의 문화와 정책에 의해 작업치료사들은 정해진 작업치료실의 특정 건물에서 시간적인 규정에 따라 일정한 실행을 해야 한다. 중재를 실시하는 장소는 실천과정과 결과에 큰 영향을 줄 것이다. 서비스 전달 모델들은 보통 중재 세팅에 대해 구체적으로 설명하고 있으며, 컨설트나 직접적인 관리형과 같은 여러 모델들에서도 세팅들에 대한 설명이 있다. 중재적 상호작용이 이루어지는 장소들은 중재 과정과 결과에 크게 영향을 준다.

모든 환경적 요소는 개인, 가족, 집단, 지역사회, 단체, 또는 인구 클라이언트의 변형에 따라 중재 과정 내 사회제도 및 중재 환경들을 발전시키면서 클라이언트-작업치료사 관계에 영향을 준다. 작업가능화의 과정에서 작업치료사들은 중재자와 클라이언트 행동에 영향을 줄 수 있는 환경의 측면들을 고찰해야 한다. 사회제도 및 중재 환경들은 클라이언트-치료사 협력의 배경이다. 또한 시간과 장소는 관계, 중재 과정, 그리고 결과에 영향을 준다(글상자 9.1).

Lynette와 Harika의 이야기(사례 9.3)는 실천 배경상황에서 개인적·환경적 영향을 강조하며, 이는 사회제도적 배경상황 속에 포함시켜 이해하게 된다.

사례 9.3의 작업치료사인 Harika는 Lynette와 중재를 시작하게 된 상황이다. Lynette는 3개월간 입원한 후 이제 막 퇴원했다. Harika는 Lynette의 주치의가 그녀의 며느리인 Kathy 혼자서는 간병할 수 없다고 말한 것을 알게 되었다. Harika는 Lynette가 퇴원하면 모든 활동에 도움이 필요하고 침대에서 안전하게 내려오기 위해서는 두 명이 도와주야 함

| 글상자 9.1 | 사람과 환경 요소에 대한 시간적 영향

시간적 요소들은 사람과 환경적 영향 모두의 일부로 볼 수 있다. 사람 및 시간적 요소들은 연령 또는 신체적 발달 단계를 포함할 수 있으며, 이는 삶의 진행 경로와 미래의 열망 내에서 반영된다. 환경적 요소들은 예를 들어 세계적 사건, 시간에 따른 정책 변화, 또는 기술의 유용성과 같은 역사적 또는 문화적 발생들을 포함할 수 있다.

을 파악했다. Harika는 전에 몇 년간 지역사회에서 노인들을 대상으로 작업치료를 했다. 이 경험은 클라이언트들과 작업 재참여(engagement)함에 있어 효과적인 가능화와 비효과적인 가능화를 모두 포함하고 있다(가능화 연속체, 그림 4.4, 그림 4.5). Harika는 또한 비공식적으로 자신의 부모님을 간병하고 있었기 때문에 Lynette의 작업참여(engagement) 잠재력에 대해 현실적인 기대치를 가지고 있었다. 이 기대치가 중재 결과에 영향을 줄 것이라고 생각하며 중재 관계를 시작했다.

첫 방문 시, Harika는 Lynette가 강한 회복 의지를 가지고 있음을 알게 되었다. Lynette는 40년간 교사로 활동했으며 다양한 작업 문제들을 가지고 있는 다양한 연령대의 아이들을 좋은 방향으로 이끈 경험을 가지고 있다. Harika는 Lynette가 열심히 노력하는 것을 가치 있게 생각한다는 것을 파악했을 때, 그녀가 능동적으로 작업 목표를 향해 나아갈 것이라는 것도 예측하게 되었다. Harika도 열심히 노력할 계획이었고 공정하고 통합적인 사회에서 작업참여(engagement)가 삶, 건강, 웰빙에 매우 중요하다고 생각해왔기 때문이다. Harika는 첫 방문 시 그들의 중재 관계에 영향을 주는 환경적 요소에 대해 깊이 이해할 수 있었다. 이 영향들은 과정을 바뀔 수 있다. 작업치료사 Harika는 Lynette가 작업중재 계획 내 다양한 목적을 달성하면서 변화할 수 있다는 것을 알고 있었다.

CASE STUDY

사례 9.3

Lynette와 Harika의 이야기

Lynette는 78세 여성이다. 슬하에 6명의 자녀, 14명의 손주, 그리고 6명의 증손주가 있다. 그녀는 거의 40년간 학교에서 아이들을 가르치는 교사였으며, 대부분은 작은 시골 마을, 교실 하나가 있는 분교에서 근무하였다. 65세, 은퇴 후에는 대부분의 시간을 손주들과 보냈으며 그들의 숙제를 도와주고 등교시키고 과외 활동에 데려다 주는 일들을 하였다.

2년 전 Lynette는 집안일이나 산책을 할 때 호흡이 짧아지고 숨이 차서 쌕쌕거렸다. 주치의는 만성폐쇄성폐질환(COPD)이라고 진단하였고 힘든 활동을 할 때 휴대용 산소기를 이용할 것을 권유했다. 가장 가까운 도시에 거주하는 그녀의 아들과 며느리는 어머니가 더 이상 집안일을 하지 말고 그들 집으로 들어와 같이 살 것을 제안했다. Lynette는 독립적으로 사는 것을 가치 있게 여겼기 때문에 이사하는 것을 꺼려했다. 그녀의 아들과 큰 손주가 도와주겠다고 동의하였기 때문에 그 후 21

개월 동안 혼자 살 수 있게 되었다.

작업치료사인 Harika는 32년간의 치료사 경력이 있다. 대부분 지역사회의 요양원에서 노인들을 대상으로 작업치료를 하였다. 그녀도 결혼해서 자녀 2명, 2명의 손주와 아주 친하게 지내고 있었다. 그녀의 부모님들은 요양원에 함께 거주하고 계시며 그들을 최소 주 1회 방문한다. 그녀는 노인들이 일상적인 작업에 참여(engage)하도록 하는 것은 건강과 웰빙에 매우 중요하다고 믿고 있다. Harika는 자신이 작업치료사인 것을 매우 가치 있게 생각하며 적절한 배경상황에서 작업치료사와 클라이언트가 함께 노력하면 모두가 중요하고 가치 있는 작업에 참여(engage)할 수 있다고 믿는다.

Lynette는 지역 종합병원에 3개월간 입원한 후 방금 집에 도착하였고, Harika는 Lynette를 의뢰받았다. Lynette는 감기와 폐렴에 걸렸으며 이는 작업 중재에 방해요인이었다. 주치의는 폐렴은 완치되었지만 폐렴으로 인한 3개월간의 호흡기 기능 문제로 체력이 극도로 저하되어 간호없이 침대에서 뒤척이는 것조차 할 수 없다고 했다. 그녀의 주치의와 사회복지사는 Lynette가 요양원에 가야 할 정도라고 생각했다. 하지만 며느리인 Kathy는 그녀를 모시고 살겠다고 강력하게 말했다.

> Harika는 Lynette을 만나기 위해 Kathy 집으로 갔다. 그녀는 의료용 침대에서 자고 있었다. Kathy는 혼자서 Lynette를 침대에서 내릴 수는 없지만 자세를 바꿔줄 수는 있다고 말했다. Lynette를 위한 방을 공사하고 있어서 현재 안방에 침대가 놓여 있었다. 그 당시 Lynette는 거실에 있었기 때문에 가족들과 상호작용할 수 있었다. Kathy는 낮에 집에 있어서 Lynette와 함께 지냈지만 요리와 청소를 해야 했다. Kathy는 Lynette가 자기 방으로 옮겨가면 스스로 움직일 수 없기 때문에 소외감을 느낄까 걱정했다.

Harika는 Kathy가 Lynette에게 많은 도움이 필요한 것을 알면서도 자신의 집으로 모시고 오기로 결정한 것에 대해 놀랐다. Harika는 Lynette가 Kathy 집안 환경 내에 거주하고 있으므로 Lynette의 작업뿐 아니라 Kathy의 작업가능화도 생각해야 했다.

> 요양원 환경에서는 Harika는 일반적으로 직원들을 면담하고 클라이언트들의 퇴행을 감소시키고 일상 작업에 참여(participate)할 수 있는 방법을 직원들에게 교육했고 간병인의 허리통증이나 부상을 예방하면서 자세 변경하는 방법을 알려주었다. 또한 어떻게 클라이언트가 목욕이나 화장실 사용 등의 작업들에 필요한 근력을 끌어내어 참여(engagement)할 수 있게 가능화하는 것들에 대해 시범을 보여주었다. 그러나 Harika는 집이라는 환경에서 Lynette뿐 아니라 Kathy의 작업 목표까지도 결정하고 우선순위를 정하여 참여(engage)시키는 것이 필요함을 알고 있었다.

—Jane Davis

9.4 배경상황으로서 이론의 틀: 이론과 중재 모델

행동을 시작한 후, 작업 중재자와 클라이언트는 단계를 밟아가기 시작한다. 클라이언트와 치료사는 각자의 관점과 견해를 밝히기 위해 정보를 교환하기 시작한다. 작업치료사들은 모든 인간은 작업적 존재이며, 모든 인간에게는 의미 있고 중요한 작업을 수행하고 참여(engage)를 할 필요와 권리가 있다는 전문가의 신념을 가지고 있어야 한다(글상자 9.2). 작업, 가능화, 클라이언트 중심 중재, 그리고 통합(표 개요 1 참고)에 대한 신념이 지속될 것이다. 이는 CMOP-E와 다른 작업-초점 중재모델과 호환이 된다.

작업치료 전문분야의 구성원들은 신념뿐만 아니라 이론의 틀로 중재를 가이드한다. 이론의 틀은 사람의 관점과 사고가 이루어지는, 선택적인 행동 과정과 결과를 조절하는 이론적 관점, 배경상황 또는 추론이다(Atherton, 2002). 작업중재 이론의 틀은 어떻게 구체적으로 작업적 도전을 지각하고 이해하며 접근해야 할지를 판단하는 상호 관련된 이론, 구성, 그리고 개념이다(Mosey, 1986). 이러한 이론의 틀은 중재 과정에서 작업치료사가 결정할 수 있도록 안내한다.

작업치료사들은 중재의 틀을 잡기 위해 다양한 이론을 사용할 수 있다(글상자 7.2, 글상자 7.3). 이 이론들의 대부분은 다른 학문 분야에서 만들어졌기 때문에, 작업치료 분야의 전문성을 완벽하게 적합한 것은 많지 않다. 클라이언트 중심의 생각에는 여러 이론들이 필요하다. 여러 이론의 호환성을 가지면서 이 이론들을 동시에 또는 순서적으로 사용하는 것을 고려하고 고찰하며, 다른 이론도 확인해야 한다. 클라이언트가 진전이 없거나 목표를 이루지 못하면 치료사는 다른 이론을 선택할 수도 있다.

현실적으로 작업치료사는 여러 중재의 모델들을 조합한다. Benjamin과 Sara에 대한 사

| 글상자 9.2 | 클라이언트의 이론의 틀에 대한 고찰

클라이언트와 치료사 모두 자신들을 임상 세팅에 가지고 오면서 클라이언트 관점의 영향을 어떻게 이해하는지를 고려하는 것이 중요하다. 이는 무엇을 포함할 수 있는가? 클라이언트는 질병, 원인에 대한 자신들의 이론적 이해를 가지고 있을 수 있는가? 또는 그들은 작업치료사와 같은 보건 전문가의 역할과 환자/클라이언트로서 자신들의 역할에 개념을 만들었는가? 그들은 장애나 사회에서 장애인들의 위치에 대해 개념적 이해를 가지고 있을까? 노화의 의미를 어떻게 가지고 있는가?

—Brenda Beagan

CASE STUDY

사례 9.4

Benjamin과 Sara의 이야기

Sara는 25년 경력의 작업치료사로 주요 대도시의 교외에서 개인 작업치료 서비스를 제공하고 있다. Benjamin(Ben)은 8세 남아로 전반적 발달장애(PDD)와 뇌성마비 진단을 받았다. 그는 부모님과 여동생과 함께 살고 있다. 현재 Ben은 사립학교에서 개별 집중치료 제도를 통해 행동 접근 중재를 받고 있다. 그의 부모는 주정부에서 일부 재정지원을 받고 있지만 학비 대부분을 지불해야 한다.

Ben의 부모는 5년 전 처음 Sara에게 작업치료를 의뢰했다. 부모는 작업치료사가 PDD 아동들을 치료하는 것을 알고 있었으며 가능한 모든 방법들을 시도하고 부모는 Ben이 재학 중인 사립학교에 상담해 줄 수 있는 작업치료사를 요구했다.

Sara는 Ben과 그의 가족에게 지난 5년 동안 컨설트 서비스를 담당해 왔다. 중재에서 아동과 가족을 구분하여 구체적인 작업목표에 초점을 둔 감각운동 치료법을 사용한다.

작업적 문제점을 해결하기 위해 체계적인 접근방법을 사용하였다. 학교는 형식적이고 집중적인 행동적 접근방법을 사용했으며 가족들과 교직원들은 이를 전적으로 지원해 주었다. Sara는 감각운동, 작업기반 접근방법과 집중적인 행동적 접근방법을 종합하여 사용하기로 결정했다. 그녀가 이 환경에서 일을 하기로 결정하였을 때 학교에서도 그녀의 상담에 동의하였다. 그녀의 상담은 크게 성공하였다. 그 이유는 다음과 같다.

- Benjamin의 음식 씹기를 향상시키기 위해 씹는 장난감을 소개하고 학교에서 점심시간 전에 프로그램으로 적용하게 만들었다. Benjamin은 현재 더 많은 음식을 먹을 수 있다(사과, 피자).
- 현재 앉는 자세를 개선시키기 위해 삼각쿠션을 사용하였다.
- 타이핑을 위해 키보드 프로그램을 소개해 주었다.
- 쉬는 시간과 놀이시간에 사용할 수 있는 대운동 발달을 적용시킨 활동들을 제안하였다.

–Deborah Cameron

례 9.4는 중재에서 여러 이론들을 조합하였음을 보여준다. 작업치료사인 Sara는 개업 작업치료사로서 서비스 전달의 컨설팅 모델로 일을 시작으로, 차츰 경력을 쌓고 있었다. Sara는 전반적으로 작업기반, 감각운동 접근방법을 사용하였으며, 학교와 Benjamin 부모의 신념과 가치에 따라 어떤 이론 접근법을 사용할지 고민하였다. 그녀는 귀추법에 따라 Benjamin의 학교 환경 내에서 가능한 모든 접근법에 사용 가능성을 열어두려고 하였다. Sara는 학교와 Benjamin의 부모가 선호하는 행동 접근법과 그녀의 접근법을 종합하기로 결정했다.

9.5 배경상황에서의 이동

중재 배경상황에서 시작: 전문적 지식, 추론, 고찰

연습 1 시작: 의료 사회학자인 Freidson은 전문분야의 필수적 특성 중 하나는 전문적인 지식이라고 특정했다(Freidson, 1986). 한 전문분야는 측정 사례에 적용할 전문적이고, 추상적인, 그리고 기술적인 지식을 사용하여야 다른 영역들과 구분된다. 작업치료사의 추상적인 지식은 신념, 가치, 추정, 이론, 모델, 그리고 중재 과정을 포함한다. 작업치료사의 기술적 지식은 광범위한 질적·양적 근거를 포함하며, 이는 작업과 개인적·환경적 영향을 비판적으로 작업 분석한다.

작업치료적 추론은 작업치료사들이 행위 참여(engage)를 결정할 때 성찰적 사고를 하는 과정이다(Magnani, 2001). 작업중재에서 전문적 추론은 작업 추론 및 가능화 추론, 그리고 8장에서 논의한 귀추법을 사용한다. 성찰(reflection)은 작업치료사들이 더 기술적으로 숙달되기 위해 생각하고(thinking), 하는(doing) 것이다(Schön, 1983). 전문적 작업 추론과 성찰을 통해 치료사는 자문하고, 신념과 중재 실천을 종합하기 위해 도전하고 더 풍부한 실천을 실현하기 위해 새로운 신념에 익숙해지도록 촉진된다.

Restall 등(2003)은 그들의 클라이언트 중심 전략 이론(Client-Centred Strategy Framework)에서 어떤 성찰을 통해 개인적 요소가 중재를 어떻게 형성하는지를 깊게 이해하게 해 주었다고 했다. 그들은 "가치관을 명확하게 하는 것은 클라이언트의 가치관이 자신들의 것과 다를 때 자신들의 반응과 행동의 저항을 임상가들이 이해할 수 있게 도와준다."(p. 105)고 설명하였다. Restall과 동료들은 심지어 다음과 같이 설명한다.

가치관들이 갈등 상황에 부딪히면 가치를 명확하게 강조하는 것은 클라이언트가 선

택한 작업가능화를 지지하면서 치료사 자신의 가치에 진실해질 수 있는 적절한 행동하기를 명확하게 해 준다(p. 105).

작업치료사는 개인 가치, 신념이 어떻게 중재 실현에 영향을 줄 수 있는지를 끊임없이 생각하고, 자문하며, 잠재적 갈등을 해결할 방법을 모색하고 있다. 이 갈등 발생을 없애기 위해서는 클라이언트는 작업치료사의 지식과 실천 범위를 이해해야만 한다(Wressle & Samuelsson, 2004). 이러한 협력은 잠재력을 가진다. 이 이론을 가지고 일하면 Sara와 Benjamin에서와 같이, 작업치료사가 개인적 중재 이론의 틀과 중재 레퍼토리를 확장할 수 있는 기회를 준다.

이 장을 마무리 짓기 위해 **사례 9.1**에서의 Jim의 이야기를 계속해 본다.

CASE STUDY

사례 9.5 배경상황에서 Jim의 이야기

(사례 9.1에서 연결)

사례 9.1의 Jim의 이야기를 다시 해 본다. 우리는 다른 배경상황들이 어떻게 하나로 종합되는지를 알 수 있다. 우리는 Jim의 사회제도적 배경상황이 보이지 않는 만성통증을 의심스럽게 보는 사회임을 알 수 있다. 그의 동료들은 도와주지 않았으며 그가 복직했음에도 소외당하고 불안한 생각이 많이 들게 하였다. 이 상황에서는 작업치료사 Sean은 개인적·환경적 영향을 주지 못한다. 하지만 우리 각 개인은 자신들의 가치와 신념이 중재 관계에 연합되는 것을 당연하게 인정하고 있다. 그들은 자신들의 작업적·감정적 삶의 지식을 가지고 있다. Jim은 본인의 경험에 대한 지식을 가지고 있고 특정 능력과 강점을 정확하게 끄집어 냈으며, 작업치료사 Sean은 본인의 가치와 신념을 가지고 있었다. 이 중 몇 개는 Sean의 전문가로서의 경험에서 나온 것이며, 나머지는 본인의 개인적인 경험과 독특한 작업적 경험으로부터 영향을 받은 것이다.

중재 배경상황 내에서 Sean과 Jim은 신뢰와 투명성을 기반한 중재 관계를 성립시켰다. 그들의 상호작용은 Sean의 사무실(계획된 회의)과 Jim의 직장(평가와 중재를 위해)에서 이루어졌다. Sean이 중재 배경상황으로 들어갈 때, 그는 Jim과의 중재 관계에 바로 영향을 줄 수 있는 개인적·환경적 요소를 탐색했다. Jim은 Sean에게 복직에 대한 불안한 감정을 털어놓는다. Sean은 그의 점진적 복직을 위해 WSIB 심사위원과 장애관리 회사(disability management company)에 Jim 편에서 옹호하며 그의 신념과 지지를 보여준다. 중재 배경상황 내에서 Sean은 다양한 관점과 접근방법을 사용하여 중재 과정에서 그의 중재의 틀을 잡는다. Sean은 Jim의 역량과 복직에 대한 동기, 그리고 그의 작업적 문제점들을 평가하기 위해 서비스 전달 컨설트 모델을 사용한다. Sean은 생체역학에 초점을 두고 기능적 평가를 시행하고, 동시에 심리사회적 관점에 기반하여 짐이 직장에 적응가능한지와, 특히 불안과 통증 수준을 평가하였다. 그의 계획은 Jim의 직장복귀를 단계적으로 실시할 수 있는 이론의 틀을 이용하여 이전 직업에 재참여(engage)할 수 있게 가능화하는 것이다. 이 이론의 틀은 장벽을 최소화시킬 수 있는 지원을 늘렸을 때, 능동적 참여(participation)가 작업적 역량과 발달을 가능화한다는 것을 인식시키는 데 적합하다.

Sean의 중재는 신체적 손상과 그 결과에 초점을 두었지만 그는 만성 통증과 복직의 어려움을 가지고 있는 개인들에게 심리사회적 문제들이 많이 발생할 수 있다는 것을 느꼈다. 그는 임상적 추론 기술, 성찰, 그리고 모든 중재(생체역학과 심리사회 모두) 가능성을 열어두기 위한 귀추법을 활용해서 Jim의 복직을 가능화할 수 있다.

—Catherine Donnelly와 Terry Krupa

10장

캐나다 작업치료 실천과정 이론 (Canadian Practice Process Framework, CPPF)의 사용: 실천과정의 전개

Jane Davis

Janet Craik

Helene J. Polatajko

CASE STUDY

사례 10.1

은퇴를 원치 않는 Margaret 이야기

작업치료사 Danielle은 저시력 및 시각장애가 있는 사람들에게 서비스를 제공하는 비영리 기관에서 일하고 있다. 그녀는 클라이언트가 집, 학교 또는 직장에서 최상으로 작업 참여(engagement) 하도록 일하고 있다. Danielle은 모든 개인은 의미 있고 중요한 작업에 참여(engage)할 권리가 있다고 믿는다. 작업치료사로서의 역할은 클라이언트들의 작업 참여(engage)를 가능화하는 것이다. Danielle은 캐나다 작업수행 및 참여 모델(CMOP-E)을 사용하여 클라이언트들로부터 얻은 정보들을 체계화한다.

68세 미망인인 Margaret은 작은 마을의 2층짜리 집에서 혼자 살고 있으며 보조도구를 활용하여 책을 읽고 싶다고 의뢰하였다. Margaret은 지난 수년 동안 시력문제로 생활에 어려움이 있었지만 요양원에서 파트타임 주방장 일을 계속 하였다. Margaret은 5년 전 노인성 황반변성이라는 진단을 받았고 6년 전 왼쪽 눈의 백내장 수술을 받았다. 최근 안과기록에 의하면 Margaret은 중심시력 상실의 초기 단계이지만 아직 법적으로 운전이 가능하다.

캐나다 작업수행 측정(COPM)(Law et al., 2005)과 시각기능질문지-25(Visual Function Questionnaire; VFQ-25)(Mangione et al., 2001)의 결과를 기반으로 Danielle과 Margaret는 책읽기를 향상시키기 위한 계획을 세웠다. 그들은 Margaret의 고용주와 협상하여 업무 및 작업 환경을 수정하여 그녀의 작업역량을 향상시키고 현재 직장을 유지할 수 있게 하였다. Danielle은 Margaret에게 다양한 공학기술 제공뿐 아니라 온타리오 인권위원회의 정보를 제공하였는데, 이는 고용, 승진, 또는 은퇴에 나이가 영향을 주어선 안 된다는 내용이었다(Ontario Human Rights Commission, 2006).

Margaret은 고용주에게 은퇴할 계획이 없다고 말하였다. 작업치료사 Danielle은 고용주와 Margaret을 만나 그녀의 저시력이 직장에서 영향을 줄 수 있다는 고용주의 생각에 대해 함께 논의하였다. Margaret과 고용주 모두 식재료 구별을 위한 새로운 라벨 체계를 도입하고 영양정보 안내서를 더 큰 글꼴로 교체하는 등, 저비용으로 작업 및 환경 적응을 지원하기로 하였다. 이후 두 회기 동안 Danielle은 Margaret과 함께 그 계획을 실행하고 필요에 따라 모니터링 및 수정을 하기로 하였다.

Danielle은 Margaret를 최종 방문하였다. 그들은 그녀의 목표와 지금까지의 진행사항을 검토하였고, 중재에 대한 경험을 기술하게 하였으며, COPM과 VFQ-25를 재검사하였다. Danielle과 Margaret는 목표를 이루었다고 판단하였다. Danielle은 Margaret에게 적절한 지역사회 서비스 및 그녀가 근무하는 비영리기관의 연락처를 제공하여 Margaret가 추가적인 서비스를 원할 때는 언제든지 연락할 수 있게 하였다. Danielle은 종결보고서를 완료하고 사본을 Margaret에게 전달하였고 잘 지내기를 바란다고 전했다.

—Debbie Laliberte Rudman

10.1 소개

9장에서 소개된 CPPF는 치료과정을 소개하기 위해 디자인된 이론의 틀이다. CPPF는 가능화에 기반한 이론의 틀로서 클라이언트 중심, 근거기반, 그리고 작업기반 치료의 원리를 담고 있으며, 상황과 과정 요소들로 이루어져 있다. 9장에서 설명하였듯이 세 가지 상황적 요소들은 사회적 상황, 치료적 상황, 그리고 이론의 틀이다. 8개의 과정 요소를 조치단계(action points)라고 하며(표 9.1) 클라이언트, 즉 개인, 가족, 집단, 지역사회, 단체, 그리고 인구집단과 합쳐져 치료의 모자이크에 사용될 수 있다.

2000년대 초반까지 작업치료 서비스 전달에 변화가 있었으며 직종 간, 학제 간 구조와 컨설트 모델, 그리고 개인, 가족, 집단, 지역사회, 단체, 또는 인구집단 등의 클라이언트에 더 중요성을 두었다. CPPF는 치료 모자이크에서 다양한 서비스 전달 모델을 포함하고 있다. CPPF의 언어는 다양한 협력 팀들 내에서의 사용이 가능하다. 치료 모자이크가 주어졌을 때 작업치료사들은 점선을 고려해야 하는데 이는 주제의 변형, 즉 대체 경로를 표기하고 있다.

10장은 8개의 조치단계를 각각 설명한다. 조치단계는 작업적, 개인적, 그리고 환경적 요소, 그리고 사례 10.1 Margaret의 상황에서 실행되는 가능화 기술처럼 추론과정을 설명한다. 작업가능화의 다섯 가지 필수요소의 통합을 보여주기 위해(8장 참고), 사례 10.1은 작업 문제 및 가능한 해결책, 클라이언트 중심 목표 설정, 다학제 간 지식, 그리고 추론과정을 제시한다. 글상자 10.1은 Margaret의 노인차별의 상황에서 효과적인 가능화를 이루기 위해 가치기반 사고에 대한 성찰을 이끈다.

10.2 캐나다 작업치료 실천과정 이론: 8가지 조치단계

표 10.1에 요약된 CPPF의 8가지 조치단계는 들어가기/시작하기, 단계 설정하기, 사정하기/평가하기, 목적 및 계획에 동의하기, 계획 실행하기, 모니터링하기/수정하기, 결과 분석하기, 나가기/종료하기 등이다. 이는 조치단계이지 중재하거나 미팅 단계가 아니며, 조치단계는 해야 할 행동을 강조한 것이다. 여러 조치단계가 한 번의 만남에서 일어날 수도 있고 여러 번의 만남에 중복될 수도 있다.

CPPF는 캐나다 OPPM과 미국 OTPF에 있는 평가, 중재, 결과 평가의 측면을 포함한다. CPPF는 이것들을 확장시켜 다섯 가지 핵심 조치단계를 사정하기/평가하기, 목표 및 계획

| 글상자 10.1 | 노인차별에 대한 성찰

노인차별은 다음과 같이 정의된다: "노인들과 그들의 능력을 추정하여 낙인하는 것이다. 노인차별은 또한 모든 사람은 젊어야 한다는 기준으로 사회를 바라보고 설계하는 태도이다. 나이 차별은 노인차별의 결과이다."(Ontario Human Rights Commission, 2006). 연령 또는 연령에 대한 태도가 노인들에게 필요하거나 원하는 작업을 발달시키게 되며, 이는 작업 불공정성 형태로 해석될 수 있다. 노화에 대한 태도는 예전이라면 장애와 결부시켜 은퇴할 연령이며, 그것이 사회적으로 당연하다고 생각하는 과거의 노동력 시장에서는 더 일하고 싶어하는 노인들에게 작업 불공정성을 만드는 상황이 될 수 있다. 많은 캐나다 주에서 은퇴 정책의 폐지와 65세가 가까워지는 사람들이 어느 정도는 노동력을 유지하고 싶다는 표현들이 증가함에도 불구하고, 고용, 훈련, 그리고 인원 감축에 대해 작업장들에서 아직도 노인 근로자들에게는 제도적 차별이 아직도 남아 있다. 몇몇 작업치료사들은 실질적 또는 잠재적 작업 불공정성을 감소하기 위한 임파워먼트-지향 과정들을 통해 작업 참여(engagement)를 가능화한다.

—Debbie Laliberte Rudman

에 동의하기, 계획 실행하기, 모니터링 및 수정하기, 결과 평가하기라고 명명한다.

또한 다음과 같이 3가지 조치단계를 추가한다: 들어가기/시작하기, 단계 설정하기, 그리고 나가기/종료하기. 여기에는 클라이언트가 시작하기, 단계 설정하기, 그리고 서비스 종료하기를 결정할 때 치료사와 함께 한다는 의미가 있다. 이 세 조치단계에서 작업치료사는 성찰적이고, 솔직하고, 윤리적이며, 클라이언트 중심적 치료, 그리고 신념, 가치, 흥미의 다양성을 존중하기 위해 클라이언트를 참여(engage)시킬 수 있다. 이 지점은 클라이언트 중심 관계를 형성, 권력 관계 중재, 그리고 결정하는 방법 등의 중요성을 알기 위해 명백하게 할 필요가 있다. 이는 클라이언트 참여(participation)를 위해 발달 요소, 선택사항 및 선호도를 탐색하고, 잠재적 작업 변화 전략을 고려하며 이해당사자들을 구별해야 한다. 마지막 조치단계는 종결하기 또는 관계를 재정의하기, 치료 중 무엇이 발생하였는지를 명확하게 이해시키기, 결과를 명확하게 하기 등의 필수 과정을 인식해야 한다. 클라이언트와 치료사는 이 세 조치단계가 분명해지도록 협력하면서 관계의 가치 및 기대치를 서로 이해한다. 들어가기/시작하기와 나가기/종료하기는 CMCE의(그림 4.3) 화살표의 교차와 일치하며 클라이언트-전문가 관계의 들어가기 및 나가기를 의미한다.

표 10.1 캐나다 작업치료 실천과정 이론(CPPF): 8가지 조치단계

행동 지점	주요 가능화 기술 및 행동(CMCE, 그림 4.3)
들어가기/시작하기	• 활동 시작: 의뢰, 계약 요청, 또는 개인, 가족, 집단, 지역사회, 단체, 또는 인구 클라이언트와의 실질적 또는 잠재적 작업 도전들에 대한 치료사의 인식에 기반한 긍정적인 만남을 클라이언트와 작업치료사를 위해 옹호, 지지하기 • 치료과정을 지속 또는 중단을 결정하기 위한 컨설트 • 치료사가 제3자에게 공개하는 것에 대해 클라이언트가 동의할 필요가 있다는 점을 이해하도록 교육하기
단계 설정하기	• 클라이언트의 가치, 신념, 기대, 욕구를 명확하게 할 수 있게 클라이언트를 참여(engage)시키기 • 공통점을 중재/협상하기 위한 또는 지속하지 않는 것에 동의하도록 협력하기 • 라포 형성, 상황에 원칙을 적용, 진행하기 위한 클라이언트를 준비시키기 • 상호적 기대를 설명 및 "단계" 설정을 문서화하기 • 우선순위의 작업 문제점(OIs)과 가능한 작업 목표(OGs)를 구분하기 위해 협력하기 • 동의서를 완성하고 문서화하기 위해 협력하기
사정하기/평가하기	최대한 많이 또는 원하는 만큼 클라이언트를 참여(participation)시켜 권력 공유하기 • 작업 상태, 희망과 변화를 위한 잠재력을 평가(간혹 분석)하기 • 클라이언트와 다른 사람들을 컨설트하기, 작업에 대한 영성, 사람, 그리고 환경적 영향을 평가/분석하기 위해 전문화 기술 사용 • 데이터 분석을 조정 및 결과 해석을 위한 모든 측면을 고려 • 가능한 권장사항을 만들고 문서화
목표 및 계획에 동의하기	최대한 많이 또는 원하는 만큼 클라이언트를 참여(participation)시켜 권력 공유하기 • 평가/분석에 동의하기 위해 작업 문제의 우선순위를 구별하기 위해 협력하기 • 계획을 디자인/구축, 필수 요소들을 이용하여 시간, 공간 및 자원 범위 내에서 작업 목표, 목적 및 계획을 협상하기
계획 실행하기	최대한 많이 또는 원하는 만큼 클라이언트를 참여(participation)시켜 권력 공유하기 • 작업을 통해 클라이언트를 참여시키고 문서화 • 변화에 영향을 주거나 예방하기 적절한 프로그램 틀을 이론적으로 전문화시키기 • 변화에 영향을 주거나 예방하기 위해 적절하게 가능화 전략을 전문화시키기
모니터링하기/수정하기	최대한 많이 또는 원하는 만큼 클라이언트를 참여(participation)시켜 권력 공유하기 • 성공을 가능화하기 위해 클라이언트와 다른 사람들을 컨설트, 협력, 옹호, 교육 그리고 참여(engage)시키기 • 수행평가를 통한 과정을 관찰하면서 필요한 만큼 계획을 수정 또는 재디자인하기
결과 분석하기	최대한 많이 또는 원하는 만큼 클라이언트를 참여(participation)시켜 권력 공유하기 • 작업 도전들을 재 평가/분석 및 초기 평가 결과와 비교 • 다음 단계들을 위한 결과 및 권장사항을 문서화하고 및 전달하기
나가기/종료하기	최대한 많이 또는 원하는 만큼 클라이언트를 참여(participation)시켜 권력 공유하기 • 클라이언트와 치료사 간 상호작용을 종결하는 것에 대해 대화하기 • 조정된 전환 또는 다시 들어가기 단계를 위해 나가기/종료하기를 문서화 및 정보 전달하기

10.3 전체 체계 과정

다음에 자세하게 나온 치료 과정은 세 가지 배경상황에서 이루어진다(표 10.2); 사회제도적 배경상황, 치료 배경상황, 그리고 이론의 틀(9장 참고). 이론의 틀은 지역의 관습 및 일상 배경상황에서 정의되며, 이는 더 큰 사회제도적 배경상황에 내포되어 있다. 이 의미는 이론의 틀과 치료 배경상황은 사회제도적 특징으로 인해 형성된다는 것이다. Margaret은 작은 마을에 살고 있지만 주립 및 연방법에 의한 은퇴 연령과 연금 규정으로 그녀의 은퇴 선택을 판단할 것이다. 저시력자를 위한 편의는 아직 주정부 규정에 없으며 따라서 회사 내규 및 고용주의 태도가 관건이 될 수 있다.

표 10.2 Margaret의 비은퇴(non-retirement)를 위한 세 가지 CPPF 배경상황

Margaret의 비은퇴를 위한 세 가지 CPPF 배경상황(사례 10.1 참고)	
사회제도적 배경상황	• 서양 사회에서 노인차별: 역사적으로 은퇴법들은 노인은 일하면 안 되거나 젊은 성인들에 비해 역량이 적다라는 관점을 만듦 • 사례는 작은 시골 마을에서 설정
	Margaret에 대한 내용: • 직장은 그녀에게 많은 혜택 및 사회성 기회를 제공 • 고용주는 그녀가 은퇴하기를 원함 • 혼자 2층짜리 집에서 거주; 딸의 지지가 있음 • 개인적 및 작업적으로 많은 경험이 있음 • 매년 유럽에서 친척과 친구들이 그녀를 방문하고 있음 • 나이는 직업을 유지하기 위해 능력이 부족하거나 열망이 부족하다는 지표가 되지 않는다고 믿음
	Danielle에 대한 내용: • 작업치료협회로부터 면허를 받은 작업치료사 • 각 장애가 있는 사람들에게 서비스를 제공하는 비영리 단체를 위한 봉사자 • 모든 개인은 중요한 작업에 참여(engage)할 권리가 있는 작업적 존재라고 믿음
치료 배경상황	• Danielle은 Margaret의 집과 직장에서 만남 • Danielle은 각 클라이언트와 추적을 포함하여 총 10회기를 제공할 수 있으며, 추가 회기를 제공하려면 정당한 클라이언트의 니즈를 보여주어야 하고, 작업적 결과에서도 호율적으로 향상됨을 보여주어야 함 • Margaret에 대한 Danielle의 역할은 그녀를 작업에 참여(engagement)할 수 있게 가능화하는 것 • Danielle은 직접적 서비스 전달 모델을 사용
이론의 틀(과정 중 변화할 수 있음)	• Danielle은 캐나다 작업수행 모델(CMOP-E)을 사용하여 평가한 클라이언트 정보를 정리 • Danielle은 작업 공정성 관점을 이용

들어가기/시작하기

들어가기/시작하기 조치단계는 작업치료사의 활동개시, 또는 표 10.3에 나타난 클라이언트와의 첫 접촉 시점이다. 이는 협력적인 가능화를 시작할 시점이며 작업치료 계획을 개발하고 고용주와 옹호하는 협력자로써 Margaret을 참여(engage)하도록 하는 단계이다. 이는 클라이언트로부터 시작되거나 클라이언트의 니즈를 인식하고 작업치료가 변화를 만들 수 있는 잠재력이 있음을 알고 있는 의료 전문가 또는 다른 부서에 의뢰함으로써 시작할 수 있다. 작업치료사들은 마을 공장 폐쇄와 같은 지역사회, 또는 미디어에서 일어나는 상황, 학습장애 또는 비만이 있는 아동들을 위한 발달 프로그램에 대한 작업 관점에 기반한 계약을 지속적으로 찾아볼 수 있다.

들어가기의 일부로 작업치료사와 클라이언트는 작업 문제를 함께 파악한다. 최초 접촉에서 작업 문제를 검토하고 잠재적 또는 실질적 작업 문제들을 검토할 수 있다. 들어가기/시작하기는 특정 치료 관계를 특정 치료 배경상황으로 들어오는 치료사와 클라이언트 간의 첫 만남을 의미하며, 이는 더 광범위한 사회제도적 배경상황에 위치하고 있다. 이 둘은 모두 클라이언트의 목표를 구분하고 목표를 향한 의도를 가지고 들어간다. 양측은 구체적인 개인 신념, 가치, 경험, 그리고 환경적 영향에 대해 토의한다. 클라이언트는 기존의 다른 작업치료사들이나 다른 보건 전문가들과의 경험들과 비교하여 이 과정에서 무엇이 일어날지 미리 예상하여 확신을 가지고 들어갈 수 있다. 작업치료사는 문서 또는 다른 치료 경험, 그리고 들어가기 전 클라이언트에 대한 정보(의뢰 또는 최초 전화 통화)를 통해 예측된 생각을 가지고 들어갈 수 있다. Margaret의 사례에서 Danielle은 자신의 경험을 바탕으로 Margaret과 지속적으로 일하는 것이 맞다고 결정하였다.

들어가기를 할 때 클라이언트를 개인, 가족, 집단, 단체, 지역사회, 또는 인구로 구분한다. 의뢰, 계약, 또는 기타 사항의 원인을 즉시 구분하고 그 어떤 이해 충돌이나 사보험과 관련된 윤리적 문제들을 구분한다. 작업치료사는 클라이언트에게서 개인적 정보를 얻기 전, 클라이언트가 표현하는, 문서화된 동의를 얻기 위해 치료사가 클라이언트의 정보를 개인, 집단, 또는 단체에 공개할 수 있다는 것을 클라이언트에게 이해시킬 필요가 있다(CAOT, 2007). 치료사는 클라이언트에게 학대, 방치, 또는 잠재적 위험이 의심되면 관련 기관에 신고할 필요가 있음을 알려야 한다. 지역사회, 단체, 그리고 인구집단 클라이언트에게 윤리 가이드라인을 문서화하고, 이용 가이드라인과 정보 처리에 대한 동의를 설명해야 한다.

직접적인 치료나 컨설팅과 같은 서비스 전달 모델과 작업치료 프로파일링하는 것을 이 단계에서 결정한다. 하지만 실천 배경상황 및 이론의 틀에서 서비스 전달 모델과 프로파일

표 10.3 들어가기/시작하기

들어가기/시작하기: Margaret의 비은퇴(사례 10.1 참고)	
가능화 기술	• 의뢰와 작업치료 범위를 명확하기 위해 Margaret과 협력하기 • 정보공개에 대한 동의에 대해 Margaret을 교육시킴 • Margaret의 작업적 생애 및 니즈, 희망에 대한 논의에 그녀를 참여시킴
행동 및 추론	• Margaret의 딸이 그녀를 작업치료 서비스에 의뢰하였을 때 초기 조치단계 • 클라이언트 구분: 개인, 68세 여성 • 이해당사자 구분: 딸, 기타 인물은 미확인 *Danielle은 Margaret이 혼자 시외 지역사회에서 거주하고 있다는 것을 확인하였으며, Margaret과의 인터뷰 및 Margaret의 딸과 논의 중 현재 또는 잠재적 이해당사자를 탐색할 필요가 있다. • Danielle은 Margaret에게 독서의 어려움을 컨설트하고 저시력으로 일하고자 하는 노력에 대한 작업적 내러티브를 듣는다. • 의뢰의 범위를 완성하고 Margaret, 딸, 그리고 주치의에게 작업치료에 대한 가능성에 대해 교육한다. • Margaret은 동의서 및 학대가 의심되면 신고하는 것에 대해 이해하고 있다고 말하였다. • Danielle은 지역사회에서 일했던 경험을 고찰하고 의뢰해 줄 지식과 기술이 있다고 판단한다. • Danielle은 직접적인 치료할 수 있다고 설명한다.

링은 진행과정에서 변화할 수 있다. 최초 접촉 시, 작업치료사는 클라이언트의 작업 문제를 해결하기 위해 전문적 역량과 경험을 검토할 것이다. 어떤 경우에는 작업치료사가 중재를 지속하지 않고 다른 전문가나 서비스로 클라이언트를 의뢰할 수 있다. 반대로 클라이언트가 중재를 지속하지 않겠다고 결정하여 의뢰 또는 계약이 중단될 수 있다.

단계 설정하기

관계에 들어가기를 하고 난 후, 지속하기로 결정한다면 작업치료사와 클라이언트는 그들의 상호작용 단계를 설정해야 한다. 이 조치단계는 작업치료사와 클라이언트가 어떻게 함께 일할 것인지를 판단하고, 라포 형성, 기본 규칙을 정하고, 진행하기 위해 클라이언트를 준비시키고, 상호 간의 기대치를 표현하는 것이다. 이 조치단계에서 치료사는 개인 또는 가족 클라이언트에게 처음으로 작업적 생애를 이야기하도록 참여(engage)시킨다. 지역사회, 단체, 그리고 기타 클라이언트는 내러티브나 관련된 작업 과거력 기록에 참여(engage)한다. 라포를 형성하는 것은 클라이언트와 작업치료사 간 서로 다른 관점, 신념과 가치를 논의하기 위한 중요한 단계이다(글상자 10.2, 표 10.4).

작업 방향을 제시해 주는 COPM(Law et al., 2005)과 같은 면담도구는 작업 문제점 및 초기 목표 선별을 위해 사용할 수 있다. 지역사회 선별 도구, 단체 조직화, 또는 인구 보건 자료는 개인이 아닌 다른 클라이언트에게 적절할 수 있다. 클라이언트가 지역사회, 단체,

| 글상자 10.2 | 클라이언트와의 라포 형성에 대한 고찰

시작하기 및 단계 설정하기 과정에서는 클라이언트와 라포 및 관계를 발전시킨다. 이 단계에서 치료사와 클라이언트의 다른 점이 어떻게 연관이 있을까? 만약 둘의 나이가 다르다면 남자 치료사와 여자 클라이언트 사이에 어떤 일이 일어날까? 다른 차이점들에 대해서는? 노화와 관련된 관점과 인식을 검토하기 위해 작업치료사와 클라이언트는 무엇에 대한 얘기를 할까?

–Brenda Beagan

표 10.4 단계 설정하기

단계 설정하기: Margaret의 비은퇴(사례 10.1 참고)	
가능화 기술	• Margaret와 협력하여 치료 관계 규칙 및 책임을 설정하고, 수행과 참여(engagement) 부분에서 작업적 문제점들과 목표를 결정한다. • Margaret에게 작업치료 및 저시력을 가지고 직장에서 일하기 위해 직장 내 편의 시설 수용 가능성에 대해 교육하기 • Margaret은 작업적 생애 및 니즈, 희망, 그리고 희망에 대한 논의에 참여하기
행동 및 추론	• Danielle은 Margaret에게 저시력의 어려움에도 불구하고 직업에 대한 그녀의 가치와 신념에 대해 질문하여 참여시킨다. • Danielle은 비영리 단체의 봉사자라는 것과 작업치료사라는 것을 설명하고 방문횟수와 기간을 논의한다. 그녀는 치료를 작업치료 가능화의 기본원칙 내에서 검토하고 자신의 기대치와 Maragret의 진행상황에 대해 열려 있고 진솔한 태도로 논의한다. • Danielle은 동의서를 얻기 위한 그녀의 윤리 및 법적 의무를 고찰하고 제공된 서비스의 본질과 기대되는 이점을 설명해야 하며, 가능성이 있는 모든 위험성을 명시, 대체방법을 확인하고, 치료 관련 활동에 참여(participate)하지 않을 경우에 대한 결과를 설명한다. • Margaret은 작업치료에 참여(participate)할 것에 동의하고, 딸에게 그녀의 상황에 대한 모든 정보를 공개하는 것에 동의한다. • Danielle은 계획을 수립하고 동의하기 전에 좀 더 구체적인 정보를 수집하기 위해 평가할 것을 제안한다. • Danielle과 Margaret은 작업적 생애 내러티브, 방향성을 가진 인터뷰, 그리고 COPM을 포함한 그녀의 작업적 경험을 논의한다. • Danielle은 Margaret의 작업적 경험, 희망 및 소망, 그리고 고용주와의 갈등에 주의를 기울인다. • Danielle과 Margaret은 이메일 주소를 포함한 연락처를 교환하고(Danielle은 개인주소보다 업무용 이메일 주소를 제공), 주요 연락은 유선전화로 결정한다.
잠재적인 작업적 문제점 (OI's)	• 음식 및 약 라벨 용지의 글씨 읽기가 어려움 • 장애를 수용하고 지지적 고용을 포함하는 직장 내 규정 및 태도 • 지역 내 은퇴자 거주시설에 파트타임 요리사로 복직은 불확실
치료 배경상황	• 서비스 전달의 직접적 모델
이론의 틀	• 작업 관점 – 정보 조직화를 위해 CMOP-E 사용 • 서비스 전달의 직접적 모델

또는 인구집단일 때, 작업치료사는 클라이언트의 작업 문제를 다루기 위해 클라이언트의 작업 과거력과 문화를 논의할 수 있다. 회의에 대한 규칙을 사용하고 클라이언트 대표들과 라포를 형성할 것이며, 상호 간 기대치를 명확히 하여 문서화할 것이다.

치료사는 과거 경험, 지식, 그리고 가능한 이론의 틀을 고찰하여 평가 과정을 시작한다. 치료사의 접근 방법과 클라이언트의 가치 및 신념에 어떤 이론의 틀이 적합한지를 논의한다. 치료사의 전문가적 견해, 전문성, 그리고 경험에 비추어 치료사가 가장 적절한 접근방법을 옹호하면서 중재 또는 협상하는 중요한 단계이다.

일반적으로 클라이언트는 복잡한 작업 문제나 상식을 뛰어넘는 문제일 때는 작업치료사를 찾게 된다(**표 7.1**). 단계 설정하기, 사정하기/평가하기, 그리고 목표 및 계획에 동의하기의 조치단계를 통해 클라이언트와 치료사는 잠재적 또는 인식된 작업 문제점(occupational issues, OI)과 작업 목표(occupational goals, OG)를 결정할 때부터 논의 및 조치 과정에 함께 일한다. 클라이언트와 치료사는 OI와 OG의 우선순위를 정할 수 있으며, 이는 최초 만남이나 의뢰에서 확인한 것과 다를 수도 있다. 작업치료 과정 중 일부에서 클라이언트의 진정한 작업 문제를 알아내고, 사정하기/평가하기를 위해 작업 문제의 우선순위를 정할 때부터 클라이언트를 참여(engage)시킨다. Margaret는 글 읽기 어려움, 직장 내 규정, 그리고 미래에 대한 불확실성과 관련된 세 가지 잠재적 OI를 찾아냈다.

클라이언트와 치료사 모두가 초기 작업 문제 및 이슈들을 규정하고 이해하였을 때, 작업치료사는 자신의 경험, 전문성, 기술, 그리고 역량을 검토하여 클라이언트들의 작업 문제점들과 연관시킬 수 있다. 서비스 범위는 명확해야 하고 제도적 정책안에서 논의해야 한다. 보건 세팅에서는 관련 정책이 정하는 방문 횟수, 입원기간, 중재기간, 그리고 서비스나 자원을 위한 잠재적 펀딩을 배치해 줄 수 있다. 보건 세팅 밖, 즉 지역사회, 단체, 그리고 인구집단 클라이언트와 관련된 정책은 정보를 알아보고, 클라이언트 대표와 만나기 위한 일과 및 일정, 그리고 새로운 조치를 위한 지원 종류들을 조사할 수 있다. 어떤 클라이언트와는 지원 제한 때문에 방문 횟수와 같은 잠재적 펀딩의 제한을 공개해 주는 것이 중요하다.

단계 설정하기의 일부로 클라이언트, 이해당사자, 그리고 작업치료사의 역할 및 책임을 협상할 수 있다. 사정하기/평가하기에 대한 정보를 누군가에게 부탁하기 위해서는 사전 동의서를 받아야 한다. 작업치료사는 서비스를 진행하기 위해 동의받아야 하는 윤리적 및 법적 의무가 있다. 동의서는 단순히 클라이언트의 개인정보가 다른 이해당사자들에게 공개되는 것을 보호하기 위함이 아니다. 동의서는 클라이언트의 자율성을 증진시키고 치료사와 클라이언트 간 의사소통을 만들어준다. 또한 동의서는 정보를 어떻게 기록하고 다룰지를 검토하면서 협력과 권력 공유를 명확히 하는 과정이다.

작업치료사는 진행 초기부터 클라이언트가 서비스에 대해 알 권리가 있고 치료 관련 활동에 참여(participate)를 거부할 권리가 있음을 존중해 주어야 한다. 치료사는 클라이언트가 풍부한 정보를 가지고 결정할 수 있도록 정보를 충분히 제공할 책임이 있다. 또한 클라이언트가 결정할 역량이 있는지를 평가하는 것도 치료사의 책임이다. 작업치료사는 지자체 정보의 자유 및 개인정보의 보호(Freedom of Information and Protection of Privacy, FOIPOP) 법안을 따라야 한다. 예로 Government of Nova Scotia Act(1999)를 따라야 한다. 작업치료 윤리와 동의서와 관련된 전문 가이드라인뿐 아니라, 특히 보건 세팅에서 주의해야 할 가이드라인도 있다. 단계 설정하기를 위한 조치단계는 의사소통 체계를 구축하고, 치료의 투명성을 증진하며, 환자 동의서를 얻기 위한 법적 의무를 따라야 한다(표 10.4).

사정하기/평가하기

작업 문제점들을 클라이언트와 함께 확인하고 확정하였을 때 사정하기 및 평가하기는 클라이언트의 작업 문제점들에 기반하고 있는 개인적, 환경적, 그리고 작업적 요소들을 규명하는 것이다(표 10.5). 작업치료사들은 이론의 틀(이론, 치료 모델, 서비스 모델, 패러다임), 경험, 전문성, 그리고 연구 지식을 가지고 클라이언트의 작업 문제에 대해 이해할 수 있도록 설명한다. 작업치료사들은 사회제도적 및 중재 실천 배경상황과 이론의 틀에 대해 고찰하여, 개별화된 표준화 평가방법, 표현예술적인 방법, 포커스 그룹과 설문조사, 참가자 관찰, 문서 검토 등과 같은 집단 또는 지역사회 평가를 사용한 전문적 관찰들을 검토하여, 어떤 상황에서 어떤 평가가 가장 적절하고 실용적인지를 판단한다. 문헌 고찰과 세부적 지식을 사용하여 특정 클라이언트의 배경상황에서 최선의 임상, 최고의 평가가 무엇인지를 판단한다. 작업치료사는 클라이언트 및 이해당사자들과 함께 평가방법을 선택하고 상호 의사결정에 참여(engage)한다.

평가 완료 후, 작업치료사는 클라이언트의 각 작업 문제점들에 대한 임상적 추론을 하기 위해 결과를 평가하고 해석한다. 결과 및 권장사항을 공유하고, 가능하면 클라이언트와 함께 개발한다. 표 10.5는 사정하기/평가하기 조치단계에서 작업치료사가 전문적인 귀추법 틀을 작업치료사에게 제공한다. 추론은 클라이언트의 OI와 OG를 가장 잘 확인하고, 입증하며, 그리고 우선순위를 검토한다. 이 단계에서(그리고 모든 조치단계에서) 작업치료사는 실천과정 동안 클라이언트와 이해당사자들에게 적절한 문서와 충분한 정보를 제공해 주어야 한다. 클라이언트는 클라이언트 중심 치료에서 자신들의 문서 사본을 가질 수 있다.

표 10.5 사정하기/평가하기

사정하기/평가하기: Margaret의 비은퇴(사례 10.1 참고)	
가능화 기술	• 저시력으로 인한 작업 문제점을 전문적으로 평가 및 해석하기 • Margaret과 협력하여 평가하며 저시력이 어떻게 그녀의 작업수행에 영향을 주었는지에 대한 그녀의 인식을 판단하기 • Margaret에게 결과 및 적용사항을 교육하기 • Margaret이 자기분석 및 자기관찰기법을 사용할 수 있게 코치하기 • Margaret과 팀과 함께 조정하여 Margaret이 진행사항을 따라갈 수 있도록 지식 전환에 초점을 둔 형식화된 평가를 기록하고, 팀과 의무기록의 시설 관리자를 위해 공식적인 형식으로 문서화하기
행동 및 추론	• Danielle은 일관성 있게 하기 위해 그녀가 선택한 이론의 틀에 맞춰 VFQ-25를 최고의 치료 평가도구로 선택: 그녀는 Margaret의 독서 문제를 입증할 필요가 있고 웰빙과 작업수행에서 저시력에 대한 그녀의 인식에 더 깊게 이해하고, 특히 저시력으로 어떤 작업이 방해를 받으며 이 작업이 어떤 배경상황에서 수행되는지 확인한다. • Danielle은 현장에서 Margaret의 요리하기 역량을 평가할 필요가 있다고 판단하였지만 이를 위한 추가 계획이 필요하다. • Danielle은 Margaret과 함께 평가 결과를 해석하고 권장사항을 논의하여 목표를 세우고 조치를 계획할 수 있다. • 작업적 문제점들 확인 • 가능한 문제점들을 설명할 수 있는 평가를 수행: 개인적 역량, 작업적 및 환경적 요구, 그리고 명시된 중재자에 기반된 참여(engagement)를 위한 잠재력 간 적합성을 고려한다(8장의 Fit Chart와 적합성 분석을 참고). • 결과 분석 및 해석하기 • 최고의 근거에 기반한 문제점들을 설명할 방법들을 선택하기(적합성 분석, 평가 결과, 연구근거, 클라이언트 지식 등) • 문제점의 가능성 있는 설명에 기반한 실현 가능한 해결책에 대한 권장사항, 변화를 위해 확인된 목표, 그리고 기타 평가 결과를 논의하기
확인된 작업적 문제점(OI's)	• 음식 및 약품 라벨 용지, 책, 신문, 그리고 바느질 패턴을 읽는 데 어려움이 있음 • 지역 내 은퇴자 거주시설에서 파트타임 요리사로 복직에 대한 불확실성
치료 배경상황	• 서비스 전달의 직접적 모델
이론의 틀	• 작업적 관점 – 정보 조직화를 위해 CMOP-E와 VFQ-25 사용 • 측정 이론

사정하기/평가하기 결과와 권장사항을 클라이언트와 함께 검토한 후, 둘 중 하나의 경로로 갈 수 있다. 치료사와 클라이언트는 목표와 계획(여기에 제시된)을 구성하고 동의할 수 있다. 또는 치료 관계를 끝낼 수도 있다(단축된 경로 "A"를 본 장 후반에서 참고). 사정하기/평가하기 단계 동안 능동적 가능화는 모든 관련자들과 협력하며, 사정하기/평가하기 방법을 사용하여 전문화된 가능화 기술, 그리고 교육, 조정, 코치하며 다른 관계자들(Margaret과의 팀워크, 고용주, 저시력 도구를 제공해 주는 캐나다 시각장애 연구기관)을

관리한다. 복잡한 귀추법은 모든 평가방법들을 고려한다. 평가는 노안과 관련된 신체기능 장애을 뛰어 넘어, Margaret의 작업 문제점에 대한 잠재적 원인들을 모두 탐색한다. 예를 들어, 그녀의 문제점은 저시력보다는 연령에 대한 고용주의 태도와 관련 있거나 연금 지원에서 제외될 고령 직원수 감축 규정 등이 될 것이다. 만약 Margaret이 장애인 연금을 받고 회사를 퇴사한다면 회사가 지원금을 절약할 수도 있다.

목표 및 계획에 동의하기

이 조치단계는 클라이언트의 작업 이슈, 우선적인 작업 문제, 그리고 작업과 작업 참여(engagement)에 영향을 주는 개인 및 환경적 요소에 대한 정보 등을 사정/평가한 결과에 대해 고찰한다. 작업치료사는 클라이언트 및 이해당사자들과 함께 클라이언트를 위해 작업 목표를 수립한다(표 10.6). 복합적 가능화는 목표와 계획, 그리고 작업치료 전문성이 요구되는 조치가 필요하다. 지지해주는 관계자는 기여는 할 수 있지만 목표와 계획을 수립하는 책임은 없다. 가능화는 목표에 동의하고 계획의 기타 측면을 다루기 위해 협력, 교육, 코치를 계속 한다.

이 단계가 프로그램 계획을 적응, 디자인, 그리고 구축하기 위한 가능화가 필수적인 때이다. 작업치료사는 귀추법에 기반하여 클라이언트와 함께 작업 문제들의 가장 타당한 이유에 기초하여 최상의 목적을 판단한다. 계획은 최고의 근거에 기반한 작업 목표를 달성하기 위해 합의된 해결책을 따를 것이다.

작업치료사는 이 단계에서 클라이언트에게 현실적인 가능성을 열어주면서 그들의 희망과 목표를 확장할 수 있게 도와준다. 논의 및 조치단계에서 클라이언트 참여(engage)에 초점을 둔다. 참여(engagement)를 위한 가능성은 미래의 작업적 생애 여정을 이야기하거나 개별적인 변화, 지역사회 또는 단체 개발, 또는 인구 변화를 위한 미래 잠재력에 대한 서술을 검토한다. 목표에 대해 동의하기 위한 협상은 지역사회, 단체, 또는 인구집단 클라이언트와 조정해야 하며, 다양한 이해당사자들로 인하여 복잡해질 수 있다. 이러한 복합성의 예로 가족 구성원으로 집에 거주할 수 있을지에 대한 문제를 다룰 때, 가족과 집단이 동의해야 하는 경우도 있다(표 10.6).

가능화, 행동 및 추론은 들어가기/시작하기, 단계 설정하기, 그리고 사정하기/평가하기 중 협력, 참여(engagement) 및 다른 가능화를 확장시킨다. 작업 목표는 이론의 틀 개선과 같은 추후 조치들을 위한 기초를 제공한다. 가능화의 한 부분은 클라이언트에게 무엇이 현실적인지 예비 시험하는 것이지만, 목표는 클라이언트가 달성 가능하고 현실적인 목표를

표 10.6 목표 및 계획에 동의하기

목표 및 계획에 동의하기: Margaret의 비은퇴(사례 10.1 참고)	
가능화 기술	• 적응(adapt): 치료과정이 진행되면서 Margaret과 함께 계획에 적응하기 • 협력(collaborate): Margaret과 협력하여 작업수행 및 참여(engagement) 목표를 판단하기 • Margaret과 함께 도전을 인식하면서 개인 및 환경적 장점에 기반한 프로그램 계획을 디자인 및 구축하기
행동 및 추론	• Danielle과 Margaret이 작업 목표를 수립 및 동의하기(위 참고) • Danielle과 Margaret이 목적 및 계획을 판단 및 동의하기 • 클라이언트의 개인적, 작업적, 그리고 환경적 요소와 변화를 위한 목표 및 평가결과에 기반한, 가능한 해결책의 권장사항들에 대해 클라이언트와 적합성을 논의하기 • 해결책의 범위를 정할 수 있는 사회제도 및 실천 배경상황을 고찰 및 논의하기 • 가능성 있는 해결책을 논의하고, 클라이언트와 작업 목표를 구분 및 확인하기 • 작업 목표를 이루기 위해 어떤 해결책이 적용되어야 하는지 클라이언트와 계약하기 • 가장 실현 가능성이 있는 목적을 판단하고 최고의 근거에 기반한 작업목표를 이루기 위해 실현 가능성 있는 해결책에 동의하기 • 클라이언트와 계획 수립 및 최종 결론을 짓기
확인된 작업수행 목표	• Margaret은 라벨용지와 설명서를 읽을 수 있다. • 직장에서 그녀를 고용유지하기 위해 고용주를 가능화한다.
치료 배경상황	• 서비스 전달의 직접적 모델
이론의 틀	• 작업 관점 – 정보 조직화를 위해 CMOP-E와 VFQ-25 사용 • 측정 이론

말할 수 있게 도와주는 것이다. 계획이 수용된 후에, 새로운 작업 목표가 생기면 계획을 수정하거나 어떤 상황에서는 새로운 의뢰 또는 다른 계약을 할 수 있다.

이는 중요한 조치단계이며 작업치료사는 클라이언트의 흥미, 시간 및 공간 조건, 그리고 클라이언트와 치료사의 가치 및 전문성에 대한 최고의 목표 및 계획에 도달할 수 있도록 클라이언트와 중재 또는 능동적 협상을 할 필요가 있다. 클라이언트-치료사 관계가 시작된 이후부터 우선순위의 목표 및 계획에 대한 다양한 관점은 이상적으로 명확해질 수 있다.

일반적인 작업 목적에 포함된 것은 목표 달성을 위한 구체적인 조치단계이다. 목표는 평가결과에서부터 나온다. 결과는 작업 문제점의 원인에 대해 가장 가능성 있는 설명을 하고 가능한 해결로 나가게 한다. 일반적으로 클라이언트의 OG를 달성하기 위해서는 여러 가지 목적이 필요하기 때문에 한 가지 목표 달성을 하였다고 해서 반드시 치료관계의 종료를 의미하는 것은 아니다.

목표는 명확하게 계획해야 하며 계획 또는 행동 과정과 연결되어야 한다. 목적을 제외하고 계획은 일반적으로 배경의 개요, 제안된 행동을 지지해 줄 평가결과, 시간표, 필요한 자원(위치, 도구, 장비, 비용), 이해당사자 관여, 그리고 평가방법 등을 포함한다. 지역사회 또는 단체 클라이언트에서의 계획은 제품 판매, 워크숍 개최, 또는 스폰서 구하기와 같이 비용을 충당하기 위한 수익 창출을 포함할 수 있다. 작업치료사는 다양한 이론의 틀과 가능화 기술들을 활용할 수 있다. 협력은 클라이언트 중심 가능화에 기초하며 클라이언트 참여(participation)와 권력 공유를 포함한다. 클라이언트의 자기 목소리내기와 선택에는 클라이언트의 권리와 책임이 함께 고려되어야 한다. 계획 내에서 사용된 접근방법은 스플린트와 같은 직접적인 접근방법부터 정책 변화를 위한 옹호하기까지의 넓은 범위가 될 수 있다.

계획에는 사용할 접근방법과 누가 계획을 실행할지에 대한 설명들이 문서화되어야 한다. 계획은 어떤 자원이 접근 가능하고, 어디서 서비스가 이루어질지, 그리고 클라이언트와 이해당사자들이 어떻게 참여(participate)할지를 확인한다. 이해당사자는 클라이언트 또는 가족, 고용주, 작업치료사, 또는 관계자들이 해당될 수 있다(예를 들어, 보조 작업치료사 또는 타 보건 전문가). 작업치료사는 필요에 따라 다른 보건 전문가에게 의뢰할 수 있고, 계획이 어떻게 모니터링되고 수정될 것이며 평가하는지 설명할 수 있다.

계획 실행하기

이 조치단계는 동의한 계획을 실행하는 것이다(표 10.7). 협력하기는 계획을 실행하는 데 있어 클라이언트를 지속적으로 참여(engage)시키는 주요 가능화 기술이다. 계획은 실제로 큰 범위의 가능화 기술에서 나올 수 있다. Margaret의 사례에서 Danielle은 Margaret을 코치하기, 고용주에게 그녀와 함께 그녀를 옹호하기, 직장 환경에 적응하기, 그리고 사례를 위해 문서 조정하기를 통해 계획을 실행하였다. Danielle은 최선의 해결로 Margaret의 의지에 따라 편의시설이 준비된 업무환경에 근무하게 해 주었고 고용주가 이 사항을 옹호해 주어야 한다고 추론하였다. Danielle은 Margaret이 라벨지를 다시 읽을 수 있고 직장에 계속 근무하는 작업 목표를 가지고 작업중재를 하였다. 이 실행에 4가지 이론의 틀(Margaret의 생애와 전환에 대한 작업 관점, 직접 서비스 모델, 환경 적응 및 수정, 그리고 작업박탈을 예방하기 위한 작업 공정성 관점)을 활용하였고 중재 과정 내내 다양한 방법을 사용하였다.

모니터링하기/수정하기

모니터링하기 및 수정하기를 위한 조치단계는 현재 가능화 전략이 목표에 충족하고 있는지와 계획에 따라 진행되고 있는지를 판단하기 위해 형식화된 평가를 해야 한다(표 10.8). 계획 실행을 지속하기 위해 작업치료사는 수시로 목적과 목표를 향한 클라이언트의 진도

표 10.7 계획 실행하기

계획 실행하기: Margaret의 비은퇴(사례 10.1 참고)	
가능화 기술	• 코치(coach): 역할극 및 격려를 하며 Margaret을 코치하였다. 고용주에게 접근하고 그녀가 직장을 유지할 수 있는 것에 대해 그녀를 대신해 옹호함(이 상황에서 Danielle은 Margaret이 자신의 가능화 기술을 사용할 수 있게 가능화) • 가능화(enable): Margaret을 격려하는 가능화를 하여 고용주에게 자신을 대변해 옹호하게 함 • 협력(collaborate): Margaret과 고용주와 협력하여 현장 내 평가를 시행함 • 교육(educate): Margaret의 고용주에게 노화에 따른 시력 감퇴와 고령 직원을 근무시키는 것의 혜택에 대해 교육하기 • 적응(adapt): Margaret의 시력에 맞춰 작업에 적응시키고 직장의 작업 환경을 개선하기 • 옹호(advocate): 고용주와 시각장애연구소(CNIM)와 함께 Margaret을 위해 옹호하기 • 코디네이트(coordinate): Margaret, 고용주, 그리고 다른 이해당사자들과 함께 문서를 조정 및 관리하기
행동 및 추론	• Danielle은 Margaret에게 정보를 제공하고 고용주에게 접근하고 그녀의 일을 옹호하는 기술 개발을 코치함 • Margaret은 은퇴할 생각이 없고 자신의 일을 할 자신이 있다고 고용주에게 이야기함 • Danielle은 Margaret의 상황에 대해 고용주를 교육함 • Danielle은 최고의 실현 가능한 해결책은 Margaret의 본능이 수용되고 직장에 남아 있고 이를 고용주와 함께 옹호하는 것이라고 추론함 • Danielle은 Margaret의 일과 직장 내 환경을 수정하여 작업 능력을 향상시킴
확인된 작업 목표(OGs)	• Margaret은 라벨용지와 설명서를 읽을 수 있다. • Margaret은 고용주의 지지를 받아 직장 생활을 계속 할 수 있다.
치료 배경상황	• 서비스 전달의 직접적 모델
이론의 틀	• 작업 관점 – 정보 조직화를 위해 CMOP-E와 VFQ-25 사용 • 환경수정 및 적응 • 작업 공정성 관점

를 검토하고 모니터링한다. 형식화된 평가는 클라이언트의 진도를 모니터링하고 실행 단계 내내 치료과정을 안내한다. 가능화는 원하는 작업 목표를 향한 클라이언트의 진도에 대한 데이터 및 정보를 지속적으로 수집하는 것을 모니터링하기 위한 조정을 한다. 이러한 종류의 평가는 난이도 등급 및 작업 복잡성 증가시키기와 같이 목표나 계획의 미세한 변화를 만들 수 있다. 예를 들어, 새로운 이해당사자들은 노인 근로자들을 위한 직장 내 편의시설 설치를 옹호하는 것에 관심이 있는 사회 공정성이나 노인 집단이 있다는 것을 알 수 있다. 형식화된 평가는 작업 목표가 달성되었는지를 판단하기 위해 결과를 심도 있게 평가해야 한다. 새로운 작업 문제점들이 생길 수 있고, 새로운 계획이 필요할 수 있다. 지역사회, 단체, 또는 인구집단 클라이언트에게도 과정은 똑같다(이 목표를 향한 진도를 모니터링, 계획

표 10.8 모니터링하기/수정하기

모니터링하기/수정하기: Margaret의 비은퇴(사례 10.1 참고)	
가능화 기술	• 코치(coach): 고용주 및 동료들과 자신의 문제들을 어떻게 논의할지에 대해 Margaret을 코치함 • 참여(engage): Margaret을 격려하여 참여(engage)시켜 그녀의 역량 지속적으로 개발함 • 협력(collaborate): Margaret과 협력하여 계획 수정이 필요한지 판단하기 • 적응(adapt): 시력 필요를 맞추어주기 위해 Margaret의 작업 및 직장에 적응시키기
행동 및 추론	• Danielle은 Margaret과 작업수행 및 참여(engagement)의 비공식적인 평가수행 계획을 적용한 후, 두 번 만남 • Margaret의 협력과 함께 Danielle은 추가적인 적응을 위해 몇 가지 작은 수정이 필요하다고 판단함 • Danielle은 고용주가 Margaret이 수용을 위한 요구에 대해 긍정적인 태도를 보이면 고용을 유지하는 것을 지지할 수도 있다고 추론함
확인된 작업 목표 (OGs)	• Margaret은 라벨용지와 설명서를 읽을 수 있다. • Margaret은 고용주의 지지를 받아 직장을 유지할 수 있다.
치료 배경상황	• 서비스 전달의 직접적 모델
이론의 틀	• 작업적 관점 – 정보 조직화를 위해 CMOP-E와 VFQ-25 사용 • 환경수정 및 적응 • 작업적 공정성 관점

을 수정하기 위해 이해당사자들과 협력하기, 그리고 다음 단계를 확정하기).

사람, 작업, 또는 환경 상황이 실행 과정 중 변화하여 새로운 문제점들이 드러날 때, 또는 계획에 대한 반응이 기대치에 미치지 못할 때 계획을 수정한다. 이 단계에서 치료사는 재평가해야 한다. Margaret의 사례에서 Danielle은 작업수행 및 참여(engagement)의 비공식적 및 형식적인 평가를 위해 계획 실행 후 두 번 만났다. 그들은 모두 계획 변경에 동의해야 하지만(다음 경로의 반복을 참고할 것) Danielle과 Margaret는 진전을 위해 계획을 변경할 수 있다. 계획이 주어졌을 때 그들은 결과를 평가하기 위해 결과에 대한 평가를 진행한다.

결과 분석하기

목표와 계획을 설계하는 동안 치료사는 계획의 전반적인 결과를 평가하기 위해 부가적으로 평가할 수 있다(표 10.9). 부가적인 평가는 작업 목표 달성을 검사한다. 만약 목표 또는 목적을 이루지 못했을 때, 평가는 추가적인 조치를 안내하기 위한 유용한 정보를 제공할 수 있다. 이 조치단계에서 최소한 3가지 가능성이 생길 수 있다.

1. 동의된 작업 목표들을 모두 달성하였고, 클라이언트는 추가 작업 문제가 없어서 치료

사와 클라이언트는 치료 관계를 종결한다(Margaret의 상황과 같이).

2. 현재 모든 작업 목표를 달성하였지만, 추가적인 작업 문제가 있다면 작업치료 실천 배경상황을 확장시켜 중재를 제공한다. 치료사와 클라이언트는 추가적인 작업 목표, 목적, 그리고 계획을 찾기 위해 다시 참여(engage)한다.
3. 목표를 달성하지 않았고, 치료사와 클라이언트가 다음 단계들에 대해 동의한다면 목적과 계획을 재설정하거나 기존 관계를 종료할 수 있다.

지역사회, 단체, 그리고 인구집단 클라이언트에서는 상황에 적절한 방법을 이용하여 계획에 따라 결과를 평가할 것이다. 결과를 평가하기 위한 Danielle의 주요 조치 중 하나는 사정하기/평가하기 단계와 비교하기 위한 데이터를 수집한다. Danielle은 Margaret과 COPM과 VFQ-25를 재평가하기 위해 예약하였다. 또한 Danielle은 Margaret과 고용주에게 모든 측면에서 작업환경의 편의시설들이 만족스러운지를 재확인한다. Danielle은 Margaret과 협력하여 재평가를 해석하고 작업 목표를 이루었다고 결정을 내린다. 직장에서 Margaret은 저시력 관련 보조공학과 큰 글씨 라벨지를 읽을 수 있다. 가장 중요한 것은 Margaret의 고용주가 매우 만족스러워하였고 그녀가 계속 근무할 것에 동의하였다는 점이다.

표 10.9 결과 분석하기

결과 분석하기: Margaret 의 비은퇴(사례 10.1 참고)	
가능화 기술	• 협력(collaborate): Margaret과 협력하여 목표가 이루어졌는지와 Margaret이 다른 작업 문제가 있는지 확인 • 코치(coach)와 교육(educate): Margaret과 그녀의 고용주를 코치 및 교육하여 강점과 이익을 분석하고, Margaret이 업무를 지속하는 데에 있어 지지 또는 제한되는 기타 상황을 기록하기
행동 및 추론	• Danielle은 VFQ-25와 COPM을 재실시 • Danielle은 Margaret과 협력하여 재평가를 해석하고 작업 목표가 달성되었다고 판단 • Margaret은 그녀가 현 시점에는 작업 문제가 없다고 판단
치료 배경상황	• Margaret은 라벨 용지와 지시사항을 읽을 수 있다. • Margaret은 고용주의 지지를 받아 직장생활을 할 수 있다.
임상 배경상황	• 서비스 전달의 직접적인 치료 모델
이론의 틀	• 작업적 관점 – CMOP-E와 VFQ-25를 사용하여 정보를 조직화

나가기/종료하기

결과를 평가하고 작업 목표를 이루었거나 이루지 못하였다고 판단되면, 다른 목표를 추구할지 또는 종결할지를 결정해야 한다. 만약 종료하기로 결정한다면, 클라이언트와 치료사는 치료 관계를 종결하기로 한다(표 10.10). 클라이언트의 목표를 성공적으로 이루지 못한 채로 치료관계를 종결할 수도 있다. 이 경우, 관계를 종료하는 이유를 양측이 충분히 이해한 후 조심스럽게 종결하는 것이 중요하다. 치료 관계의 종결단계에 치료사는 새로운 치료과정에 클라이언트가 다시 들어갈 수도 있음을 알려주는 것이 중요하다. 클라이언트는 퇴원 또는 종결 요약 사본을 받을 수 있다. 지역사회, 단체, 그리고 인구집단 클라이언트에는 종결단계가 다음 조치단계에 대한 권장사항 보고서일 수 있다. 종료하기에서는 작업치료사가 다른 서비스로 의뢰하거나 지역사회 자원에 대한 정보를 제공해 줄 수도 있다. 마지막에 Margaret은 황반변성이 진행되어 시력이 악화될 것이라는 것을 알게 된다. 작업 전환의 복잡성은 미래의 다른 작업치료 계약이 필요하게 한다.

표 10.10 나가기/종료하기

나가기/종료하기: Margaret의 비은퇴(사례 10.1 참고)	
가능화 기술	• 교육(educate): Margaret에게 필요에 따라 재 들어가기를 선택할 수 있음을 교육하기 • 참여(engage): 중재 관계를 종료하는 과정에 Margaret을 참여(engage)시키기
행동 및 추론	• Danielle과 Margaret은 그녀의 OG가 충족되고 새로운 것이 확인되지 않으면서 관계를 종료하기 • Danielle은 Margaret에게 중재 진도에 대해 요약해 주고 만약 필요하다면 작업치료 서비스에 접근하는 정보를 제공한다(자신의 상태가 퇴행성이고 시력이 저하될수록 작업치료가 필요할 수 있다는 것을 인정한다).
치료 배경상황	• Margaret은 라벨 용지 및 지시사항을 읽을 수 있다. • Margaret은 이전 직장의 위치에서 근무하고 고용주로부터 전폭적인 지지를 받고 있다.
임상 배경상황	• 서비스 전달의 직접적 치료 모델
이론의 틀	• 작업적 관점 – CMOP-E와 VFQ-25를 이용하여 정보를 조직화

10.4 대체 경로: 결과 분석하기부터 목표 및 계획에 동의하기까지 경로 반복

어떤 중재에서는 한 번의 전체 경로 순환만으로는 모든 작업 문제를 다루기엔 충분하지 않을 수 있다. 경로 순환은 결과 분석하기 조치단계부터 다시 전체 경로를 반복할 수 있다. 치료과정을 종료하기보다 치료사와 클라이언트는 목표 및 계획에 동의하기 조치단계로 돌아갈 것을 결정할 수 있다. 수정된 계획을 지속할 수 있도록 지원할 때 다음의 3가지 가능한 경우가 있다.

1. 동의한 목표 및 계획을 모니터링하기 및 수정하기를 통해 클라이언트의 현재 작업 목표가 달성될 수 없는 것이 분명한 경우; 가능화 기술들과 전략을 위한 계획을 안내할 수 있는 평가가 부가적으로 필요하다.
2. 동의한 목표 및 계획을 모니터링하기 및 수정하기를 통해 치료 목표를 계획대로 제시간에 달성할 수 없는 경우; 그런데 클라이언트에게 다른 작업 문제점 및 목표가 생겼을 경우; 또는
3. 클라이언트는 동의한 목표를 이루었으며 추가적인 작업 문제점이나 목표를 추구하길 원하고 작업치료에 대한 지원금도 있는 경우(**사례 10.2**가 이에 해당).

사례 10.2에서 작업치료사 Harika는 클라이언트인 Lynette, 이해당사자인 Kathy와 Lynette의 간병인과 함께 두 개의 자조관리 목표를 위해 노력하였다. 초기 중재계획 결과를 분석하는 중에 치료목표가 달성되었음을 확인하였고, 새로운 작업 목표를 위해 Lynette가 동기부여되었으며 신체적 역량이 준비되어 있음을 확인할 수 있었다. 지원금도 가용 가능하였고 Lynette가 하고자 하는 동기가 있는 한 정책은 지속적으로 지원하였다. 따라서 Lynette, Kathy, 그리고 Harika는 함께 Lynette를 위하여 새로운 자조관리 목표를 결정하고 새 계획을 수립하였다. 두 번째 경로에서 계획 실행하기와 모니터링하기가 이루어졌으며 결과 분석하기를 한 후 중재 관계를 나가기/종료하기에 동의하였다.

10.5 대체 경로: 두 개의 단축 경로

7장에서처럼, 작업치료 실천 모자이크는 매우 다양하다. 작업치료 실천에서 클라이언트-치료사 상호작용은 매우 독특한 특성이 있다. 그래서 CPPF는 단축된 경로를 제시한다. 두 단축된 경로는 **그림 9.1**에서 점선으로 표시되었다. 만약 계획 없이 작업치료 서비스를 종결하기로 결정하였다면, 단축 경로 "A"는 사정하기/평가하기 조치단계 다음에 나가기/종료하기가 일어날 수 있다. 만약 계획을 실행하는 데 있어 지원금, 기회, 또는 관심이 없지만 목표와 계획을 개발하기로 결정하였다면, 단축 경로 "B"는 목표에 동의하기 조치단계 이후에 계획 실행하기가 일어날 수 있다. 모든 상황에서 지원금, 규정, 서비스의 유무, 그리고 특정 세팅의 서비스 모델 등은 단축된 경로에 대한 결정에 영향을 줄 수 있다.

단축 경로 A: 사정하기/평가하기에서 나가기/종료하기로

단축 경로 A는 전체 경로에서 사정하기/평가하기의 조치단계까지 따른다. 평가, 분석, 그리고 정보수집 후 작업 문제점 또는 목표가 확정되지 않을 경우, 평가와 권고사항만을 위한 의뢰일 경우; 또는 목표와 계획을 판단할 수 없는 가치관의 갈등이 있거나 치료사 또는 클라이언트가 서로 종료하기를 원할 경우 중 하나 또는 하나 이상의 이유로 서비스를 종료한다. 이 단축 이유는 평가 컨설팅 모델에 의존하거나 각 클라이언트와 함께 할 수 있는 시간이 업무량 때문에 제한될 경우이다. 이 경로는 **사례 10.A1, 10.A2**, 그리고 **10.A3**에 간단히 나와 있다.

사례 10.A1에서 작업치료사 Beth는 Zayan을 의뢰받았다. 그의 작업 문제점들을 설명하기에는 정보가 부족하였다. 그의 니즈를 평가하기 위해 Beth는 그의 교사와 보조교사를 면담하였다. 보조교사는 집과 지역사회 환경 내에서 Zayan의 작업 참여(engagement)와 관련된 걱정을 하였다. Zayan의 어머니와 추가적으로 논의 후, Beth는 Zayan의 문화적인 환경이 그의 현재 작업 레퍼토리, 작업 역량과 사회적 참여(participation)에 큰 영향을 주고 있다는 것을 알게 되었다. 이 부분이 강조된 후, Zayan은 지금 이 단계에서는 작업 문제점이 없다는 것을 Beth에게 명확하게 전달하였다.

Zayan의 어머니와 그의 미래 작업 발달에 대해 간단하게 논의한 후, Beth는 Zayan 및 그의 가족과 치료관계를 종료하였다.

| 글상자 10.3 | 문화적 차이를 존중하는 것에 대한 고찰

Zayan의 이야기에 있어 가능한 다른 고찰들: Zayan의 남아시아의 문화를 고려하였을 때 Beth는 Zayan이 다른 아이들과의 놀이 부족의 원인이 인종차별의 경험때문이라고 설명할 수 있는지 생각해 보았을 것이다. Zayan의 이야기는 또한 문화적 차이 존중의 복잡성과 동시에 공정성이란 이름의 현재 현상에 도전하는 것을 강조한다. Beth는 물론 어머니가 아들을 위해 대신하는 것이 문화적으로 부적절하다고 얘기를 했음에도 불구하고 Zayan의 어머니에게 그를 점심 도시락싸기에 관여시키라고 충고하였다. 만약 Beth가 가족에서 음식 관련 작업 모두를 여자가 하는 것이 공정하지 못하다고 인정하였으면 그녀는 이 기회를 이용하여 현재 현상에 도전하였을 것이다. 반대로는 이 어머니에게 특정 문화적 관점을 강요하는 것이라는 의견도 있을 수 있다. 당신은 이 갈등을 어떻게 다룰 것인가?

—Brenda Beagan

사례 10.A1: Beth와 Zayan

Beth는 2년 전 대학교를 졸업한 작업치료사이다. 그녀는 학교기반 작업치료 시스템에서 근무하고 있으며 아동들에게 작업치료를 제공하기 위해 지역 가정방문 프로그램을 수행할 것을 계약하고 있다. 척추이분증이 있고 지역 학교에 다니는 10세 남아인 Zayan과 함께 이제 막 일하기 시작했다. Zayan은 일반 학급에 통합되었고 학업 및 화장실 사용 일과에 도움을 주는 보조교사가 있다. Beth는 평가의 일부분으로 Zayan의 교사인 Mr. Wright와 보조교사인 Ms. McDonald를 면담하였다. Ms. McDonald는 그가 학교에서는 어려움이 없지만, 집에 있을 때는 다른 아이들과 놀지 않는 것, Zayan의 어머니가 아직도 그의 도시락을 싸주고, 그의 책가방을 챙겨줘야 하는 것이 염려된다고 보고하였다. Beth는 Ms. McDonald의 걱정대로 10세인 Zayan의 작업 문제에 동의하였다. 하지만 이 작업들에 대한 Zayan의 참여(engagement)는 가족의 문화적 기대치에 영향을 받고 있음을 깨닫게 되었다.

Beth가 Zayan의 작업 참여(engagement)에 대한 가족의 관점을 이해하기 위해 Zayan의 가족들과 상담을 하면서 그녀가 작년에 인도에서 캐나다로 이민해 왔다는 것을 알게 되었다. 집에서 Zayan의 사회적 기술에 대해 질문하였을 때, 그의 가족은 그들의 문화에서는 아이들은 대부분 자유시간을 가족들과 함께 보낸다고 말하였다. Zayan은 근처에 친척들이 있으며 친척들과 많은 시간을 보낸다. 그의 가족들에 의하면 Zayan은 친척들과는 좋은 사회적 기술을 보여주고 있지만, 그들의 문화적 방법이 이웃들과 다르기 때문에 이웃 아이들과는 많이 친하지 못했다는 점에 동의하였다. 도시락을 싸고 그의 책가방을 챙겨주는 것은 그의 어머니가 항상 Zayan과 다른 자녀들을 위해 늘 해왔던 일이라고 하였다. 그녀는 이러한 일들을 Zayan이 스스로 할 수 있는 능력이 있지만 그들의 문화에서는 그렇게 하지 않는다고 말하였다.

이 정보들에 기반하면, Beth는 이 단계에 Zayan의 사회적 참여(participation) 문제가 없다고 결정하였다(**글상자 10.3**). 도시락과 책가방 싸는 것에 참여(participation)하는 것은 Beth가 Zayan의 어머니께 그의 작업 발달을 가능화하기 위해 이 작업들에 참여(engage)시키는 것을 시작해야 한다고 조언하였다.

Zayan의 어머니와 논의한 후, Beth는 Zayan과의 치료관계를 종료한다.

—Debra Cameron

사례 10.A2: Jacquie와 약물남용 문제가 있는 초보 엄마들을 위한 지역사회 프로그램

Jacquie는 약물남용으로부터 회복하고 있는 초보 엄마들과 함께 하는 지역사회 프로그램 책임자인 작업치료사이다. 그녀는 프로그램에 있는 여성들의 작업 문제들을 평가하고 유아기 아이들도 함께 평가하였다. 여기서 의뢰사항은 프로그램 직원들에게 권장사항을 제공하는 것이다. Jacquie는 각 여성들과 시간을 보내면서 그들에게 무엇을 하고 싶은지 조사하라는 부탁을 받았다고 설명하고 지역사회 프로그램 직원들에게 결과를 제공해도 된다는 동의서를 받았다. Jacquie는 그들의 일상적인 작업 일과 및 레퍼토리, 작업 과거력, 그리고 미래 작업 소망에 대한 정보를 얻기 위해 면담하였다. 그녀는 면담에서 얻은 정보를 기반으로, 각 여성들과 작업 평가를 시행하여 작업 문제점들과 목표에 대해 더 깊게 이해하였다. 그 아이들의 작업 역량 및 작업 문제점들을 이해하기 위해 Jacquie는 연령에 맞는 발달 평가를 하여 엄마들에게 아이들의 일상적인 작업 일과에 대해 질문하였다. Jacquie는 평가 및 면담 결과를 바탕으로 지역사회 프로그램 책임자, 상담가, 그리고 보건 전문가들에게 엄마와 아이들의 작업 문제들을 다룰 수 있는 권고사항을 만들어 공유하였다. 이 단계에서 지역사회 프로그램 직원은 그녀의 권고사항에 기반하여 계획을 결정하였기 때문에 Jacquie는 여성들과 프로그램 관계를 종료한다.

–Jane Davis

사례 10.A2의 작업치료사인 Jacquie는 여성과 아이들의 작업적 니즈의 면담 및 평가 결과에 기반한 권장사항을 주는 컨설트 서비스를 해달라고 부탁받았다. 그녀는 평가 이외에 지속하는 것에 대해서는 지원금을 받지 않았고 그것은 규정에도 없었다. 그녀는 권장사항을 제시하고 모든 질문에 답변한 후 중재 관계를 종료하였다. 따라서 그녀의 클라이언트와 요청에 따라 중재를 위한 그 어떤 목표 및 계획에 동의하기가 이루어지지 않았다.

사례 10.A3: Judy와 Emily의 이야기(사례 9.2에서 연결)

작업치료사 Judy가 Emily를 위한 흡연 보조도구를 제공하지 않겠다고 결정하였고 평가를 통해 다른 작업 문제들을 찾게 되었다. 그러나 Emily는 흡연에 재참여(engagement)하기만을 원했기 때문에 그 경로를 단축하였다 – 실질적으로는 평가 후 종결되었다.

–Janet Craik와 Jane Davis

사례 10.A3은 사정하기/평가하기에서 바로 나가기/종료하기를 하여 단축된 경로를 보여주며, 이는 작업치료사 Judy의 최선의 선택은 클라이언트인 Emily를 윤리적인 이유로 다른 치료사에게 의뢰하는 것이 맞다고 생각하였다. 따라서 치료사와 클라이언트의 가치 차이 때문에 어떤 목표 및 계획에 동의하기를 하지 못한다면 치료관계가 성립되지 않는다. 평가 후 치료 관계를 종료하게 된다.

단축 경로 B: 목표 동의하기에서 나가기/종료하기로

단축 경로 "B"는 상담사 역할을 하는 작업치료사들이 가장 많이 사용하는 경로이며 치료사의 상호작용 및 참여(engagement)는 사정하기/평가하기부터 목표 및 계획에 동의하기까지 하고 나서 관계를 종료한다. 이 단축 경로에서 클라이언트와 치료사는 목표 및 계획에 대해 상호작용하고 동의하였다. 하지만 클라이언트-치료사 관계는 실행까지 가지 않는다. 경로 "B"는 **사례 10.B1**과 **사례 10.B2**에 간단하게 소개된다. 이 단축 경로에서는 두 개의 공통된 가능한 경우가 있다.

1. 목표와 계획을 수립하는 과정을 통해 클라이언트는 작업치료사의 전문적인 가능화가 더 이상 필요가 없는 경우; 또는
2. 의뢰나 계약이 평가에 기반한 계획을 수립하기 위한 상담 서비스에만 특정한 경우

각 상황에서 작업치료사 이외의 다른 사람이 계획을 실행하기, 모니터링하기, 그리고 결과 분석하기를 할 것이다. 관계는 계획의 결과를 알기 전에 종료되지만 작업 문제가 해결되지 않으면 클라이언트는 항상 관계에 다시 들어가기를 할 수 있다.

사례 10.B1: Isabella와 Michael

작업치료사인 Michael은 퇴행성 디스크 질환이 있는 지역사회에 거주하는 클라이언트 Isabella와 함께 일하였다. Michael에게 연락왔을 때 그녀는 물리치료 서비스를 받고 있었다. 그녀는 전화로 본인의 주된 문제는 청소기를 돌리는 것이라고 보고하였다. Isabella는 집안일을 계속 하고 싶었지만 통증이 심하였고 낡은 청소기가 잘 작동하지 않았다. 그녀는 새로운 청소기를 구입하기 전에 작업치료사와 상담하기를 원했다. Michael이 집을 방문하였을 때 그들은 관절 보호 및 올바른 신체 역학과 같은 전략과 신체 상태에 대해 논의하였다. Isabella는 그녀가 필요한 것은 몸을 구부리거나 돌리는 것을 줄여주는 가벼운 청소기를 사용하는 것임을 알게 되었다. 그녀는 스스로 해결할 수 있다는 것을 깨달았을 때 목표와 계획을 수립하기에 능동적으로 참여하였다. 그녀는 두 가지 청소기(붙박이 청소기와 가볍고 쉽게 조작할 수 있는 청소기)를 평가할 예정이다. Isabella는 Michael에게 가벼운 청소기를 선택하였다고 알려주었다.

—Janet Craik와 Jane Davis

사례 10.B2: 요양원 컨설팅하기

요양원에서 작업치료 상담의 범위는 여러 형태가 있다. 작업치료사는 요양원 내 특정 사람(입소자, 직원, 가족, 봉사자)을 상담할 수 있다. 가능화는 환경 또는 사회 문화적, 감정적, 물리적 환경에 대해 요양원과 상담할 수 있다. 상담하는 작업치료사는 최대한 많은 정보를 수집하여 각 이해 당사자들의 작업 문제, 특정 작업 문제점(OI), 그리고 작업 목표(OG)를 이해해야 한다.

가끔 어려운 입소자와 함께 일하는 사람과 상담이 이뤄질 때가 있다. 작업치료사는 입소자와 가족 및 직원들의 관점에서 어려움에 대한 정보를 찾는다.

Franklin은 중소도시에 있는 요양원에 새로 입소한 80세 남성이다. 그는 지난 47년 동안 살았던 집에서 이틀 전에 이사를 왔는데 점점 더 짜증을 내기 시작했다. 알츠하이머병을 3년 전에 진단받은 후 집에서 부인이 간병하였다. 가족들은 새로운 입소자의 성공적인 전환을 가능화하기 위해 가족들 및 요양원 직원들과 상담하는 작업치료사 Keiko를 개인적으로 고용하였다. 그들은 Keiko가 Franklin을 위해 지지적이고 안전한 환경을 요양원 직원들이 만들어줄 수 있도록 가능화하고 그의 짜증을 감소시켜주기를 희망하고 있다. Keiko는 Franklin, 그의 가족, 그리고 직원들과 일하며 Franklin의 작업 문제 및 목표에 대해 광범위하게 이해하였다. 그녀는 Franklin의 역량, 현재 및 과거 집의 환경, 그리고 작업 참여(engagement)의 현재 수준을 평가한다. Keiko는 Franklin, 가족, 그리고 직원들과 회의하여 결과를 제시하고 권고사항을 제공하였다.

Franklin이 혼란스러워할 때, 직원들이 지지해 주고 요양원 작업에 참여(engage)할 목표 및 계획을 수립하였다. 계획의 주요 목적 중 하나는 Franklin의 방을 이전 집의 환경처럼 연속감 있게 장식하는 것이었다. 그가 대학교 학위증과 건축가로서 삶의 경험을 강조할 수 있는 일을 하면서 찍은 사진들을 벽에 걸 수 있도록 방을 디자인하였다. 직원들은 방의 가구를 재배치하여 그가 앉아있길 좋아하는 책상을 놓고 몇 가지 그리기 도구도 배치하기로 동의하였다. 방을 변화시키는 것은 직원들이 그에 대한 존중, 이해, 공감, 그리고 관심을 주게 만들어주었다. 계획을 동의한 후, Keiko는 Franklin, 가족, 그리고 요양원 직원들에게 요약 보고서를 제공하고 중재 관계를 종료한다.

—Anne Connor-Schisler, Jane Davis로부터 인용

사례 10.B1에서 Michael의 가능화는 Isabella가 집안일에 참여(engage)하면서 Isabella의 이야기를 경청하고 관찰하는 것을 포함했다. 중재 수준은 Isabella로부터 적응적 반응을 이끌어냈다. Isabella는 문재해결사로서 자신의 강점을 이용하여 Michael로부터 추가적인 가능화 없이 원하는 작업 목표를 이룰 수 있는 해결책을 찾았다. Michael은 Isabella를 코치하기, 협력하기, 컨설트하기, 그리고 교육하기 등의 가능화 기술들을 통해 Isabella가 추

가적인 전문적 도움 없이 본인의 계획을 완료할 수 있는 기술과 자원이 있다는 것을 발견하였다. 이 단계에서 Michael은 작업치료 서비스를 종료하였다.

사례 10.B2에서 작업치료사인 Keiko는 Franklin의 작업 전환을 지지하기 위한 조치 계획을 설계하였다. Keiko는 요양원의 안전하고 지지적이며, 가능화하는 환경 내에서 계획을 디자인만 할 것이다. 실행은 Franklin의 가족과 직원들의 몫이다. 따라서 Keiko는 중재 관계를 종료하고 추후 중재를 제공하지 않는다. Keiko는 Franklin의 가족들과 직원들에게 계획을 실행할 수 있도록 교육한다. 가족 구성원들은 Keiko에게 다른 의뢰를 하면 중재 관계에 다시 들어가기를 언제든지 할 수 있음을 알고 있다.

10.6 요약

대체 경로의 선택은 사례 10.1에서 나타내었듯이 전체 경로의 8가지 조치단계를 통해(표 10.3~표 10.10) 작업 문제들에 대한 전문적 추론에 기반하고 있다. 전문적 추론을 정리하기 위한 구성은 CMOP-E이다(그림 1.3b). CMOP-E 구성의 차트를 이용하여 작업수행과 참여(engagement)를 이해하기 위해 어떤 정보를 알고 있고 어떤 정보의 차이가 있는지 명확하게 확인할 수 있다. 작업수행 용어 분류 코드(Taxonomic Code of Occupational Performance; TCOP)에 기반한(그림 1.4) 표를 이용하거나 전문적 추론을 정리할 수 있다. TCOP에 기반한 표는 작업 문제점들을 문서화하고, 서열에 따라 동작 또는 활동을 구분할 수 있다. 전문적 추론을 표로 만드는 세 번째 선택사항은 ICF를 이용하여(그림 1.4) 장해, 활동 제한, 그리고 참여(participation) 제한에 대한 정보를 정리한 것이다. **CMOP-E, TCOP, 그리고 ICF는 모두 작업기반 가능화를 위한 도구이다.** 이들은 CPPF의 5가지 조치단계에 특히 유용하다: 사정하기/평가하기, 목표 및 계획에 동의하기, 계획 실행하기, 모니터링하기 및 수정하기, 그리고 결과 평가하기. 추가적으로 Fit Chart는(그림 8.2) 관심 있는 상황의 작업 및 환경 요구사항과 관련된 클라이언트의 역량을 계획하기 위한 전문적 추론을 구성하여 제공한다. Fit Chart는 클라이언트의 작업수행 및 참여(engagement) 문제들의 사람, 작업, 그리고 환경적 적합도에 대한 작업치료사와 클라이언트의 논의를 지지할 수 있고 변화를 위한 목표와 계획 범위 안에서 사용할 가능화 기술과 전략을 구분하도록 도와준다.

작업치료사는 치료의 과정을 안내하고, 모니터링하기 위해 임상적 추론을 기록하며, 필요에 따라 조치를 수정하기 위해 이 표를 반복적으로 이용할 수 있다. 이 4가지 도구에 기반한 표들을 사용하여 추가적인 평가 또는 기타 데이터 수집이 필요할지를 추론할 수 있다. 클라이언트와 다른 사람들과의 논의를 통해 이상적으로 분석할 수 있다. 치료사는 논의를 안내하고 잠재적 작업 참여(engagement) 제한 및 중재 요소들을 이해하기 위해 이론적 추정을 할 수 있다. 실행 과정의 모든 조치단계에서 작업치료사는 사람, 작업, 그리고 환경적 구성과 이들의 상호작용 및 적합성과 관련된 변화들을 모니터링하고 기록한다. 과거, 현재, 그리고 미래의 작업 문제점들을 이해하기 위한 시간적 측면에도 주의를 기울여야 한다.

클라이언트의 능력, 기술, 지식, 그리고 환경적 배경상황에 대한 모든 평가 자료를 확인하고 문서화하는 것이 작업치료사에게는 최상의 임상 실천이다. 최상의 중재라면 정보의 출처가 명확하지 않거나 상식적이지 않을 때, 예를 들어 의사소통할 수 없는 클라이언트일 때는 특히 평가 자료의 타당성을 제시해야 할 것이다. 정보의 출처와 획득 방법을 제시함으로써 모든 결론의 타당성을 가질 수 있다. 정보는 클라이언트 보고 또는 이해당사자 보고에서 얻을 수 있다. 정보는 또한 작업치료사의 평가 또는 관찰, 연구 근거, 이론적 추정에서 얻을 수 있다. 정보는 직접 듣기, 보기, 평가하기, 알기, 또는 다른 수단을 통해 얻을 수 있다. '클라이언트 보호자가 보고하였듯이' 또는 '작업치료사가 관찰하였듯이'와 같은 기술은 '결정을 내리는 데에 있어 현재 최상의 근거로써 양심적이며, 명확하고 신중한 근거 사용'(Sacket, Rosenberg, Gray, Haynes, & Richardson, 1996, p. 71)의 주요 요소이다.

*중재(intervention)*라는 단어는 작업치료와 기타 보건 전문분야에서 공통으로 사용된 언어이지만 본문에서는 *실행(implementation)*을 사용하여 사람에게 무언가를 하거나 대신해 주는(중재하다, intervene) 뜻이 있는 중재라는 언어 사용을 막기 위함이며, 작업치료 가능화는 모든 8가지 조치단계에서 협력을 통해 이루어지며 이는 사람들과 함께 계획을 실행하기 위한 행동을 포함한다.

예를 들어, 모든 의료 보건 전문가들은 British Columbia 주에서는 *Health Care (Consent) and Care Facility(Admission) Act*(1996); Ontario는 *Health Care Consent Act*(1996); Prince Edward Island는 *Consent to Treatment and Health Care Directive Act*(1996) 아래에 있다.

4절

리더십을 위한 작업치료의 위상

리더십을 위한 작업치료의 위상

소개

의료 서비스에서 일할 때, 작업치료를 의학적 모델 내에서만 환자의 기능을 향상시키는 데 사용하는 치료 도구라고 생각했다. 치료 과정이 결과보다 더 중요하다고 생각했다. 작업을 건강상의 이점이라고 거의 생각하지 않았다. … 작업가능화(Enabling Occupation)는 작업치료의 미션에 대해 새로운 관점으로 이해하도록 눈 뜨게 하였다(S. Jennings, 개인적 대화, 2007년 1월).

의사이며 전 작업치료 클라이언트, 그리고 본 가이드라인의 검토자인 Shawn Jennings가 그의 의학적 치료와 경험에 대해 고찰하였을 때, 작업치료는 의학적 모델로써 특정 기능 요소를 다루는 치료 도구라는 보건 서비스 관점을 가지고 있었다. 『작업가능화 이론과 실천 II(Enabling Occupation II)』의 초안을 읽으면서 "건강상의 이익으로써 작업"과 "작업치료의 미션"에 대해 "나의 눈을 뜨게 하였다"고 그는 말하였다. 정책 분석가이자 캐나다 작업치료협회의 전 위원, 본 가이드라인의 감수 패널이자 장애인인 Randy Dickinson은 작업치료를 속속들이 알고 있다. 그는 우리에게 의학적 장애보다 더 많을 것을 다루고 제도적 장벽을 허무는 강한 힘이 되어주며 '사회 내에서 가능한 최대로 참여(participate)할 수 있게 사람들을 교육시키라고 요구하고 있다.

Jennings와 Dickinson은 작업치료사들을 위한 중요한 도전을 제시해 놓았다. 그들이 요구한 것은 모든 작업치료사들이 '건강상의 이익으로서의 작업 사용'이 그 잠재력을 리더십을 가지고 있는 사람들에게 알리고, "사회에 가능한 한 최대로 참여(participate)"할 수 있게 제도적 장벽을 감소하게 하는 것이다. 이 전문 분야의 미지의 잠재력에 대한 인식이 『Enabling Occupation II』를 출판하게 하였고, 작업치료가 할 수 있고 될 수 있는 것에 대한 역사, 현재와 미래의 관점을 제시하는 자료로 발전될 수 있었다.

포괄적으로 임상을 지지하는 가이드라인 및 프로토콜이 있음에도 불구하고, 캐나다 전역에서 작업치료서비스는 광범위하게 접근되고 있지 못하다. 캐나다 작업치료 노동력이 시외, 도서지역, 그리고 도시지역의 잠재적 범위까지 복잡하게 공급, 유지되고 있으며 펀딩 문제들로 인해 심각하게 제한된다는 근거가 있다(Canadian Association of Occupational Therapists, 2010; Canadian Institute for Health

Information, 2010). 여기서 함축된 의미는 리더십을 위해 작업치료 위상을 정하는 것이 단순히 좋은 아이디어는 아니라는 것이다. 작업치료 전문분야의 사회에 대한 잠재적 기여를 확인하기 위해 오히려 더 다양한 리더십이 복잡한 도전들을 변화시키는 힘을 행사하는 것이 필수적일 수 있다(Clark, 2010; Lawson-Porter, 2009; Pollard, Sakellariou, & Kronenberg, 2009).

캐나다 작업치료협회(CAOT)를 포함한 많은 이들에게 지속적이고 불평등한 작업치료 접근이 국가적 위기라고 여기는 인식이 증가하고 있다. 2013년판 『작업가능화 이론과 실천 II(Enabling Occupation II)』은 사전행동의 리더십 조치로써 **작업가능과의 리더십 모델(Leadership in Enabling Occupation, LEO)**(Townsend, Polatjko, Craik & von Zweck, 2011) 모델을 소개하고 있다. LEO는 4절에서 적힌 내용을 보충하고 활기를 불어넣기 위해 설계되었다. LEO는 네 개의 주요 리더십 요소의 상호관계에 대한 내용을 시각적으로 나타내고 활기를 넣어주는 도구이다: 학문(11장), 관리책임(12장), 펀딩(13장), 그리고 인력 계획(14장)(그림 IV 참고). LEO를 소개하면서 저자들은 학문, 관리책임, 펀딩 그리고 인력 계획을 통한 리더십 행사에 대한 생각은 보편적이지 않으며 다양한 사회문화적 배경상황에서 조사되어야 할 필요가 있다는 것을 인식하고 있다(Hammell, 2011).

LEO는 네 개의 리더십 요소들을 시각적으로 보여준다. 네 개의 겹치는 타원이 있으며, 이는 각 요소의 상호 관계성을 보여준다. 비록 크기와 중요도는 함축적이며 시간에 따라 다를 수 있지만, 각 요소는 동일한 크기이며 작업치료의 광범위한 실천을 나타내는 더 큰 타원에 포함되어 있는 것으로 보인다. 네 개의 요소들은 작업치료 접근, 공급, 인력 유지, 그리고 실제 실천에 큰 영향을 주는 것으로 알려져 있다.

LEO의 중요한 메시지는 작업치료가 직접 서비스, 지역사회 개발, 컨설트, 교육, 관리, 단체 개발, 정책 및 프로그램 개발, 인구보건 및 건강증진, 1차 진료, 연구, 또는 다른 형태를 통해 작업가능화의 적용과 상관없이 건강 및 웰빙의 더 큰 원 내에 포함되어 있다는 것이다. LEO의 더 큰 원은 작업을 통해 건강, 웰빙, 그리고 공정성을 발전시키는 예지적 세계로 표식이 되었다. 네 요소들의 겹치는 부분은 '작업가능화에서의 최상의 리더십'을 나타낸다. 최상의 리더십은 통합적으로 이 네 가지 요소를 고려했을 때 가능하다.

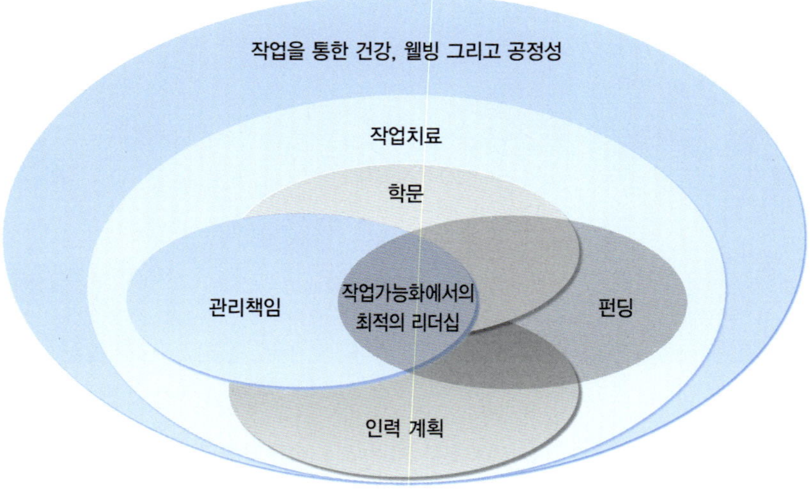

그림 Ⅳ LEO 모델(가능화 작업에서의 리더십 모델)

출처: Townsend, E.A., Polatajko, H.J, Craik, J.M., & von Zweck, C.M.. Introducing the Leadership in Enabling Occupation(LEO) model. *Canadian Journal of Occupationa Terapu*, 78, 255-259

리더십을 위한 작업치료사 가이드라인은 리더십이 '공통된 목표를 이루기 위해 집단에 개인이 영향을 주는 과정'(Northouse, 2007, p. 3)이라는 포괄적이고 공통적인 관점에 기반하고 있다. 따라서 우리의 전문분야는 모든 임상가들이 리더로서 권력 및 자신감을 가져야 하므로 직접 서비스 제공자들을 포함한 모든 작업치료사들이 사용할 수 있도록 LEO를 제공하고 있다(Clark, 2010). 직접 서비스 제공자들은 의료서비스뿐 아니라 모두에게 "건강상의 효과를 주는 작업"을(앞의 Jennings) 사용할 때 제도적, 사회적 변화에 대한 매우 강력한 힘이 될 수 있다. 작업치료의 힘은 전문분야의 폭넓은 서비스에 대한 접근성을 향상하기 위한 공통적인 조치에 기반하고 있다. 목표는 발전에 대한 전문가 중심의 관심이 아니라 11장에서 14장까지에 나와 있는 가이드라인의 숨은 의도이기도 한 모든 국민들의 삶에 기여하는 것이다.

『*Enabling Occupation II*』에 깔려 있는 비전을 간단하게 반복하여 말하자면, 작업치료사들은 클라이언트를 포함한 모든 사람들과 파트너십을 맺고 건강의 결정요인이라고 불리는 제도적 장벽을 줄여줄 수 있다. 예를 들어 주택, 고용, 교통, 교육 및 기타 결정 요소. 공통된 에너지를 적용하였을 때 개인과 사회적 변화를 위한 작업가능화 작업치료 지식은 모든 사람들이 "사회에서 가능한 만큼 완전하게 참여(participate)"할 수 있게 가능화하는 목표와 함께 작업 통합을 위한 현재 예산 기획, 건축, 정책, 프로그램, 그리고 법안보다도 더 광범위하게 사용될 수 있다. 여기서 직접 서비스 제공자들은 잠재적 리더라고 강조되었는데, 이들은 지난 4년에 걸쳐 등록된 임상가로써 비율이 증가하고 있기 때문이다(Canadian Institutes for Health Information [CIHI], 2010).

LEO 모델이 도표로 제시되면서 이 전문분야가 임상 세팅과 사회 전반 모두에서 더 강한 힘이 될 수 있게 안내하도록 4절은 네 개의 상호 연결된 리더십 전략을 제안한다. 11장은 클라이언트 경험을 포함한 질적 및 양적 데이터를 사용하여 작업가능화에 대한 학문 및 근거를 더 잘 통합시켜 캐나다 작업치료 실천과정 이론의 사용을 보여주고 있다(9장, 10장 참고). 12장은 작업가능화의 효과 및 비용효과에 대한 더 큰 의무를 작업치료사들이 보여줄 수 있도록 문제점들을 논의하고 해결책을 제안한다. 13장에서는 학문, 근거, 그리고 책임 전략을 구사하면서 본간의료 및 기타 부분에서 현재 존재하는 또는 새로운 펀딩, 정책, 그리고 법안을 이용하여 어떻게 작업치료사들이 이 전문분야에 클라이언트 접근성을 높일 수 있는지를 설명한다. 14장은 노동력 계획 및 여러 이해당사자 전략을 설명할 것이며, 이 전략은 캐나다의 시내, 시외 그리고 외진 등 전반적인 작업치료사들의 인력, 채용, 인력 유지, 그리고 더 광범위한 활용을 다루게 된다.

4절은 이 전문분야가 정치적 기술을 발달시키면서 미래를 대체할 수 있는 위상을 제시한다(Duncan, Buchanan, & Lorenzo, 2005; Kronenberg & Pollard, 2005; O'Shea, 1979). 이는 모든 작업치료사들이 특정 리더, 파트너, 그리고 이해당사자들의 도움과 함께 국내, 전 세계 인구, 지역사회, 집단, 그리고 개인을 위해 작업을 통한 건강, 웰빙, 그리고 공정성 등을 문화적으로 적절하게 사용하며 작업치료 비전을 발전시킬 수 있는 조치단계를 제안한다.

비전 작업을 통해 건강, 웰빙, 그리고 공정성에 대한 문화적으로 적절한 작업치료 비전을 발전시키기 위해 세계적 리더로서 작업치료사들의 위상을 높인다.

목적 실천으로 학문을 확대하고, 책임에 대한 틀을 잡는 방법을 발견하며, 재정적 및 정책적 지지를 증대시키며 작업치료 노동력을 과감하게 확장시킴으로써 작업가능화의 비전을 발전시킨다.

목표

- 작업가능화를 위한 학문적 실천으로 참여(participation)를 확대시킨다.
- 작업적 관점 및 작업가능화를 더 분명하고 강력하게 만드는 관리책임 기회를 갖는다.
- 다음을 통해 전문분야에 대한 공공 및 개인적 접근을 향상시킨다.
  - 작업가능화를 위한 현재 및 미래 펀딩, 정책, 그리고 법적 기회를 조사하기
  - 작업치료사들의 공급 및 활용을 증가시키기 위해 작업치료 노동력 계획과 이해당사자 연합을 결성하기
  - 미래의 작업치료와 작업과학에 대한 보다 넓은 범위, 그리고 근거, 책임, 펀딩 그리고 그 노동력을 사전에 계획하기 위해 LEO [Leadership in Enabling Occupation] (LEO) 모델을 이용한 전략 세우기

임상 적용 4절은 작업을 통한 건강, 웰빙, 그리고 공정성의 작업가능화와 작업적 관점을 제도 및 사회에서 표명하게 하고 지원받을 수 있는 전략적 아이디어로 당신에게 제공할 것이다. 이 절은 사회에서 작업적 관점을 옹호

하고 작업가능화로부터 사회가 이득을 볼 수 있는 기회를 만드는 방법을 보여줄 것이다. 이 절의 기본 메시지는 작업치료사들이 모든 국민들 및 전 세계 사람에게 함께 작업가능화로 중요한 기여를 할 수 있다는 신념, 가치, 지식, 그리고 기술을 가지고 있다는 것이다.

작업에 대한 지식을 가진 작업치료사들은 주택, 학교, 일터, 교통, 그리고 기타 부처에서 리더로서 다양한 장소 및 시간 작업에 참여(engage)를 하고 있기 때문이다. 효과적으로 가능화 기술들을 표현하고 사용할 수 있는 작업치료사들은 언제 어디서나 협력적 파트너 관계를 가진 리더로서 자리잡을 수 있다. 효과적이든 비효과적이던 간에 가능화 전문가(4장 참고)인 리더들은 클라이언트들이 전문적인 서비스에 과도하게 의존적이거나 영향력이 없어지거나, 장애가 생겼을 때 그 위험성을 완전히 인식하고 있는 사람들이기 때문이다.

이상적인 작업치료 리더는 개인, 가족, 집단, 지역사회, 단체, 또는 인구에 이바지할 것이며, 동시에 모두를 위한 의미 있는 작업을 지지하기 위한 정책 및 기타 시스템에 영향을 준다. 주도적인 리더십에 대한 전략은 펀딩 및 노동력 근원을 확장하고, 정책, 법안 및 미디어에서의 지지를 얻기 위해 로비할 때에 학문적 근거, 클라이언트 및 치료사 경험, 그리고 책임 있는 문서를 사용한다.

4절은 여러분에게 스스로를 리더십 전략에 스며들어 개별화된 직접 서비스, 지역사회 개발, 컨설트, 교육, 관리, 단체 개발, 정책 및 프로그램 개발, 인구보건 및 건강 증진, 1차의료, 연구, 또는 공공 및 민간 부문 등을 통틀어 사회에 이바지할 수 있도록 작업가능화의 잠재적 연합을 고려하게 해 준다.

LEO 소개는 “건강상의 이익으로써 작업” (Jennings, 4절 시작 인용)이 미사용되었지만 그 잠재력을 발견하고, 사람들이 “사회에서 가능한 한 완전하게 참여(participate)” (Dickinson, 4절 글상자) 할 수 있도록 제도적 장벽을 감소시키기 위해 작업치료 리더십에 활기를 줄 수 있는 초대장이 될 것이다. LEO는 작업치료 부분에서 여성이 대다수이며, 경험 있는 리더가 적은 직접 보건 서비스 제공자들로 구성원 전문분야라는 것을 인정하고, 작업가능화에 필요한 보편적인 리더십을 부가시키기 위해 디자인되었다.

| 글상자 4절 | **작업치료사들에게 Randy Dickinson가 주는 메시지**

만약 어느 한 사람에게 물고기를 준다면 하루를 먹일 수 있지만, 만약 낚시 방법을 가르치면 그를 평생 먹일 수 있다는 옛 속담이 있다. 작업치료사들은 클라이언트들의 니즈를 평가하고, 기본적인 일상생활을 할 수 있게 개인을 가능화시킬 수 있는 보조 기술들 및 기타 해결책을 처방해 주는 것뿐만 아니라 그 이상의 것을 준비해야 한다. 좋은 치료 이론은 치료 현실을 이해하고 만들어져야 한다.

장애인 및 다른 이들은 자신이 무척 다양한 상황을 가지고 있다고 설명한다. 모두가 교육의 혜택을 받았거나 적절한 사회적 경험을 가지고 있지 않다. 어떤 사람들은 의사소통 기술 및 자신감을 발달시켜 자신들의 문제들을 표현할 필요가 있다. 작업치료사들은 어떻게 그들과 다른 사람들을 도울 수 있는지 알릴 필요가 있다.

대부분의 작업치료사들은 개별적 변화를 가능화하기 위해 일하지만, 의료 세팅 밖 실제 세상에 있는 제도적 장벽은 더 큰 문제이다. 주요 문제들은 주로 충분치 않은 재정 자원 및 불충분한 주거 선택사항과 관련이 있다. 감당할 만한 비용 및 접근 가능한 교통서비스가 희박하다. 장애인 고용문제에 대해 대중은 아직도 인식이 부족하며, 노골적인 차별을 보이고 있다. 가정 보건 또는 가정방문 서비스와 같은 개인 간병 지원은 비싸고 구하기도 어렵다. 일반 대중에게 접근 가능한 공공 시설 및 프로그램들은 특수한 도움이 필요한 이들에게는 제공되지 않는다. 이 문제들 중 가장 중요한 것은 빈곤의 영향이다.

작업치료사들은 이러한 제도적 장벽을 무너트리기 위해 정보 자원과 지역사회 변호 단체 설립 등을 제공할 수 있다. 또한 작업치료사들은 사람들이 자신의 니즈에 대해 소통하고 클라이언트-전문가 관계가 종료된 후에도 스스로 옹호하도록 가능화할 수 있다. 특수한 도움이 필요한 사람들이 사회에 완전하게 참여(participate)하는 데 필요한 지식 기반 및 자신감을 발달시키는 방법으로는 협력 및 파트너 관계가 좋다. 아무리 좋은 재활 계획은 이를 실천할 수 있는 자원이 없으면 소용이 없다.

필요한 사람들과의 효과적인 파트너 관계는 작업치료사들이 돕는 사람들의 삶을 향상시킬 뿐 아니라 작업치료사의 만족 수준과 전문분야에 따르는 사회적 가치도 향상시킨다. 함께 일하는 클라이언트와 작업치료사들은 윈-윈 상황이다. 우리는 함께 할 때 더 강해진다!

– 장애인을 위한, 함께 하는 옹호자, 캐나다작업치료사협회의 전 위원,
그리고 『Enabling Occupation II』 전국 감수 패널의 구성원인 Randy Dickinson

11장

작업가능화를 위한 학문 영역에 참여(participation)를 확장시키기

Elizabeth A. Townsend

Mary Egan

Mary Law

Mary Manojlovich

Brenda Head

CASE STUDY

사례 11 Marjorie와 Joe: 근거기반 치료를 만들어 가기

지역 전문가 회의에서 작업치료사 Marjorie와 Joe는 연구 경향에 맞추어 실질적인 근거기반 작업치료를 하는 문제에 대해 논의한다. 하나의 도전은 고용주의 최소한의 지원 아래 자신들의 임상 데이터를 수집하고 분석하여 근거를 만드는 것이다. Marjorie는 최근에 작업치료학과를 졸업하여 35,000명이 살고 있는 지역사회 시립 가정방문 서비스를 제공하고 있다. 담당 건수는 다양하지만 대부분의 클라이언트는 65세 이상이고, 그들은 가정 내 작업수행의 어려움이 있고 지역사회에서의 지원이 충분하지 않다. 실제로 Marjorie의 가정방문 사무실에는 인터넷이 없다. 같은 지역사회에서 Joe는 10년 동안 작업치료 서비스를 제공하였다. 그는 두 개의 파트타임 일을 하고 있다. 지역 병원, 개업한 작업치료 회사, 둘 다 모두 담당건수가 많으며 관련 자료나 논문을 읽거나 서비스를 분석할 시간이 거의 없고 지원도 없다.

Marjorie와 Joe는 인터넷이 가능한 Joe가 일하는 지역 병원에서 만나기로 하였다. 그들은 자신들의 관리자와 협상하여 매월 두 시간씩 3개월간 근무시간을 쪼개어 연구 및 근거에 대한 토론을 하기도 하였다. 관리자들은 이 시범 기간을 연장하기 전에 그들의 담당건수 통계를 검토하자고 하였다. 우선 그들은 캐나다 작업치료사협회의 임상 잡지인 「Occupational Therapy Now」에서 비판적 검토 주제(Critically Appraised Topics, CAT) 글을 읽었다. 그들은 과정의 틀을 만들어 질문 정의하기, 문헌 찾기, 그리고 질문에 답하기 위해 논문을 검토하는 단계를 진행하였다. 두 번째로 CAT가 포함된 작업치료 실천과 관련된 인터넷 사이트를 탐색하였다. 어떤 요소들이 고관절 골절을 겪은 노인들의 지역사회 재통합을 지원하는가에 관심을 가지고 인터넷에서 검토된 정보를 검색하였고 CAT 접근방법에 매력을 느꼈다. 다음 6개월에 걸쳐 Marjorie와 Joe는 하나의 CAT를 완성하고 다음 단계 연수에 관심 있는 네 명의 동료들을 더 초대했다. 그들은 다음 주제를 조사하기로 결정하였다: 고관절 골절을 경험한 75세 이상인 사람들에게 어떤 환경적 힘이 지역사회 작업에 참여(participation)하는 것을 제한하는가?

—Mary Law

11.1 소개

11장은 작업치료의 최고의 실천은 단순히 무작위 비교 연구에만 국한되지 않으며, 적절하게 고찰된, 학문적인 연구에 근거를 두어야 균형잡힌 내용이 될 수 있다는 것을 상기시켜 준다. 이 장은 Marjorie와 Joe 같은 작업치료사들을 위해 작성되었으며 또한 Profile of Occupational Therapy Practice in Canada(CAOT, 2007)에서 명명된 역량 역할인 학문적 임상가로 작업치료사들의 참여(participation)를 확장시킬 수 있도록 「캐나다 작업치료 실천과정 이론(CPPF)」을 사용할 것을 제안하였다. 하지만 모든 작업치료사들이 연구원이 되어야 한다는 것을 의미하지는 않는다.

LEO에서 작업치료사들이 연구원이 될 필요는 없지만 리더십의 필수 요소라는 것을 부각시켜 강조하고 있다(Crist & Kiehlhofner, 2005). 사회에 기여할 수 있도록 작업치료 잠재 역량을 마련하는데, 학문적 근거들은 지도력을 가져야 할 직접 서비스 제공자들과 다른 작업치료사들을 지원해 주는 요소이다. 인간 존재에서 작업이 중심이 된다는 근거(Wilcock, 2006)가 많아지고 있으며, Jennings가 '건강상의 이익으로서 작업'의 (시작 인용구) 사상을 인정하였을 때 또한 이러한 사실을 발견하게 된다. LEO를 이용하면서 작업치료사들은 인식을 높이기 위해 근거를 사용할 수 있으며, 여기서의 인식은 작업의 긍정적인 이득만 의미하는 것이 아니며 해로운 작업관련 병 또는 부정적인 영향, 개인 및 사회에 의해 정의된 의미 있는 작업의 부족(Hammell, 2009), 그리고 작업 및 인권 문제들에 대한 것일 수 있다(Hammell, 2008; World Federation of Occupational Therapist, 2006).

학문적 실천에 더 많이 참여(participation)할 것을 제안하면서 우리는 작업치료사들이[Whiteford(2005)가 하였듯이] 작업치료에서 학문과 근거에 대한 비판적 관점을 가질 것을 당부한다. Whiteford는 우리에게 '근거 수준 또는 위계'에 대해 주의하라고 한다(Whiteford, 2005, p.38). 그는 근거기반 치료에 대한 비판적 질문을 가지고, 고찰하며, 고심하고, 자신감을 가지며(우리의 전문적 지식 및 클라이언트 경험에서부터) 너무 쉽게 양적 근거만을 생각하지 말 것을 권고하고 있다.

Iwama(2003)는 문화적 관점에서 학문과 근거에 대해 비판적 관점을 가질 필요가 있음을 강조하고 있다. 작업치료사들은 어떻게 문화적 영향이 다른 종류의 지식과 가치를 생산해 내는지 이해하기를 원한다. Iwama(2003, 2006b)는 작업치료 존재론에 대해 강조하였다. 무엇이 지식이며, 무엇을 알 수 있는가? Yerxa(1991b)와 마찬가지로 그는 우리가 작업치료 인식론에 대해 더 많이 알 수 있게 하였다: 무엇이 지식으로 평가되는가? 지식에 대한 가치는 어떻게 알려지는가? 작업치료를 알기 위해서 적합하고 현실적인 방법은 무엇인가? 그와 Yerxa는 Kuhn(1970)의 주장, 그리고 다른 배경상황에서 다르게 생각해야 한다는 존재론과 인식론의 주장에 힘을 주었다. 이는 학문과 근거의 형태는 사회문화적 배경상황에 따라 다르게 평가된다는 것을 의미한다(Iwama, 2006a).

Iwama는 실증적이며 과학의 존재론 및 인식론을 우월시 하는 서양에서의 강한 트렌드를 지적한다. 일본계 캐나다인으로 캐나다와 일본에서 작업치료 실천과 교육에 모두 몸 담았던 사람으로서, 그는 서양에서는 반대되는 다양한 세계관을 존중해야 하며, 동양철학에서는 무엇을 근거로 사용하는지를 인정해야 한다고 말한다. Iwama(2006a, 2006b)의 Kawa Model(1장 참고) 개발은 서양에서 개발된 작업 모델들에 내포되고 추정된 보편화 및 우위에 대해 정면으로 도전한다. 그는 서양의 작업치료사들이 무엇을 알 것이라는 것에 도전하며, 자격만을 앞세워 치료를 결정하지 못하도록 도전을 준다. 이 도전을 바라보면서 작업치료사들은 전 세계의 클라이언트와 작업치료사들의 다양한 목소리와 관점을 포용하고 소중히 생각하기를 소망한다.

11.2 작업과 가능화에 대한 학문 영역으로 참여 확대하기

작업가능화에 대한 학문 영역으로 참여(participation)를 확대하기 위한 좋은 첫 단계는 근거와 문화에 대한 비판적 관점 의식을 가지는 것과 작업과 가능화에 대한 질문을 명확히 하는 것이다. 예를 들어, Marjorie와 Joe는 처음부터 학문은 양적 과학에만 국한되어 있지 않다는 것을 스스로에게 상기시켰다. 학문은 이론과 다양한 형태의 연구 근거를 생산하는데 도움을 주는 조직화된 연구이다. 각 학문 형태를 특정 배경상황에서 인정하고 평가해야 한다. 또한 Marjorie와 Joe는 자신들의 문화적 배경상황을 인식하고 서양적, 실험적, 실증적 과학의 인식론 및 존재론을 우선시하는 우리의 경향을 고려했다. 최종적으로 Marjorie와 Joe는 작업치료 실천은 구체적으로 클라이언트의 지식과 배경상황, 최신, 이론적 지식, 그리고 여러 연구 패러다임으로부터의 충분한 연구 근거를 통해 통합 학문으로 안내된다는 것을 알 수 있었다.

작업가능화에서 학문적 실천을 위해 중요한 질문은 임상 과정의 각 지점에서 어떤 이론 및 연구 근거가 가장 적절한가이다. 다른 중요한 질문은 작업치료사들이 어떻게 학문에 대한 우리의 관심을 더 잘 통합할 수 있으며, 특히 일상적인 임상의 일과에서 근거기반 치료를 통합시킬 수 있는가이다. 전문적 추론을 알리기 위해 확대되는 학문과 함께 (**글상자 11.1**)

| 글상자 11.1 | 작업치료에서 전문적 추론

의료 인류학자인 Mattingly와 작업치료사인 Flemming은 작업치료에서 임상적 추론이라는 용어를 사용하였다(Mattingly & Flemming, 1994). Mattingly는 미국작업치료사협회와 계약하여 Schön(1983)의 업적을 인용하여 작업치료에서의 임상적 추론을 연구하였는데 그의 역사적인 1987년 출판물 『*Educating the Reflective Practitioner: Toward a New Design for Teaching and Learning in the Professions*』에 기반한 것이었다.

Mattingly와 Flemming(1994)은 작업치료는 세 개의 추론 형태에 기반하고 있다고 제안하였다: 클라이언트 및 다른 이야기들 주변에 있는 서술적 추론, 의학적 및 양적 데이터 주변에 있는 실증적 추론, 그리고 임상의 사회 문화적 조건 및 클라이언트와 치료사의 삶 주변에서의 조건적 추론 등 이 세 개의 추론 형태는 서양 세계에서의 주요 연구 패러다임을 반영하고 있다는 것을 눈여겨 볼만하다.

더 넓은 의미의 전문적 추론은 작업치료사들이 의료적 임상에만 국한되지 않으면서 관리자, 상담사, 교육자, 정책 분석가, 그리고 임상적 배경상황 및 비임상에서 연구원으로 있다는 것을 고려하였을 때 임상적 추론(서술적, 실증적/실증주의, 조건적)을 모두 포용하고 있다. 작업치료 전문적 추론의 초점은 작업적 추론(1절 참고)과 가능화 추론이다(2절 참고). 귀추법(8장 참고)은 가능한 설명 및 해결책의 검토를 할 수 있게 한다.

—Elizabeth Townsend

이론과 연구 근거의 신중한 사용은 강한 전문성을 위해서 필수적이다(Freidson, 1986).

문화 비평에서는 특히 동양과 서양의 전반적 배경상황 및 다른 제도에서의 다양한 연구 패러다임의 가치를 고려하는 것이 중요하다. 작업치료 지식의 세계적 가치(**글상자 11.2**)는 지식의 문화 및 전문적 구성과 근거로서, 특히 작업과 가능화의 복잡한 개념과 관련하여 그 사용을 비판적으로 평론하는 것에 기반하고 있다. 상처 관리와 일상생활에 대한 연구는 보건 서비스 내 사용을 위한 실증주의적, 현상학적, 비판적 사회 과학을 통합하기 위한 다양한 접근 방법을 보여주는 예시이다. 작업치료사들은 일상에서 욕창을 예방하고 해결하는 전문가로서 인정을 받고 있다(Registered Nurses Association of Ontario, 2005). 욕창으로 인해 작업들이 영향을 받은 개인 또는 클라이언트 집단과 함께 일할 때 클라이언트가 가져온 근거를 포함한 여러 형태의 근거가 유용하다. 실증주의 패러다임에 기반한 양적 연구는 이상적으로 클라이언트에게서 문제되는 작업, 그리고 욕창을 예방하거나 치료하는 데 가장 효과적인 쿠션 및 매트리스 종류, 욕창을 일으키는 압력의 정도, 찰과상, 열, 그리고

| 글상자 11.2 | 작업치료 지식의 세계적 가치에 대한 고찰

작업치료 지식의 사회적 가치는 매우 높지만 아직 많이 발전되지 않고, 과소평가되고, 내포되어 있으며, 상식으로서 당연하게 여겨지고 있다.

작업치료 상식적 지식은 실증주의적 의료생명과학, 실증주의 조직 또는 관리과학, 일상적인 경험 및 의미의 세계의 현상학적 및 해석학적 과학, 그리고 사람들과 사회가 무엇을 하는지 판단하는 권력 관계 및 구조에 대한 비판적 과학의 합성물이다. 이와 같은 다측면 지식기반의 합성은 작업의 핵심적인 영역 및 가능화의 핵심적인 역량 내 초점을 맞춘 여러 개념, 사고, 가치, 신념, 추정, 그리고 정보를 다루는데 작업가능화로 간단하게 묘사된 작업치료로 가시화된다.

이 복잡하고 역동적인, 진화하는 지식의 세계적 가치는 수면 위로 떠오르고 있다. 건강, 웰빙, 그리고 공정성의 작업적 관점은 연구에서 보여주듯이 작업은 인간 생존을 위해 필수적이다. 따라서 인간은 무엇을 하는지와 작업이 어떻게 인간 건강, 웰빙, 그리고 공정성에 영향을 주는지에 대한 지식, 근거, 그리고 학문은 개인 또는 지역사회에만 필수적인 것이 아니라 세계적 생존을 위해 필수적이기도 하다. 국민들이 자신들의 삶을 형성하고 사회의 구조를 형성하는 것에 관여시키려고 하는 가능화에 대한 연구는 전문적 협력 및 파트너십의 중요성과 효과를 보여주고 있으며, 이는 역으로 의사결정에서 가치 있기 위해 선택과 의미를 가능화한다.

질병의 치료를 넘어서 작업을 가능화하는 것에 대한 학문 및 근거는 개인, 가족, 집단, 지역사회, 그리고 인구 보건, 웰빙, 공정성을 증진하기 위해 필수적인 것으로 보인다. 이를 확장하여 작업가능화에 대한 학문 및 근거는 일상적인 상황에서 만성질환, 장애, 노화, 또는 영향력을 빼앗아가는 사회적 상태에 있는 사람들의 삶이 건강, 웰니스, 그리고 (불)평등한 통합 또는 기타 공정성에 의하여 방해되고, 소외, 불균형, 격리, 또는 억압되는 것에 대한 주의를 기울이게 한다.

—Elizabeth Townsend

습도에 대한 문제나 근거를 찾는 데 매우 유용하다.

또한 연구의 질적 패러다임(해석적, 현상학적)에서 서술적 근거(Holstein & Gubrium, 2000)는 매우 유용하다. 우리는 욕창의 원인과 관련된 클라이언트의 이해, 그리고 다양한 작업참여(engagement)하기 위한 다양한 종류의 쿠션, 매트리스, 그리고 자세에 대한 환자의 선호도에 대해 질문을 하거나 근거를 찾을 수 있다.

비판적 연구에 기반한 의료제도 및 사회 구조의 분석(Bordieu & Johnson, 1998; Grenfell & James, 1998) 또한 학문과 근거기반 치료에 중요하다. 비판적 연구는 어떻게 권력과 사회적 구조가 작용하여 수행, 참여(engagement), 일과, 그리고 작업에 부여하는 의미를 형성하는지에 대한 정보를 준다. 우리는 통찰력을 얻고 클라이언트를 (그리고 전문 분야) 위한 전환적 학습, 클라이언트 참여(participation), 임파워먼트, 통합, 그리고 공정성을 지원하거나 제한하는 정책, 펀딩, 규제 상황에 대한 의식을 갖게 된다. 상처 치료와 관련하여 욕창 문제를 줄이지 못하는 인력관리, 자원활동의 실패를 이해하기 위해 보건 정책 및 펀딩 우선순위를 비판적으로 분석할 필요가 있다. 이 조치상의 실패는 신체 기능을 방해할 뿐만 아니라 직업에 있어 사회적 참여(participation)를 제한하는 욕창의 예방 및 치료와 관련되어 상당한 지식을 무시하는 것으로 보인다. 행동을 변화시키기에 지식이 불충분함을 감시한다면 우리는 자세잡기와 매트리스 사용에 대한 권장사항과 작업치료사나 다른 의료 전문가들의 권장사항을 제시함에 있어 가족들에게 어떤 것들이 도움이 되거나 제지를 가하게 되는지를 판단할 필요가 있다.

요약해 보면 상처 치료와 사회적 참여(participation)를 증진하는 재활 프로그램의 효율성에 대한 질문은 – ICF의 핵심 구성 – 실증주의 재활 연구 패러다임과 상호작용주의자 관점을 같이 결합하여 사용할 수 있다. 결과적으로 개인적 및 환경적 요소의 배경상황에서 여러 상호적인 요소들에 대해 [신체 구조 및 기능, 활동, 그리고 참여(participation)] 질문을 할 수 있다(Bartlett et al., 2006).

학문적으로 임상에서 참여(participation)를 확대하기 위한 다음 제안들은 9장과 10장에 처음 소개된 캐나다 작업치료 실천과정 이론(CPPF)과 연결되어 있다(표 11.1). 여러분은 학문이 조직화된 연구로 광범위하게 나타나며 형식적인 연구로만 국한되어 있지 않다는 것을 알아야 하며, 제안들을 고찰하고 자신들의 질문을 추가하기를 권유한다. 우리는 일상적인 임상에서 학문적 연구를 위한 시간과 구비조건들은 배경상황마다 다르게 적용된다는 것을 인정한다.

행동방침 전반에서, 클라이언트 중심 작업치료사는 클라이언트가 개인이나 단체인지의 여부와 관계없이 클라이언트의 능력 및 욕구에 따라 학문과 근거 탐색에 참여(participate)하게 한다. 협력적 권력 공유는 존중, 인식, 그리고 여러 권력 기반의 (임상에서의 전문가들, 연구원, 그리고 클라이언트) 참여(participate)를 위한 명백한 기본 원칙과 마찬가지로 매우 중요하다.

표 11.1 임상에서 학문의 통합

1. 학문에 들어가기/시작하기
학문적으로 임상에서 참여(participation)를 확대하기 위해 조직화된 연구로 클라이언트 준비와 관심을 파악하기

↓

2. 학문을 위한 단계 설정하기
다양한 세팅에서 다양한 클라이언트와 함께 일하기 위해 어떤 지식이 존재하고 무엇을 알 필요가 있는지를 확인하기 위해 클라이언트와 협력하고 컨설트하기

↓

3. 학문 선택사항 사정하기/평가하기
존재하는 연구에 기반하여 가능하고 원하는 클라이언트 참여(participation)를 이끌어내기 위해 유연한 방법을 사용하며 작업과 사람 및 환경에게 영향을 주는 요소들을 평가/분석하는 작업기반, 클라이언트 중심 도구를 선택하기

↓

4. 학문을 위해 목표 및 계획에 동의하기
가치 있고 실현 가능한 작업적 목적을 명명하고 계획을 조직화하기 위해 협력하여 클라이언트 및 전문가 지식을 모두 사용하기

↓

5. 학문 계획 실행하기
계획에 기반하여 특정 상황에 대해 무엇이 알려져 있는지와 가치 있는 작업 및 떠오르는 지식에 engage(참여) 또는 re-engage(재참여)의 복잡한 과정과 관련된 이론들 간 역동적인 과정을 사용하기

↓

6. 학문을 모니터링하기/수정하기
임상을 통해 무엇이 이루어졌는지, 임상을 지지하는 이론, 임상 추론 검사의 진행되는 과정을 통해 무엇이 발생하는지의 역동적인 과정을 관찰하고 수정하기

↓

7. 학문 결과 분석하기
평가/분석에서 사용된 같은 도구 및 과정들을 재적용하고 계획의 적용 전과 후 자료를 비교하기

↓

8. 나가기/종료하기
다음과 같은 질문을 하면서 작업치료의 종료 후 서비스 나가기/종료하기를 하고 어떤 일이 생기는지 관찰하기. 작업수행에서 얻은 것들을 유지하기 위해 보조적인 서비스가 필요한가(예: 건강보호를 위한 "촉진제"와 동일)? 서비스 후 중요한 시점에서 재평가하는 것이 추후 서비스의 필요를 판단하는데 어떻게 사용되는가?

출처: Egan et al.(1998), Head (2005), Manojlovich (2006)

학문에 들어가기/시작하기 그리고 단계 설정

작업가능화에서 학문을 시작하기 위한 주요 가능화 기술은 클라이언트 및 팀원들 모두와 협력하고 컨설팅하는 것이 포함된 것이다. 의뢰 또는 계약의 배경상황에서 작업치료사는 학문을 치료의 시작지점으로 사용할 것이다. 치료사는 클라이언트가 준비되었는지 판단하고 작업치료사와 다른 사람들과의 참여(participate)에 동의를 얻는 것부터 시작한다. 이들은 자신들의 작업적 문제점들과 가능한 해결책에 대해 함께 질문한다. 만약 클라이언트가 작업치료사가 전문적인 기술이 부족하다는 것을 지각한다면 불편함을 느낄 수 있다. 작업치료사는 가능하다면 클라이언트와 함께 무엇이 이미 알려져 있고 어떤 추가적인 지식이 필요한지에 대해 판단해야 한다. 이상적인 작업치료사는 인터넷 또는 도서관에서 검색하고, 수집한 근거를 저장하기 위해 파일 또는 데이터베이스를 정리하거나 주요 사람들과의 대화를 기록하는 작업을 하면서 클라이언트와 함께 협력한다.

머뭇거리거나 타인에게 자신들의 경험에 대해 이야기하는 것이 익숙하지 않은 아동, 성인, 또는 노인들과 함께 하는 가능화는 의사소통을 적용, 의사소통 선택사항에서 타인을 코칭하기, 의사소통 기술을 디자인하기, 또는 학문에 대해 타인을 교육하는 기술들을 이용할 수 있다. 가능화는 비-판단적 협력, 다양한 관점을 경청하는 열린 마음, 그리고 미술, 기술, 또는 기타 창의적인 의사소통 사용을 만들어 낼 수 있다. 팀 또는 협력적 전문가 간 임상, 그리고 보호자 또는 이해당사자들과 함께 작업치료사는 기대치에 대해 논의하고, 클라이언트 참여(participation)를 격려하고 지지하는데, 특히 클라이언트가 자신들의 관점을 언어적으로 표현을 못하거나 원치 않을 때 격려와 지지를 더 해 줄 필요가 있다.

가능화 기술을 이용한 이 시점에서의 작업치료사의 목표는 클라이언트-전문가 관계에서 신뢰를 쌓으며 진행하기 위해 클라이언트 준비상태를 판단하고 다른 형태의 지식 및 전문성에 대한 가치 및 신념을 명확화하며 결정이 어떻게 내려지는지 확인하기 위해 권력 중재 및 기타 근거에 의거하여 자신의 우선순위 작업 문제점들을 구분할 수 있도록 지지하는 것이다. 임상에서 학문을 추구하기 위해 결정하기와 기대치는 모든 관련된 것을 포함하며 간략한 가이드라인 작성하기와 인터넷에 기록 올리기, 또는 회의 결과 사본을 만들기와 같이 여러 전략을 사용하면서 문서화해야 한다.

학문을 위한 선택사항을 사정하기(assess)/평가하기(evaluate), 그리고 목표 및 계획에 동의하기

클라이언트가 수행, 만족도, 참여(engagement), 선택, 또는 기타 작업적 문제점들을 명명하고 우선화하면 작업치료사와 클라이언트는 확인된 문제점들에 대해 지지하거나 제한하는 요소들을 사정하기/평가하기 위해 지속적으로 협력한다.

Canadian Occupational Performance Measure(COPM) (Law et al., 2005) 사정/평가, 그리고 작업적 목표 및 계획을 우선화하는 실행은 연구의 한 단계이다. COPM은 자신의 목표에 대해 작업치료사와 의사소통할 수 있는 클라이언트에게 적용할 때 그 진가가 발휘된다(Warren, 2002). 우울증 또는 실어증으로 인하여 자신의 작업 추구를 확인하고 얘기하는데 어려움이 있는 개인에게 가치 있는 작업을 이끌어내는 방법은 임상현장에서 지속적으로 실험되고 있다.

우리는 작업적 서술(Kirsh, 1996)과 시각적 단서(Mandich et al., 2004)가 COPM을 적용하기 어려운 클라이언트를 돕는 확실한 방법이라는 것을 알고 있다. 이러한 방법들에 대한 추가적인 조사연구가 필요하다.

사정/평가를 하기 위한 도구 및 방법을 개발하는 데 있어 가능화가 어떻게 작용되고 어떤 가능화 기술이 다양한 배경상황에서 클라이언트들에게 적합한지를 설명하고 비판하는 연구가 필요하다. 그 외에도 개별적, 클라이언트 중심 도구 및 방법, 질적 및 양적, 지역사회, 단체, 그리고 인구집단 수준의 클라이언트를 위한 작업 환경을 사정/평가하는 도구와 방법을 개발하고 실험하기 위한 매우 폭넓은 연구범위가 있다.

사정/평가 데이터를 검토하기 위해 작업치료사와 클라이언트는 작업적 목표 및 계획에 동의한다. 그 다음 단계는 클라이언트 중심 사정/평가를 위한 작업 및 가능화 요소를 확인하기 위해 학문적 연구를 시행하는 것이다(Law et al., 2005). 이전 장들과 마찬가지로, 본 가이드라인에서 제시하는 다음 예시들은 사람, 환경 그리고 작업 요소들에 대한 최신 지식을 제시한다.

새로운 연구분야인 활동분석의 사용(Perlman, Weston, & Gisel, 2005)(활동과 작업 간 연결을 위해 1장 Taxonomic Code for Occupation을 참고)과 역동적 수행 분석은(Polatajko, Mandich, & Martini, 2000) 어떻게 작업을 분석하고 개인이나 기타 클라이언트의 자원을 더 적절하게 활용하는 지와 작업적 요소에 대한 지식을 향상시켜 주었다. 어떻게 작업-관련 요소들이 작업수행 및 참여(engagement)에 영향을 주는지에 대한 질문은 아직 작업치료 영역에서 많은 관심을 받지 못하고 있지만, 발전하고 있는 작업과학(3장 참고) 학문의 분야가 이 질문에 답을 줄 것이다.

반대로 작업수행에 영향을 주는 *사람* 요소에 대한 지식은 작업치료의 내·외적으로 광범위하다뇌졸중 이후 작업수행에 영향을 주는 사람 요소에 대한 Desrosier(2005)의 논의를 예시로 참고].

작업치료 학자들은 작업수행에서 중요한 영향을 미치는 환경적 요소 연구의 개척자들이었다. 물리적 작업수행 요소(Cooper & Day, 2003; Ringaert, 2003), 사회적(Letts, 2003a; McColl, 2003), 문화적(Baptiste, 2003), 그리고 제도적(Dycke & Jongloed, 2000; Jongbloed, 1996, 2003; Letts, 2003a; Raponi & Kirsh, 2004; Rebeiro, 2001; Townsend, 1998) 요소들과 같은 환경적 요소가 미치는 영향에 관한 연구를 발전시키고 있다.

계획 실행하기, 학문을 모니터링하기/수정하기

치료의 일부로써 학문적 연구를 위한 목표와 계획에 대해 클라이언트와 합의한 후, 작업치료사는 계획을 기록하며 관련된 모든 전문가들과 다양한 형태로 공유한다. 다음 단계는 클라이언트와 함께 계획을 실행하는 데 참여하는 것이다. 치료와 학문을 통합하는 것은 (a) 구체적인 상황의 지식; (b) 가치 있는 작업에 사람들을 참여(engage) 또는 re-engage(재참여)시키는 복잡한 과정과 관련된 일반적인 이론; (c) 무엇이 변화될 수 있는지에 대해 떠오르는 지식; (d) 어떻게 클라이언트가 변화하거나 변화를 최소화하기를 원하는지와 같은 역동적인 과정이 필요하다. 이러한 복잡한 과정에 대한 이해는 작업치료사로서 이 일을 하는 우리의 가슴에 품고 있어야 하는 것이다. 아마도 이 시점에서 작업치료 학문에 가장 큰 과제는 현장에서 근무하는 그리고 학술적인 작업치료사들이 함께 일을 하기 위한 시간, 자원, 의사소통 체계, 그리고 전략을 찾는 것이다. 작업치료에서 모든 작업치료사(학술적인 연구자 또는 현장에서 근무하는 작업치료사들)는 작업치료에 대해 더 적극적으로 일반적인 이론을 설명하고, 가정들을 시험하여야 할 도전을 받고 있다.

작업치료사들의 딜레마는 작업가능화와 관련된 학문에 대한 잠재적 방향의 범위에 관련한 것이다. 작업치료와 같이 광범위한 학문 분야에 기초하는 치료는 연구의 관심분야를 모든 측면에서 집중하고 확인하여야 한다. 작업치료 일을 검토하는 것은 가장 중요한 작업치료 연구의 주제이다. 예를 들어, 작업 및 가능화에 대한 기본적인 질문에 대한 연구가 필요하다. 우리는 클라이언트가 가치 있는 작업에 참여(engage) 또는 재참여(re-engage)하면서 자신들의 작업적 목표 달성을 위해 중요한 문제들을 어떻게 사정/평가해야 하는지에 대해 더 많이 알 필요가 있다.

학문이 어떻게 임상에 정보를 주고 어떻게 임상이 학문에 정보를 주는지를 보여주기 위하여 전환적 학습, 클라이언트 중심 치료, 그리고 임상에서 영성 문제들에 대한 간단한 연구를 고려해 볼 수 있다. 5장과 8장에서 언급하였듯이 전환적 학습의 교육적 이론은 작업치료사들이 개념, 과정, 그리고 가능화의 권력 관계를 이해하는 데 도움을 준다. 치료사들은 자신과 사회, 그리고 작업이 갖는 의미에 대한 개인 및 사회적 변화에 대해 비판적 의식을 가지고 클라이언트 프로그램을 디자인하는 법을 배운다.

뇌졸중 이후에 일어날 수 있는 주요 삶의 변화에 따른 전환적 학습은 가치 있는 작업에 클라이언트가 재참여(re-engagement)하기 위해 꼭 필요하다(Dubouloz et al., 2004). 우리는 안전하고 가능화하는 환경에서(작업치료의 주요 측면) 변화된 능력으로 작업하는 것을 실험해 봄으로써 생산적인 작업에 클라이언트가 재참여(re-engagement)하도록 해 준다는 것을 알게 된다(Petrella, McColl, Krupa, & Johnston, 2005). 클라이언트-치료사 관계에 대한 연구는 작업치료사들이 클라이언트 중심 치료에서 선택, 책임감, 그리고 권력과 같은 이슈들을 어떻게 해야 할지 안내해 준다(Law, 1998; Sumison, 2005). 이 세 분야에서의 연구만으로도 치료사가 클라이언트들의 고통을 관리하고 선택을 가능화하며 희망을 지지해 주는 것은 작업가능화의 필수적인 측면임을 알게 해 준다(Egan & Swedersky, 2003).

Friedland(2001)는 우리가 지금 작업가능화라고 부르는 것을 역사적 관점에서 설명한다:

> *전쟁 시처럼 사기가 쉽게 떨어질 수 있을 때, 작업치료사의 주업무는 무너진 사기를 올려주는 것이 되어야 한다. 여기서 작업치료사는 우리의 대인관계 기술을 이용하여 클라이언트의 세계관을 이해하고 그들과의 협동을 시작해야 한다. 이 상황에서 작업치료사는 클라이언트를 측은히 여기는 마음을 가질 수 있다(p. 67).*

클라이언트의 경험을 기존 이론에 짜맞추려고 함으로써 클라이언트의 소외감을 증가시키지 말라는 Frank(2001)의 경고에 주의를 기울여야 한다. 동시에 작업치료 학자들은 클라이언트들의 작업 목표를 현실화할 수 있도록 개인, 가족, 집단, 그리고 기타 클라이언트들과 함께 고통을 관리하고, 선택을 가능화하며, 희망을 지지하는 성공적인 방법들을 지속적으로 설명하고 연구해야 할 것이다.

학문 결과를 평가하기 및 나가기/종료하기

이상적인 작업수행을 평가하기 위한 COPM과 같은 방법을 계획의 실행 전과 후 결과 비교를 위해 반복하여 사용한다. 이 최종적인 조치단계에서의 학문적 접근방법은 서비스를 나가기/종료하기, 그리고 작업치료가 종결된 후 어떤 일이 일어나는지 모니터링하는 것이다. 예를 들어, 우리는 다음 문제들을 조사할 것이다. 작업기반 프로그램이 작업수행 만족도를 증가시키는 계기가 된다는 것을 확실시하기 위해서 어떤 전략들을 사용해야 효과적일 것인가? 작업치료에서 얻은 효과들은 그 후에도 유지되는지, 또는 효과를 지속하기 위해 면역력 향상 주사와 같은 부과적인 서비스 형태가 필요한가? 중요한 시점에서 클라이언트가 스스로 작업수행에 재접근하기 위해 어떤 혁신적인 프로그램이나 정책이 필요한가?

두 개의 학문적 발전이 작업기반 가능화를 설명, 분석하고 실험하는 데 큰 도움을 준다. 먼저 본 가이드라인에서 지속적으로 나온 ICF(WHO, 2001)는 가치 있는 작업에서 참여(engagement)하는 것에 대한 질문이 [ICF가 참여(participation)라고 부르는] 보건 관련 연구에서 확실하게 중요하게 다루어질 것이다. 캐나다 작업수행 및 참여(engagement) 모델(CMOP-E)과 ICF(**그림 1.4**) 간의 유사함은 작업치료사들이 ICF의 국제적이고 다학제적인 언어를 이용하여 작업치료와 연구질문을 공유할 수 있도록 촉진할 것이다. ICF 언어사용은 재정 부처와 다른 분야의 연구원들에게 접근 전략을 제공해 주며(Stewart, 2002), 이상적으로 배경상황 내에서 작업 참여(engagement)에 대해 교육을 시킬 수 있다.

두 번째로 전문 대학원, 박사과정, 박사 후 연구과정의 개발은 작업치료와 작업과학 학자들의 새로운 시대를 준비하게 한다. 작업치료는 매우 광범위한 전문분야로 석사, 박사, 박사 후 연구는 작업치료, 작업과학, 건축, 공학, 인문, 재활과학, 그리고 기타 많은 분야들을 모두 아우를 수 있다. 구체적으로 작업치료 또는 작업과학 학위로, 우리만의 전문적인 지식 기반을 어떻게 최고로 만들지에 대한 질문은 아직도 토론 중이다.

2010년 캐나다의 CAOT 회원 중 2%만이 작업치료 관련 학문에 참여(engage)하고 있다(CAOT, 2010). 클라이언트와 직접적으로 일하는 많은 작업치료사들이 연구프로젝트에 참가하는 것은 치료를 풍부하게 하고 집중하게 하며, 발전 가치가 있는 부가적인 일로 새로운 학습 및 자기개발을 제공한다. Marjorie와 Joe는 첫 CAT를 개발한 긍정적인 경험이 다른 CAT를 할 때 네 명의 동료들을 참여하게 이끌었다. 따라서 이는 어떻게 학문적 연구가 작업치료사들을 촉진시키는지를 보여준다. 떠오르는 협력적 연구 모델들(Kiehlhofner et al., 2006)은 임상에서 학문의 프로필을 만들어 낸다. 직접 작업치료 서비스 제공자들은 학구적인 작업치료사들과 연합하는 것을 배워 연구 질문을 함께 개발하고 답을 찾아간다. 이러한 협력은 연구 타당도/관리책임과 임상에서의 연구 활용을 극대화시킬 수 있다. 클라이언트와 작업치료 연구원들 사이 협력은 조언을 구하는 일에서부터 참여활동연구(participatory action research)에서 완전한 결정을 내리는 동반자 관계까지 범위가 다양하다(Trentham & Cockburn, 2005). 이러한 연구 유형은 (다른 협력적 연구 전략과 함께) 지식 생성의 적절성을 평가하고 우리 전문분야가 제공하는 것들을 연구하는 것에 매우 중요하며 유용하다.

11.3 작업가능화에 대한 근거기반 실천을 확장하기

모든 작업치료사들과 마찬가지로 Marjorie와 Joe는 가능한 한 최고의 서비스를 클라이언트에게 제공할 윤리적 및 도덕적 책무가 있다. 작업치료사들은 최고의 치료로서 이미 알려져 있는 것을 이용하고, 비판적으로 고찰하며, 공유해야 한다(Precin, 2002).

건강, 웰니스, 그리고 공정성의 다양한 모델들은 여러 학문에 근거하고 있으며 다양한 연구 패러다임에 기반하고 있다. 의학 및 재활 연구는 신체 기능, 질병, 그리고 손상의 원인을 조사하기 위해 양적 생명과학에 크게 의존하고 있다. 의학적 배경상황에서 근거기반 치료는 다음과 같이 정의된다. "개별 환자의 치료를 결정할 때는 최신 근거의, 명확하고 신중한 사용이 필수적이다. 근거기반(치료)은 체계적으로 연구된 최고의 근거와 함께 개별적인 임상적 전문성을 통합하는 것이다."(Sackett, 1996, p. 71).

작업치료와 관련된 캐나다의 네 개 단체들(CAOT, ACOTUP, ACOTRO, PAC, 1999)이 출간한 공동 성명서는 작업가능화에 초점을 둔 근거기반 치료를 지지한다. 이 성명서는 Whiteford(2005)가 '근거의 수준 또는 위계'(p. 38)에 주의하라고 경고한 것과 같이 여러 근거 형태에 대해 같은 입장을 취하고 있다. 캐나다의 입장은 "작업치료사는 작업가능화와 관련된 클라이언트, 환경, 그리고 작업 요소에 대한 지식을 제공한다. 이상적으로 이 근거는 연구 논문의 비판적 고찰, 전문가 의견 합의, 그리고 전문가 경험에서부터 나온다"(CAOT et al., 1999, 3단락). 이 성명서는 개별에서 단체 수준까지의 클라이언트들에게 작업치료 실천이 근거에 기반될 것이고, 서비스는 역량이 있는 치료사들이 제공될 것이며, 효율적인 접근 방법이 될 것이라고 강조한다. 근거기반 치료의 광범위한 관점으로 볼 때, 치료사들은 좋은 수준의 연구, 임상적 추론 및 여러 근거들에 기반하여 임상적 결정을 내릴 수 있다. 근거에 기반한 결정은 특정 클라이언트의 경험에 대한 작업치료사의 지식, 클라이언트의 관점, 그리고 작업치료사 판단에 의하여 좋은 계획으로 수립될 수 있다. 다시 말해, 작업치료사들이 단순히 양적 근거를 넘어서 전문적 추론을 찾아보고 사용해야 함을 강하게 주장한다.

근거기반 치료는 임상적 업무에서부터 관리, 교육, 컨설트, 정책 분석, 그리고 연구까지의 모든 형태의 작업치료 임상에 필수적이다. 임상에 학문을 통합하는 것처럼(**표 11.1**) 7장과 8장에서 소개된 캐나다 작업치료 실천과정 이론(CPPF)은 근거기반 치료의 통합을 발전시킬 수 있는 이론의 틀을 제공한다(**표 11.2**).

표 11.2 실천에서 근거 통합

근거기반 치료에 들어가기/시작하기
서비스 의뢰 또는 요청을 생성 또는 반응을 하고 작업치료의 관심 주제들을 명확하게 한다.

↓

근거기반 치료를 위한 단계 설정하기
a. 치료의 범위, 역할, 기반되는 이론, 원하는 결과를 정의한다.

b. 가능한 한 클라이언트 참여(participation)와 함께 근거 검색에 초점을 두는 연구 질문을 개발한다.

↓

근거를 평가하기/분석하기
a. 논문, 클라이언트 근거, 자신과 동료들의 경험적 지식, 결과의 분석을 수집한다.

↓

b. 비판적 검토, 임상 환경에의 적절성, 데이터의 유의성

↓

근거기반 치료에 대한 목표에 동의하기 및 계획하기
의미 있고 상호적인 계획을 만드는 방법으로 클라이언트, 팀, 펀딩 지원자, 그리고 이해당사자들과 의사소통한다.

↓

근거기반 치료를 위한 계획 실행하기
클라이언트와 함께 진행되는 의사소통으로 임상에 근거를 통합한다.

↓

근거기반 치료를 위한 접근방법을 모니터링하기/수정하기
클라이언트와 함께 서비스의 수정을 위해 지속적으로 검색, 분석, 그리고 근거사용

근거기반 치료의 결과 분석하기
클라이언트와 함께 임상에서의 변화를 분석한다.

나가기/종료하기
종료, 추적, 지역사회 지지에서 근거를 이용하여 클라이언트에게 미래의 자기 관리에 대해 교육하고 기회와 관련된 지역사회 및 제도를 교육한다.

출처: Craik (2003), Egan et al. (1998), Head (2005), Manojlovich (2006)

근거기반 치료를 위한 들어가기/시작하기 그리고 단계 설정하기

서비스에 대해 의뢰가 오거나 요청이 있으면 근거기반 치료를 시작한다. 작업치료사들과 다른 전문가들이 진행하기 위해 이 단계에서는 클라이언트의 동의서가 필요하다. 이는 근거기반 치료에서 수집되는 첫 근거로, 질 높은 서비스의 기반을 형성하게 된다. 근거를 찾

기 위한 치료 질문을 개발하기 전에 범위, 역할, 이론적 틀, 가치, 신념, 그리고 원하는 결과를 알고 있거나 협상해야 한다. 근거를 공개적으로 찾기 위한 잠재적 질문들은 다음과 같다. 논문 검색 및 근거를 수집하기 위한 업무는 의뢰 또는 요청의 일부로써 재정 지원이 되는가? 클라이언트-전문가 협력에서 가치 있고 사용할 근거의 종류에 대해 어떤 동의가 필요한가? 재정 지원 및 기타 지원이 명확하게 성립된 후, 단계 설정에서 가장 중요한 과제 중 하나는 현재 상황에서의 치료 범위를 정의하고 기록하는 것이다. 근거의 범위도 이와 마찬가지이다.

근거를 평가하기/분석하기

클라이언트와 작업치료사가 하나 또는 그 이상의 질문에 동의하였을 때, 자신들의 질문에 답하거나 질문에 관련된 근거를 검색할 수 있다. 다른 질문은 다른 종류의 근거로 이끌게 된다. 양적 근거는 체계적 고찰 또는 무작위 대조 실험에서 볼 수 있으며 대부분 중재 효과에 대한 질문의 답이 된다. Cochrane Library에서 찾을 수 있는 것과 같은 일반적인 검색 데이터베이스(http://www3.interscience.wiley.com/cgi-bin/mrwhome/106568753/HOME)는 최신 체계적 고찰과 무작위 대조실험에 대한 정보를 아주 훌륭하게 제공한다. 질적 근거는 서술, 문화기술(ethnographic stories), 비평 및 고찰에서 찾을 수 있으며, 인간의 경험 및 그 의미들과 관련된 질문들을 알려준다. 권력과 사회 구조의 비판적 분석은 어떻게 단체가 운영되는지, 어떻게 몇몇 이론 및 치료가 지배적이고 다른 것들은 덜 사용되는지, 그리고 정책, 펀딩, 그리고 법안이 특정 사회문화, 정치, 제도, 그리고 경제적 배경상황에서 어떻게 무엇이 가능한지 밝혀주는 질문을 다룬다.

실천에서 근거를 사용하는 것은 임상가와 연구원들이 함께 일하며 연구 정보를 평가하기 위해 질문하고 조사하는 문화를 만든다(Craik & Rappolt, 2003). 근거기반 문화에서 연구 정보, 전문적 경험, 그리고 클라이언트 지식 및 욕구는 함께 엮여서 개별이든 단체이든 각 클라이언트가 가장 효과적이고 적절한 서비스를 받는 것을 명확하게 하기 위해 문서 기록된다. 표 11.3에 나열된 웹사이트들은 근거기반 작업치료에 대한 훌륭한 정보원이다(문의하였을 때는 웹사이트들이 최신이었다). 마찬가지로 CAOT 회원들은 CAOT 정보 게이트웨이에 접속할 수 있다. 특수 인터넷 기반 도구는 작업치료사들이 쉽게 근거기반 작업치료 정보를 제공받을 수 있게 설계되었다. 정보 게이트웨이는 http://www.caot.ca//default.asp?pageid=281에서 확인할 수 있다.

검색할 때 현재 나와 있는 근거의 양 때문에 쉽게 압도될 수도 있다. 집중적이고 체계적인 검색은 시간을 아낄 수 있을 뿐 아니라 정보를 더 쉽게 찾을 수 있게 한다. 문헌과 다른 근거의 비판적 평가는 근거가 연령, 성별, 또는 인구 특이적인지, 연구가 믿을 수 있고 신뢰할 수 있는 것인지에 대한 판단에 도움을 준다. 만약 찾은 연구들이 질문에 충분히 적절하고 믿을만한 질적 결과를 만든다면 이 정보는 치료 질문에 합성되고 적용되어야 한다. 반대로 찾은 근거는 즉시 질문의 수정을 유도할 수 있다. 표 11.4에 유용한 정보원을 나열하였으며, ADEPT라는 근거를 검색하는 것에 대한 자가학습을 안내한다. 표 11.4에 있는 작업치료 및 재활 데이터베이스는 근거를 검색하기 위한 작업치료사들의 좋은 장소이기도 하다(문의 당시 웹사이트들은 최신이었다).

모든 연구는 동일한 수준의 엄격함을 가지고 시행되지는 않았다. 따라서 연구 논문, 미출판 논문, 경험, 그리고 다른 근거들을 비판적으로 평가해야 한다. 표 11.5에는 연구가 타당한 결론에 이르렀는지를 밝히기 위한 자원 및 체크리스트들을 나열하였다.

목표 및 계획에 대한 근거에 동의하도록 조정하기 및 계획 실행하기

근거기반 치료의 적용에서 일반적인 어려움은 시간부족, 제한된 검색 기술, 그리고 업무의 일부로써 제한되거나 논문에 대한 제한된 접근 등이 포함된다(Townsend, Le-May Sheffield, Stadnyk, & Beagan, 2006). 이상적으로 작업치료사들은 클라이언트와 함께 작업치료를 위한 명확하고 집중적인 목표 및 계획을 설정하기 위해 근거를 어떻게 사용할지를 결정한다. 목표 및 계획에 대한 결정은 나와 있는 근거에 따라 행동할지와 만약 아무 근거를 찾지 못하였을 때 근거 없이 행동할지를 포함한다. 가지고 있는 근거는 클라이언트, 문제 작업, 그리고 특정 환경에 적절한가? 특정 상황에서 연구 근거의 유용성을 여러 요소들로 판단한다. 예를 들어, 개별 클라이언트, 클라이언트의 생활환경, 문화적 신념, 우선순

표 11.3 작업치료를 위한 근거의 인터넷 자료

근거기반 작업치료 웹 포털 (http://www.otevidence.info)
- 이 웹 포털은 근거에 대해 찾고 사용하는 것에 있어 작업치료사들에게 전략, 지식, 그리고 자원을 제공하기 위해 국제적인 동료들과 함께 설계되었다.

근거기반 재활 임상을 위한 자원 가이드
여러 재활 관련 근거기반 임상 자원 링크를 포함(http://www.library.ualberta.ca)

근거 포착하기 (http://www.shef.ac.uk)
유용한 근거기반, 의료보건 관련 단체에 접근을 제공. 근거기반 가상 도서관, 소프트웨어, 그리고 논문들과 같은 유용한 학습자료들을 포함

—Mary Law

표 11.4 근거기반 검색 전략

- Centre for Evidence Based Medicine (http://www.cebm.net)
- ADEFT (http://www.shef.ac.uk/scharr/ir/adept.index.htm), 근거를 검색하는 자기 학습 가이드
- OT Search – American Occupational Therapy Association (http://www.aota.org/otsearch/index.asp), OT Search는 작업치료 논문 및 관련 전공분야의 서적 데이터베이스이다.
- Otseeker: Occupational Therapy Systematic Evaluation of Evidence (http://www.otseeker.com) 이 데이터베이스는 작업치료와 관련된 체계적 고찰 및 무작위 대조실험의 초록들이 있다. 실험은 비판적으로 고찰되었고 등급화 되어서 타당도와 해석도를 돕는다.
- OTDBASE: 캐나다인 Marilyn Ernest Conibear이 개발하였다; 인터넷 기반 색인 및 초록 서비스 (www.otdbase.org) 주의: 캐나다 대학교 데이터베이스에 접근이 있는 교직원 및 학생들, 그리고 캐나다 작업치료사 협회원들에게만 접근성이 있다.
- OT Education Finder – Canadian Association of Occupational Therapists (http://www.coat.ca/default.asp?pageid=1296), CAOT는 캐나다 작업치료 학회지와 Occupational Therapy Now를 포함하여 1998년부터의 정기 간행물, 대차대조표, 그리고 논문들의 데이터베이스를 만들었다.
- OTCATs – Occupational Therapy Critically Appraised Topics (http://www.otcats.com/index.html), OTCATs는 호주의 University of Western Australia 작업치료 학생들로부터 생성된 비판적 고찰 주제의 (CAT) 시리즈를 포함한다. CAT는 주로 임상적 질문에 초점을 둔 관심 주제에 대한 근거의 짧은 요양이다(체계적 고찰 보다는 덜 엄격하다).
- Critically Appraised Topics in Rehabilitation Therapy (http://http://www.queensu.ca/search/pages/CATs), 캐나다 Ontario 주에 있는 Queen's University의 재활치료대학 대학원생들로부터 준비되었으며, 정보의 다른 출처를 제시하고 있다.

—By Mary Law

표 11.5 근거를 비판적으로 고찰하기 위한 체크리스트

- CASP (http://www.phru.nhs.uk/casp/critical_appraisal_tools.htm), CASP은 영국에서 개발된 비판적 고찰 기술 프로그램이다.
- McMaster University (http://www.srs-mcmaster.ca/Default.aspx?tabid=630), McMaster University의 작업치료 근거기반 임상 연구 그룹이 작업치료에서 최고의 치료에 초점을 둔 이 사이트를 개발하였다.
- OTseeker Tutorial (http://www.otseeker.com/tutorial.htm), OTseeker Tutorial은 중재가 효과적인지를 보기 위한 임상 연구 결과를 어떻게 조사하는지에 대해 설명을 한다. 결과는 임상적으로 유의해야 하며 통계적으로 유의한 것만으로는 충분하지 않다.
- The American Occupational Therapy Association's Evidence-Based Practice (EBP) Resource Directory (http://www.aota.org/memservices/login.aspx?PLACE=/memservices/ebp/index/aspx&Stay NET=Y) 주의: 미국 작업치료사 협회원들에게만 제공
- The American Occupational Therapy Association's Evidence Briefs Series (http://www.aota.org/memservices/login.aspx?PLACE=/members/area15/evbriefsasp) 주의: 미국 작업치료사 협회원들에게만 제공
- The American Occupational Therapy Foundation: Evidence Based Practice Self Study (http://www.aotf.org)
- OTdirect (http://www.otdirect.co.uk/index/html)

– Mary Law

위, 그리고 가치를 고려해야 한다. 지역사회 개발에 있어 작업치료사들과 지역사회 대표들은 지역사회 사회문화적 가치, 그리고 관련된 지식과 기술들을 고려한다. 기타 요소들은 치료 세팅, 전문기술, 팀원들의 관여, 그리고 작업치료사들이 가진 자원들이다.

모니터링하기/수정하기, 결과 평가하기, 그리고 나가기/종료하기

그동안 연구의 우선순위와 안건에 대해 많이 쓰여져 왔고 임상가들이 근거기반 작업치료에 참여(engage)함에 있어 발생하는 다양한 장벽들에 대해서도 많이 알려져 있다(Cusick & McCluskey, 2000; Rappolt, 2003). 근거기반 임상가는 근거 검색이나 사용을 관찰하고 수정할 필요가 있다. 마찬가지로 Marjorie와 Joe의 경우와 같이 임상에서 근거를 통합하는 데 유급 시간 및 자원으로 작업치료사들을 지원해 주지 않는 단체 배경상황도 고려되어야 한다(Rehabilitation Outcomes Measurement System Vendor Survey II, 1999; Bowman & Llewellyn, 2002; Dubouloz, Egan, Vallerand, & von Zweck, 1999; Humphris, Littlejohns, Victor, O'Halloran, & Peacock, 2000).

작업치료사들은 자신들의 치료 결과를 평가해야 하는 중요성을 잘 알고 있다. 공통된 어려움은 시간과 자원을 찾는 것이다. 업무량 압박, 효과 억제의 근거, 그리고 충분치 않은 인력들이 그것이다. Pringle(1996)은 작업치료사들이 결과 평가 및 근거를 포함하기 위해 자신들의 업무량을 구조화시킬 자유를 더 주어야 하거나 제한을 야기시키는 조직을 변화시켜야 한다고 보고하였다. 비-환자/비-클라이언트 접촉 활동에 부과된 요구(행정 업무 및 일상적인 통계 수집과 같은)가 직접적인 클라이언트 업무나 전문적으로 고찰할 시간을 어떻게 감소시키는지에 대한 근거가 있다(Hollis & Madill, 2006; Hunter & Nicol, 2002; Townsend et al., 2006). Craik, Austin과 Schell(1999)은 지역사회 기반 정신건강 서비스로의 확대됨에 있어 작업치료 서비스가 종종 급성기 세팅 이외에는 존재하지 않는 것처럼, 전문 리더십 상실과 정신보건 서비스의 분열이라는 결과가 만들어지고 있다고 보고했다. 작업치료사들은 방심하지 말고 관리자들과 협력하여 프로그램을 관찰 및 수정, 결과 평가, 추적 치료 및 종결 전략을 계획하기 위해 작업과 가능화에 대한 근거를 사용하고, 적절한 지역사회 지원과 연결되도록 해야만 한다. 실제 삶의 작업 문제들과 작업가능화에서 요구되는 가능화 접근방법을 다루기 위한 병원 입원 기간 또는 장애 결과에 대한 근거는 매우 부족하므로 앞으로 많은 연구가 요구된다.

11.4 학문과 근거기반 실천에 관여하기

캐나다 작업치료사들은 학문, 근거기반 치료, 장벽 및 가능화 요소, 근거기반 작업치료의 과정, 그리고 치료에서 근거 사용의 확대 제안과 관련한 상당한 양의 정보를 가지고 있다 (Craik & Rappolt, 2003; Manojlovich, 2006; Rappolt, 2003). 이러한 지식에도 불구하고 Marjorie와 Joe와 같은 작업치료사들은 학문과 근거기반 치료에 대한 어려움을 겪고 있다. 그림 11.1은 자기 고찰을 위해 CMOP-E를 사용하는 것에 대한 관여방법이다.

학문 및 근거기반 실천에 관여하는 작업

여기서 해야 할 질문은; 나는 어떻게 학문 및 근거기반 치료에 관여할 수 있는가? 관여하는 것은 논문 및 근거의 다른 정보원을 검색, 비평, 그리고 합성하여 치료 질문에 답하는 것이다. 학문적으로 한다는 것은 많은 것을 의미한다; 프로그램 평가를 위한 데이터 정리, 연구원을 위해 클라이언트 데이터 수집, 또는 외부에서 지원되는 연구 프로젝트에 참여 또는 지휘하기. 캐나다에서는 캐나다작업치료사협회에 소속된 작업치료사들 중 2%(CAOT, 2010)의 주요 업무가 연구이다. 학문 업무에 관심이 있지만 대부분의 시간을 클라이언트 서비스에 보내는 작업치료사들로 연구원들과 함께 비판적 고찰, 연구 근거의 통합, 프로그램 평

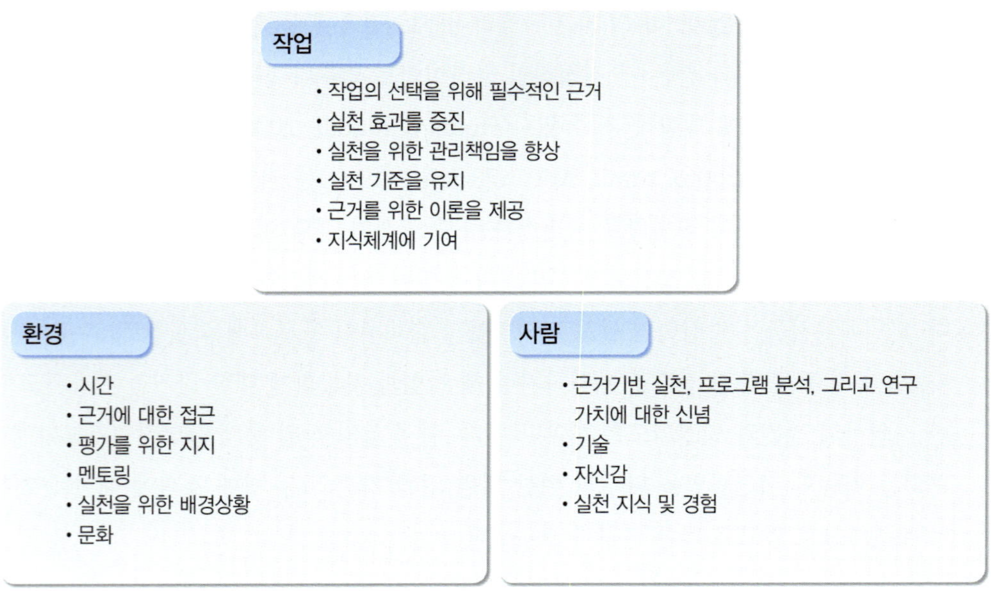

그림 11.1 근거기반 임상에서 관여되는 것의 작업

출처: Mary Manojlovich (2006) & Brenda Head (2005)

가, 그리고 실천에서 이론을 실험하는 것을 함께 할 수 있다.

근거기반 실천 및 학문에 내재되어 있는 *작업* 요소들은 작업을 가능하게 하거나 제한할 수 있다. 학문과 근거기반 치료에서 작업 요소들을 고찰하면서 작업치료사들은 다음 질문들을 고려할 수 있다; 학문과 근거기반 치료에 참여(engagement)가 치료하는 방법에 대한 나의 선택을 확장하거나 개선할 수 있는가? 임상에서 더 큰 효율성 및 관리책임을 성취하기 위해 근거를 어떻게 사용할 수 있는가? 학문 및 근거기반 치료에 참여(participation)가 일상적인 임상에서 더 관리 가능한 요소가 되기 위해 어떻게 시간과 공간을 관리할 수 있는가? 근거를 사용하고 이미 수집된 데이터를 정리하고 관리할 기회가 자연스럽게 존재하고 있는가?

사람 요소의 의미에서 자기 고찰은 다음과 같은 질문들을 이끌어낼 수 있다; 학문과 근거를 임상에서 통합하기 위한 가장 강한 동기 요소가 무엇인가? 어떤 신념이나 가치가 근거기반 연구 또는 학문을 안내하는가? 클라이언트를 관여시키는 또는 클라이언트/소비자 지식을 이끌어내기 위한 지식 및 기술 기반은 무엇인가? 어떤 전문지식(태도, 지식, 기술)이 학문 및 근거기반 치료에 참여(engage)하기 위해 필요한가? 작업적 관점에서 임상을 정의하고, 임상적 질문을 개발하며, 근거를 찾고 비평하고, 임상에 근거를 통합하고, 결과를 평가하며 클라이언트, 팀 및 펀딩 출처와 새로운 지식을 공유하기 위해 기술들이 어떻게 발달할 수 있는가? 팀 전체를 위한 변화를 보여야 하는 실천 양상에서 어떤 전문적 추론이 권장되는가?

환경적 요소에 대한 자기 고찰을 위해 어떤 자원이 필요한가?(공간, 컴퓨터, IT 지원 서비스, 방화벽 제한 없는 인터넷 연결) 누가 좋은 파트너가 될 수 있는가?(파트너의 예시 연구에 관심이 있는 클라이언트 집단, 인터넷과 도서관 이용 기술이 있는 학생들, 연구 경험이 있는 보건 전문가, 그리고 학자들)와 같은 질문을 제시할 수 있다. 만약 학문 및 근거기반 치료를 위해 필수적인 지지가 직장 환경에 존재하지 않는다면 어떤 도전을 다루어야 하는가? 옹호하기(advocacy)가 어떻게 환경 변화를 돕고, 임상에 대해 고찰할 수 있는 시간을 만들고, 문헌을 읽고 평가, 인터넷 검색, 동료들과 연대, 클라이언트 경험 고려, 근거 기록, 그리고 임상에서 변화를 만들어 주는가? 어떻게 도서관 및 기술 자원들이 논문 및 교육에 시간적으로 접근하기 위해 기술적으로 조직화될 수 있는가? 같은 세팅에서 누가(만약 누군가 있다면) 이미 임상평가를 위해 데이터를 수집하고 분석방법을 사용하고 있는가? 작업치료사들은 이미 이러한 활동들을 가치화, 모델화, 지원하는 직장에서 학문과 근거기반 치료에 참여(engage)시키고 있을 확률이 높다(Craik & Rappolt, 2003; Hollis, Madill,

Darrah, Warren, & Rivard, 2006; Manojlovich, 2006).

학문과 치료 과정에서 근거를 통합하는 관리 전략은 필수적인 직장 환경을 만들기 위해 필요하다. 예시로 한 직장에서 성공한 전략은 근거기반 논의를 위한 포럼에서 임상개발 그룹을 소개하였다. 논의를 통해 그 집단이 니즈에 적절한 근거의 정보원을 구분하고 구성원들이 지식을 실천에 적용할 수 있는 문서를 개발하는 것을 도왔다. 이 집단의 성공 열쇠는 숙련된 조력자가 소개한 시스템이었다. 조력자는 과정이 지속적으로 진행되고 치료사들이 장애물을 극복할 수 있게 가능화하였다(Head, 2005). 같은 직장에서 실천에 기반하고 있는 이론을 고찰하는 것(다시 말해 작업적 관점 및 가능화 추론을 채택)이 이전에는 간과되었다. 임상에 접근하는 이 새로운 방법은 근거를 검색할 수 있는 질문을 개발하는 데 중요하다. 실천 개발 그룹은 혁신과 변화를 환영하는 환경을 제공하였다. 관리자들은 실천에서 질문하는 것을 지지하였고, 치료사들이 토론하고 질문할 수 있게 지지하였다. 이는 시간과 헌신이 요구되는 의지적인 과정이었지만 이 일터에서 치료 문화를 변화시키는 것은 성공적이었다.

다른 전략으로는 현장에 있는 임상가들과 학술적 작업치료 교육 프로그램을 담당하는 교원 및 학생들 간 상호 합의를 만드는 것이다. 캐나다의 새로운 석사, 입문 단계, 작업치료 교과과정에 있는 학생들과 협력하면서 학문 및 근거기반 임상을 발전시키는 새로운 기회가 있다. 이 대학원 과정에는 근거기반 치료, 프로그램 분석, 연구들과 교육적 내용이 풍부하다. 학술 및 임상실습 과정에는 실제 상황의 경험들과 전문성에 임상가들의 참여를 증가시킬 수 있다. 대학교 교직원-교사-학생 임상실습 협력은 현장에서의 작업치료사들을 위

| 글상자 11.3 | 학문과 근거 관련 다른 가치들에 대한 고찰

당신이 일하는 곳에서는 어떤 종류의 학문과 근거가 가장 가치 있는가? 학문과 근거에 대한 다른 관점을 표현하는 사람들이 있는가? 그들의 관점은 무엇이며 그들이 표현하는 사회문화적 신념 및 가치는 무엇인가? 학문과 근거에 대한 우세한 신념 및 가치를 어떻게 의사결정보다 먼저 둘 수 있는가? 당신의 근무 세팅에서 대안적인 관점의 관리책임을 제한하는 것은 무엇인가?

학문과 근거에 대한 당신의 신념 및 가치에서 당신은 어디에 위치해 있는가? 당신의 근무 세팅에서 클라이언트, 펀딩, 정책, 또는 프로그램에 대한 의사결정을 해야 할 때 최상의 가치에 대해 당신은 어디에 관점을 두는가?

—Brenda Beagan

해 새로운 배움의 기회를 줄 수 있으며, 또한 학생들의 학습을 크게 향상시킬 수 있다. 학생들이 기술 및 인터넷 기반 자원에 대한 전문성의 정보원들이 될 수 있고 임상실습할 때 기술 사용 방법에 대해 치료사들을 가르칠 수 있다. 작업치료 프로그램은 강사들과 파트너 관계를 만들어 대학교 도서관 자료에 접근할 수 있고, 잠재적으로 작업치료사들 간 의사소통 및 네트워킹을 위한 기술을 제공할 수 있다. 연구가 미션인 고용주들은 학문적 임상을 만들면서 동시에 작업치료 채용 및 인력유지를 증진시키면서 협력하고 지지할 수 있다.

클라이언트 및 이해당사자들과 함께 작업치료사들은 확실히 근거기반 치료와 학문으로부터 혜택을 받는다. 리더십을 위해 작업치료 위상의 핵심은 학문과 근거 관련 다른 가치들을 명확하게 해야 한다는 것이다(**글상자 11.3**).

| 글상자 11.4 | 학문적 실천으로 참여(participation)를 확대하기 위한 LEO 사용

- 학문과 근거에 대한 당신의 신념 및 가치를 논의할 수 있는 시간을 찾기 위해 LEO 그림을 근무지 컴퓨터 위에 붙여 놓는다(예: 커피 마시면서, 점심시간, 컨퍼런스에서 패널로)(**글상자 11.3**).
- 지속적 전문가 개발 행사를 위해 LEO를 포스터 또는 배너에 올리고 사회문화적 신념 및 가치, 그리고 학문적 임상에서 주의가 필요한 문제들을 논의할 수 있도록 한다(**글상자 11.3**).
- 타임라인 및 조치사항과 함께 LEO를 표에 포함시켜 학문적 임상을 발전시킨다. 달력에 타임라인을 표기한다.
- 관리자 보고서에 LEO의 통합적 리더십 요소들을 인용하여 작업치료 인력이 근거 정보를 얻을 수 있는 연구 시간에 펀딩을 요청한다.
- 작업치료 학문과 여러 형태의 근거를 더 시각적으로 부각시킬 수 있도록 LEO를 시각적인 도구로 사용할 수 있는 아이디어에 대해 동료들과 논의한다.

12장

작업가능화를 위한 관리책임: 기회 잡기

Elizabeth A. Townsend
Andrew Freeman
Lili Liu
Judy Quach
Susan Rappolt
Annette Rivard

CASE STUDY

사례 12

관리책임자 Esther의 이야기

Esther는 공인된 작업치료사이며 광역 보건 당국에서 일하는 재활 서비스 관리자이다. Esther는 간호사이면서 의학 및 수술의 프로그램 코디네이터인 Carol White에게 보고한다. 회계 연도의 마지막이 다가오면서, Carol은 직원 수준에 대한 중요한 결정이 필요하다고 이야기했다. Esther는 두 명의 작업치료사가 해고될 위기에 있다는 것을 알고 있으며, 이는 물리치료사, 호흡치료사, 레크리에이션 치료사, 그리고 재활 서비스의 지원 관계자들에 비해 작업치료사는 일반적으로 업무 건수 및 업무당 직접적인 접촉 시간이 낮기 때문이다. Esther는 모든 재활팀 관리자들과 만나기로 조정하고 작업치료 관리자인 Gina와 Martha와 추후 만나기로 하였다.

자기팀의 가치를 비판적으로 검토하기 위한 작업치료사들의 주요 전략은 「Accounting for Enabling Occupation」 보고서를 준비하며 이는 재활 목표에서 작업적 관점의 참여적 접근 방법(클라이언트 중심 가능화)의 효과 및 효율성을 보건당국에 교육하기 위한 자료, 지난 5년간 재활 서비스 재입원 분석, 만족도 설문 자료, 장기적 장애 비용에 대한 통계청 자료 그리고 근거기반 작업치료 인터넷 포털(http://www.otevidence.info)에서 작업치료와 관련된 인구 결과에 대한 근거들을 준비할 것이다. 이 보고서는 지역 내 사회과학자들과 협력하는 장기적 전략을 위한 계획을 포함할 것이다. 작업과학 분야에 매료된 지역의 사회 과학자들은 '교외 지역사회에서 작업적 방해 및 전환의 최고와 최악의 이야기'를 수집하기 위한 종단 연구를 시작하였다. Esther는 지금 Carol과 협상하여 「Accounting for Enabling Occupation」 보고서가 완성될 때까지 6개월간 작업치료 예산을 잡게 할 것이다.

–Andrew Freeman과 Lynn Stewart

12.1 소개: 전환 전문가로서 작업가능화하기

작업적 관점을 공개적으로 알린 사람들은 작업가능화를 책임지고 보건부터 교통까지 다양한 제도에 대한 독특한 전환 전문가로서 작업치료를 자리잡게 하였으며, 일상 작업의 실제 세계와 의료과학 세계를 연결해 준다. 12장은 작업가능화를 위한 관리책임을 탐색하여 우리의 기여를 더 잘 알리고 펀딩을 받고, 또한 제도와 사회 내에서 지지를 받을 수 있게 한다. 관리책임에서 리더십을 위해 제안된 전략은 권력의 구조 및 과정에 대해 비판적으로 고찰하는 것이다. 결정을 내릴 때 문서화의 영향 및 힘에 대해 인식하기; 그리고 전략적으로 문서를 사용하여 중재의 질을 전략적으로 분석 및 개선하여 지속적으로 작업가능화에 초점을 둔다.

LEO는 업무 또는 행위의 표출에 대한 신뢰를 주고, 대답할 책임으로 단순히 정의된 (Oxford English Dictionary, 1989) 관리책임의 힘과 중요성을 보여준다. 보건 전문가의 관리책임의 전통적인 기반은 클라이언트의 취약성 덕분에 클라이언트에 대한 신의 어린 특별한 의무이다(Pellegrino, 2002). 사무부처, 단체, 지역사회, 또는 인구 클라이언트와 관리책임은 개인이 아닌 포괄적인 사회에 대한 신의의 특수 임무를 적용하는 것이 요구된다. 작업가능화에 진지하게 임하는 작업치료사들은 LEO와 같은 도구를 이용하여 동료들을 끌어들여 관리책임과정에서 강한 리더십을 주장하고, 특히 인력분배에 취약한 전문분야여서 조직적 재구성 시 이러한 도구들을 원하게 될 것이다(Rappolt et al., 2002).

12.2 의학적 배경상황에서 전문적 자주권 문제

전문적 자주권의 특징은 중재의 효율성에 대한 관리책임이다(Freidson, 2001; Hall, 1968). 관리책임은 무엇이 중요한지를 정의하는 강력한 도구이다(Stein, 2001; Waring, 1988). Gina와 Martha와 같은 작업치료팀 리더들은 다른 사람들과 참여(engage)하면서 협력, 컨설팅, 그리고 코디네이트하는 자신들의 가능화 기술을 발달시킨다. 동시에 그들은 클라이언트들과 함께 유용하고 의미 있는 작업 결과를 가능화하기 위한 윤리적이고 전문적인 책임을 가져야만 한다. 새로운 관리책임 체계를 개발하면서 Gina와 Martha는 치료의 의학적 배경상황, 프로그램 분석, 질적 관리, 전문 규제와 같은 관리책임 이슈들에 대해서 더 많이 배우고 싶어할 것이다.

간단하게 정의해서 관리책임은 업무 또는 행위를 표출하는 데 신뢰를 주고, 대답할 책임이다(Oxford English Dictionary, 1989). 건강 전문가의 관리책임의 전통적인 기반은 클라이언트의 취약성에 대한 특별한 의무이다(Pellegrino, 2002). 사무부처, 단체, 지역사회, 또는 인구 클라이언트와 관리책임은 개인이 아닌 포괄적인 사회에 대한 특수 임무를 적용해야만 한다.

건강 전문가들은 증가하는 관리책임 요구에 직면하고 있으며(Donaldson, 2001), 이는 항상 정당화되지 않는(Wenneberg, 2004) 건강 및 다른 서비스 비용을 발생시키는 전문적 결정에 의해 합법화된다(Morreim, 2001). 작업치료 관리자로서 Esther는 다른 사람들에게 신뢰를 줄 수 있는 위치를 찾아 전문적 자주권을 유지한다. 다른 사람들과 코디네이트하고 협력하면서 전문가들은 자신들의 구체적인 지식 및 기술에 기반하여 최고의 공공 치료를 제공할 책임이 있다. 그들은 또한 옹호하기 책임이 있을 수 있으며, 이는 작업치료를 관리책임 제도 내 더 확고한 위치에 둘지라도 문서화에 많은 주의가 필요하다. 결과적으로 클라이언트 중심, 근거기반 치료를 하는 것에 있어 작업치료사들이 문서화를 숙지하고 있어야 한다.

문서화 과정들은 의료 서비스와 같은 현대 서비스를 관리하기 위해 사용한다. 효율성, 안전성, 법적 책임, 비용 조절, 인사 관리, 동의, 윤리강령, 사생활 보호, 관리 감독, 홍보, 그리고 다른 과정들 모두 문서로 관리하며, 직접적인 관찰이나 관리 감독만으로는 관리되지 않는다(Smith, 2005). 문서화는 효과가 없고 따분한 중재 일부로 보일 수 있지만, 어떤 문서 그리고 어떻게 데이터를 사용하는지는 작업치료가 작업가능화를 신뢰할 만한 것으로 판단하는 강력한 영향을 지닌다.

작업치료사들은 일과, 당연시 받아들이는 업무, 입·퇴원, 그리고 다른 데이터에 따르며 문서에 대한 전반적인 선택을 한다. 이러한 선택을 하는 것은 적은 시간 고찰하면서 자동적이고 아무 의심을 받지 않는 것이 사실이다. 더욱이, 작업치료사들이 자신의 직장과 연봉을 잃을 위험에 처했을 때, 제도적 장벽을 감소시키기 위한 옹호하기는 많은 작업치료사들에게 생각지도 못한 일일지 모른다. 하지만 문서의 힘을 의식하는 것이 작업치료 리더십을 발전시키는 전략이다.

작업치료 노동력은 의료서비스에 의해 일차적인 지원을 받는다(13장, 14장 참고). 이 의미는 작업치료가 대부분 의료-경영 패러다임을 통해 운영되는 강력한 생명의료 제도 내에서 신뢰를 받고 있다는 것이다. 생명의료 관리책임 체계는 손상기반 진단 및 치료, 그리고 응급 처치를 위한 비용 관리를 조직화하기 위함이다. 당연히 관심있는 일차적인 데이터는 장애 치료비용을 최소화하는 것으로 결정내릴 것이다. 수집된 근거는 주로 양적이며 신체기능에서의 진단기반 결과를 만드는 효과, 효율성, 그리고 비용효익을 강조한다. 가장 크게 관심을 두는 관리책임 데이터는 직접적인 접촉 시간, 원내 입원 기간, 그리고 특정 질병 분류의 진단 및 치료 절차의 시간과 비용이다. 이 데이터는 작업치료를 불리한 위치에 놓는다. 그들은 작업가능화의 전체를 포착하지 못하고 있으며, 이는 불행히도 빠른 시간에 이룰 수 없는 기능적 제한을 진단하고 치료하는 개별 조치를 넘어선다(Cockerill, Scott, & Wright, 1996).

일반적으로 작업결과(예를 들어 자기관리에 대한 관리, 복직, 또는 만성질환으로 집에서 사는 능력)에 대한 관리책임 데이터는 삶의 질 관점에서부터 가치가 있다고 보고 있다. 나아가 클라이언트 중심 가능화, 가족 및 환자중심 치료, 그리고 협력적인 의료 행위는 자신들의 건강과 의료 서비스를 결정하는 데에 참여(participate)하고 싶어하는 사람들의 표준 기대치가 되고 있다. 하지만 우리의 수평적이고 협력적 작업 및 가능화 모델(**그림 1.3, 그림 4.3**)들은 수직적으로 조직화된 의료 시스템과 반대로 운영된다(Townsend et al., 2003). 전문영역으로써 우리의 걱정과 작업가능화의 업무를 기록하는 관리책임 데이터는 현재의 의료 관리책임 제도와 쉽게 맞지 않는다.

작업치료만 건강 부서에서 적절하고 관리책임 있는 작업 결과 및 가능화 과정을 도출하는 도전에 직면한 것이 아니다. 현재 권력 관계와 상충하는 것은 강압적일 수 있다(Griffin, 2001). 대안으로 협력적이고, 위계적인 권력 구조 간, 그리고 보건에서 작업적, 의학 모델 간 차이의 비판적 의식은 자유롭게 해 줄 수 있다. 비의료적 건강증진에 관심 있는 다른 사람들과 함께 작업가능화를 위한 작업치료 리더십을 갖추기 위하여 네 개의 전략들이 제안되었다.

첫 전략은 작업을 통해 건강, 웰빙, 그리고 공정성을 위한 새로운 형태의 관리책임이 필요하다고 인식하는 사람들과 연합하는 것이다. 우리는 의학 모델들이 건강과 장애 경험을 설명하지 않는다는 것을 알고 있고(Engel, 1977), 또한 의학 치료가 충분하게 건강을 증진시킨다는 것을 설명하지 못한다고 생각한다(Epp, 1986; Lalonde, 1974; Romanow, 2002). 우리의 작업 모델은 건강의 사회적 모델들과 크게 부합한다(Barer, Marmor, & Evans, 1994). 작업 및 사회적 모델은 질병의 의료적 처치를 넘어서 관리해야 한다는 건강증진에 대한 오타와 헌장(Ottawa Charter for Health Promotion)(World Health Organization, 1986)의 건강 서비스와 사회를 위해 요청하는 것과 일치한다. 현재 많은 분야가 생물학적, 심리적, 그리고 사회적 요소를 적용한 건강의 생물심리사회적 관점(Cooper, Stevenson, & Hale, 1996)을 지지하고 있다(Turner, 2000). 일반적으로 받아들여지는 관리책임 과정(기능적 결과 측정과 같은)들은 양적 데이터에만 국한되지 않고 점점 더 매우 다양한 형태의 근거를 사용하고 있다. 클라이언트 관점과 전문적 판단을 인정하기 시작하고 있다(Craik & Rappolt, 2003; Pearson, Wiechula, Court, & Lockwood, 2005; Rappolt, 2003).

『*Enabling Occupation II*』 가이드라인에서 지속적으로 강조하였듯이 국제기능장애 건강분류(ICF)(World Health Organization, 2001)의 건강 관점은 작업가능화를 뒷받침하는 건강의 작업적 모델과 많은 부분 공통 요소들이 있다(Stamm et al., 2006). ICF는 관리책임 도구로 사용될 수 있으며, 활동, 사회적 참여(participation), 그리고 작업 참여(engagement)와 연속선상에서 장애에 대한 의학적 관심을 시각적으로 연결하는 도표 및 용어적 다리를 놔준다(CMOP-E와 ICF의 비교를 위해 **표 1.3** 참고). 같은 생각을 가진 동료들과 함께 우리는 작업치료의 필수요소인 지식, 태도와 같은 특징들을 사용하여 작업적 문제들을 다루고, 해결하고, 우선순위를 정하고, 다학제적 지식을 만들고, 복합적 추론을 사용할 수 있도록 해야 한다. 작업치료는 수년 동안 연구해 온 전문분야이다(Carswell, 1990).

두 번째 전략은 작업가능화를 더 명백하게 하기 위해 지식체계를 만드는 것이다(Backman, 2005; Wood, 1996). 작업치료사들은 작업결과와 작업가능화에 대한 근거들을 만들면서 전문분야의 비전을 발전시킬 수 있다(Egan et al., 1998; Whiteford, 2005). Hocking(2001)은 수행요소들을 넘어서 작업수행 분석을 통해 작업에 대한 우리의 관심을 가장 잘 보여줄 수 있다고 주장하였다.

세 번째 전략은 비판적 질문을 하는 것이다. 작업치료 서비스가 가능화하는 작업은 실제로 어떻게 생겼을까? 전통적인 의료 서비스 구조를 뛰어넘기 위해 작업의 가능화를 어떤 행정적 인프라가 가장 잘 지지할 수 있는가? 개별 클라이언트가 아닌 단체 및 정책 수준에서 일하는 작업치료사들을 위한 관리책임은 어떤 것일까? 더 큰 진화를 위해 작업가능화에서 작업치료사들이 실제로 무엇을 하는지에 대한 데이터를 생성하는 역량 기반 관리책임의 개발이 요구된다.

네 번째 전략은 작업가능화의 비용, 비용효과 그리고 비용편익에 대한 데이터를 수집하는 것이다. 증가하는 비용을 모니터링하고 조절하기 위해 필요한 행정적 노력에도 불구하고 데이터를 수집, 해석, 그리고 분석하는 것은 전문가들이 클라이언트들에 대한 의무를 충족시키기에는 아직 어려움이 있다. 그럼에도 불구하고 작업치료사들은 표준을 유지하고 클라이언트들에게 즉각 반응하면서 비용을 분석할 책임을 보여주기 시작하였다. 작업치료사들, 관리자, 그리고 경제학자들 간 협력은 작업가능화에서 경제적 가치 및 사회적 자본 의식을 키우는 새로운 관리책임 모델을 만들 수 있다(Whiteford, 2005).

Landry와 Matthews(1998)는 서비스의 비용이 주어졌을 때 결과의 경제적 가치(value)를 [가치(worth) 또는 중요도] 판단하기 위한 접근방법으로 경제적 분석을 지원한다. 그들은 가장 적은 비용이 드는 것을 구분하기 위해 두 개 또는 그 이상의 서비스들을 비교하는 것을 **비용 최소화**라고 설명한다. 비용 효과는 기능적 독립성 향상의 단위당 비용의 계산이다. **비용 효용성**은 제한된 인적 자원을 할당하는 방법을 결정하기 위한 시나리오를 분석하는 것이다. **비용편익**은 측정 가능한 이익에 반한 비용의 합이다. 경제적 분석 데이터는 대체 프로그램 또는 서비스의 비용과 결과 비교를 하게 해 준다. 비교는 비용 최소화, 비용 효과, 비용 효용성, 또는 비용편익 계산을 이용하여 대안의 상대적 가치를 검토할 수 있다(Drummond, O'Brien, Stoddart, & Torrance, 1997).

작업치료에서 경제적 분석의 잠재적 사용을 위해 다음을 고려할 수 있다. 경제적 상태가 건강의 가장 중요한 결정 요인이라는 것을 연구를 통해 밝혔다(Evans, Barer, & Marmor, 1994; Public Health Agency of Canada, 2004). 저소득 캐나다인들은 나이, 성별, 인종, 거주지역과 상관없이 고소득 캐나다인들보다 일찍 사망하고 질병을 더 많이 경험한다(Raphael, 2004). 이는 저소득 및 고소득 캐나다인들의 작업가능화에 대한 비용 최소화, 비용효과, 비용 효용성, 비용편익 계산은 유용한 데이터를 제공할 것이다. 반대로 의료서비스에서 작업가능화를 위해 작업치료를 포함하지 *않았을 때*의 비용도 사용할 것이다. 예를 들어, 병원 입원 및 퇴원 계획, 또는 장애 및 만성질환 때문에 실업자가 된 사람들을 위한 고용 시설 개발에 작업치료 분야가 포함되었을 때 절약되는 부분을 연구들에서 분석할 수 있다. 전문가로써 사회경제적 위치와 소득 수준을 다루는 비용 최소화 대안을 개발할 수 있다. 장애가 있거나 없는 저소득 클라이언트들은 자신들의 사회경제적 상태와 급여를 증가시키기 위해 지역사회 및 경제 개발 작업에서 포괄적인 조치를 우선시하고 싶을 것이다. 고소득 성인 및 노인 클라이언트들은 작업치료사에게 여가활동 작업에 더 초점을 두라고 요청할 수 있다. 그들은 또한 봉사 작업을 통해 다른 사람들을 돕는 것을 원할 수 있다.

이 네 전략들을 사용하는 데 있어 도전과 기회는 작업치료의 미래를 조성하기 위해 관리책임이 중심이라는 주제로 연구할 가치가 있다. 기준과 자원의 관료주의적 조절이 증가하면서 작업치료사들은 치료의 범위를 감소, 개선, 또는 증가할 강한 압박을 느낄 수 있으며, 예로 직접적인 클라이언트 접촉보다 컨설트에 대한 압박이 있을 수 있다(Freeman, McWilliam, MacKinnon, Rappolt, & DeLuca, 2006). 자원 감소는 작업치료사들이 질적 평가 및 추적할 시간도 없이 보조공학을 제공하는 것과 같이, 치료의 가장 기술적이면서 좁은 해석을 하는 데 어려움을 겪는 하향곡선을 촉발할 수 있다. 자원 감축은 치료 범위를 좁게 하는 확실하고 유일한 원동력이 아니다. 다른 지역보다 자원이 훨씬 풍부한 지방에서는 건강 펀딩들이 아직도 기초과학 연구와 섬세포 이식과 같은 첨단 기술 및 많은 이목을 끄는 의학 과정들에 쏠리고 있다. 현재 Alberta의 많은 의료펀딩이 전통적 구조인 장기입원 침상 수를 늘리는 것 등에만 더 사용된다(Hollis et al., 2006).

관리책임 제도에서 작업가능화를 명확하게 만들기 위해 제시할 수 있는 기회는 언제 잡을지, 서비스가 원하는 결과를 만들 수 없을 때 변화를 위해 언제 옹호를 해야 할지를 아는 것이다. 다시 말해, 말을 해야 할 때와 안 해야 할 때를 알아야 한다는 것이다. 여기서 메시지는 우리는 타협을 할 필요가 있다는 것이다. 이 위치는 실용적이지만 주의사항이 함께 따른다. 오늘날 의학 검사와 치료에 대한 비용 증가가 압박되는 배경상황에서 의료 서비스는 당연히 의료 행위의 측정 가능한 요소에 펀딩을 우선 제공하고 사람 전체 및 환경에는 적은 펀딩을 투자한다(Valkenburg et al., 2003).

다른 기회는 의료서비스에서 투자 우선순위에 영향을 줄 수 있게 공공 지원을 찾는 것이다. 클라이언트, 규제기관, 그리고 법원은 전문가들이 자주적이고 전문적으로 판단하기를 기대한다. 작업치료 전문적 판단은 인류의 생존을 위해 필수적인 인간작업에서 참여(engagement)를 가능화하는 것이다. 작업치료사들은 기준과 비용 절감 형태들의 비효율성 개요를 작성할 수 있다. 예를 들어, 작업치료 서비스를 배제하기 위한 또는 비효과적인 가능화만 지원하기 위한 비용 절감은 사회에서 작업을 통한 건강, 웰빙, 그리고 공정성에 전념하는 전문가를 박탈하는 것이다(**그림 4.4**, **그림 4.5**).

작업치료사들은 장애 감소에만 초점을 맞춘 의료 제도의 제한점을 설명하는 문헌을 검색할 수 있다. 의료 서비스 자원 할당을 예측하는 노력은 비용을 조절하기 위해 표준화된 임상경로를 강조할 수 있다(Kravitz, Duan, & Braslow, 2004; Timmermans & Berg, 1997). 본 가이드라인에서 제시하는 것과 같이 개념적이고 포괄적인 임상 가이드라인은 최고의 치료를 진행시키는 경향이 있다(Blain & Townsend, 1993; Burgers, Grol, Klazinga, Mäkelä, & Zaat, 2003). 작업치료의 위험 요소는 처방 가이드라인에 있으며, 이는 흔히 관리책임을 위한 측정 가능한 의학적 결과에 기반한 자원 할당의 예측 가능성을 최대화하는 관리도구가 될 수 있다. 처방 가이드라인은 단순히 지출을 설명하기 위해 전문적 책임을 증가시키는 것일 수 있다(Armstrong et al., 2000; Degeling, Maxwell, Kennedy, & Coyle, 2003; Robins, 2001). 다른 근거들로부터 국한적으로 사용되는 임상경로와 처방적 가이드라인은 잠재적으로 전문가 자주권 및 최고의 치료를 감소시킨다. Stein(2001)의 *효율성 컬트*라는 Massey Lecture에서 얘기하였듯이, 표준화된 치료에서 감소된 자주권은 서비스를 비인간적으로 만들 수 있다. 간호에 대한 Stein의 니즈가 다른 환자들의 니즈와 달랐을 때, 그녀의 엄마는 그녀를 '분리자(outlier)'라고 묘사하였다. 작업치료사들은 일상생활을 무시하는 의학의 좁은 관점들을 일반 사람들에게 알릴 필요가 있다.

전체적으로 여기서 중요한 것은 단기적 및 장기적 관점을 모두 가지고 작업가능화를 위한 관리책임을 발달시키는 것이다. 작업가능화는 항상 최저비용의 대안이거나 단기적으로 봤을 때 측정 가능한 이익을 나타내는 것은 아니다. 퇴원 계획 및 위기관리와 같은 어떤 단기간 상황에서 *간략한 작업기반 가능화*가 최소비용 대안이며 측정 가능한 이득일 수도 있다. 최소비용 대안 그리고 가장 측정 가능한 이득은 시설 보호 또는 상실된 경제적 생산활동에 대한 즉각적이고 광범위한 비용을 초래하는 것보다 작업치료사를 고용하여 사람들이 가정에서 생활하게 하거나 복직할 수 있게 가능화하는 것일 수 있다.

전환 전문가로서 작업치료하기

관리책임을 재형성하기 위해 작업치료사들은 자신들을 전환 전문분야라고 이야기할 수 있다(일상적인 세계와 의료 세계 간 사고, 언어, 임상, 그리고 연구 방법을 전환). 우리는 의료 세계가 어떻게 운영되는지 알고 있으며 의학용어, 진단명, 그리고 치료 기대치를 의료 외 작업가능화를 위한 가능성으로 전환할 수 있다. 우리의 의학적 지식은 개인, 가족, 집단, 지역사회, 단체, 그리고 인구 클라이언트들과 함께 일할 때 매우 소중하다. 우리는 질병, 장애, 그리고 장애의 작업결과를 해석할 수 있다. 반대로 의료 세계 내에서 우리는 일상생활이 어떻게 일어나는지 알고 있다. 우리는 클라이언트, 의료 전문가들, 지역사회 구성원 및 기타 사람들에게 일상생활의 작업적 요구 및 행동 안내를 전달해 줄 수 있다. 우리는 작업에 환경과 사람의 영향을 알고 있으며 고용, 주택, 교통, 학교, 그리고 기타 세팅에서의 성공적인 작업 참여(engagement)를 위한 요구사항도 알고 있다. 우리의 평가방법들은 자기관리, 복직, 그리고 손상, 만성질환, 장애, 또는 참여(participation) 제한과 지역사회에서 성공적으로 살 수 있는 것을 예측할 수 있는 데이터를 갈수록 더 정교하게 만들고 있다. 이는 엄밀히 삶의 질 데이터만을 뜻하는 것이 아니다. 예를 들어, 수집된 정보는 의료-경영 측면의 관심분야인 재입원율을 예측하기 위해 사용될 수 있다. 의료적 배경상황에서 일어날 수 있는 전문적 자주권 문제들은 인간 존재에 있어 필수적인 작업의 특성을 이해할 때 더 큰 작업치료 리더십 발전을 내포한다.

12.3 프로그램 평가 및 질적관리에서 관리책임 기회

Gina와 Martha와 같은 작업치료사들은 이상적으로 효율성을 위해 서비스 조정, 지정된 서비스 목표와 일치, 그리고 비용 절감을 억제하기 위해 기회를 찾는다. 의학 배경상황에서 우리는 의학과 관련된 관심사를 넘어서, 관리책임 자료를 확장하기를 원할 것이다. 프로그램 평가와 질적관리에서 우리의 최고 전략은 (12.2에서 언급하였듯이) 연합을 발전시키기, 일련의 근거를 만들어내기, 비판적 질문하기 그리고 작업기반 가능화의 비용효익 분석하기이다. 관리책임 필요조건을 전문가 자주권과 균형을 맞출 때, 작업치료는 프로그램 평가 및 질적관리에서 리더십을 행사할 필요가 있다.

프로그램 평가는 클라이언트 평가와 다르다. 이는 프로그램에 대한 자료를 수집, 분석, 그리고 해석하는 것을 포함한다. 프로그램 평가는 프로그램 목표 및 목적이 충족되었는지를 판단한다. 평가 자료는 서비스 제공자들에게 정보를 주고 프로그램에 대한 결과 평가의 단계를 위해 자원을 결정, 계획, 또는 정당화할 수 있다(Law et al., 2005, pp. 40-44). 프로그램 평가는 평가를 위한 틀로써, 프로그램 계획 및 디자인을 포함한다. 이는 평가의 목적(예를 들어 니즈 평가, 비용효익과 또는 클라이언트 만족도 평가)에 따라 여러 가지 접근법을 가진다. 결과기반 프로그램 평가는 예를 들어 특정 중재 또는 프로그램을 위해 클라이언트와 비용에 대한 영향을 분석한다.

질적관리는 '표준을 설정하기 위해 지속적으로 측정과 비교를 하면서 질(프로그램 또는 서비스의)을 유지·관리하는 것'(Jacobs, 1999, p. 121)을 의미한다. 여기서 논의는 지속적인 질 향상에서 핵심적인 요소로써 질 보증을 초점에 두는 것이다. 지속적인 평가의 모니터링 및 기타 관리책임 자료 관리는 특정 프로그램 평가를 넘어서 서비스의 질을 향상시키는데 사용된다.

프로그램 평가는 프로그램 목표를 이루었는지를 판단하지만, 질적관리는 더 광범위하다. 질적관리를 위한 Donabedian 이론(1966, 1994)은 프로그램 또는 서비스의 구조, 과정, 그리고 결과를 모두 아우른다. 가이드라인, 지표, 프로토콜, 그리고 기준은 질적관리를 검토하기 위해 사용되는 질적관리 도구들의 예시이다. 회계 감사, 증명서, 그리고 인증 시스템들은 의무적이거나 선택적일 수 있다. 예를 들어, 대학교 및 entry-level의 작업치료프로그램에 대한 캐나다 작업치료사협회의 학교 승인은 의무이다. 업무량 측정에 대한 데이터, 클라이언트의 병원 입원 기간, 최소자료군(Minimum Data Set, MDS)(Hirdes & Carpenter, 1997)에서 질 관리 지표는 일상적이고 의무적인 데이터 수집의 또 다른 예시이다. MDS는 최소한의 지표를 추적하기에 전문가-구체화 기술에 기반한 깊이 있는 클라이언트 평가를 대체하지 못한다.

상호 전문가 환경에서 일하는 전문가로서 작업치료사들은 작업가능화와 관련된 프로그램 평가 및 질 관리를 소개할 때 많은 어려움을 겪는다. 예를 들어, 클라이언트 결과는 작업치료사의 수행 또는 투자한 시간으로 전체를 설명할 수 없다. 물론 작업가능화 이론의 강점은 클라이언트를 핵심을 두고 다양하고 광범위한 협력을 하지만 작업치료 프로그램의 성공 여부는 개인, 팀, 지역사회, 정부, 그리고 사회제도적 수준에서의 관리책임에 따라 달라진다. 이러한 도전들은 자신들의 임상에서 관리책임을 발전시키는 작업치료사들의 자주권에 대한 질문을 하게 만든다.

사업들은 프로그램 평가와 Canadian Standards Association International(CSA International) 또는 International Standards Organization(ISO)와 같은 질적관리 표준기관을 자발적으로 따름으로써 자신들의 신용과 경쟁력을 향상시키고 싶어한다. 건강 서비스에서는 사업체에서 시작한 Balanced Scorecard Performance System이 질적 관리에서 사용된 자발적 접근 방법의 한 예시이다. 또한, Kaplan과 Norton(1992)이 설명한 성공적인 단체의 다섯 가지 원리를 사용할 수 있다. 이 원리들은 Ontario Public Health에서 채택되었으며(Woodward, Manuel, & Goel, 2004), (a) 전략, (b) 건강 결정 요인 및 상태, (c) 지역사회 참여(engagement), (d) 자원 및 서비스, (e) 통합 및 반응성과 같은 건강 서비스 용어로 표현되어 있다. 작업기반 질문들이 질적관리 기준에 포함될 수 있게 작업치료사들은 질문과 지표의 틀을 잡고 전략적 연합을 형성해야 한다.

의학 배경상황에서는 손상, 신체, 그리고 개별 사람을 강조했던 것을 고려할 때, 수행 요소에 대한 측정들이 많고, 작업치료사들이 치료를 하고 관리책임을 입증하는 데 이런 수행 요소 측정들을 자주 사용하는 것은 놀랍지 않다. 신체와 사람에 초점을 둔 의학적 배경상황의 강한 추세에 반격하기 위해, 작업치료사들이 작업과 환경에 대한 클라이언트 평가를 할 것을 강력히 권고하며, 이는 다음 예시에서 보여주듯이 프로그램 평가를 위해 수집해야 할 것이다.

작업치료 연구원들은 점진적으로 클라이언트 관점을 포함한 작업에 대한 실증적인 데이터를 측정하는 방법을 개발해야 한다. 이러한 측정을 관리책임 기회는 상향식 요소에 집중하는 경향이 있는 의학적 배경상황에서 앞으로는 실제 삶에 대한 작업치료의 하향식, 클라이언트 중심, 작업기반 관점을 위한 것이어야 한다. *COPM*(Law et al., 2005)과 *Assessment of Motor and Process Skills*(AMPS)(Nygard, Bernspang, Fisher, &

Winblad, 1994)는 모두 개인에 대한 작업기반 데이터를 제공한다. 프로그램 분석과 질적 관리를 위해 이 도구들의 데이터를 수집, 보고, 토의, 그리고 최종적으로 근거기반 치료와 치료 가이드라인의 개발을 위한 정보로 사용될 수 있다.

국제 연구원들은 환경에 초점을 두는 작업기반 측정을 개발하는 리더십을 표방하고 있다. School Setting Interview(SSI)는 (Hemmingsson, Egilson, Hoffman, & Kiehlhofner, 2005) 물리적 접근성을 포함한 학교 환경, 보조교사가 제공하는 지원, 그리고 부모 및 학교 자원에 대한 데이터를 생성한다. Iwarsson과 Slaug(2001)는 The Enabler*를 개발하였고 지역사회 환경에서 노인들의 참여(participation)를 조사하기 위해 유럽 치료사들과 함께 학제 내 연구를 하고 있다. 미국과 스웨덴에서 일하는 Fisher(1994)는 자신의 독특한 관점을 반영하는 측정방법을 개발하여 사용할 수 있도록 작업치료사들에게 도전 의식을 북돋았다.

질적 데이터도 프로그램 평가 또는 질적관리에서 관리책임을 위해 사용할 필요가 있다. 작업치료 연구원들은 오랫동안 서술적·현상학적 및 해석적 데이터의 중요성을 인정해 왔다(Yerxa, 1967, 1991b). 주요 예시로는 전환적 학습 이야기(Ashe et al., 2005; Dubouloz et al., 2004)와 특별한 환경을 가진 클라이언트의 가치에 대한 이야기(Rebeiro, 2001)와 같이 클라이언트 이야기 사용을 늘리고 있다. 작업치료 실천 배경상황(환경)의 비판적 분석은 거의 없으며 작업치료 프로그램 평가와 질적관리에서도 아직 널리 사용되고 있지 않다. 하지만 작업치료를 다양한 경제적 배경상황에서 평가 및 모니터링하기 위해 부상하기 시작하였다(Jongbloed & Wendland, 2002). 작업치료 규제 환경의 영향을 평가하고 관찰하는 데이터는 Ontario 주와 같은 몇몇 관할 구역에서는 사용가능해졌다(Rappolt, Williams, Lum, Deber, Verrier, & Landry, 2004). 권한 관계와 입원부터 관리책임 방법 및 예산까지 제도적 통치 정책의 영향을 평가하고 관찰하는 데이터는 조금씩 수면 위로 떠오르기 시작하였다. 이러한 데이터의 한 예시는 제도적 민족지법을 통해 생성된 비판적 분석이다(Townsend, 1998, 2003; Townsend & Wilcock, 2004a). 비판적 분석은 프로그램 평가 및 질적관리를 위한 작업 및 가능화에 대한 데이터를 개발하는 데 있어 기회와 제한에 대해 작업치료사 및 다른 사람들의 인식을 증진시켜주고 있다.

물론 작업치료에서 양적 데이터도 중요하다. 하지만 작업치료사들은 양적 업무 측정, 입원 기간의 분석, 그리고 최소 자료군(minimum data set; MDS)을 넘어서야 할 필요가 있다. 정보관리 시대에서 작업치료사들은 작업기반 정보와 가능화 정보에 대해서 비판적으로

*스웨덴 작업치료사가 개발한 가옥환경 평가도구

생각할 수 있다. Canadian Institute for Health Information(CIHI)과 보건정보학 분야는 양적 데이터로 작업가능화를 더 잘 설명하기 위해 무엇을 수집할 수 있는지를 탐색할 수 있는 방안을 마련해 준다.

실천 규제기준에 부합하는 프로그램 평가와 질적관리는 서비스 제공의 중요한 요소이다. Gina와 Martha(**사례 12**)가 근무시간 및 지원금을 협상하기 위해 보고서를 사용하는 것은 작업치료가 작업가능화에서처럼 관리책임을 가질 수 있는 전략적 위상을 잡도록 도와줄 수 있다.

12.4 작업치료 규제에 대한 관리책임의 기회

작업치료 전문가들은 자신들이 맡은 사례 또는 클라이언트에게 추상적이고 기술적인 지식을 적용하여 전문성의 자주권을 행사한다(Freidson, 1970, 1994). 또한, 자주권을 행사하면서 전문가들은 관리책임을 보여주어야 한다. 전문가들은 어떻게 관리책임에 대한 요구사항과 함께 자주권 행사를 조화롭게 할 수 있는가? 여기서 역설은 전문적 자기통제의 기전을 통해 관리된다는 것이다. 정부는 규제기관에 권한을 위임하여 전문분야에 등록된 사람들이 클라이언트와 크게는 공공의 관심분야에서 치료를 이행할 수 있게 보장한다. 규제기관은 전문가 자주권과 관리책임 간 갈등을 관리하는 두 전략을 가지고 있다; 개별 치료사들의 자기 통제를 증진하기 위한 표준 및 가이드라인을 포함한 관리책임 프로그램과 조사, 교정, 그리고 규율을 위한 제도.

작업치료사들은 작업가능화에서 전문가 자주권을 행사하기를 원한다(CAOT, 1997a, 2002). 작업가능화를 위해 더 명확한 책임감을 가질 기회는 작업과 가능화에 대한 데이터를 개발하고, 그 데이터를 투명성, 비밀보장, 동의, 전문적 경계, 열린 의사소통, 그리고 이해 충돌을 예방하기 위한 가이드라인 및 규제사항을 따르면서 전략적으로 사용한다. 작업치료사들은 스스로 자기를 규제하는 전문가들이기 때문에 공공의 관심에 행동하는 우리의 규제기관이 성립한 관리책임 제공의 대상이 된다(Tuohy, 2003).

규제기관이 규정한 치료 기준, 관리자들이 정한 행정적 기준 및 제한 그리고 소비자들로부터 관리책임에 대한 요구들이 확대되고(Allsop & Saks, 2002; Degeling et al., 2003), 이 세 가지의 영향력들은 작업치료사를 위해 가장 최선의 관리책임을 가져오기 위하여 합쳐져야 한다. 치료 기준을 마련하기 위해 캐나다의 모든 작업치료 규제기관은 *Essential Competencies of Practice for Occupational Therapy in Canada*(ACOTRO, 2003)라는 역량 이론을 참조한다. ACOTRO가 구분한 필수 역량의 7가지 단위는 「캐나다 작업치료 임상 프로파일(*Profile of Occupational Therapy Practice in Canada*)」(CAOT, 2007)을 개발한 사람들과 함께 개발하였다(**글상자 12.1**). 더욱이 프로필 목록에 나온 역량 단위를 2절의 10개 가능화 기술들과 같이 기술하였다(**표 4.7**, **글상자 4.6**). ACOTRO의 *Essential Competencies*, CAOT의 *Profile*, 그리고 가능화 기술들 간의 차이는 규제기관, 전문가 단체, 그리고 전문가의 치료 가이드라인의 다른 관심사를 반영한다. 규제기관들은 일반인들을 보호하기 위해 전문 치료 기준을 유지할 의무가 있으며, 동시에 전문가 단체는 전문가의 치료 우수성을 촉진시킬 의무가 있다. 규제기관은 질적관리와 자기 통제를 위한 전문 관리책임과 관련된 교육 자료들을 정리하기 위해 역량 이론의 틀을 이용한다. 몇몇 기관들은 치료의 질을 모니터링하기 위해 치료 시나리오와 도구들을 제공한다. CAOT와 같은 전문가 단체는 개별적 및 포괄적으로 회원들을 학습, 비판적 고찰, 그리고 전문성을 개발하도록 자극하기 위해 『Enabling Occupation II』와 같은 치료 가이드라인, 그리고 프로파일과 같은 역량 이론의 틀을 사용한다.

행정적 기준 및 관리책임을 위한 소비자 요구의 확대는 규제기관과 전문가단체의 역량 이론의 틀로부터 영감을 받을 수 있다. 작업가능화에 대한 작업치료 리더십은 행정가, 펀딩 기관, 클라이언트 집단, 그리고 공공의 관심에 구체화된 근거 및 관리책임 제도를 개발하면서 발전할 것이다.

글상자 12.1 관리책임을 위한 역량 역할 및 기술

「캐나다 작업치료 임상 프로파일(*The Profile of Occupational Therapy Practice in Canada*)」(CAOT, 2007)에는 협력자, 의사소통자, 변화제, 임상관리자, 학문적 임상가, 전문가, 그리고 작업가능화 전문가가 7가지의 역할로 포함된다.

작업가능화가 명백하지 않은 곳에서 작업치료사는 변화제 또는 임상관리자 역할을 끌어내 다른 사람들과 협력 및 의사소통을 하고 새로운 표시 및 근거의 허용 및 통합을 협상할 수 있다. 작업치료사들은 관리책임 지표 및 근거를 다른 팀원들 및 관리자들과 협상하고 변화제로서 프로그램 평가 재설계 또는 지속적인 질적 향상을 위한 질적관리를 옹호할 수 있다. 학문적 임상가 및 전문가 역할은 학문 및 근거의 통합을 일상적인 임상 및 프로그램 평가의 일상적인 부분으로 가속화하기 위해 사용할 수 있다.

작업치료사는 관심 있고 준비되어 있는 클라이언트들을 능동적으로 참여(engage)시킬 수 있고 마찬가지로 자신들의 서술, 목표, 그리고 결과를 기록하는 참가자로 만들 수 있다.

12.5 책임져야 할 윤리적 및 도덕적 이슈

관리책임은 전문 지위의 덕목과 전문가들이 서비스에 대해 사회적 계약을 기대한다(Cruess et al., 2004). 다시 말해 전문가 자주권은 권력과 전문기술의 행사 이상이 요구된다. 전문가는 특정 가치를 지지하고 가지고 있어야 하며, 전문 지식 및 기술을 숙달하여 자유자재로 사용할 수 있어야 한다.

전문가 가치 및 행동은 전문가 규제기관을 설립하기 전에, 전문가 자주권을 주장하기 위해 특징들을 정의하였다. 규제 법안은 전문가에게 기대하는 책임, 역량, 진실성을 공공에게 알리고 보장하기 위해 개발되었다. 캐나다에서 전문성의 윤리적 측면은 전국 및 지방 전문가 협회의 윤리강령에도 언급되어 있다. 물론 작업가능화의 실천은 직장에서 도전을 받을 수 있다. 윤리강령은 이러한 도전을 관리할 수 있는 안내서이다. 윤리강령은 작업치료사들이 자신의 가치를 존중하고 치료의 영향에 대해 도덕적 태도를 가지는 것이다(CAOT, 2007). 클라이언트 중심 가능화와 캐나다의 Joint Statement in Evidence-based Practice(CAOT et al., 1999)는 서로 일치하며, CAOT 윤리강령은 치료가 클라이언트의 이야기와 삶의 경험을 존중해야 하고, 손상을 입히거나 거짓 기대치를 주면 안 된다고 제안한다(CAOT, 2007).

작업치료사들은 학문적으로 치료 결정을 하기 위해, 클라이언트의 시간 및 에너지 그리고 개인 및 공공 펀딩을 소비하는 적절치 못한 또는 불필요한 서비스를 피하기 위해 클라이언트 경험, 프로그램 평가, 그리고 질적관리를 포함한 여러 종류의 근거들에 윤리적 및 도덕적 노력이 담겨져야 한다.

분배 공정성과 한정된 자원의 현실 속에서 도움이 된다는 근거가 있는 사람들에게 서비스를 제공해야 한다. 부족한 인력을 늘려야 한다고 요구하는 것은 작업치료사들이 클라이언트를 누구로 정할지, 서비스를 기다리는 사람들이 누구인지, 그리고 작업치료를 못받는 사람들이 누구인지를 밝혀줘야 한다. 이러한 결정들은 윤리적으로 정당화되어야 하며, 단순히 비용 최소화에만 기반해서는 안 된다.

윤리적 및 도덕적 요청은 작업치료사들이 사람들을 협력, 컨설트, 그리고 조정하기 위해 가능화 기술들을 적용하면서 동시에 학문적 임상가와 전문가에게 기대되는 역량 역할을 적용해야 한다. 작업치료사들이 매일 발생하는 윤리적 치료, 그리고 잠재적 갈등이 있는 상황에서 다른 사람들을 대신해서 도덕적 행위자로 행동하기를 기대한다. 중요한 목표는 서비스 및 자원의 효과적인 할당을 보장하는 것이다. 빠른 변화, 부족한 자원, 새로운 첨단 기술의 방대한 출현, 그리고 위기관리 필요성이 오늘날의 건강 및 기타 서비스 영역에서 강조되고 있다. 동시에 작업치료사들은 다음 세 개의 도전인 담당건수 관리를 위해 새롭고 혁신적인 접근방법을 사용, 안전성과 관리책임 유지, 그리고 개인 직무 만족도와 삶의 질 유지를 요구받고 있다.

12.6 작업가능화를 위한 관리책임 기회를 개발하기

작업치료 단체들은 치료 가이드라인의 암묵적이고 당연시되는 이해들이 더 이상은 안 된다고 회원들에게 경고하기 위해 의식적 역량이라는 표현을 사용하게 된 것 같다. College of Occupational Therapists of Ontario(2002a, 2002b)가 개발한 의식적 역량 이론은 대상(목표 청중), 목적(결과), 그리고 관리책임을 보여주기 위해 사용된 방법들의 고려사항을 이끌 도구이다(표 12.1). 의식적 역량 이론의 사용을 보완하기 위해 작업치료사들은 다른 이론들을 사용하여 관리책임에 대한 비판적 고찰을 할 수 있다(표 12.2). 다음과 같은 질문들을 가지고 논의할 수 있다. 어떤 데이터가 작업가능화를 위한 관리책임을 보여주는가? 어떤

표 12.1 관리책임 기회를 정의하기 위한 도구로서 의식적인 역량

초점	관리책임	의식적인 역량을 위한 고찰
관리책임의 대상	클라이언트에게 개인, 가족, 집단, 지역사회, 단체, 인구집단	펀딩 기관을 명명 클라이언트 종류를 구분 관리책임에서 대상-클라이언트가 무엇을 알고 싶어하는지를 판단 (결과, 절차, 효율성, 효과, 성공의 지표)
관리책임의 목적	작업결과를 위해 예시: 작업수행, 참여(engagement), 만족도, 중요도, 선택 등	대상자-클라이언트는 사람들이 서비스 중 또는 종료 시에 하는 것들에 대해 무엇을 알고 싶어하는가? "관리책임"으로 제시된 작업결과에 대해 이미 무엇이 알려져 있는가? 평가 또는 다른 새로운 데이터를 통해 무엇을 알 수 있는가?
방법	가능화를 통해 예시: 기초를 설명하기 위한 서술, 기술, 그리고 역량 예시: 임상과정과 클라이언트, 팀, 그리고 다른 전문가들과의 협력의 측정	작업결과에 초점을 두기 위해, 다음을 질문한다. • 어떤 주요 및 관련 가능화 기술들이 적용되었는가(2절)? • 「캐나다 작업치료 임상 프로파일(Profile of Occupational Therapy Practice in Canada)」(CAOT, 2007)에서 어떤 주요 역량 역할이 적용되었는가? • 역량과 가능화 기술을 유지하기 위해 어떤 지속되는 주요 역량 전략이 적용되었는가? • 무엇이 최상의 가능화를 지지하고 제한하는가?

출처: College of Occupational Therapist of Ontario (2002), Conscious decision-making in occupational therapy practice

표 12.2 관리책임 질문

다음 네 개의 질문에 어떻게 대답할 것인가?

1. 당신의 임상에서 누구에게 의무가 있는가(클라이언트, 펀딩 지급자, 관리자, 규제기관, 지역사회 등)?
2. 당신은 각 측에 어떤 관리책임 데이터 또는 근거를 제공하는가?
3. 작업가능화를 위해 관리책임을 어떻게 보여주는가?
4. 당신이 작업가능화를 하면서 무엇을 돕고 무엇을 제한하는가?

—Andrew Freeman

데이터가 특정 배경상황에서 작업가능화를 위해 기회 및 제한을 평가할 수 있게 하는가?

표 12.3은 사람 및 제도적 수준 전략에 대한 논점을 제공한다. 관리책임 기회를 잡는 전략들은 개인적 변화 관리와 부족한 자원 관리에서부터 시작한다. 다른 전략들은 기술적 숙련도 및 전문적 추론의 균형을 맞추고, 전문가와 자기 임파워먼트를 균형잡는 것이다.

관리책임 기회를 잡기 위해 작업치료사들은 자신들의 임상을 스스로 평가하길 원할 수

표 12.3 관리책임 기회

기회	논의
개인변화 관리 좌우명: 변화는 우리에게 있다. 우리가 변화를 관리하지 않으면 변화가 우리를 관리할 것이다.	변화에 적응하기 위한 준비와 변화를 위한 요구는 변화에 개인이 얼마나 회복력이 있고 그들이 최근 어느 정도의 변화를 거쳤는지에 따른다. 변화에 대한 회복력은 또한 한 사람의 인식에 따라 달라지는데 이는 그들의 현실을 형성하고 그들이 변화에 어떻게 반응하는지에 영향을 준다(Keagan & Lahey, 2001). 어떤 사람들에게 변화는 괴로움을 의미할 수 있고 저항할 필요가 있다고 본다. 또 다른 이들에게는 변화에 대한 압박을 기회로 해석할 수 있다. 그들은 변화의 방향을 잡고 변화를 긍정적으로 해석할 것이다. 작업치료사들은 의료 제도 안에서 변화의 상황에 앞장서야 할 의무가 있다(Jones, 2006). 우리는 둔감해지거나 변화에 저항하는 것을 피해야 하고 우리의 임상에 긍정적인 영향을 줄 수 있는 변화를 할 수 있도록 결정해야 한다.
적은 자원 관리 좌우명: 혼자 짐을 들었을 때는 무거울 수 있지만 다른 이와 함께 들었을 때는 가볍다.	작업치료사들은 충분한 자원을 위해 어떻게 성공적으로 옹호할 수 있을까? 우리는 관리책임과 효과, 그리고 윤리적인 최고의 임상에서 어떻게 균형을 찾을 것인가? 대부분의 전문가들처럼, 작업치료사들은 상충되는 우선순위들과 헌신을 가지고 치료한다. 조절과 균형을 유지하기 위해 다음 요소들을 조합할 수 있다. • 전문적 추론과 기본상식 • 클라이언트 중심 초점 • 임상에서 최고의 판단 • 다른 이들과 네트워크 형성 • 자원의 공유 • 개인 책임 및 주도권을 향상하기 위한 전략 개발 • 비밀을 지키면서 어려움에 대해 소통하기 • 실험과 연구를 위한 경로를 만들기 위한 학습 배경상황 개발 • 정책가들에게 문제 상황에 대한 해결 및 근거기반 권장사항에 대해 소통(Champagne, 2002; Simonson et al., 2005)

표 12.3 관리책임 기회 (계속)

기회	논의
기술적 능숙함과 전문적 추론을 균형시키기 위한 관리 좌우명: 만약 기술을 사용해야 한다면 정확하고 올바르게 사용해야 한다.	더 많은 것이 항상 좋은가? 시간과 인력 자원에 대한 제약 아래 사람들은 빠르고 쉬운 해결책을 위해 기술을 사용하려는 경향이 있다. 매일 작업치료 서비스 전달에서 기술의 맹공격과 함께 작업치료사들은 진단적 업무에서 기술에 의존할 수 있다. 기술은 항상 빠른 해결책이 아니고 작업치료사의 전문적 추론 및 문제 해결 기술을 대체할 수 없다. 클라이언트를 위해 긍정적인 결과를 만드는 최고의 근거를 사용하여 전문적인 의사결정을 돕는 새로운 도구는 흥미롭다. 작업치료사들은 평가, 연구, 비판, 그리고 적절한 배경상황에서 기술을 적용하라고 권고 받고 있다. 전문가들은 어떤 기술을 사용하고, 효율적이고 책임감 있게 사용하고, 우리가 쉽게 사용할 수 있도록 기술을 배울 시간을 항상 마련하는 데 있어 자신들의 자주적이고 전문적인 판단력을 행사하라는 이야기를 듣는다. 기술을 얼만큼 사용하는지에 대한 균형과 우리의 클라이언트를 위해 단순하고 유용하게 만든 것에 대한 균형이 있다. 새로운 지식에 대해서도 똑같이 말할 수 있다. 새로운 기술과 새로운 연구에도 불구하고 근거기반 치료는 아직도 규칙보다는 예외사항이다(Simonson et al., 2005). 작업가능화를 위한 최선의 실천과 책임을 증진시키기 위해 작업치료사는 새로운 작업 환경을 만들어 정보를 공유하고, 실천을 성찰해야 한다. 이를 통해, 새로운 지식을 얻을 수 있는 역량을 스스로 기를 수 있다.
안전 및 위험성 관리 좌우명: 능숙함은 스스로 방향을 잡고 전 생애 동안 학습해야 성장한다.	작업치료는 엄청나게 크고 아직 채워지지 않은 잠재력이 있다(Townsend, 1993). 우리의 서비스를 확대하기 위한 요구 및 재정적 지원은 일부 우리의 클라이언트에 대한 안전과 위험성 관리에 대해 책임을 지는 것에 달려 있다. 안전과 위험성 관리는 안전 문화와 의료제도의 높은 질을 지속적으로 만들어내는 것을 의미한다(Cowell, 2005; Kuhn & Youngberg, 2002). 안전 및 위험성 관리, 그리고 전문적 관리책임은 기준을 충족하는 역량이 되어야 하고, 정확하고 지속적으로 개발할 것을 요구받는다.
자기 및 전문가 임파워먼트 좌우명: 작업치료사들은 위험을 피할 수 없지만, 관리할 수 있는 방법은 찾을 수 있다.	우리의 역량 발휘가 제한되어 전문가임에도 불구하고 손발이 묶여 있을 수 있다. 우리가 그만두게 되면 작업치료사들이 가장 효과적으로 할 수 있는 분야를 다른 전문가들이 대신할 것이다. 작업치료사들은 지식과 기술에 자신감을 가질 수 있을 정도가 되어야 한다. 다른 관점에서 보면, 우리의 전문분야가 빠르게 성장하면 깊은 전문 지식의 성장이 없이 다른 분야와 차이가 없게 되고 얕은 성장에 빠질 위험이 있다. 작업치료사들은 자신의 삶을 스스로 관리하게 격려하며 주기적으로 질문하게 한다; 나의 숨겨진 두려움과 제한점은 무엇인가? 작업치료 전문분야가 작업가능화를 위해 관리책임을 갖는 것을 무엇이 막는가? 누가 우리의 임상범위를 정의하는가? 우리는 우리가 가장 잘하는 것을 가져와 축적시킬 수 있고 우리의 초점을 작업기반, 클라이언트 중심 가능화에 유지시킬 수 있다.

출처: Judy Quach

있다. 작업가능화 검사 체크리스트(표 12.4)는 작업치료사들이 자신들의 체크리스트를 개발할 수 있는 아이디어를 줄 수 있다. 이러한 목록을 작성하는 것의 목적은 작업치료사와 다른 사람들의 의식을 높여 관리자 및 펀딩 부서들과 새로운 관리책임 전략을 협상하기 위함이다. 이러한 검사는 혁신을 활성화시켜 줄 것을 도울 수 있다.

작업치료사들은 의식적 역량, 책임관리에 대한 질문, 작업치료 및 제도 변화관리, 그리고 작업가능화 등에 대한 심사에 대해서 바쁜 하루 일과 동안 우선순위를 두고 비판적 성

표 12.4 작업가능화 심사

- 누가 문서를 만들고 조절하며 언제, 어디서, 그리고 어떻게 클라이언트의 목소리를 낼 수 있는가?
- 어떻게 클라이언트를 분류하는가? 능동적 참여자 또는 수동적 대상(예를 들어, 거주자 대 환자, 개인 대 지역사회와 같은 공통된 분류)
- 언제, 어디서, 그리고 어떻게 서비스가 이루어지고 무엇을 문서화하는가?
- 가능화가 언제, 어디서, 어떻게, 그리고 누구로부터 환경적 변화에 초점을 두는가? 무엇을 문서화할까?
- 가능화가 언제, 어디서, 어떻게, 그리고 누구로부터 클라이언트의 개인적 변화에 초점을 두는가? 무엇을 문서화할까?
- 누가 의사결정을 조절하는가? 어떤 가능화 기술을 사용할까? 무엇이 클라이언트 중심으로 만드는가? 가능화를 어떻게 문서화하는가?
- 작업을 어떻게 사용할까? 어떤 가능화 기술을 사용할까? 어떻게 작업과 작업적 관점을 문서화할까?
- 작업가능화에서 어떤 위험성이 관련되는가? 공유된 선택, 위험성, 그리고 책임은 다루어지고 문서화할까?

출처: Townsend, E. A. (1999). Client-centred practice: Good intentions overruled. Occupational Therapy Now, 1(4), 8-10.

찰을 하지 않는다. 어떤 작업치료사들에게는 비판적 성찰이 교육자들과 연구원들에게 남겨진 가장 큰 사치라고 보여질 수 있다. 나아가 만약 매일 기술적인 절차만을 강조한다면, 작업가능화의 범주 및 범위에 대한 전문적 추론을 할 시간을 갖기가 어려울 수 있다. 하지만 우리는 오늘날 세계에서 전문적 자주권과 성장을 위해 우리가 관리책임 제도에 참여(participate)해야만 한다는 것을 알고 있다. **사례 12**에서 Gina와 Martha는 이 인식에서 행동하고 있는 것이다. 작업가능화에서 세계적 리더가 되는 비전을 알기 위해 작업치료사들은 문서화의 힘을 더 비판적으로 인식하고 활용해야 한다. 데이터는 배경상황에만 적절한 답변을 주기 위해 수집된 질문에만 적절하다. 이것이 관리책임의 특성임을 고려해야 한다(**글상자 12.2**). 리더십을 위해 작업치료 위상의 중요한 전략은 작업기반 가능화에 대한 관리책임 데이터와 함께 프로그램 평가 및 질적관리를 개발하는 것이다. 작업치료사들은 이후 미래를 위해 상황에 앞장서서 계획하고 현재 임상을 문서화하고 해석할 수 있다.

| 글상자 12.2 | 관리책임의 상황에 대한 특성을 고찰

당신의 업적을 어떻게 책임 있게 만들지를 고려하면서 당신이 작업가능화를 찬성하는 방향으로 사례를 발표하지 못하도록 붙잡고 있는 것이 무엇인가? 당신의 관리책임 데이터가 얼마나 클라이언트와 그들의 가족들을 상기시키는가? 당신이 더 작거나 또는 더 큰 단체에서 근무하였다면 똑같은 또는 다른 데이터를 수집할 것인가? 당신의 임상이 시외이거나 도심 세팅이었을 때 또는 민족성 배경이 다를 때마다 데이터를 다르게 수집할 것인가? 당신이 여성, 남성, 신입, 또는 경력 있는 임상가였을 때 프로그램 평가 또는 질적관리에 대한 데이터를 다르게 제시할 것인가?

—Brenda Beagan

글상자 12.3 관리책임 기회를 찾기 위한 LEO 사용의 생각

- LEO를 점심 학습시간에 포스터로 발표하면서 관리책임의 상황에 따른 본성에 대한 지식을 교환한다(**글상자 12.2**).
- LEO를 게시한 후 사람들을 초대하여 자신의 배경상황에서 작업가능화를 하기 위해 관리책임을 위한 주요 기회 및 문제점들을 적어본다(**글상자 12.2**). 작업가능화에 대한 효과적이고 효율적인 문서를 작성하는 조치사항을 만든다.
- LEO 그림을 종이에 부착하여 사회문화적 차이에 민감하고, 민감하지 않은 임상 문서 5가지씩을 나열한다(**글상자 12.2**). 임상의 다양성에 맞춰 리더십을 보여줄 수 있는 조치사항을 만든다.
- LEO 그림을 게시하고 동료들을 초대하여 그들이 알고 있어야 할(읽어야 할), 완성해야 할(데이터 입력), 또는 준비해야 할(작성) 문서들을 시각적 지도로 만든다.
- LEO를 4개의 관리책임 그룹(Accountability Groups; AGs)을 위한 등록 칸과 함께 게시판에 게시하며, 각각 협력적 '가능화'를 위한 관리책임 개발, 작업기반 접근방법(논문 및 경험으로부터의 근거, 품질 향상 데이터, 단기 및 장기 펀딩 적용, 그리고 인력 정보)을 사용하여 초점을 두게 한다.

13장

펀딩, 정책, 그리고 입법 기회

Elizabeth A. Townsend

Lyn Jongbloed

Robin Stadnyk

Hilary Drummond

CASE STUDY

사례 13 Paulette: 지역사회 서비스에서 정책분석가

Paulette는 작업치료 학사학위 이후 석사학위를 취득한, 15년 경력의 면허가 있는 작업치료사이다. 그녀는 노령인구를 위한 서비스를 제공하는 지역사회 서비스 부처의 정책분석가 직책을 수락하였다. 이 자리는 공식적으로 작업치료 학위가 필수는 아니었지만 Paulette는 지원하기로 결정하였고, 그녀의 작업치료 배경 및 경험을 강조하기로 하였다. 경험 있는 작업치료사를 채용하면 무엇을 얻을 수 있을지 흥미롭게 어필하고, 다른 경험을 가진 지원자가 없었기 때문에 고용주는 그녀를 선택하였다. 전략적 계획 회의에서 Paulette는 직원들이 지역사회 지원 서비스에 더 많이 투자하는 쪽과 요양원 규모를 더 늘리는 쪽으로 의견이 나뉜 것을 알게 되었다.

일반적으로 공공 및 개인 세팅 모두 지자체에서 사용되는 요양원 모델은 적은 수의 간호관리자, 매일 간호 업무를 담당하는 많은 간병인, 작업치료 및 물리치료에 대해 컨설트하는 사람을 각 한 명씩, 그리고 활동 프로그램을 운영하기 위해 레크리에이션 치료사를 고용한다. 노인 건강 증진 및 1차 의료 프로그램에서는 아직 작업치료사를 포함하지 않는다. Paulette의 책임은 노인들의 다양한 문화적 집단을 위한 서비스의 범위, 활용, 그리고 비용을 분석하고 효율성, 효과성, 그리고 비용 절감을 향상하기 위한 최신 정책을 부서장에게 제안하는 것이다.

–Elizabeth Townsend

13.1 소개

작업치료는 사회의 작업적 니즈를 제공하는 전문분야로 발전하기 위해 펀딩, 정책, 그리고 법률적 지지가 필요하다. 우리는 질 높은 클라이언트 중심 작업치료 서비스가 펀딩을 끌어들이고 유지할 수 있다는 것을 알고 있다(Fearing & Clark, 2000). 또한 우리는 작업으로 인한 건강상의 이익과 가능화의 협력적 특성이 펀딩 제공자들에게 강조할 수 있는 강력한 특징들이라는 것도 알고 있다. 나아가 사회적, 건강적, 그리고 경제적 비용 확대를 고려하였을 때, 만성질환, 장애, 그리고 고령인구를 다루기 위한 작업치료적 해결책은 시기에 맞춰져야 한다는 것을 알고 있다. 작업치료사들이 사회에 기여하는 이러한 긍정적인 잠재력을 보며, 13장은 이 전문분야에 더 많은 일반인들이 이용하고 활용할 수 있는 최신의, 그리고 새로운 펀딩 기회를 살펴본다. 이는 작업치료사가 작업을 가능화하는 것에 있어 리더십에 대한 비전을 가질 수 있게 도와준다. 만약 작업치료사들이 작업적 도전에 대한 관심을 감소시키는 빠르고 기술적인 해결책을 찾아야만 하는 것을 거부한다면, 사회는 더 많은 것을 얻을 수 있다. 이 장은 개업에 필요한 가이드라인을 제시한다.

LEO는 펀딩이 필수적 리더십의 요소라는 것을 시각적으로 상기시켜주는데, 이는 펀딩이 서비스의 접근에 엄청난 영향을 주기 때문이다(Jongbloed & Wendland, 2002). 펀딩에서 전략적 리더십의 필요성은 캐나다 작업치료 인력이 여성 92%이며 등록된 작업치료사 중 65.4%만이 직장에서 전일제로 근무하기 때문에(CIHI, 2010) 특히 더 시급하다. 이는 우리 전문분야가 현존하는 펀딩의 우선순위를 움직이고 변화시키기 위해서 신중한 전략 계획, 창의성, 용기, 그리고 다양한 리더십 접근방법이 필요하다. LEO를 조사하면서, 펀딩은 권력에 의해 보장된 계획의 중요성에 따라 지급된다.

13.2 캐나다 건강시스템

캐나다는 10개의 주 및 3개의 영토로 분할된 연방에 따라 자원과 의사결정권이 이루어져 있다. 중앙정부 의사결정권은 지자체 세금과 국가의 가이드라인 및 정책의 개발을 통해 주로 행사된다. 건강 서비스, 교육, 천연자원(어업, 토지, 광산, 석유 등), 그리고 산업개발은 대부분 지자체/국토 관할이며 지자체/국토 세금과 중앙정부 세금으로 나누어 펀딩을 제공한다. 지속적인 세금 중재와 지자체와 중앙정부의 의사결정권에 따라 운영 여부가 결정된다. 캐나다 작업치료는 공공 및 개인 주도권을 가지고 있으며 이는 중앙정부와 지자체의 권력 관계의 상호작용을 내포하고 있다.

캐나다 건강보험은 보편적으로 접근 가능하게 설계되었으며, 이는 사회주의에 대한 강한 신념과 공정한 사회를 만들기 위한 정부 중재의 가치로 이루어지고 있다(Hall, 1980). 중앙정부로부터 건강보험의 완전한 지급을 위해서 지자체들은 *Canada Health Act*(Government of Canada, 1984; Kirby, 2002)의 다섯 가지 원리를 지켜야 한다; 접근성, 보편성, 포괄성, 이동 가능성, 그리고 공공 행정. 모든 국민들을 위한 병원 및 의료 서비스는 1960년대부터 정부에서 지원하였다(Evans, 2000). 건강보험은 주로 병원에서 개별적이고 의료적으로 필요한 서비스, 즉 병원 서비스에 대해 지급하기 위해 건강의 의학 패러다임 위에 기획되었다(Evans, 2000). 하지만 건강증진을 위한 오타와 헌장(Ottawa Charter for health Promotion)(WHO, 1986)은 건강이 질병의 부재 이상이며 소득, 교육, 주택, 그리고 고용과 같은 사회적 결정요인이 오히려 건강에 매우 큰 영향을 미친다고 강조하였다. 포괄적인 의료 서비스에 대한 보편적인 접근은 건강을 증진, 또는 건강 및 사회적 불평등을 제거하기에 충분하지 않다(Pincus, Esther, DeWalt, & Callahan, 1998).

13.3 작업치료를 위한 공공 부문 펀딩

*Canada Health Act*에서는 지자체가 작업치료를 제공할 의무가 없고 또한 개업한 작업치료사들은 공공 건강시스템에 청구할 수 없다(Government of Canada, 1984). 그럼에도 불구하고 모든 지자체는 작업치료 서비스를 위한 어느 정도의 공공펀딩을 제공하고 있다. 공공펀딩 시스템은 거의 병원 기반이기 때문에 공공펀딩을 받은 작업치료 서비스는 병원 시스템 내에 기반하여 관리되고 있다(Jongbloed & Wendland, 2002). 지자체의 상당한 차이를 고려하였을 때, 작업치료는 급성기 치료, 입원 외래 재활, 그리고 입원 외래 정신과 서비스에서 이뤄지고 있다. 건강 서비스에서 작업치료에 대한 접근성의 가장 큰 차이점은 장기요양, 가정 방문, 1차 진료, 그리고 지역사회 정신보건 서비스에 있다(14장 참고). 건강 서비스가 아닌 지역사회 서비스는 일반적으로 장기요양(요양원과 같은)에 펀딩을 제공하며 요양에 집중한다. 따라서 Paulette와 같은 관리자들이 작업치료를 포함한 장기요양 서비스를 확장하기 위한 새로운 펀딩, 정책, 그리고 법안 상태를 개발하는 것이 중요하다(Swedlove, 2006)(**사례 13**).

캐나다에서는 건강 서비스, 그리고 교육, 주택 및 건강 결정요인과 관련된 다른 서비스에 더 많은 선택권을 가져야 할지 아직 논의 중이다. 캐나다의 건강 펀딩에 대한 논의에서는 의학적 진단과 치료 절차를 위한 대기시간이 큰 비중을 차지하고 있다. 지금까지의 대중 토론에서 작업치료 서비스에 대한 질문은 아직 나오지 않고 있다. 그럼에도 불구하고 작업치료사들은 대기시간의 논의와 의료 절차에 대한 주의를 기울여야 하는데, 그 이유는 급성기 의료와 요양 보호의 대기시간을 줄이기 위한 펀딩을 늘렸기 때문에 작업치료사들을 위한 공공펀딩 자리가 줄어들고 있기 때문이다. 하지만 증가하고 있는 개인 작업치료는 그 문제를 해결하지 못할 것이다. 더 많은 수의 작업치료사들이 개업할 것이고, 이는 공공펀딩으로 지원된 치료와 큰 차이가 있기 때문이다(Jongbloed & Wendland, 2002). 본질적으로 공공펀딩으로 지원된 임상은 사람 전체, 그들의 작업, 그리고 그들의 환경과 함께 일할 확률이 높기 때문이다. 개인펀딩으로 지원된 임상은 측정 가능한 기술적 해결책을 위한 관리책임을 보여주는 경향이 있다.

13.4 재활 서비스에서 작업치료

캐나다에서 작업치료는 일반적으로 *재활 전문영역*으로 알려져 있다. 작업치료를 위한 공공펀딩은 개인 재활 서비스가 증가된 범위를 따라 지속되고 있다. 작업치료 재활을 위한 중요한 기회는 전문가 간 협력과 팀워크이다. 재활 펀딩은 작업치료에 가족과 지역사회 구성원들의 관여를 지지하며 급성기 치료를 넘어서 신체적 손상과 장애를 단기적으로 관리하기 위해 자조관리, 고용, 주택, 대중교통, 그리고 사회적 지지를 다룬다.

재활 서비스를 위한 펀딩, 정책, 그리고 법안 지지는 전통적으로 작업치료를 위한 기회를 만들었지만 이 전문분야는 항상 재활 서비스와 불편한 연합을 하고 있었다(Friedland, 2003). 이 불편한 연합은 작업치료사들에 대한 동료 및 제도적 압박으로부터 발생한 결과인데, 이는 *작업치료사가 신체적, 정서적, 또는 인지적 손상에 초점을 두는 좁은 치료를 하게하고, 치료적 중재 또는 결과로 환경과 작업에는 최소한의 주의만 주게 한다.* 분명히 작업치료사들은 손상기반 재활에서 더 많이 일할 수 있다. 반대로 재활서비스는 작업치료를 관여시킬 필요가 있다. 여기서 쟁점은 재활 서비스에서 작업치료가 물리치료와 비슷한 정체성을 가지기 때문이다. 작업치료가 작업적 관점을 갖지 않고 신체적 기능장애에만 너무 좁게 초점을 두면 위험해진다. 통계적으로 업무량과 담당 건수가 물리치료와 같은 배경상황에서는 클라이언트 중심 협력이 없을 때 최소의, 부재의 또는 비효과적 가능화가 나올 수 있다(**그림 4.4**, **그림 4.5**). 재활 전문분야로써 작업치료의 강한 정체성은 어떤 경우에는 장애가 없거나 노인이 아닌 사람들과의 작업가능화를 위한 새로운 펀딩을 주는 기관의 관심을 끌 수 있는 기회를 제한시킬 수 있다. 신체적 재활을 초월한 곳에도 관심을 가진 작업치료사들은 작업치료가 아직 손대지 않은 잠재력을 가지고 있는 정신과, 공중보건, 인구 보건, 건강한 직장 내 조치, 지역사회 개발, 아동 발달, 교도소 교정, 학교, 그리고 다른 부문에서 작업치료 서비스가 급부상하고 있음에도 불구하고 자신들을 전문 분야의 일부라는 인식에 어려움을 겪고 있다(Wilcock, 2006).

13.5 정신건강증진 서비스에서의 작업치료

대부분의 작업치료사들은 많은 작업적 도전과 관련이 있는 정신건강 또는 정신사회적 요소들을 언급하지만, 작업치료 서비스는 중증 및 지속되는 정신질환이 있는 사람들에게는 접근성이 좋지 않다. 2010년에 CAOT 회원들 중 11%만이 주요 서비스가 정신과 서비스라고 보고하였다(CAOT, 2010).

캐나다인들의 정신과 작업치료 서비스 접근이 제한적인 점에 대한 우려와 함께 캐나다작업치료사협회(CAOT)는 Health Canada와의 협력으로 *Occupational Therapy Guidelines for Client-Centred Mental Health Practice*(CAOT, 1993)를 개발하였다. 이 가이드라인은 모든 임상분야에서 정신사회적 문제들을 포함할 수 있는 광범위한 지원을 제공한다. 정신질환을 진단받은 사람들을 위한 작업치료 역할에 대한 구체적인 주의도 포함되었다. 작업치료 목표는 경도, 중등도, 중증이며, 지속적인 정신질환이 있는 사람들을 위해 설계된 급성기, 외래, 낮 프로그램, 그리고 정신사회 재활 서비스에서 임파워먼트를 가능화하는 것으로 사용되고 있다. 1993년도 가이드라인은 정신건강 서비스에 이용자의 의견과 Woodside(1991)가 강조한 1990년대 요청을 반영하여 클라이언트 중심주의를 포함시켰다.

캐나다 정신건강 서비스에서 작업치료의 역사와 중요도를 강조하기 위해 Rebeiro (1998)는 정신건강 서비스에서 역사적인 작업치료 초창기 공헌인 정신건강 수단으로써의 작업을 사용하였다. 현대 정신건강 서비스에서 작업치료의 제한된 이용에도 불구하고 이 분야에서 주요 작업치료를 위한 교육 및 선택사항들을 지속적으로 연구하고 있다. 예를 들어, 직장 내 편의 사항, 환경 수정, 조현병이 있는 성인들의 삶의 질(Laliberte Rudman, Yu, Scott, & Pajouhandeh, 2000; Rebeiro, 2001) 등이 있다.

호주의 Scaletti(1999)는 정신건강 분야에서 지역사회 개발 접근 방법을 제안하였다. 영국의 Creek(2002)은 정신과 작업치료에 대한 책 3판을 출판하였다. Fieldhouse(2000)는 작업과학을 사용하며 작업에 초점을 두는 것이 지역사회 작업치료 서비스 내 작업치료를 유지하도록 돕는다는 것을 발견하였다. 미국에서 Dressler와 MacRae(1998)는 미국 정부의 관심이 캐나다 정신건강 서비스에서 채택한 옹호, 파트너십, 그리고 클라이언트 중심 치료에 지속되고 있다고 말한다. 참여 연구의 클라이언트 중심 접근방법을 포함하여 정신건강 서비스에서 작업가능화를 위한 매우 큰 잠재성이 있다(Townsend, Birch, Langley, & Langille, 2000). 여기서 우리가 할 일은 정신건강 서비스의 초석으로 작업치료를 유지, 소개, 그리고 어떤 경우에는 복구하기 위해 펀딩, 정책, 법안, 그리고 기타 제도 수준의 지원을 조사하는 것이다.

13.6 작업치료를 위한 민간부문 펀딩

캐나다에서 작업치료에 대한 민간부문 접근은 장애 소득 제도가 구조화되어 있는 방식 때문에 대부분 존재한다. 고용보험 구조 또한 작업치료에 대한 민간부문 접근을 증가시키는 데에 큰 힘이 되었다.

20세기 전반에 걸쳐 보험 프로그램은 손상으로 장애를 입은 노동자들이 복직하거나 그렇지 못했을 때 경제적으로 보상해 주기 위해 개발되었다. 캐나다에서 가장 처음으로 시행된 장애 프로그램은 근로자 보상 보험과 국가가 지원하는 산재 프로그램이었다(Jongbloed, 2003). 이후 Canada Pension Plan 장애수당과 사회적 보조와 같은 프로그램들이 장애가 있는 개인에게 어느 정도 경제적 도움을 제공하기 시작했다. 최근에는 민간, 장기 장애 계획 및 자동차 보험이 발전하였다(Jongbloed, 2003). 예를 들어, British Columbia 근로자 보상 위원회와 시립 자동차 보험회사 모두 건강관리 시스템의 일환으로 개별 운영하는 기업들이다. 이들은 클라이언트와 함께 구체적이고 개별화된 목적을 이루기 위해 민간부문의 작업치료사들을 고용한다(Jongbloed & Wendland, 2002). 캐나다 작업치료사협회 회원들은 서비스에 대한 민간부문 접근을 근로자 보상 위원회, 자동차 보험, 사보험, 그리고 변호사들이 지원하였다고 보고하였다(CAOT, 2005).

13.7 건강 서비스 이외의 작업치료를 위한 펀딩

펀딩문제가 있기는 하지만 캐나다에서 작업치료의 공공 및 민간 접근은 천천히 건강 부문 밖에서도 증가하고 있다. 두 주요 정책 관련 요소들, 즉 고용, 주택, 그리고 교육과 같은 작업과 관련된 영역을 포함한 건강의 사회적 결정요인에 초점(Public Health Agency of Canada, 2004)을 맞추거나 만성질환 또는 장애가 있는 사람들, 그리고 노인들을 위해 사회적 통합(Office for Disability Issues, Social Development Canada, 2005)에 대한 접근을 증가시킬 수 있다. 다음 예시들은 현존하는 의료 서비스 패러다임 이외의 서비스를 보여준다.

사보험

작업치료사들은 주로 개인 손해 청구 영역에서 개별 클라이언트를 대표하는 보험회사 및 변호사와 개인적으로 계약한다. 작업치료사들은 정책을 개발하기 위해 이 단체들과 컨설트하고, 이들의 권고사항은 보통 청구인을 위해, 또는 생활관리계획 개발을 위해 서비스, 장비, 그리고 경제적 보상을 판단할 수 있도록 일한다(Kennedy, 1997; Klinger, Baptiste, & Adams, 2004). 대부분의 보험 범위는 신체적 재활을 위함이다. 정신보건 서비스에서 작업치료를 위한 민간 펀딩은 신체적 재활청구의 일부일 때를 제외하고 거의 없다. 결과적으로 정신건강 서비스, 1차건강관리, 그리고 작업치료사들이 기여할 수 있는 기타 분야를 위해 보험 개발을 옹호해야만 할 것이다.

학교기반 서비스

작업치료는 보편적으로 캐나다 지자체의 국공립 또는 사립 유치원, 초등학교, 중학교, 또는 고등학교에서 제공되지 않는다. 제공이 되는 곳에서도 건강 서비스 펀딩은 일반적으로 작업치료가 포함된 초등학교 수준, 학교기반, 재활 서비스에만 있다. 작업치료사들은 발달적, 감각적, 신체적 또는 학습 장애, 또는 정신질환 문제가 있는 개별 또는 집단 학생들을 위해 일한다. 작업치료사들은 또한 학교에서 직장 또는 고등교육으로 전환 가능하도록 한다. 교사, 보조교사, 교실 내 보조인, 그리고 가족들과 함께 일하며 작업치료사들은 학교 작업에 있어 학생들의 수행 향상과 학교 환경에 학생이 더 잘 통합되는 것을 목표로 둔다(Whalen, 2002).

유니버설 디자인 및 주택

작업치료사들은 개인적으로 개인, 건축가, 건설자, 또는 기획자들과 함께 일하여 새 주택이나 개조 주택과 공공장소 개발을 할 때 유니버설 디자인 원리를 사용한다(CAOT, 2009). 작업치료사들은 다양한 능력, 시력, 청력, 또는 정신 건강을 가진 사람들의 참여(participation)를 가능화하는 통합적 설계를 옹호해 주기 위해 클라이언트 중심성을 강조할 수 있다.

노인복지

작업치료사들은 민간계약 부문의 어떤 지역사회 단체 또는 주택공사로부터 일반적으로 펀딩을 받는다. 평소 작업치료는 웰니스, 사회적 참여(participation), 향상된 삶의 질, 그리고 낙상 감소들에 이바지한다(Steultjens et al., 2004). 중재방법은 보조도구 제공(Boudreau, 2004), 또는 의미 있는 작업 및 능동적 생활에 참여(engagement) 등이다(CAOT, 2003a; Pranger, 2002). 알츠하이머병과 정신질환이 있는 사람들에 대한 관심이 높아지면서 정신건강 서비스에서 작업치료에 대한 접근을 증가시키는 새로운 펀딩이 필요할 것이다. 노인과 운전 재활에 대한 문제는 작업치료 운전 평가 및 운전 재활 접근을 증가시킬 것이다(CAOT, 2005a; Millar, 1999).

직업 관련 서비스

캐나다에서 직업 관련 작업치료 서비스는 증가하고 있는 추세이다. 평가 서비스는 개별 클라이언트에게 인체공학, 일상생활활동, 직업적, 고용 전/후 평가, 그리고 기능적 역량 분석을 포함한다(Archer-Heese & Stratton Johnson, 2002; Strong, 2002).

직업복귀 서비스는 단체 클라이언트에게 종종 고용주와 함께 통증관리, 직무 관계 발달, 업무 강화, 업무 수정을 포함한다(Archer-Heese & Stratton Johnson, 2002; Gowan & Strong, 2002). 예방 서비스는 손상 예방, 직원 복지, 그리고 건강증진을 포함한다(Archer-Heese & Stratton Johnson, 2002; Baril, Clarke, Friesen, Stock, & Cole, 2003; Pond Clements, 2002). 장애관리는 작업치료사가 참여하여 포괄적이고 직장기반 협력 접근방법이 있다. 이는 직장 내 웰니스, 손상 예방, 장애 발생 후 조기 중재, 재활 서비스, 그리고 조기 복직을 포함한다(CAOT, 2004a; Westmorland, 2003). 직업 관련 서비스는 보험사(근로자 보상 위원회 포함) 또는 산업기관으로부터 펀딩을 받을 수 있다.

13.8 작업치료를 위한 신생 펀딩

건강, 교육, 주택, 교육, 고용, 그리고 기타 부문에서 중앙정부 계획은 항상 지자체 펀딩, 정책, 그리고 법안을 따라가지 않는다. 반대로 지자체 정책 계획은 중앙정부 펀딩 및 가이드라인의 지원이 없으면 약해질 수 있다. 새로운 작업치료 계획을 위한 잠재적 고용주/지급자는 원주민 단체, 중독 서비스, 교도소 교정 서비스, 교육부, 사회 서비스, 정신건강, 그리고 1차 건강관리 서비스를 포함한다. 새로운 계획을 시행할 효과적인 방법은 공공 또는 민간 펀딩 계약과 함께 입증 또는 시범사업을 통해서이다. 새로운 계획은 작업치료사들의 목표가 아니고, 작업치료를 포함하는 것을 직접적으로 하지 않을 수도 있다. 다음의 사회 정책 개발의 다섯 분야는 주목할 만한 가치가 있다.

원주민 건강(지역주민 건강)

원주민 건강은 캐나다의 오랜 걱정이었다. 정부와 원주민 단체가 협력해서 작성한 Blueprint on Aboriginal Health(Government of Canada et al., 2005)는 전통적 및 서양적 접근방법을 통합한다. 여기서 중점은 비의료적 건강 결정 요인들과 원주민 지역사회에서의 정신건강, 중독 회복, 그리고 장애인을 위한 서비스와 같은 영역들이다. 앞으로 작업치료는 장애가 있는 아동, 청소년, 성인, 그리고 노인들을 위한 지역주민 건강 프로그램에 서비스를 제공할 방안을 모색할 수 있다.

아동 보건

캐나다 인력 및 사회적 개발에 대한 2006년 중앙정부 보고서(Human Resources and Social Development Canada, 2007)에서는 생애 발달 및 선택에 있어 아동기 경험의 중요성을 인정하였다. 제안된 계획은 인권기반 접근방법을 옹호함으로써 아동과 청소년을 위한 건강한 작업을 가능화하는 작업치료의 관심 영역과 맞기 때문이다(CAOT, 2004b).

빈곤퇴치 및 차별 금지

새로운 중앙정부 계획에서 빈곤은 고용, 안전한 주택 및 주거지, 그리고 사회적 네트워크와 관련된 삶의 여러 측면에서부터 배제되는 것과 관련 있다는 것을 인정하였다(Policy Research Initiative, 2005a). 노숙자인 것과 빈곤은 생애 초기에 있는 아동의 작업 발달에서 학령기까지 큰 문제이다(Humphry, 1995). 클라이언트 중심 협력적 가능화를 사용하면서, 일상 작업을 통해 자신의 노숙자임과 빈곤 상태를 변화시키기 위해 사람들에게 배움에 참여(engage)시키는 것이 중요하다. 앞으로 이 부분은 작업치료의 역할이 어마어마하게 큰 잠재력을 가질 것이다.

사회 자본 축적

사회 자본의 개념은 우리가 지원을 위해 사용하는 친구, 가족구성원, 그리고 지인들, 정보, 또는 우리의 지역사회에서 필요한 것을 얻는 네트워크를 말하며, 이는 웰빙과 어려운 시기를 생존하는 자원 요소이다(Policy Research Initiative, 2005b). 만약 2005년 Policy Research Initiative가 제안하듯이 우리가 사회 자본을 중재 과정에서 인정한다면, 사회 자본 개발의 중요한 결과는 필요하거나 추구하기를 원하는 작업에 참여(engage)하는 사람의 능력이 될 수 있음을 알 것이다. 사회 부처와 비정부단체들과 협력하기 위한 작업치료사들의 제안은 개인, 가족, 집단, 지역사회, 단체, 또는 인구와 사회 자본을 개발하기 위한 작업기반 서비스에 대한 접근을 향상시킬 수 있다.

일·생활 균형(워라밸, work-life balance)

작업치료로의 접근은 민간 상담기반 치료에서 떠오르고 있으며, 여기서는 일·생활 균형과 노화되는 노동력의 니즈에 초점을 두고 있다(Duxbury & Higgins, 2001; Hunsley, 2006). 일·생활 균형은 작업 일과 및 습관을 분석하여 개인, 집단, 또는 단체 클라이언트들의 시간 사용을 수정하고 직장 및 가정 환경을 수정하기 위한 필수적인 데이터를 제공한다.

13.9 새로운 작업치료 계획 구축

새로운 펀딩, 정책, 그리고 법안 지지를 위한 작업치료 구축에서 3가지 주요 쟁점은 제3의 지불인, 전문가 자주권 및 정체성, 그리고 임상기술이다.

사보험 문제와 복수의 클라이언트

학교 또는 직장에서 근무하는 작업치료사들은 주로 제3의 지불인에게서 돈을 받는다(Strong, 2002). 이는 만약 고용주와 같은 지불자가 작업치료사들이 그들의 직원에게 경쟁적 관심을 가졌을 때 딜레마가 생길 수 있다. 마찬가지로 Jongbloed와 Wendland(2002)는 민간 작업치료 서비스에서는 보험사가 요구한 신체기능 및 측정에 초점을 둘 가능성이 높고, 반대로 공공펀딩 건강 서비스에서는 작업치료사가 최소한 어느 정도 클라이언트 문제에 대해 듣고 환경적, 정신사회적, 그리고 기타 문제들에 대해 들으며 클라이언트 중심이 되는 것을 보장받기를 기대한다.

전문가 자주권 및 정체성

작업치료사들은 특정 업무 구성요소를 공유하는 다른 전문가들과 함께 일하거나 경쟁을 할 수 있다(CAOT, 2004c; Strong, 2002). 중복되는 치료 범위와 새로운 전문 영역의 활발한 마케팅으로 인해 전문가 역할이 흐려지고 있다(Archer-Heese & Stratton Johnson,

2002). 경쟁적인 시장에서 효율적이고 표준화된 보고서의 필요가 작업기반 가능화에 대한 욕구보다 중요하게 여겨질 수 있다. 작업치료사들은 작업을 과정으로써 또는 결과로써 초점을 두지 않은 단체 또는 고용주를 위해 일해야 할 수도 있다. 작업치료 자주권과 정체성의 가장 큰 도전은 작업결과 및 클라이언트 중심 가능화보다는 빡빡한 회계 상황에서의 담당 건수와 매출량에 기반하여 결정된다는 관리책임 실천으로부터 올 수 있다(Freeman et al., 2006; Jongbloed & Wendland, 2002; Rappolt et al., 2004; Townsend, 1998). Ontario 주에 있는 작업치료사들은 직업 만족도는 높다고 보고하였지만, 대부분은 자신들이 제공하는 서비스를 넘어 상업적으로 통제되는 것이 증가하고, 전문적 자주권에 위협을 느낀다고 하였다(Rappolt et al., 2004).

몇몇 작업치료사들은 공공부문 지위의 이익(안정된 급여, 이익, 노조)이 없고 자기 자신의 사업장에서 일하는 것(독립성, 잠재적 이익)도 아닌 민간재활 또는 가정 관리 회사에서 일한다. 민간부문에서의 자주권을 위해 작업치료사들은 작업 또는 작업치료의 건강 및 사회적 이익을 알지 못하는 보험회사들을 교육해야 한다.

실천 기술

점점 더 많은 의료 외 실천 분야들이 컨설트(Mullan, 2003) 또는 제도/정책 수준(CAOT, 2004c, 2005b; Baril et al., 2003; Westmorland, 2002, 2003)에서 가능화 기술을 요구한다. 제도/정책 수준에서 사회적 변화를 가능화하는 기술들은 개별적 변화를 가능화하기 위해 사용되는 역량과 차이가 있다(5장, 6장 참고). 작업치료사들은 정책가 및 다른 서비스 제공자들과 같은 여러 이해당사자들과 함께 작업기반 및 클라이언트 중심이 되기 위해 옹호, 코디네이트, 컨설트, 교육, 그리고 참여(engagement) 가능화 기술들을 점점 더 많이 사용하게 될 것이다. 이 영역의 많은 부분에서 서비스를 요청하는 집단과의 사회문화적 역량 및 협력이 요구된다(Gerlach, 2005; Urbanowski, 2005). 옹호하기 기술은 개인, 가족, 그리고 집단과의 중요한 가능화 기술을 확장한다.

13.10 작업치료 개업하기

캐나다의 대부분의 지역은 민간 자원이 지급하는 작업치료 개업이 크게 증가하였다. 2010~2011년 CAOT 회원 통계에 의하면 개업이 전체의 29% 회원들이 하고 있으며, 26%는 제3의 지불인에게, 21%는 개인적으로 주당 1~10시간 근무하고 청구하며, 5%는

11~20시간 근무에 대한 청구를 한다(CAOT, 2010).

작업치료사들은 흔히 개업을 선택하는데, 그 이유는 더 많은 자주권의 기회가 있기 때문이다(Bridle & Hawke, 1990; McLain, McKinney, & Ralston, 1992). 우리는 업무를 수행하기 위해 자주권과 같은 본질적인 고용 요소들에 높은 가치를 둔다(Painter, 1990). 하지만 자신이 거주하고 싶은 지역에 관심분야 및 전문분야에 대한 공공 부문 자리가 없을 때 개업은 몇몇 작업치료사들에게는 유일한 선택일 수 있다.

개업을 고려하는 작업치료사들은 결정할 것이 많고 이 경로를 선택하기 전에 많은 생각을 해야 한다. 모든 작업치료사들이 사업체를 운영할 기술을 가지고 있지 않으며 월급을 받고 근무를 하면서 개업에 필요한 경영 기술을 해본 경험이 없을 수 있다. 사업을 하면 몇 가지 큰 장점들이 있지만(예를 들어, 탄력적 근무시간 및 조절 능력) 도전들도 많다: 적은 수의 클라이언트와의 느리게 흐르는 시간, 현금 흐름 관리, 사업상 업무 처리, 그리고 지속적인 홍보.

시작 시 체크리스트(표 13.1)에서 첫 번째 단계는 장기적으로 시간과 돈을 모두 절약할 수 있는 명확한 개요를 만드는 것이다. 작업치료사들은 조기부터 개업을 위한 자신들의 비전을 명확히 해야 하고 자신들이 보는 이상적인 임상을 향해 지속적으로 노력해 나아가야 한다. 개인적 목표와 호환될 수 있는 성공적인 사업을 만들기 위해 가치는 명확하게 구분해야 한다. 중요한 영역을 개요하고 각각에 구체적인 목표를 설정하는 것이 도움이 된다. 계획을 세우는 것은 최고로 시간과 재정적 자원을 어떻게 할당할지를 돕고, 삶이 버거울 때 결정을 내리는 데 도움이 될 수 있다.

작업치료사들은 개업을 해서 성공할 기업가인지에 대해 개인적 요소들을 진지하게 생각할 필요가 있다. 그들은 성공할 확률을 판단하기 위해 자신의 성격 또는 기업가 정신을 시험해 볼 수도 있다(사업 개발자료를 통해 얻을 수 있다). 그 어떤 헌신을 하기 전에 자신의 강점과 약점을 알고 있는 것이 도움이 된다.

개업했을 때 다양한 사업 구조에 따라 작업치료사들에게 많은 역할이 요구된다. 작업치료사들은 자신들의 임상에 주인이 될 수 있고 자신의 서비스를 다른 회사에 하청을 줄 수

표 13.1 개인 임상 시작 시 체크리스트

• 비전 및 가치	• 사업 기술	• 잠재적 지불자
• 계획	• 규정의 지식	• 사업 파트너
• 사업의 구조	• 재정적 사업 계획	• 홍보

출처: Hilary Drummond

있다. 그들은 개인기업(한 명이 소유하고 운영하는 사업)을 설립할 수 있고 또는 파트너 계약을 통해 다른 사람과 함께 동업할 수 있다. 또는 그들은 제한된 법적 책임의 이점을 제공하는 기업을 설립할 수 있지만 기업의 규정 및 의무를 관리해야 하는 도전에 직면할 수 있다. 사업체 소유권, 그리고 파트너십에 대한 결정은 Canada Revenue Agency 홈페이지에 나와 있다.

사업 계획은 신용 거래 또는 자신들의 금융기관에 대출을 신청할 때 필수적이다. 가장 중요한 것은 회계사 및 은행 간부와 개인적 관계를 만들 필요가 있다는 것이다. 이는 사업의 금전적 요구를 보장하면서 사업이 성장할 수 있게 만들어 낼 수 있다. 회계사는 새로운 사업에 대한 중요한 정보 및 지원를 제공할 수 있고, 변호사는 계약서 작성과 동업계약과 같은 항목을 도와줄 수 있다.

전문가로서 개업한 작업치료사들은 가이드라인과 지자체 규제 단체의 윤리 강령을 준수해야 하는 대상이 된다. 개업한 치료사들도 또한 윤리, 이해의 충돌, 동의서, 그리고 개인정보에 대한 접근과 같은 중요한 문제들에 대한 자신들의 정책을 개발할 필요가 있다. 개업한 치료사는 지역, 지자체, 그리고 주정부와 관련된 관리책임, 정책, 펀딩, 입법 조건을 검토해야 한다.

간혹 다음을 판단할 때 혼란스러울 때가 있다. 누가 클라이언트인가? 서비스 비용을 내는 사람인가 아니면 서비스를 받는 사람인가? 경영자 관점에서 클라이언트는 서비스 비용을 지급하는 사람이다. 하지만 지급자와 서비스를 받는 사람들에게 자신들의 역할 및 책임을 명확하게 보여주는 것이 개업한 치료사들에게는 매우 중요하다. 클라이언트에 대한 질문은 소유권 및 개인 정보로 확장되며, 이는 서비스 제공을 통해서 모두 생성된다. 개업한 작업치료사들은 이러한 문제들과 관련된 정책을 세워야 한다.

판매업을 고려하는 작업치료사들에게는 무한한 기회가 있다. 예를 들어, 인구가 고령화되면서 사람들이 자신들의 집에서 최대한 능동적으로 생활할 수 있게 가능화하는 보조도구 사용이 증가하고 있다. 작업치료사들은 공공 또는 보험사에게서는 익숙하지 않은 이 전문분야에서 보조도구 사용을 증진하는 데 있어 도전적일 수 있다. 품목들의 재고를 유지하고 가게 앞에 딸린 공간의 간접비를 지불하는 것도 소매업에서는 도전이다. 더 많은 소비자들에게 미칠 수 있도록 온라인 판매가 경제적인 방법일 수 있다.

개업한 작업치료사들은 사업 파트너들과 연합을 원할 수 있다. 파트너십은 제안서에 대한 요청에서부터 또는 서비스 지급자들과 함께 지속되는 관계에서부터 진화될 수 있다. 중요한 전략은 한 지급자에게 의존하는 것을 피하기 위해 사업을 다양하게 하는 것이다. 실제로 Canada Revenue Agency는 지급이 계약에 의한 것이라도 한 명의 지급자가 있으며 치료사는 세금 목적을 위한 직원이 될 수 있다. 제안서 또는 다른 사업 제안에 대한 요청을 만들고 개발하기 위한 과정에 도움을 주는 많은 자원들이 있다.

개업한 작업치료사들은 자신들과 자신의 전문분야를 지속적으로 홍보할 준비가 되어 있어야 한다. 지역사회에서 잘 보이게 되면서 그들은 전문분야에 서비스 제공자와 사업가로서 특출난 대사가 되어야 한다. 그들은 동료들과 공평하고 공개적으로 경쟁할 준비가 되어 있어야 한다. 개업한 작업치료사들은 많은 도전과 직면하게 되지만 성격, 사업 기술, 비전, 그리고 민간부문에서 일할 끈기가 있는 사람들에게는 보람된 일이 될 수 있다.

Paulette(**사례 13**)와 이 전문분야에 대한 접근을 향상시킬 수 있는 다른 작업치료사들을 위한 펀딩, 정책, 그리고 법안 기회에 있어 LEO를 이용하여 고찰해 볼 수 있다(**글상자 13.1**). 재활 건강 서비스를 위한 공공 및 민간펀딩은 중요한 핵심적 접근 지점이다. 정신건강 서비스는 (특히 병원 서비스를 통해 펀딩이 지급되는 급성기, 외래, 그리고 낮 프로그램) 작업치료에 접근성을 제공한다. Paulette와 같이 지역사회 서비스에서 근무하는 작업치료사는 장기요양원과 전문가가 아직 부족한 기타 부문들에서 작업적 관점을 가져올 수 있다. 작업치료를 민간화하는 것에 따르는 윤리적인 문제는 실제로 중요한 문제들이다. 작업치료에 대한 접근을 향상시킬 가장 큰 기회들은 인구 동향에 서비스를 맞추는 것일 수 있다. 주요 건강관리 및 건강의 사회적 결정 요인에 대해 관심이 있는 기타 부문들과 함께 새로운 파트너십을 만드는 것은 새로운 계획을 조정할 수 있는 기회를 제공한다. 전반적인 건강관리를 위한 대중적인 지지를 고려할 때 보조적인 민간 접근과 함께 작업치료의 범위에 대한 공공

| 글상자 13.1 | 펀딩, 정책, 그리고 법안 기회에 대한 고찰

당신은 자원이 많은 지자체에 있다면 펀딩을 어떻게 찾아 나설 것인가? 만약 자원이 부족한 곳이라면? 당신의 경험 및 문화적 배경이 보건 서비스 외에서 펀딩을 찾을 여부에 대해서 어떻게 영향을 주는가? 그러기 위해 어떤 종류의 주장이 필요한가? 그런 방법들에서 자기주장의 유무 양상이 보이는가? 당신의 지역사회에서 어떤 종류의 작업적 도전이 가장 많은 관심을 받는가? 심하고 지속적인 정신질환이 있는 노인들에게 어떤 펀딩, 정책, 법안 지지 프로그램 및 서비스가 있는가? 지역사회에서 빈곤한 장애 노인과 부유한 장애 아동을 위한 프로그램을 어떻게 비교할 것인가? 어떤 전문분야가 새로운 펀딩을 끌어오고 있는가? 그들은 작업치료와 같은 점과 차이점이 무엇인가?

—Brenda Beaga

| 글상자 13.2 | LEO를 사용하여 작업치료의 공공 및 민간 접근을 향상하기 위한 생각

- LEO가 중심에 있는 포스터를 만들고 특정 배경상황에서 작업가능화를 위한 펀딩 및 인사에 대한 질문을 고찰한다(**글상자 13.1**).
- 보고서에 LEO를 놓고 (CAOT 저작권 허가를 받은 후) 당신의 상황에서 작업가능화를 위한 펀딩 및 인사 지원 및 제한을 표시하고 해결책을 제시한다(**글상자 13.1**).
- 동료들을 초대하여 당신의 근무 세팅에서 펀딩 자원에 대해 논의를 하고 모두에게 작업가능화를 위한 옵션 및 제한점에 영향을 주는 힘에 대해 설명할 수 있게 LEO 사본을 자극제로 주고 '리더십 도전' 카드를 만들어 펀딩 가능성에 대해 논의해 본다.
- LEO를 자극제로 사용하여 의미 있는 작업참여(engagement)에 도전하는 작업치료 봉사, 지역사회, 그리고 주택부터 경제 개발 및 이민 정책까지의 다른 비의료 서비스에 대한 잠재적 펀딩 자원에 대해 논의한다.
- LEO에서 시각적으로 나타낸 서로 간의 관계가 있는 전략들을 의뢰하는 보고서를 작성한다. 이때 사람과 지역사회가 그들 자신의 '가능화' 네트워크를 발전시키는 것을 가능화함으로써 직접 및 간접 비용을 감소시키기 위해 작업치료를 이용하는 전략을 목적으로 건강 또는 다른 서비스의 직접적인 비용(입원일 수, 사람당 서비스 비용)과 간접적인 비용(클라이언트의 실업, 간병 비용)을 나타내는 사업 계획서를 함께 작성한다.

펀딩이 지원되는 접근을 유지하기를 원할 것이며, 이는 건강, 웰빙, 그리고 공정성의 작업적 관점과 함께 떠오르고 있다.

리더십을 위한 작업치료를 위치시키기 위해 우리는 건강 서비스를 넘어서 작업가능화를 위한 펀딩 기전 및 정책 지원를 개발하는 준비된 자세를 가질 수 있다.

LEO에서 시각적으로 나타낸 상호 연결된 전략들을 언급하면서 의료 또는 다른 서비스의 직접 비용(입원일, 사람당 서비스 비용), 간접 비용(클라이언트의 실업, 간병 비용)을 보여주는 사업 계획을 보고서에 포함시켜 작성하여 사람들과 지역사회가 자신들의 '가능화' 네트워크를 발달할 수 있게 가능화하여 직접 및 간접 비용을 감소하기 위해 작업치료를 이용하는 전략을 제안하자.

14장

작업치료 인력관리 계획

Elizabeth A. Townsend

Claudia von Zweck

Sue Baptiste

Terry Krupa

Huguette Picard

Louis Trudel

CASE STUDY

사례 14.1

인력 채용 및 유지와 관련한 Eugene의 딜레마

Eugene은 시립 작업치료 규제기관에서 담당자로 일하는 작업치료사이다. 그는 작업치료 규제기관, 전문가 단체, 그리고 교육자들 사이에서 공유된 비공식 자료를 통해 작업치료 수요가 증가하고 있다는 것을 알게 되었다. 몇몇 갓 졸업한 작업치료사들은 불안정한 계약, 임시 고용, 그리고 적은 감독 및 지도의 기회를 가진다. 또한 그러면서도 나아가 몇몇 경험이 있는 작업치료사들은 작업치료사 타이틀이 필요없는 관리, 정책, 또는 컨설팅과 관련된 직위로 옮긴 후 자신들의 작업치료 등록을 소멸시켜 버린다. 다른 경력자들은 20년 이상의 시간이 흐른 후 새로운 도전이 필요하다면서 전문분야를 떠난다. 본질적으로 작업치료사들의 등록은 캐나다 교육프로그램과 이민으로 증가된 공급에도 불구하고 느리게 증가하고 있다.

대중은 작업치료에 대한 더 많은 접근을 원하고 있지만 새로운 일자리를 위한 펀딩은 느리게 제공된다. Eugene이 알고 있는 것 중 하나는 인구의 고령화, 기술 발전, 그리고 삶의 질이 더 크게 강조되었을 때만 수요가 증가한다는 것이다. 나아진 재활, 정신건강 서비스, 그리고 가정 관리의 가치 인식과 함께, 그는 작업치료사를 구하는 개인과 기관으로부터 많은 전화를 받는다. 이민을 오는 사람들이 늘어나면서 시에서는 전문분야의 사회문화적 다양성이 생길 것으로 보고 있다. 또한, 보조 작업치료사가 작업치료에 대한 공공의 인식을 증가시킬 것이라고 보지만 Eugene은 모든 보조 작업치료사들을 감독하는 것을 확실히 하기 위해 작업치료사들을 모니터링해야 한다.

고용, 시스템 비용, 채용, 유지, 그리고 석사 수준의 교육과정 개편의 영향은 아직 알려져 있지 않다. 등록된 회원수가 주의 수요를 충족할 만큼 충분하지 않기 때문에 Eugene은 작업치료 인력 계획에 대한 국책사업에 참여(participate)하기로 결정하였다. 그는 프로젝트를 숙지하였고 캐나다 작업치료사협회 및 Canadian Institute for Health Information과 협력하여 캐나다 전 지역에서 등록된 임상가들의 나이, 교육, 그리고 임상의 동향을 추적하기 위해 데이터베이스를 개발하는 데 동의하였다. 또한 지역 임상가들과 함께 일하며 새로운 역량 포트폴리오를 개발하고 있다. 그가 진짜 알고 싶은 것은 어떻게 새로운 역량 프로필이 전문분야의 정체성을 대중에게 더 명확하게 알릴 수 있으며 얼마나 명확한 정체성, 경력 경로, 그리고 새로운 펀딩이 시에서 가장 역량 있고 능숙한 임상가들을 채용하고 유지할 수 있는지에 대해서이다.

—Claudia von Zweck

14.1 소개

14장은 캐나다인들의 작업치료 접근성을 증가시키기 위해 필수적인 전략인 인력관리 계획을 목표로 한다. 이 장에서는 통합적 인력 계획을 위한 주요 주제들을 다음과 같이 제시한다. (a) 역사적 배경상황 및 현재의 현황; (b) 공급, 즉 작업치료 교육, 이민, 그리고 보조작업치료사 교육; (c) 수요 및 활용; (d) Québec의 독특한 사례; (e) 인력 유지 및 경력개발; (f) 파트너십과 전문가 간 협력; 그리고 (g) 공공과 민간 접근성을 향상시키기 위한 통합적이고 다양한 이해당사자 전략의 적용이 여기에 속한다. 캐나다에서 작업치료 인력을 추적하기 위한 데이터는 주로 캐나다 작업치료사협회의 회원 데이터베이스와 Canadian Institute for Health Information(CIHI)에서 개발한 전국 작업치료 데이터베이스에서 찾을 수 있다. 2005년부터 CAOT는 CIHI 및 캐나다 규제기관과 함께 캐나다 작업치료를 위한 전국 보건인력 데이터베이스를 개발하기 위해 Health Canada에서 지원하는 계획에 참여하였다. 2007년부터 이 데이터베이스는 인구학적 정보와 캐나다 작업치료사들의 교육과 관련된 데이터를 제공하고 있다(CIHI, 2005a).

리더십이 인력 계획에서 필수적이라는 것을 고려하여 LEO에서는 인력 계획을 시각적으로 묘사하고 있다(Stewart, 2007). LEO는 클라이언트 또는 사람중심 치료를 유지하면서 인구, 단체, 지역사회, 집단, 또는 가족 대표와 함께 파트너십을 형성하고, 협력하고, 계획하는 데 있어 임상가들을 지원하는 리더십 요소들을 시각적으로 강조하고 있다(Cummins & Gallagher, 2003).

작업치료 인력 계획을 위한 캐나다 배경상황은 공식적으로 Canadian Charter of Rights and Freedoms하에 이중 언어를 사용하는 다문화 연합이며(Government of Canada, 1982), 이는 인종, 출신 국가 또는 민족, 피부색, 종교, 성별, 연령, 또는 정신적 또는 신체적 장애에 따른 차별없이 소수집단의 인권을 보호하기 위해 작성되었다(**글상자 2.3**). 소수집단에 대한 캐나다의 헌신은 캐나다가 동등한 사회문화적 집단들로 이루어졌다는 사상을 반영한다. 인종과 출신 국가 또는 민족 관점에서 영국과 프랑스 직계 자손들이 캐나다 인구의 절반 이상을 차지한다. 지난 수년간에 걸친 이민으로 중국, 남아시아, 독일, 이탈리아 출신의 이민자들이 인구 성장을 이끌어 왔다(Statistics Canada, 2005b).

캐나다 작업치료는 모든 면에서 소규모로, 여성 우위의 전문분야이며 재활, 정신건강, 그리고 장애 서비스로서 세계의 바깥에는 거의 알려지지 않았다. 작업적 관점은 작업치료와 작업과학 분야 밖에 있는 사람들에게 잘 알려지지 않았다. 작업을 통한 건강, 웰빙, 그리고 공정성에 대한 비전을 발전시키기 위해서는 작업치료의 리더십을 자리매김할 필요가 있다.

캐나다 작업치료 인력의 규모와 프로필을 결정하기 위해 다른 보건 전문가에 대해 간략하게 알아볼 것이다. 간호는 매우 큰 여성 우위 전문분야이며 작업치료, 사회복지, 물리치료, 임상심리학, 그리고 특수교육과 같은 분야들과 겹치는 특수 영역들이 있으며, 작업치료 임상 영역의 몇 가지 요소들과 공통점을 가지고 있다. 장애관리, 건강증진, 운동학, 레크리에이션 치료, 그리고 직업 상담과 같은 새로운 분야들은 매우 빠르게 전문화되고, 그 수가 빠르게 증가하며, 제도화 되고 작업치료와 겹치면서 자신들의 치료영역을 확장하고 있다. Ontario 주에서만 13개의 운동학 교육 프로그램이 생겼고 매년 대략 2,000여 명의 학사 및 석사 수준 졸업생을 배출하고 있으며(Health Professions Regulatory Advisory Council, 2006), 이는 전국에서 매년 졸업하는 작업치료 학생들 수의 세 배에 달한다.

일반적으로 전문분야의 가치와 능력은 다른 전문분야에서는 충족되지 않은 명확한 니즈와 교육과정과 실천을 정의하는 것에 있다(Griffin, 2001). 청각학과 언어병리와 같이 틈새시장에서 서비스를 제공하는 전문분야들은 작고 특수화된 인력으로 발전될 수 있다. 작업치료와 같이 작고 여성 우위의, 광범위한 전문분야는 다음을 위해서 성장과 발전을 위한 통합된 인력관리 계획 전략이 긴급히 필요하다.

1. 작업치료 서비스의 보편적 접근을 위해 캐나다 전체에 작업치료사 공급을 증가시킴
2. 펀딩, 정책, 법안 결정을 할 수 있는 경력이 많은 임상가들을 유지하여 모든 국민들을 위한 작업가능화를 지지함
3. 작업치료가 기여하는 공적인 정체성을 발전시킴
4. 3차 의료기관 외에 캐나다인들이 겪는 불평등한 접근성에 대한 다양한 정보를 출판함

작업치료는 작업치료 자신을 드러내기에 수줍어할 필요가 없다. 이 전문분야의 회원들은 작업과 가능화에 대한 다학제간 지식과 전문적 추론을 한다. 다양한 배경상황에서 넓은 범위의 클라이언트와 함께 작업을 통해 건강, 웰빙, 그리고 공정성이 통합되고 합리적인 작업적 관점을 제공할 수 있다. 작업기반 가능화는 사람들이 일상적인 작업에 참여(engage)하는 것을 가능하게 하며 사회가 더 통합적이고 공정하도록 가능화한다. 3차 의료기관 외에서 이 전문분야는 만성질환, 장애, 고령화, 사회적 불리함에 대한 문제들을 예방 또는 개선하는 중요한 인력이 될 수 있다.

타인을 위한 서비스가 이 전문분야의 핵심 이유여야 하지만 인력관리 계획을 가속화하는 중요한 이점은 작업치료가 흥미롭고, 의미 있으며, 보수가 좋은 일이라는 것이다. 이 전문

분야는 신체를 치료하는 것을 넘어 사람들의 삶과 사회의 변화를 만들고 싶어하는 사람들에게 매력적인 직업이다(Rozier, Gilkeson, & Hamilton, 1992). 작업치료는 모든 캐나다인들의 삶에 영향을 주는 가능화 기술과 함께 비전을 결합하는 사람들을 참여(engage)시킨다. 이렇게 매력적인 전문분야에는 많은 사람들이 들어오고 오랫 동안 현역으로 남아 있고 싶어 한다는 것을 쉽게 떠올려 볼 수 있다.

14.2 캐나다 작업치료의 역사: 인력관리 계획에 대한 배경상황

역사적 배경상황은 인력관리 계획업무를 보는 Eugene과 다른 사람들에게 중요한 통찰력을 제공한다. 사무행정 담당자로서 Eugene은 오늘날의 임상을 규제하는 정책 및 절차를 정리할 뿐이지만 그와 다른 담당자들은 치료 범위, 작업치료에 대한 접근성, 그리고 인력계획의 영향이 어떻게 진화하였는지 이해하고 싶어할 것이다.

21세기에 캐나다 작업치료 인력이 마주한 사안들은 오늘의 상황과 19세기 중반 영국과 프랑스에 있던 정신질환자 수용소와 구빈원(救貧院)의 전문분야 인력에 역사적 기초에 있다. 캐나다 작업치료의 시작은 19세기 작업 보조 또는 작업 근로자들로부터 시작된다. 예를 들어, 그들은 사람들을 요리, 청소, 농사, 수공예, 그리고 창의적 표현을 통해 자신들의 건강을 증진시키고 빈곤의 영향을 감소시키는 데 참여(engage)시켰다(Dickinson, 1990; Wilcock, 2006). 캐나다에서는 실질적인 생각과 사건들에 의해 제공된 기회들로써 작업치료가 발전하였고(Friedland, 2003), 이 중 몇 개는 **그림 14.1**에 표시되었다.

캐나다 작업치료는 재활의학과와 정신과의 일부로 20세기 초에 나타나기 시작했다. 하지만 의학적인 부분에서 모든 영향을 받지는 않았다. 전문분야를 형성할 초기 계획은 사회적 운동, 특히 미술과 수공예 운동(Arts and Crafts Movement), 인보관 운동(Settlement House Movement), 그리고 정신 위생 운동(Mental Hygiene Movement)으로부터 영감을 받았다(Friedland, 2003). 캐나다 작업치료 전문분야에 여성이 더 많은 것도 역사적 근원이 있다. 초기 페미니스트 운동은 여성을 교육시키고 고용하는 새로운 기회를 여는 데 영향을 주었다(Litterst, 1992).

Dewey 및 여러 사람들에게서 나온 경험적 학습이라는 교육 비전과 함께(Dewey, 1900; Dewey & Bentley, 1949; Schwartz, 1992) 초기 임상가들은 수공예를 사용하여 목적 있는 활동의 가치, 하는(doing) 것을 통한 학습, 그리고 의미 있고 목적 있는 작업 참여(engagement)의 신체적, 정신적 혜택에 대한 100년 이상된 오래된 개념을 적용하였다

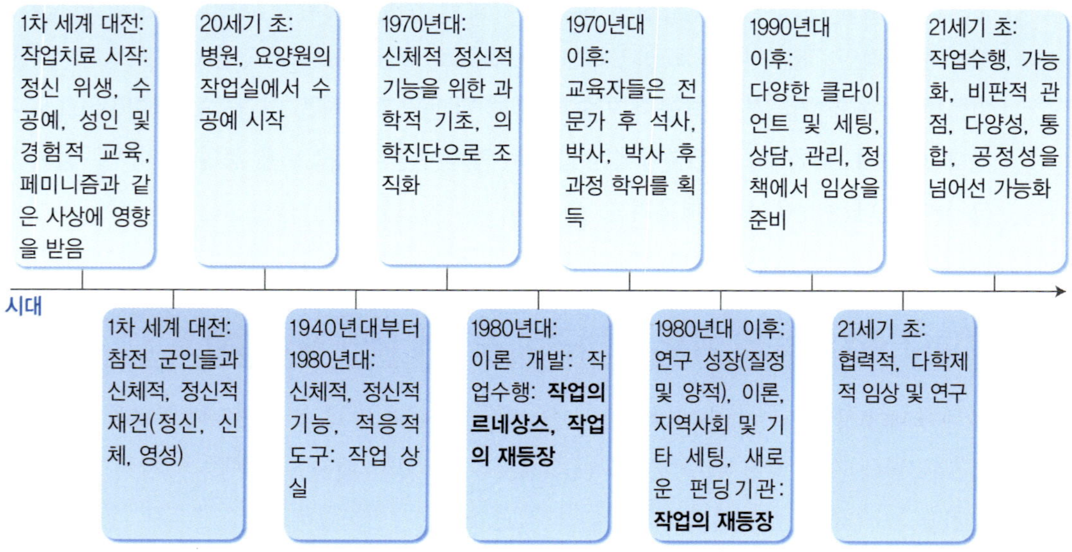

그림 14.1 캐나다 작업치료의 진보

(Alazewski, 1979; Ernest, 1972; Gritzer & Arluke, 1985; Wilcock, 2001b, 2002). 초기 가능화는 기능적 제한을 극복하기 위해 개인의 참여(engagement)와 교육, 그리고 적응적 도구의 디자인 및 구축을 포함하였다(Jongbloed & Crichton, 1990). 가능화는 주로 동정적인 집단과 함께 장애를 가지고 생활하는 상태를 증진하기 위해 협력 및 옹호하기를 포함하였다. 임상가들은 복잡한 병원 환경 내에서 새로운 관리 체계에 있는 사람들에게 조정 및 컨설팅하였을 것이다(Freidson, 1986, 2001). 이 배경상황에서 작업치료사들은 공간, 안전, 가정관리, 노동조합, 그리고 의료시설의 관리 내에서 쉽게 할 수 있는 남성 및 여성의 수공예 치료를 배웠다. 따라서, 오늘날의 병원과 다른 의료 세팅에서의 임상을 위한 인력 계획도 역사에 기반하고 있는 것이다.

오늘날의 작업 모델은 근대적인 치료를 위해 발표되었지만(**그림 1.5**) 20세기 초에서 이 전문분야에 대한 의료적 후원이 비판적이었다(Maxwell & Maxwell, 1979). 어떤 의사들은 오랜 기간 동안 입원해 있는 정신질환 또는 결핵이 있는 사람들을 위한 활동이 부족하다는 것을 인정하였다. 군 병원에 있는 의사들은 부상당한 군인들이 복직하고 보상금에서 최대한 빨리 벗어날 수 있도록 작업치료사들을 포함시켰다(Friedland, 2003; Howland, 1944, 1986). Charles Kidner와 Golwin Howland와 같은 캐나다 의사들은 작업치료의 옹호자들이었으며 이들은 목적 있고 의미 있는 활동에 사람들의 마음, 신체, 그리고 영성을 참여(engage)시키는 중요성을 알고 있었다(Friedland & Davids-Brumer, 2007). 1절에서 Howland는 "마음이 채워지고, 신체는 건강해지는 일상적인 과제를 제공함으로써 인간의 불만족과 정신적 불안을 치료"(1933, p. 4) 한다는 초기 신념을 제시하였다. 작업에 대한 고민은 작업치료를 태동시켰지만(Howland, 1933) 1940년과 1980년 사이에는 핵심 영역으로써 작업에 대한 인식과 연구 출판물이 사라졌다(Polatajko, 2001; Whiteford et al., 2000). 세계 2차대전 이후, 그리고 1950년대와 1960대를 거치며 재활 서비스에서 작업치료 인력의 수요는 증가하였다(Robinson, 1991). 이 시기에 작업치료 교육과 실천은 정신건강과 심리적 문제보다는 신체에 더 많은 초점을 두었다(Madhill, Cardwell, Ronbinson, & Britnell, 1986).

1970년대가 시작되며 작업치료 인력은 임상에 과학적 기반을 도입하기 시작하였으며, 여기에는 인간 활동과 기능적 제한의 측정에 대한 이론이 포함되었다. 또한 작업치료 인력의 새로운 요소가 개발되었다. 대학원 수준의 교육과 함께 연구원들이 배출되기 시작하였고 양적 연구와 표준화된 검사의 개발에 관심을 가지게 되었다. 몇몇 임상가들과 연구원들은 전문직의 발전을 위한 영감을 불어 넣기 시작하였다(Britnell, 1985).

1980년대부터 현재까지 이론기반 실천의 성장은 인력관리계획에서 중요한 전환점이 되었다. 규제기관들과 임상가들은 함께 임상 실천에 이론을 적용하고 이론에 반하는 실천을 실험해 보았다. 이러한 이론의 발달은 작업치료의 존재론(ontology)과 인식론(epistemology)의 생각을 전환하였고 클라이언트, 지역사회, 그리고 전문분야의 다양성에 대한 비판적 관점을 가지기 시작하였다(ACOTRO et al., 2006). 지난 25년이 전문분야의 핵심 영역으로 작업을 되찾았던 기간으로 르네상스 기간이라 설명되고 있다(Whiteford et al., 2000).

14.3 캐나다 작업치료 인력 공급 현황

공급의 3가지 자원, 즉 캐나다 작업치료 대학 졸업생, 등록 작업치료사들의 이민(입국, 출국) 그리고 정식 훈련을 받은 작업치료 보조인력은 캐나다 작업치료 서비스에 대한 접근성에 영향을 준다. 캐나다 작업치료사들의 주요 특징은 개별 클라이언트에게 직접적인 서비스를 제공하는 젊은 여성들로 구성되었다는 것이다. CIHI 데이터(2010)에서 나온 긍정적인 통계는 작업치료가 캐나다 인구보다 빠르게 증가하고 있다는 것이다.

시립 규제 단체로부터 CIHI가 수집한 국가 데이터는 2009년에 13,122명의 작업치료사들이 10개의 주에서 등록되었다고 한다(CIHI, 2010). Québec 주가 캐나다에서 인구 당 가장 많은 작업치료사들을 유지하고 있다.

캐나다에서 임상가 수에 대한 데이터는 공급 현황의 한 측면을 제공한다. 하지만 만약 작업치료 계획에서 고려되어야 할 동향을 알아내려면 이 현황에서 나이, 성별, 인종, 그리고 다른 기술적 특징을 살펴봐야 한다. 2009년의 CIHI 데이터에서는 대부분의 작업치료사들이(36.1%) 40세 이하라고 밝혔다(CIHI, 2010)(그림 14.2). 2009년에 작업치료사들의 평균 나이는 38.5세였으며(CIHI, 2010) 이는 다가오는 10년 안에 은퇴를 고려하는 인력을 대체해야 하는 심각한 문제를 겪고 있는 의사 및 간호사와 같은 전문분야의 회원들보다 젊은 나이이다. 작업치료사들의 젊은 연령 현황은 지난 10년에 걸쳐 캐나다대학교 교육 프로그램에서 졸업한 작업치료사들의 수가 증가하였다고 할 수 있다(CIHI, 2005b, 2005c). 지난 25년 동안 간호사의 공급은 60%가 증가하였지만 대폭적인 상승은 1980년대에 이루어졌고 그 다음 10년 동안은 인력 감소가 있었다(CIHI, 2005c). 물론 작업치료 통계는 인구 증가와 함께 속도를 맞추는 것에 기반하지만, 캐나다에서는 지속적으로 작업치료가 필요한 사람과 작업치료 접근 사이의 차이를 고려하지 않고 있다.

또한 작업치료사들의 젊은 연령대는 작업치료사들의 짧은 경력 수명을 반영하기도 한

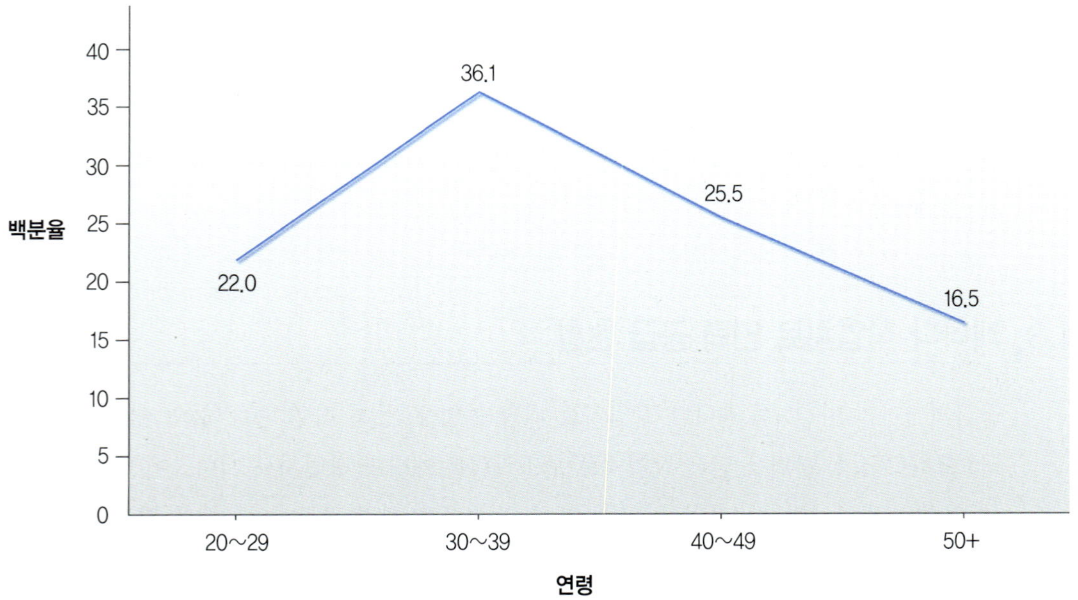

그림 14.2 캐나다 작업치료사의 연령 분류
Canadian Institute of Health Information (CIHI), 2010

다. 전문가 수는 증가하고 있지만 작업치료사 인력유지에 대해 많이 알고 있지 않다. 가장 큰 감소는 작업치료사들이 45세에 다다랐을 때이며, 55세에서도 크게 감소한다. 이 데이터는 경력이 많은 작업치료사들이 그들의 작업치료사 등록을 유지하지 않고, 은퇴 연령 훨씬 전인 임상 20~30년 경력 이후 떠난다는 것을 시사한다. 많은 회원들이 직접적인 클라이언트 치료와 연결되지 않은 직위로 이직하게 되면 작업치료사라는 직위를 유지하지 않는다. 결과적으로 그들은 임상을 하기 위해 법적인 등록을 할 필요가 없다. 많은 경력을 가진 "작업치료사" 부족은 승진을 제한하는 요소이며 전문가의 인력 유지를 제한하는 요소이다(Brown, 1998; Wilkins & Rosenthal, 2001). 전문분야는 경력이 많은 회원들 없이는 교육, 학문, 컨설팅, 관리, 그리고 정책 개발에서 필요한 전문성과 고위급 네트워크를 개발하는 데에 제한이 된다.

캐나다에서 전체 작업치료사의 90% 이상이 여성이다(CIHI, 2010). 이 성별 현황에 대한 몇 안 되는 연구들은 좁은 경력 선택의 폭과 연봉 인상의 부족, 그리고 작업치료는 돌보는 직종이며, 여성들의 업무라는 선입견을 보여주고 있다(Frank, 1992; Griffin, 2001; Irvine & Graham, 1994; Litterst, 1992). 이 관점은 개별화, 장애인과의 직접적인 접촉, 그리고 자기 관리에 대한(전통적으로 여성과 관련된 작업 영역) 전문분야의 강조로 지속되어 왔다. 작업치료를 여성의 일이라고 보는 전통적인 관점은 이 전문분야가 제한된 권력과 위상을 가지고 있다는 것을 의미하며(Maxwell & Maxwell, 1979), 남성의 역할이 더 많은 기술, 경영, 의학 분야와 비교했을 때 재정적 보상이 충분하지 않다(Beagan & Kumas-Tan, 2006). 캐나다의 남성 작업치료사들은 소득 잠재성, 승진 그리고 평판에 있어 불만족스러워 10년 이내에 전문분야를 떠날 것을 계획한다고 보고하였다(Brown, 1998). 남성들도 여성들과 마찬가지로 20년 정도의 임상 후 전문분야를 떠나게 된다.

캐나다 작업치료사들의 인종 또는 사회적 계층 현황은 잘 알려지지 않았다. Ontario 주의 작업치료사들의 설문 결과는 문화적 및 인종적으로 다양한 인구가 이주해 있음에도 불구하고 소수민족의 작업치료사들은 거의 나타나지 않고 있다(Lum et al., 2004). 사회경제적 상태는 학업 성취와 큰 상관관계를 보였다. 고소득층 가족 출신이 캐나다 대학교를 좀 더 많이 다니며, 이는 교육에 대한 부모의 지원과 같은 영향 때문이다(Finnie, Lasscenes, & Sweetman, 2005). 결과적으로 몇몇 인종 및 사회적 집단은 작업치료를 하기 위한 자격을 얻는 데 있어 불리할 수 있다.

다양한 연령, 성별, 인종, 그리고 사회 계층에서 부족한 임상가들은 인력 유연성에 제한을 준다. 또한 다양성의 부족은 접근성 문제가 되기도 한다. 작업치료를 의뢰하거나 이용하는 사람들은 이 전문분야가 특정 집단에 대한 관점이 부족하다고 볼 수 있다. 작업치료에서 다양성의 부족은 2008년에 작업치료 입문과정을 학사에서 석사학위로 전환하였음에도 지속되는 인력 수급계획 문제 때문이다. 높아진 자격요건은 작업가능화에서 리더십을 위한 전문분야의 위치를 전환하는 과정의 일부이다. 한편, 높아진 입문 수준의 자격요건은 인류학, 생물학, 경영, 공학, 운동학, 과학, 그리고 사회학과 같은 더 다양한 지적 배경의 학생들을 끌어 모을 수 있다. 입문 수준 학사학위는 채용이 보장된 전문분야를 찾는 다른 학사학위들과 경쟁이 되지 않는다(Ontario Hospital Association, 2003). 반대로 높은 교육요건은 이 전문분야에 들어오고 싶어하는 집단을 격리시키는 장벽이 될 수 있다. 예를 들어, 원주민들의 중등과정 이후의 교육 이수율이 전반적으로 낮은 것을 볼 수 있다(Finnie et al., 2005).

14.4 캐나다 작업치료 대학에서의 인력 배출

2009년 90% 이상(90.9)의 작업치료사들은 캐나다에서 작업치료 교육을 제공하기 위해 CAOT가 인증한 12개 대학교 교육 프로그램 중 하나를 졸업하였다(표 14.1). 지난 10년 동안 두 개의 추가적인 프로그램이 퀘벡 주에 소개되었다. 마찬가지로 CAOT와 새스카츄완(Saskatchewan) 작업치료사협회는 새스카츄완 주에서 교육 프로그램의 필요성과 관련한 논의를 다시 점화시켰다. 캐나다 작업치료 프로그램은 매년 약 790명의 졸업생들을 배출한다(CIHI, 2010). 입학자 수와 졸업생 수는 거의 같으며 이는 자퇴율이 낮기 때문이다. 작업치료 교육 프로그램에 등록한 대부분의 학생들은 프로그램을 이수한다.

2011년에 14개의 프로그램 중 8개가 의학관련 학부 내에서 관리되며 이는 작업치료의 역사적 및 의학적 지원을 반영한다. 다른 네 개(University of Alberta, University of Western Ontario, University of Ottawa, Université de Sherbrooke, Université du Québec à Trois-Rivières, 그리고 Dalhousie University)는 의학 관련 학부가 아닌 다른 학부들에 소속된 캐나다의 새로운 작업치료교육 프로그램이다.

캐나다에서 작업치료의 발전은(그림 14.1) 그림 14.3에 요약된 작업치료 교육의 발전과 맥을 같이 한다. 최근까지 이민자들과 요양보호사(support personal)들이 작업치료서비스 공급에 더해지면서 대학교 교육 프로그램이 주요 공급원이 되었다.

캐나다의 병동 보조인을 위한 첫 교육 과정은 1차 세계 대전 이후 Ontario 주에서 시작하였다. 이 교과 과정들은 1926년도에 University of Toronto에서 2년제 작업치료 수료증이 탄생할 때 기초가 되었다(Friedland, 2003). 1945년에 CAOT는 Toronto 프로그램이

표 14.1 2011년 인증된 캐나다 작업치료 대학교 프로그램

University of British Columbia (1962)	University of Ottawa (1986)
University of Alberta (1960)	Queen's University (1967)
University of Manitoba (1960)	Universite de Montreal (1954)
University of Western Ontario (1970)	McGill University (1950)
McMaster University (1989)	Universite Laval (1968)
University of Toronto (1926)	Dalhousie University (1982)
Universite de Sherbrooke (2007)	Universite de Quebec a Trois Rivieres (2008)

2년에서 3년제로 확대되어야 한다고 결정하였다. McGill University가 1950년에 두 번째 3년제 통합과정을 개설하였다. 1954년에 세계 최초로 Université de Montréal이 프랑스어로 진행되는 대학교 수준의 작업치료 프로그램을 개설하였다. 이는 물리치료 프로그램과 통합되었다.

1953년에 CAOT는 작업치료와 물리치료 프로그램의 통합은 더 많은 수의 졸업생들

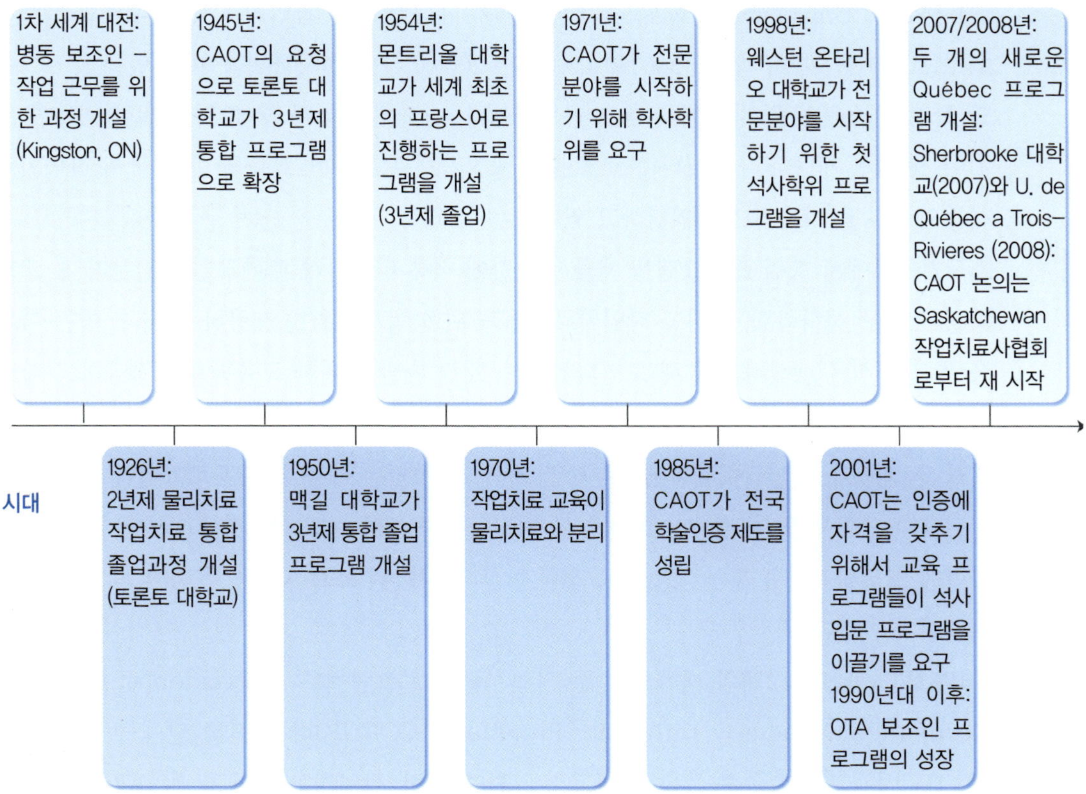

그림 14.3 캐나다 작업치료 교육의 진화

이 물리치료를 선택하는 것을 고려하였을 때 작업치료에게 불리하다는 것을 파악하였다(Friedland, 2003). 1970년대에 대학교들이 독립된 작업치료 프로그램을 개설하기 시작하였다. 또한, 대학교들은 학사학위 졸업생만 배출하는 교육 프로그램만 인증한다는 1971년도 CAOT의 결정에 따랐다.

작업치료사들의 공급에 충분한 자격을 갖추어야 함을 알게 되면서, CAOT는 1975년 교육에 대한 국가 표준을 만들기 시작하였으며, 1985년 Academic Credentialing Council(ACC, 교육인증위원회)을 만들었다. 캐나다의 모든 작업치료 입문 프로그램은 CAOT에 인증을 받았다. 대부분의 시립 규제 단체에 등록할 때 인증된 프로그램을 졸업했다는 증명이 필요하다. CAOT 학업 인증 기준은 World Federation of Occupational Therapist(2002)가 설정한 교육 국제기준과 일치, 초과 또는 최소 기준을 맞추고 있다. 프로그램들은 졸업생들이 Profile of Occupational Therapy Practice in Canada(CAOT, 1997b, 2002, 2007)와 Essential Competencies(ACOTRO, 2003)의 역량 영역에서 교육을 받았다는 것을 증명해야 한다.

1998년에 University of Western Ontario가 캐나다의 첫 작업치료 입문 수준의 석사학위 프로그램을 개설하였다. 2001년 CAOT는 2008년부터 석사학위를 주는 입문 프로그램만 학업 인증을 받을 자격이 된다고 공지하였다. 미국에도 학사 후 학위를 위한 비슷한 조건이 생겼다. 캐나다는 캐나다 프로그램과 실질적으로 동등한 교육을 받은 국제 작업치료사들의 자격을 지속적으로 인정하고 있다.

작업치료에서 학위 프로그램을 제공하는 것에 더해서 캐나다 대학교들은 전문가 후 교과과정과 연구 석사학위, 그리고 작업치료사들을 위한 박사학위를 제공하고 있다. 이는 학문을 쌓고 지식을 생산하기 위해 도입되었으며, 경력 개발을 위한 교육단계를 제공하고 학술적 작업치료사들로 성장시키기 위함이다. 대부분의 캐나다의 전문가 후 석사, 박사, 그리고 박사 후 과정은 재활과학대학에 있다. 몇 개의 전문가 후 석사 학위 프로그램만 건강 또는 관련 과학대학에 있다. 본 가이드라인을 편집하는 시기에는(2011) 재활과학 학위 내 작업과학에 초점을 둔 세 개의 작업치료 전문가 후 석사학위 프로그램과 두 개의 박사학위 프로그램이 있었다.

1982년 캐나다 12개의 대학교 수준 작업치료 프로그램들은 Association of Canadian Occupational Therapy University Programs(ACOTUP)라는 전국 단체를 만들었다. ACOTUP는 교육의 수준을 유지, 사고의 교환을 증진, 작업치료 연구 발전, 그리고 작업치료 교육과 연구 권한에 있어 다른 전국 및 국제기관들과 연결되는 목적을 가지고 있다. 캐나다에서 작업치료 교육의 목소리를 강화하기 위해 ACOTUP는 2004년에 영구적인 사무국을 설립하고 국가의 작업치료 교육에 대한 입장문을 발표하기 시작하였다.

입문 수준 교육에서 석사 학위 조건으로 변환한 것은 작업치료를 위한 근거기반 책임을 제공하는 데에 있어 새로운 졸업생들을 더 잘 준비시키고 다양한 세팅에서 다양한 인구집단과 함께 일할 수 있게 하기 위함이다(CAOT, 2004c).

작업가능화에 정통한 임상가의 공급에 관심이 커지면서 학교 프로그램들은 질적 연구와 양적 연구, 클라이언트 중심 실천, 그리고 작업가능화를 교육한다. 졸업생들은 캐나다 작업수행 및 참여(engagement) 모델(CMOP-E)과 같은 작업기반 모델들의 이론과 사용을 배운다. 이들은 작업과학 분야를 포함하여 여러 자원에서 실천에 대한 근거를 찾는다(3장 참고). 오늘날의 작업치료 교육은 분석, 전문가 간 학습, 전문가 자율권, 책임, 펀딩 관리, 정책 및 법안 요건, 그리고 임상에서 학문과 근거의 통합과 같은 주제에서 강점을 보인다. 학생들은 사회적 문제, 윤리, 세계화, 국민 참여(participation), 통합, 그리고 공정성에 대해서 배운다. 작업치료 지식과 기술에 강한 인력을 개발하는 것에 더불어 학생들은 의사소통, 협력, 그리고 전문성을 포함한 전문가 간 임상을 위한 중요한 역량을 배운다. 작업과 가능화의 광범위한 개념을 이해하고 본 가이드라인이 증명하듯이 임상에서 작업치료 비전을 발전시키기 위한 연구들이 지속되고 있다.

14.5 인력 공급에 대한 이민의 영향

2009년에 작업치료사들의 9.1%(563명)는 캐나다 밖에서 교육을 받았다(CIHI, 2010). 이민은(입국, 출국) 작업치료 인력관리계획에 영향을 준다. 캐나다의 규제기관은 국외에서 교육받은 작업치료사 262명이 2000년부터 2005년 사이에 등록하였다고 하였다. 절반 이상(136명)의 치료사들이 Ontario 주에 자리를 잡았으며, 20%(51명)는 British Columbia 주에 자리잡았다. 5%(13명)만이 네 개의 대서양 주 중 하나에 살기로 선택하였다(von Zweck, 2006). 캐나다에서 교육받은 작업치료사들 또한 다른 나라로 이민을 가기도 한다. 2005년부터 2006년까지 238명의 CAOT 회원들이 캐나다 밖으로 이주하였다. 이 중 56.3%(134명)는 캐나다에서 교육을 받았다.

캐나다에서 교육을 받은 작업치료사들의 공급은 이민을 통해 풍부해졌다. 캐나다는 이민자의 나라이며 지난 한 세기 동안 이민이 캐나다 역사의 큰 일부를 형성하였다. 1890년부터 1920년까지에만 캐나다의 인구는 두 배가 되었다. 두 번째 이민자 대 유입은 1940년대부터 1960년대 후반까지였으며, 이는 국가의 노동시장의 필요에 의해 맞추어졌다. 이것은 더 다양한 사람들을 유입시켰으며 많은 나라의 국민들이 경험한 역경과 고난에 대한 인도주의적인 문제를 반영하였다. 유럽인들과 영국 이민자들에게 혜택이 있었던 인종적 선택기준은 20세기 후반에 들어 더 유연한 접근 방법을 채택하기 시작했다. 오늘날은 이민을 위한 니즈를 반영하기 위해 문화적, 민족적 다양성에 더 큰 초점을 두고 있다.

21세기 초에 이민이 어떻게 캐나다 인구를 강화시키는지에 대한 사고에 전환이 생겼으나 지구촌의 출현, 전세계 어디든 쉬운 접근성, 그리고 크게 발전된 의사소통 체계는 억압적인 체제에서 고통받거나 도망친 사람들에 대한 환영의 태도를 형성하였다. 연방정부 법안 C-11 Immigration and Refugee Act는(Citizenship and Immigration Canada, 2002) 자격보다는 기술과 능력에 기반한 이민정책을 선언하였다. 법안 C-11은 캐나다의 다문화 특징을 존중; 영어 및 프랑스언어 소수집단 지역사회 개발을 위한 지지; 새로운 이민자들과 캐나다 사회가 상호 간의 법적 의무가 있다는 개념; 난민 보호는 처음부터 생명을 살리는 것이라는 사고; 그리고 영주권의 외국 자격의 인정을 보장하고 노동시장에 더 빠르게 통합이 되기 위해 지자체와 협력하여 일하는 것을 강조한다. 법안 C-11은 캐나다인들의 보안과 안전을 다루기 위한 조치와 이민자들을 환영하고 난민들을 보호하는 조치 간 균형 맞추기를 시도한다. 이는 물론 칭찬할 만하지만, 작업치료와 다른 전문 분야들이 치료의 기준을 보호하고 동시에 통합과 타인에 대한 존중과 관련한 캐나다의 원칙들을 포함해야 한다는 것에 도전하게 된다.

캐나다 작업치료사들은 전문분야의 권한과 철학, 그리고 법안 C-11의 의도 간 조화의 필요성을 고려하기를 원할 것이다. 문화의 구성은 CMOP-E와 다른 작업수행 모델들 내에 위치한 환경의 중요한 요소이다. 캐나다 작업치료사들을 위한 실질적인 문제는 전문분야의 가치, 신념, 그리고 모델들과 함께 조화로운 인력을 개발하는 것이다. 캐나다인들은 전 세계의 다양한 교육, 임상, 그리고 문화적 배경이 있는 사람들이 캐나다 사회에 나올 수 있게 그들을 가능화하기를 원한다.

이 난제를 다루기 위해 2005년에 CAOT는 Government of Canada Foreign Credential Recognition Program으로부터 펀딩을 받아 작업치료사로 일하려는 해외 졸업생들의 능력에 영향을 미치는 문제점들을 검토하게 하였다. 이 검토를 통하여 해외 졸업생들은 여러 면에서 소외를 당하며 곧바로 작업치료 인력에 쉽게 유입되지 않는다는 것을 발견하였다. 대책위원회가 많은 권장사항을 만들었다(**표 14.4**). 예를 들어, 자격 검토를 위해 복잡한 전국 및 시립 절차가 있다. 다른 도전은 언어적 어려움, 익숙하지 않은 캐나다 모델과 용어 졸업생들에게 생소한 캐나다 의료 제도 또는 절차였다. 이 검토를 완료한 후 CAOT와 다른 캐나다 작업치료 단체들은 이 주제들을 다루기 위해 많은 조치를 취하였다. 만약 작업치료사들이 효과적으로 이 문제를 해결할 수 있다면 전문인의 탁월성을 보이는 동시에 캐나다의 유산인 작업치료의 세계를 환영하는 일을 하게 될 것이다.

14.6 보조 작업치료사의 공급 증가

공식적으로 훈련받은 보조 작업치료사는 이들의 위치가 명확하게 작업치료에 맞추어 조정되는 한 작업치료 인력관리 계획에서 주요한, 새로운, 긍정적인 공급원이다. 캐나다의 지자체에 있는 CAOT 회원들의 약 46%는 서비스를 보조인에게 지정한다고 보고하였다(CAOT, 2010)(**표 14.2**). 보조인 사용의 확장은 작업치료에 대한 접근을 향상하기 위해 많은 지자체에서 적용하는 강력한 인력관리 계획 전략이다(Atkinson & Hull, 2001; New Brunswick Department of Health and Wellness, 2002; Newfoundland and Labrador Health Boards Association & Department of Health and Community Services, 2003). 이 관점에 일치하여, 전국 평균 인구당 작업치료사 수보다 더 적은 수의 작업치료사들이 있는 주에서 근무하는 CAOT 회원들은 더 많은 보조인의 사용을 보고하였으며, 특히 Newfoundland and Labrador와 Saskatchewan에서 더 높았다(CAOT, 2010).

1990년에는 하나의 프로그램만 공공의 펀딩을 받았다(British Columbia의 Okanagan College). 1990년대에 들어서면서 공공의 펀딩을 받은 7개의 프로그램이 생겼고 2000년부터 11개가 새롭게 생겨 2011년에는 6개의 주에서 총 18개의 프로그램이 생겼다. 예외는 Québec, Nova Scotia, 그리고 Prince Edward Island이다. 2002년과 2006년 사이 4년 동안 835명의 재활 관련 보조인이 공공 펀딩의 지원을 받은 프로그램에서 졸업하였고, 빠르게 증가하는 민간 펀딩의 자원으로 더 많은 졸업생들이 배출되었다. 두 개의 가장 큰 프로그램인 British Columbia의 Okanagan College와 Ontario의 Mohawk College of Applied Arts and Science는 앞서 언급한 835명 중 거의 300명의 보조인을 배출하였다. 평균적으로 매년 150명의 보조인들이 졸업한다. 대부분의 대학들은 일반 학사학위로 업그레이드할 수 있는 2년 자격증 프로그램을 제공한다. 어떤 이들은 학사학위를 가지고 전문분야에 입문하기 위해 새로운 석사 프로그램에 지원하기도 한다.

표 14.2 지자체별 캐나다에서 보조인과 일하는 작업치료사

지자체	인구 100,000명당 작업치료사	보조인에게 일을 지정해 주는 CAOT 회원들의 백분율
Newfoundland and Labrador	30	57
Saskatchewan	25	64
Alberta	41	58
British Columbia	36	55
Manitoba	41	49
New Brunswick	40	53
Nova Scotia	41	41
Ontario	32	38
Prince Edward Island	31	40
Québec	52	22
Territories	26	59
Canada	39	46
	CIHI (2010)	CAOT (2010)

지역별 보조 작업치료사와 함께 일하는 작업치료사

CAOT는 Physiotherapy Education Accreditation Council과 함께 하여 졸업생들이 양쪽 분야에서 일할 수 있게 도와주는 통합 프로그램인 보조인 교육 프로그램을 위해 2011년에 새로운 인증 기준을 시도한다.

공식적인 교육을 받은 대부분의 보조 작업치료사들은 보조작업치료사 및 보조물리치료사, 또는 작업치료 및 물리치료에서 재활 보조로 일할 수 있는 복수/통합 훈련을 받는다. 이 복수/통합 교육 전략은 예전의 1920~1970년대까지의 기간을 반영하는데, 이때 전문적인 작업치료와 물리치료 교육은 University of Toronto, McGill University, University of Alberta, 그리고 University of British Columbia에서 통합되어 있었다(Friedland, 2003). 복수/통합훈련의 효율성에 대한 주장은 거의 50년 동안 작업치료 및 물리치료를 위한 통합된 전문 교육을 옹호하기 위해 사용된 것과 같다. Friedland(2003)가 강조하였듯이 프로그램의 초점이 정신건강 및 작업치료의 다른 분야가 아닌 신체적 재활에 중점을 두고 있어 대부분의 졸업생들이 물리치료를 하였기 때문에 복수/통합 훈련은 작업치료에 불리했다.

작업치료에서 보조인들은 도구와 장비 관리(예: 휠체어), 개인 및 집단을 위해 일상적인 프로그램 적용(예: 장기요양원에서 자기관리 일과를 관찰), 그리고 사무 행정업무를 하기 위해 고용된다. 작업치료사들은 그들의 업무를 감독하고 클라이언트의 안전 및 서비스 품질에 대한 일반책임과 법적 책임이 있다. 보조 작업치료사들은 작업치료사들이 하듯이 역량 있는 서비스의 적절한 수준을 제공할 책임이 있다.

보조인 활용의 긍정적인 면은 전문성, 좋은 의사소통, 그리고 협력적인 문제해결을 통해 서비스가 최상으로 향상될 수 있다는 것이다(Blechert, Christiansen, & Kari, 1987; Dillon, 2001; Glantz & Richman, 1997; Pucetti, 1988). 좋은 인력 계획은 전문가와 보조인이 함께 일하였을 때 생기는 갈등의 원인인 역할 혼동을 예방하고 과도한 제한들을 방지하기 위해 노력한다(Hayes, 1994; Huber, Blegen, & McCloskey, 1994; Painter & Akroyd, 1998; Workman, 1996). 좋은 인력 계획은 또한 현저히 떨어진 성과, 그리고 비효과적인 서비스를 낼 수 있는 부적절한 보조인의 사용을 예방하기 위해 노력한다(Pong, 1997).

함께 일하는 보조인과 전문가는 자신을 파트너로 생각하며 팀워크와 보조적 역할에 대해 논의하며 위계적인 관계를 갖지 않는다(Jung, Sainsbury, Grum, Wilkins, & Tryssenaar, 2002). 명확한 경계가 있고, 서로의 지식 기반을 이해하고, 서로의 역할을 존중하는 것이 성공적인 관계의 기반이다(Jung et al., 2002). 규제 기관 및 전문가 협회에 작성된 가이드라인이 있으며 보조인과 일하는 작업치료사들을 위한 감독 책임의 개요도 나와 있다. 이는 지정할 적절한 과제를 구분하고 과제의 관찰 및 분석을 포함한다(CAOT, 2003b; College of Occupational Therapists of British Columbia, 2004).

14.7 캐나다 작업치료 인력의 수요와 활용

인력 활용의 분석은 작업치료 인력 계획을 위한 공급의 분석을 보충한다. 작업치료에 대한 수요와 활용은 평가하기가 매우 어렵다. 수요와 활용의 다양성은 주마다 다른 서비스의 조합과 서비스의 정의에 영향을 받는다.

인력관리 계획의 복잡성은 자원이 풍부한 도심 서비스에서 클 수 있다. 이와 관련하여 작업치료 수요와 활용을 위해 작업치료 전문분야가 더 잘 알려지고, 펀딩이 많아지고, 팀이 작업치료의 필요성을 고려하며, 전문분야를 발전시키려는 포괄적인 노력이 필요하다. 반대로 만약 다른 전문가들이 부재중이고 작업치료사들이 전문성을 개발하는 데 앞장선다면 시외, 외딴 지역, 또는 다른 낮은 서비스 자원지역에서도 작업치료 수요와 활용이 높을 수 있다. 수요와 활용에 영향을 미치는 변수 중 하나는 개인 작업치료사의 에너지와 독창성이다. 작업치료 영역을 지속하고 관리자 및 정책가들과 충분히 연결되어 있는 작업치료사들은 필요한 펀딩, 정책, 그리고 법안 지지를 위해 옹호할 수 있는 좋은 위치에 있다. 작업치료사들은 지속적으로 클라이언트와 함께 그들을 옹호하는 기술을 사용하며, 전문성을 증진하기 위해 자신들의 옹호하기 및 다른 정치적 기술들을 활용하는 사람들은 수요와 활용에 영향을 줄 가능성이 크다(Duncan et al., 2005; Jacobs, 1999; Kronenberg & Pollard, 2005; O'Shea, 1979). 수요와 활용은 4절에서 설명한 정치적 기반의 옹호하기 전략을 사용하는 작업치료사들로부터 영향을 받을 수 있다. 전문분야를 설명하기 위해 근거를 사용하고, 비용 대비 효과를 포함한 작업치료의 효율성을 입증하며, 혁신을 이용하여 펀딩, 정책 및 법안을 탐색하고, 작업치료 접근성이 존재하는지, 부족한지에 대한 인력 데이터를 제공하는 것이 필요하다.

일반적으로 인구집단에서 발생하는 장애의 발생규모는 작업치료 수요의 주요 지표이다. 하지만 10개 주에 있는 주립 작업치료 규제 기관들은 캐나다 작업치료사들의 인구당 분포 및 활용은 차이가 많으며 장애 비율과 비례하지 않는다고 보고하였다(CIHI, 2010; Statistics Canada, 2006)(**표 14.3**). Québec이 가장 낮은 장애 비율을 가지고 있지만 캐나다에서 작업치료 활용이 가장 높다. 반대로 Saskatchewan은 가장 높은 장애 비율을 보이지만 작업치료사들의 활용은 캐나다 평균보다도 낮다. 이 두 개 주는 의료 및 지역사회 서비스 제도와 펀딩, 병원기반 의료 서비스에 대한 공공 및 정부의 태도가 다르다. 작업치료 교육의 접근성도 하나의 요소가 될 수 있다. Saskatchewan의 낮은 작업치료 활용률은 그 주의 작업치료 학교의 부재와 직접적인 관련이 있는 것으로 보인다. 대서양 주 네 개 중 세 개(Nova Scotia 제외, New Brunswick, Newfoundland and Labrador, 그리고 Prince Edward Island)의 높은 활용도는 서비스 옹호를 위한 노력과 정부 정책의 결과로 보인다.

작업치료의 수요와 활용을 평가하기 위해 사용되는 다른 데이터는 인구의 연령 구조이며, 특히 아동, 청소년, 그리고 노인의 비율이다. 이 연령 집단은 어려운 작업 전환을 마주한 집단이라고 볼 수 있다. 또한 다른 유용한 데이터는 만성 심장질환, 퇴행성 신경질환, 정신적, 또는 호흡기적 질병과 같은 만성질환 유병률이다. 만성질환을 가지고 있는 사람들은 자신들의 환경, 능력, 그리고 일상생활을 수정하거나 적응하도록 해야 하고 지역사회 참여(participation)를 위한 정책과 펀딩을 지원받으면서 적은 의료 비용으로 삶을 더 온전하게

표 14.3 인구 100,000명당 작업치료사의 비율과 장애인 비율의 비교*

주	2005년 장애비율 (Statistics Canada, 2006)	인구 100,000명당 작업치료사 (Canadian Institute for Health Information [CIHI], 2010)
Newfoundland와 Labrador	14.9	30
Saskatchewan	16.0	25
Alberta	13.6	41
British Columbia	16.0	36
Manitoba	15.7	41
New Brunswick	17.2	40
Nova Scotia	20.0	41
Ontario	15.5	32
Prince Edward Island	16.3	31
Québec	10.4	52
Canada	14.3	39

*영토에는 작업치료사들이 규제를 받지 않기 때문에 관리책임이 있는 데이터의 제한 때문에 비율을 영토를 제외한 10개 주만 포함.
출처: CIHI (2010). Statistics Canada (2006)

누리도록 해야 한다. 중증도의 지속되는 정신질환은 노숙, 실업, 낙인, 중독, 범죄, 그리고 전반적인 고통을 다루기 위한 작업치료를 필요로 할 것이다.

1인당 치료사 비율에 대한 정보로는 수요와 활용도를 판단하기는 쉽지 않다. 지난 20년 동안 1인당 평균적인 작업치료의 활용 및 접근 가능성은 3배 이상 증가하였다. 1984년 Health and Welfare Canada는 인구 100,000명당 작업치료사가 9.1명이 있다고 보고하였다. 이 비율은 20년 동안 인구 100,000명당 작업치료사 39.0명으로 증가하였다(CIHI, 2010).

작업치료의 활용을 비교하기 위한 모델 개발은 어려운데 이는 작업치료사의 교육, 책임, 역할, 위치, 그리고 연봉수준이 세계 각국마다 다르기 때문이다. 중요한 발전은 『World Federation of Occupational Therapists' Minimum Standards』(2002)가 출간되면서 이루어졌으며, 이는 전 세계 작업치료 교육의 인증을 위한 교육적 기준이 되었다. 또한 학사, 석사, 그리고 박사 수준에서 작업치료 교육을 위한 공통된 학습 결과를 규정하고 유럽의 작업치료 교육을 조정하기 위한 국제적 노력이 행해졌다(Council of Occupational

Therapists for European Countries, 2005). 작업치료 단체의 데이터에 의하면 스칸디나비아가 현재 작업치료 활용률이 가장 높은 것으로 보고되고 있다. 이들의 비율은 인구 100,000명당 100~110명의 작업치료사가 있으며(WFOT, 2010, http://www.wfot.org/office_files/WFOT%20Human%202010%20Alpha%281%29.pdf 참고), 보고된 캐나다에서 가장 높은 비율은 Québec의 52명이었다(CIHI, 2010).

장애 비율, 경제, 교육 및 건강, 그리고 펀딩 구조, 서비스 제공 모델, 그리고 기타 요소들이 비교를 복잡하게 하지만 캐나다 작업치료 인력은 지난 20년 동안 발전하였고 아직도 발전해야 할 범위가 상당할 것으로 보인다. 이 점은 작업치료사 수의 급격한 증가를 보일 것으로 전망하는(Human Resources and Skills Development Canada, 2005) 캐나다 노동시장 보고서와 일치한다.

14.8 Québec에서 작업치료 인력의 공급 및 활용

Québec에서 인력관리는 특수한 사례이다. 이 주는 캐나다의 기초가 되는 역사적 장소이기 때문이다. Québec은 캐나다에서 유일하게 공식언어로 프랑스어를 사용하는 주이며, 현재 1인당 가장 높은 수의 작업치료사들을 유지하고 있다. 캐나다 전체 작업치료사의 4분의 1 이상(31.3%)이 이 주에서 근무하고 있다(CIHI, 2010; Statistics Canada, 2006).

Québec에서의 작업치료의 발전은 특별한 가치를 둘 수 있는데, 이 주에서 근무하는 작업치료 인력이 매우 크기 때문이다. Québec의 대학교들은 이미 캐나다 작업치료사의 3분의 1을 배출하고 있지만(ACOTUP, 2006) 이 주에서는 작업치료사가 아직도 부족하다. Québec 정부는 인력수용 능력을 증가할 방안들을 모색하였고 이는 두 개의 새로운 교육 프로그램을 개발하였다. 한 프로그램은 2007년 l'Université de Sherbrooke이고 다른 한 곳은 2008년 l'Université du Québec à Trois-Rivières이다(Québec à Santé et Services sociaux, 2002).

프랑스어를 하는 작업치료사들은 Québec과 다른 주에 거주하는, 구체적으로 New Brunswick, Ontario, Manitoba, Alberta, 그리고 British Columbia의 백만 명이 넘는 프랑스어를 사용하는 사람들과 일을 한다(Citizenship and immigration Canada, 2005). New Brunswick은 캐나다에서 유일하게 공식언어가 두 언어인 주이며, 프랑스어를 모국어로 사용하는 사람들에게 작업치료를 포함한 서비스 제공을 하기 위해 많은 노력을 하고 있다.

Québec에서 작업치료 교육 및 임상 발전은 여러 방면에서 캐나다 전체에 전문분야의 발전과 평행하게 진행되고 있다(**그림 14.1**, **그림 14.3**). 1970년대 중반에 ministère de l'Éducation du Québec은 대학교 작업치료 교육의 유지 적정성에 대해 고려하였다. 오늘날 작업치료의 범위에 있어 다른 캐나다 주와 마찬가지로 Québec은 석사 학위 수준을 도입하였다. 이 운동은 Québec에만 독특한 것은 아니지만 이는 지난 30년 동안 주에서, 그리고 전문분야에서 가장 중요한 변화가 되었다.

1980년대 이후 Québec에 있는 작업치료사들은 혁신과 독창성을 이용하여 본 가이드라인에서 계속 논의하였던 다양한 클라이언트들을 돕기 위해 다양한 활동/작업, 환경 수정, 그리고 학습 전략을 사용하여 클라이언트들의 작업 문제들을 해결해 왔다. 작업치료의 핵심은 지속적으로 작업가능화를 위한 포괄적 접근방법이다. 영어를 모국어로 사용하는 캐나다인들에게 작업이라는 용어는 일반 대중과 펀딩 기관이 작업을 일 또는 취미 정도로 보기 때문에 문제이다.

현재 Québec에서도 신체 및 정신 건강의 영향력 있는 요소로 인간 활동(작업), 그리고 재활에서 주요 가능화 요소를 작업치료의 핵심으로 인정하고 있다. 연방 및 Québec 정부가 Québec 의료 서비스 단체에 지역사회 기반 접근방법에 투자했을 때 이러한 인정 덕분에 큰 발전을 이루었다. 이 접근 방법 내에서 작업치료사들은 장애인들이 자신들의 환경에서 능력을 유지하면서 생활하게 하는 자원 계획을 진두지휘하였다. Québec에 있는 작업치료사들은 또한 장애가 없는 사람들과도 일, 여가, 그리고 일상생활 활동의 균형을 조성하면서 활동과 작업의 사용을 발전시키고 있다. 건강증진과 질병 예방 모두를 위해 활동과 휴식의 사용에 대해 상당한 관심을 가지고 있다. 지역사회 기반 서비스의 발달은 작업치료 개업이 발생함과 동시에 일어났다. Québec에서 작업치료는 인간작업과 가능화에 대한 지식이 임상에 잘 사용되고, 배경상황에 적용되고, 그리고 의료 세팅, 지역사회, 그리고 기타 영역에서 서비스의 지속되는 발전을 하는 정치적 역할을 하기 위해 연구가 잘 이루어지도록 보장해야 한다.

14.9 인력 유지 및 경력개발

작업치료사 인력 유지 및 경력개발은 인력 계획의 주요 사항이며 이는 직업 만족도와 밀접한 관련이 있다. 자신들의 일에 만족하는 사람들은 자신의 위치에 남아 있고 자신이 선택한 경력을 유지하고, 성장하기 위한 경력 경로를 개발하고, 그리고 그 분야의 신입들에게 긍정적인 모범이 될 가능성이 크다. 20년 이하 경력을 가진 여성 작업치료사들, 그리고 이들 중 클라이언트와 접하는 일을 하는 치료사들의 업무 만족도가 가장 높다고 보고하며, 특히 클라이언트가 목표를 이룰 수 있게 가능화하는 것에 자부심과 성취감을 느낀다고 한다(Moore, Cruickshank, & Haas, 2006). 또한 동료들과의 긍정적인 상호작용과 자율권은 작업치료사들에게 만족도를 제공하는 요소이다(Jenkins, 1991; Rugg, 1999).

전문성 개발 활동에 관여하는 것은 보건 전문가들의 인력 유지를 위한 좋은 전략이다. 온라인 학습의 어려움에도 불구하고 인터넷 기반 교육과 같은 새로운 기술들은 지속적 전문성 개발 기회를 제공한다(Hollis & Madill, 2006; Hunter & Nicol, 2002; Townsend, Le-May Sheffield, Stadnyk, & Beagan, 2006).

작업치료에서는 인력 유지에 대해 진지하게 고찰해야만 한다. 작업치료 인력의 주요 손실은 남성, 졸업생들, 그리고 작업치료 갱신 등록 또는 정체성을 유지하지 않는 관리자, 정책, 교육, 또는 연구원으로 이직한 임상가에게서 발생한다. 어떤 이들은 직장 내 불만족 때문에 떠날 수도 있으며, 효율성과 전문가 정체성이 소멸되는 느낌이 들기 때문일 수 있다(Irvine & Graham, 1994).

또한 성공적으로 갈등 관리를 못하면 인력 유지는 악화된다. 이 요소들은 질 낮은 감독, 많은 업무량, 낮은 수준의 전문성 인정, 그리고 일과 개인적 가치 간 불일치 등이다(Moore et al., 2006). 경력개발은 갈등 해결이 필요할 수 있다. 예를 들어 졸업생들은 작업치료에서의 이상적인 직장생활의 비전이 직업생활의 현실과 부딪칠 때 낙심한다(Kasar & Muscari, 2000). 교수들과 임상실습 지도자들은 빠르게 변화하는 작업치료의 전문분야에서 직장 내 이상과 현실 사이의 균형을 찾도록 도와야 한다(Wilkins & Rosenthal, 2001). 보통 큰 학자금 대출의 부담을 가진 졸업생들은 만족스러운 직장을 찾기 전까지 환멸을 계속 느낄 것이다.

작업치료사들이 다음과 같은 호칭을 가지고 일할 때 작업치료 역할 구별과 정체성이 악화된다(예: 사례관리자, 상담가, 관리자, 정책 분석가). 경력이 많은 작업치료사들을 롤 모델링하고, 작업치료 컨퍼런스에 참여(participate)하며, 전문가 단체에 가입 및 참가, 그리고 연구와 교직에 참여(participate)하면 갈등이 조절될 수 있다(Molyneux, 2001). 졸업생들과 원숙한 임상가들의 인력을 유지시키기 위해서 지속적인 교육과 발전, 그리고 작업치료를 활기차고 영향력 있는 전문분야로 발전시켜야 한다.

14.10 전문가 사이에서의 작업치료 파트너

캐나다 작업치료사 협회는 간병인, 클라이언트, 전문가 동료, 그리고 다양한 사무부처, 정부 부서, 그리고 사업체 대표자들에게 준회원 자격을 제공한다. 이들은 모두 전문가 및 학제 내 상황에서 파트너들이 될 수 있다. Dickinson의 메시지는(4절 참고) 작업치료 클라이언트 또는 소비자들을 파트너로서 협력하는 것이 중요하다는 것을 알려준다. 그는 작업치료사들에게 소비자들과 파트너십을 만들라고 얘기한 Bonnie Sherr Klein의(**사례 1**) 말을 강조한다. 소비자들의 목소리는 가끔 작업치료 논문에 나와 있으며 출판물에도 등장된다. Abilities와 같은 출판물은 전문가와 소비자의 글을 게재하도록 하고 있다.

소비자들과 작업치료 파트너십을 증진하기 위해 2절에서는 클라이언트가 모든 결정을 내리고 치료에서 목소리를 내는 것을 보장해 주었을 때 가능화가 시작된다고 작업치료사들에게 상기시켜주고 있다. 가능화란 클라이언트에게 해 주는 것보다는 협력할 것을 요구한다. 3절은 캐나다 작업치료 실천과정 이론에서 클라이언트-치료사 파트너십을 보여준다. COPM(Law et al., 2005)은 우선순위, 작업수행 문제점들을 규정할 때 클라이언트를 파트너로 참여시키는 평가 및 결과 측정 도구이다.

또한 작업치료 전문가 동료들과의 파트너십은 작업치료의 위상을 높이기 위해 중요하다. 캐나다의 최신 동향은 시민들이 적시에 다양한 의료 관련 서비스에 접근할 수 있도록 전문가 간 실천의 틀을 개발하는 것에 관심을 두고 있다. 임상을 위한 기초로 전문가 간 교육의 개념이 좋은 생각이지만 구조적이고 직업적인 장벽이 있었다(Gilbert, 2005). 하나의 장벽은 교육 시간 스케줄을 조정하기 위한 여지를 찾는 것이다. 또한 교과과정을 기획하고 전달하는 것에 대한 경험이 거의 없는 교수진들을 교육하는 것이다. 교육 인증 기준은 학생들이 전문분야에 특성화된 역량을 개발할 수 있다고 생각하기 때문에 타 교육 전문가들 간 교차 역량을 비교해 볼 필요가 있다(Oandasan & Reeves, 2005). 다른 전문가들 간 학제간 교육의 중요성은 정부도 인정하였으며 학제간 교육 이론 개발을 위한 펀딩을 지원하고 있다(Oandasan & Reeves, 2005). 전문가적 자율권과 정체성을 위한 문제는 뚜렷한 관점이 필요하지만 작업치료에 대한 작업치료 파트너들에게 교육할 기회 또한 가지고 있다. 작업치료는 다른 전문가들 함께 했을 때 옹호하는 목소리를 크게 낼 수 있다.

2가지 국가적 조치는 다른 전문가들 간, 학제 간 좋은 협력관계의 예시이다. Enhancing Interdisciplinary Collaboration in Primary Care Initiative(2006)와 Canadian Collaborative Mental Health Initiative(Gagné, 2005)이며 이것은 CAOT가 정부의 펀딩 지원한 프로젝

트였다. 두 프로젝트는 캐나다 전역의 작업치료사들을 참여시켰다. 전문가 및 소비자 단체들은 비전, 전략과 자원을 개발하여 높은 질의 1차의료 및 정신 보건 수단을 만들었다. 학제간 협력은 작업모델과 건강의 사회적 모델간의 지속적인 협력이 필요하다. 하지만 이는 예방, 건강증진, 그리고 인구보건 분야에서 1차의료 펀딩에 작업치료를 통합시키고 옹호해야 한다(Scriven & Atwal, 2004).

작업치료사들과 보조인들은 의료 서비스의 전통적인 경계 밖에서 학제 간 관계에 더 중점을 둘 것을 기대할 수 있다. 캐나다인들이 자신들의 일상 작업을 수행하는 환경에서 의료 서비스 외에 있는 기회들이 존재한다. 예를 들어, 작업치료 역할인 장애 관리(disability management)는 산재를 줄이는 작업장 기반의 기회, 인간, 사회적, 경제적 비용을 감소하는 포괄적이고 직장기반 접근법이다(Williams & Westmorland, 2002). 작업치료사는 장애 관리 프로그램에서 다른 보건 전문가들과 보조인, 그리고 넓은 범위의 지급자들과 함께 협력하여 작업치료 서비스를 정의하고 전달한다.

다른 작업치료 잠재적 파트너들은 노동조합, 보험회사, 인사과, 그리고 직원지원 프로그램과 같은 개별화된, 그리고 단체적인 이해당사자이다. 작업치료사들은 각각의 새로운 파트너들과 함께 작업기반, 클라이언트 중심 가능화를 위해 복잡한 임상 관계의 배경상황에서 자신들의 헌신을 보여주어야만 한다.

14.11 작업치료 인력관리 계획에서 이해당사자 전략

철학과 교육 프로그램의 진화는 근본적으로 작업치료에서의 인력관리 계획을 전환시켰으며 전문분야의 근본적인 전환과 함께 진행되었다. 이민을 통한 새로운 캐나다인들의 유입과 보조인력의 성장은 전문분야에 새로운 에너지와 아이디어를 추가하였다.

캐나다에서 작업치료 역사는 여성 우위인 전문분야이며, 2년제 교육과정에서 현재는 석사수준 자격으로 전환되었고, 의료적 배경에서 다양한 배경상황으로 발전해가고 있다. 작업치료의 지식은 의료 모델과 재미있는 활동의 사용을 넘어서, 작업 모델과 작업가능화로 확장되었다(Polatajko, 2001). 작업치료사들의 공급과 활용에 대한 질문에 대한 답으로 지금 캐나다 실천 모자이크에 걸쳐 매우 광범위한 세팅과 상황에서 임상 현황을 분석하는 것이 필요하다. Eugene과 같은 캐나다 주 정부 담당자와 많은 이해당사자들은 인력 계획에 관여하고 있다. 각각은 넓은 범위의 세팅과 제도에서 다양한 클라이언트들과 함께 하는 실천 작업치료사들의 공급과 활용에 대한 질문에 당면하고 있다. 나아가 작업치료사들은 교

표 14.4 캐나다 작업치료 인력 통합 프로젝트의 권장사항

1. 작업치료사로 일하기 위한 등록 요구사항 및 절차를 조정 및 집중화
2. 전국 면허시험의 접근, 준비, 자원, 그리고 도움을 향상
3. 해외 졸업생들이 캐나다에서 일을 하는 것을 돕기 위한 명확하고 접근 가능한 정보를 제공
4. 등록 요건을 충족하기 위해 졸업생들을 도와주는 학문적 개선 및 언어 훈련의 접근을 향상
5. 해외 졸업생들이 고용주, 작업치료사, 그리고 전문적 자원에 연결될 수 있게 도움
6. 캐나다에서 국제적으로 교육받은 작업치료사의 필요성에 대해 옹호
7. 질 높은 작업치료 서비스를 위한 다양한 인력을 증진

출처: Claudia von Zweck (2006)

육, 연구, 그리고 정책 개발에 전통적인 병원, 상담, 그리고 관리자 위치에서 참여(engage)하고 있다. 어떤 직위는 작업치료사라고 불리기보다는 사례관리자, 연구원, 또는 다른 직위로 불리기 때문에 공급과 활용은 추적하기가 쉽지 않다.

본 장에서 작업가능화에서 리더십을 위한 인력 계획을 가속화하는 전략은 지금까지 인력 공급, 수요, 활용, 유지, 경력 개발, 그리고 파트너십에 대한 것이다. 펀딩, 전문가 정체성, 그리고 시장 경쟁에서의 어려움은 여러 이해당사자들이 관여하여 지속적으로 성장 전략이 필요하다는 것을 시사하고 있다. 14장의 소개 부분에서 제시된 3가지 성장 전략은 공급 증가, 경력 있는 임상가 유지, 그리고 공공 및 새로운 협력관계에서 명확한 정체성을 개발하기이다. 이 목표들은 국가 인력 통합 프로젝트와 일치한다.

프로젝트의 첫 2가지 목표는 전문분야 내에서 역량을 키우는 것과 다른 사람들에게 작업치료 정체성을 홍보하는 것이다. 이 목표에서 이해당사자들은 모든 작업치료사, 규제 및 전문가 기관, 학자들, 노조원, 정부 관계자, 그리고 언론 및 대중들이다. 세 번째 전략은 전문분야의 인력수와 펀딩 모두를 증진시켜서 작업치료 서비스의 공공 및 민간 접근성을 향상시키는 것이다. **표 14.5**에 확인된 이해당사자들은 모두 다른 관점과 관심을 가지고 있다.

표 14.6에 나열되어 있는 많은 주요 이해당사자 이슈들은 전문분야의 역량을 키우고 이 전문분야의 공급과 활용을 증가시키는 수단으로써 정체성을 명확하게 한다. 이 전략은 작업치료사들이 각 이해당사자들과 공유해야 할 조치들을 강조하고 있다.

캐나다에서 작업치료 인력은 현재 대학 입학 정원, 교육 대학 수 및 대학 장소를 증가시켜 인력 수를 크게 늘려갈 것이다. 또한 유지와 경력개발을 지지하는 조치를 통해 작업치료에 대한 접근을 향상시킬 수 있다. 더 강력한 것은 전국적으로 작업치료의 접근과 활용의 보편성을 증가시키는 조치를 취하는 것이다(**글상자 14.1**). 많은 지역에서 작업치료 접근성이 떨어지며, 특히 자원이 풍부한 지자체의 대도시 밖에서는 이런 현상이 더 잘 나타난다. 여

표 14.5 작업치료 이해당사자

이해당사자 집단	이해당사자 관심
클라이언트 또는 소비자	전문분야가 제공해 주는 최종적인 이해당사자; 효과와 만족도에 관심이 있으며 긍정적 및 부정적 경험을 주고 받음
대중	잠재적 클라이언트 또는 소비자로서 전문분야의 대중적인 지식에 전문성 및 관심이 있는 시민 및 언론
동료 및 파트너	작업치료를 팀, 집단, 협력, 파트너 관계로서 관심이 있는 전문 및 비전문 이해당사자
정부	전문분야에 접근성에 영향을 주고 작업가능화를 위한 프로그램, 전문가 등록 등의 펀딩과 같은 과정을 통한 관리책임 요구를 하는 공공 정책 및 법안을 만들고 적용시키는 것에 관심이 있는 공공기관
사업체 및 기업	사회적 표지가 아닌 경제적인 성공을 향한 효율성과 비용-이익에 관심 있는 민간 펀딩 기관; 이들은 전문분야에 민간 접근에 영향을 주고 경제적 신뢰도에 높은 요구가 있다; 작업치료 사업은 경제 및 전문적 관심을 균형 잡는 이해당사자
고용주 및 노동조합	작업치료 공급, 활용, 인력 유지, 그리고 경력 개발에 영향을 주는 관리 및 노무에 관심이 있는 투자자 및 단체; 관심사는 관리, 조정, 집단화, 그리고 작업적 분류 간소화
작업치료사	임상, 관리, 컨설트, 교육, 연구, 정책, 그리고 다른 형태의 임상을 발전시키기 위한 전문적인 자기 관심; 구체적인 관심은 규정, 전문적 승진, 전문분야의 분석, 이론 및 치료 모델의 개발 등

표 14.6 작업치료 인력 계획: 작업가능화에서 리더십 개발을 위한 전략

이해당사자	작업치료사의 리더십 활동
클라이언트 및 소비자	• 건강, 웰빙 및 공정성, 그리고 작업을 건강 이익으로써 작업적 관점의 클라이언트 및 소비자 의식을 향상하기 위한 동맹을 결성하기 • 작업적 도전 및 문제점을 확인, 분석, 문서화, 그리고 홍보할 수 있는 클라이언트와 소비자가 되게 하기
대중	• 건강, 웰빙 및 공정성, 그리고 작업을 건강 이익으로써 작업적 관점의 대중적인 의식을 향상하기 위해 언론 및 기타 동맹 결성하기 • 공공 및 민간 보험 서비스를 통한 접근을 향상하기 위해 다른 사람들과 함께 노력함. 예) "서비스 대기시간"을 분석하기 • 직업으로서의 작업치료사에 대한 좋은 이야기를 언론에 공개하기
동료 및 파트너	• 건강 이득으로서 건강, 웰빙, 그리고 공정성의 작업적 관점에 있어 동료들과 파트너의 의식을 증진하기 위해 동맹 결성하기 • 작업치료를 팀 협력자로 포함시키기 위한 옹호하기
정부	• 건강 이득으로서 건강, 웰빙, 그리고 공정성의 작업적 관점에 있어 정부의 의식을 증진하기 위해 동맹 결성하기 • 다양한 프로그램 및 조치를 통해 인구의 니즈를 충족하기 위한 정부의 우선순위에서 작업기반 가능화를 통합하는 정책, 펀딩, 법안 창안하기 • 통합된 작업치료 인력 자원 전략 적용하기 • 등록된 작업치료사의 직위 및 요건을 갖춘 관리자 자리를 위한 옹호하기

표 14.6 **작업치료 인력 계획: 작업가능화에서 리더십 개발을 위한 전략 (계속)**

이해당사자	작업치료사의 리더십 활동
사업체 및 기업	• 건강 이득으로써 건강, 웰빙, 그리고 공정성의 작업적 관점에 있어 사업의 의식을 증진하기 위해 동맹 결성하기 • 윤리적, 비용 효율적, 사회적 의식이 있는, 환경적으로 유지 가능한 임상을 보여주는 개인 작업치료 사업 개발하기
고용주 및 노동조합	• 건강 이득으로써 건강, 웰빙, 그리고 공정성의 작업적 관점에 있어 고용주 및 노동조합의 의식을 증진하기 위해 동맹 결성하기 • 서비스와 인력 계획에서 작업과 삶의 질과 관련된 목표한 의미 있는 건강 결과를 목표로 하기 • 작업가능화를 지지하는 정책 및 펀딩 옹호하기 • 등록된 작업치료사의 직위 및 요건을 갖춘 관리자 자리를 위한 옹호하기 • 작업치료사들을 고용 및 보유하는 것을 옹호, 근거기반 의사결정 및 지속적 교육을 위한 인터넷 접근성 및 펀딩 지원과 같은 자원과 시간을 포함한 직원 혜택 협상하기 • 직원들의 확장된 의료 보험 계획에서 작업치료를 포함하는 것을 옹호하기
모든 작업치료사 – 여러 이해당사자들과 함께	• 건강 이득으로써 건강, 웰빙, 그리고 공정성의 작업적 관점에서 학문과 근거를 증가하게 의식을 증진하기 위해 동맹 결성하기 • 모든 언론, 예를 들어 브로슈어, 간판, 언론 공개 자료, 의뢰서 및 서비스 문서에 작업치료라는 직책 명확하게 표시하기 • 새로운 졸업생, 국제적으로 교육 받은 작업치료사들, 그리고 전문가 내 팀원들을 지도하기 • 작업치료 보조인을 감독 및 지도하기 • 작업과 작업치료와 관련된 성 고정관념 및 기타 다양성 문제에 대해 의식하기 • 보건 및 기타 부서에서 작업치료 리더십을 개발하기 위한 전국적, 지역적, 및 국소적 네트워크 개발하기
관리자 자리에 있는 작업치료사	• 동맹을 결성하기 위해 전문가 협회 등록을 유리하고 건강, 웰빙, 그리고 공정성의 작업적 관점에 대한 학문과 근거를 향상시키기 • 작업치료사 직책을 사용하는 관리자 자리를 위해 옹호 또는 작업치료를 구직사이트에서 자격이 있는 전문가로 포함시키기 • 작업치료 리더십 개발을 지도하기 위해 작업치료와 능동적 연결을 유지하기
작업치료 보조인	• 명확한 교육적 내용, 자격 인정, 작업치료 보조인을 위한 노동조합 지지하기
작업치료 규제 및 전문 분야 단체	• 건강의 작업적 관점, 건강의 작업적 결정요인 그리고 건강 이득으로써 작업의 의식을 증진하기 위해 연합을 결성하기 • 대학교 프로그램들과 역량 개발을 조정하고 인력 이동, 고용, 인력 유지하기 • 캐나다와 전 세계에 작업치료의 접근성을 향상하기 위해 인력유지와 성장에 있어 작업치료를 광범위하게 정의하기

러 종류의 작업치료 서비스는 중독, 1차의료, 또는 교도소에서 새로운 분야들을 적게나마 하고 있다. 어떤 부문에서 대중적이고 오래된 서비스들이라 할지라도 전국에 모두 존재하고 있지 않다. 예로, 어떤 지방의 학교에는 작업치료가 있지만 다른 지방에는 없다. 작업치료 정신보건 서비스는 상당히 불균등하게 분포하고 있다. 급성기 병원 서비스들은 작업치

| 글상자 14.1 | 작업치료의 접근성을 위한 고찰

당신의 지역사회에서 작업치료에 대한 접근성은 얼마나 보편적인가? 작업치료 서비스를 받지 않는 사람 중 누구에게 유용할지 기대를 하는가? 작업치료는 당신이 거주하는 곳의 언론에 어떻게 알려지고 묘사가 되는가?

지역사회에서 작업치료가 홍보 또는 보고될 때 당신은 어떤 기분인가? 이 전문분야의 이미지는 당신의 지역사회에 있는 사람, 사회 계층, 인종 등 다양성에 대해 어떻게 말하는가? 당신은 무엇을 보고 있는가? 당신이 보고 있는 것에 대해 무엇을 하고 싶은가? 작업치료를 사회 안의 긍정적인 힘으로 즐기는가? 전문분야에 변화를 만드는가?

—Brenda Beagan

료를 제공하지만 작업치료는 많은 지역사회 정신건강 프로그램에서 빠져 있다. 몇몇 지방에서 정책에 관여하는 위치에 있지만 다른 지방의 정책 부분에서 작업치료의 목소리가 없는 경우도 있다. 작업치료의 발전은 관절염 서비스와 같은 몇몇 진단기반 서비스에서 이루어지고 있다. 하지만 학습장애나 주의력 결핍장애가 있는 아이들을 위한 작업치료 서비스의 접근은 일정치 않다. 노인들을 위한 서비스에는 작업치료가 포함되는 경향이 있지만 기술적 장비 및 도구들에 대한 컨설팅이 대부분이다. 어떤 사보험회사들은 작업치료를 보험 서비스로 인정하지만 다른 보험사에서는 인정받기 위해 아직도 설득해야만 한다.

무엇이 작업치료 전문분야에 더 많은 여성들을 끌어들이고 남성들은 더 적게 오는지에 대한 의문점은 아직 이해되지 않은 상태로 남아 있다. 또한 어떤 작업치료사들은 작업치료사로 계속 남아 있지만 어떤 작업치료사들은 떠나가는지 이해할 필요가 있다. 인력 유지는 멘토링, 지속적인 전문성 개발, 충분한 자원 및 장비 제공, 그리고 졸업생들에게 새로운 지식을 보급하는 등의 활동에 중점을 두어야만 한다(Moore et al., 2006; Townsend et al., 2006). 작업치료 인력 자원의 수직적 통합은 전문가들과 보조인들을 파악하고, 연결하며, 그리고 조정하는 것이다.

영향력을 최대화하기 위해 작업치료는 미래의 리더들을 조심스럽게 양성하고 새로운 조치를 빠르게 취하면서 장점을 이용해야만 한다. ACOTUP, ACOTRO, Professional Alliance of Canada(PAC), Canadian Occupational Therapy Foundation(COTF), 그리고 CAOT와 같은 집단들은 공통된 전략 비전을 만들고 미래 전략을 위해 계획을 세울 수 있다.

14장은 Eugene과 같은 사람들처럼 데이터 수집, 비판적 분석, 그리고 주요 이해당사자들과의 협력을 통해 인력 계획을 가속화하려는 안내서가 될 수 있다. 전략적으로 일하려면 작업치료 리더들은 정기적인 교육 및 전략 계획 모임을 결성해야 한다(작업치료 인사 담당자, 고용주, 노조 대표, 정부 관계자, 그리고 대중의 구성원). 각 지방의 작업치료 리더들이 함께 모여 **표 14.6**에 제안된 제안들처럼 토론을 시작해 볼 수 있다.

작업치료는 변화하고 있는 전문분야이다. 작업가능화를 위한 엄청난 지식과 새로운 임상 실천분야들이 있다. 작업치료는 전문분야를 변화시키기 위해 집단들을 함께 모아 강한 역사를 만들 수 있다. 많은 지역에서는 작업치료가 제한적으로 존재함에도 불구하고, 전국 및 지방 작업치료 단체들은 더 많은 작업치료사들을 교육시키고, 전문분야에 들어오는 사람들을 유지하고 다른 나라에서 이민 오는 작업치료사들을 환영하면서 극적인 성장 전략을 시작할 수 있다.

작업치료는 또한 컨설팅된 캠페인을 시작하여 전체 서비스와 지역 밖의 작업치료의 접근성과 일관성을 향상시킬 수 있다. 작업치료사들은 국민들과 전 세계 사람들의 일상적인 삶을 위해 연합하고 선명해지며 비전을 발전시킬 기회를 가지고 있다.

작업가능화에서 리더십은 최종적으로 모든 작업치료의 광범위한 접근을 향상시키기 위해 작업치료사와 작업치료와 협력하는 사람들을 발전시키는 것이다. 작업치료 비전을 작업을 통한 건강, 웰빙, 공정성에 두고 발전시켜야 한다.

캐나다에서 작업치료 교육은 항상 기술전문 대학이 아닌 대학교 수준에서 제공되었다.

| 글상자 14.2 | 작업치료와 작업과학의 확장된 미래를 위해 또한 이를 능동적으로 계획하기 위해 LEO 사용하기

- LEO를 작업치료 접근성 문제에 대한 이야기의 상징으로 시민들을 초대하여 만남을 갖는다(**글상자 14.1**).
- 작업치료사들 또는 작업치료 외부에 있는 이해당사자들, 또는 대중과 '미래' 행사를 조직화하여 가까운 도시나 지역에서 작업치료의 광범위한 접근에 대한 논의를 하며 LEO를 상징으로 사용한다(**글상자 14.1**).
- LEO를 근무지 또는 공공장소에서 "LEO에 대해 물어보세요."라는 포스터를 만들고 사람들을 초대한다.
- 작업치료 학생들을 위한 중심 이미지로 LEO를 만들고 그들을 모아 자신들의 미래와 필요한 리더십의 비전들에 대해 이야기를 나눈다.
- 작업치료 접근성을 증가하기 위한 리더십 전략으로 근거, 책무, 펀딩 및 인력 계획에 초점을 두기 위해 LEO의 효율성에 대해 동료에게 물어볼 설문지를 개발한다.

찾아보기

/ ㄱ /

건강신념 모델 245
건강증진 180, 245
건강행동 변화의 범이론적 모델 245
경쟁고용 219
고유감각신경근촉진 211
권력 공유 조건 176
귀인모델 245

/ ㄴ /

니즈기반 접근방법 182

/ ㅁ /

만성폐쇄성폐질환 268

/ ㅂ /

발달협응장애 188

/ ㅅ /

사람-환경-작업 모델 228
사회적 학습이론 245
산재보험공단 256
상향식 접근방법 178
생체-작업적 접근방법 217
세계보건기구 253
수행 기반 접근방법 200
신체적 능력 234

/ ㅇ /

엄지 안정화 보조기 217
역사회 기반 재활 213
연구에 따라 전환적 학습법 239
오타와 건강증진 헌장 186
유니버설 디자인을 위한 원칙 223
의미관점 전환 과정 245
임상 재개발 전환 관리자 224

/ ㅈ /

작업수행 과정 모델 257
작업수행 분류코드 208
작업중재 이론의 틀 258
장애관리 회사 274
전반적 발달장애 271
정신사회재활 213
조직 개발 180
지식의 전이 179
지역사회 개발 180
지역사회개발 모델 245
지역사회기반 재활 245
지역사회 기반 접근 방법 213
지역사회 역량수립 모델 245
지역사회 재활 180
지원고용 219
직무 조정 219
직업능력강화 219

/ ㅋ /

캐나다 실천과정 이론 259

캐나다작업수행측정 200

캐나다 클라이언트 중심 가능화 모델 173, 193

클라이언트 중심의 헌신 178

클라이언트 중심 전략 이론 272

/ ㅍ /

파견교육 188

/ ㅎ /

하향식 178

/ A /

Affective 234

Attribution Model 245

/ B /

bio-occupational 217

bottom-up approach 178

/ C /

Canadian 259

CanChild Centre for Childhood Disability Research 188

CAP 234

CBR 213

client-centred commitment 178

Client-Centred Strategy Frame-work 272

clinical redevelopment trasition manager 224

CMCE 173, 259

CMOP-E 193, 259

Cognitive 234

Cognitive Orientation to daily Occupational Performance 200

Community-based rehabilitation 245

Community Capacity Building Model 245

Community Development Models 245

competitive employment 219

CO-OP 200

COPD 268

COPM 200

CPPF 259

/ D /

DCD 188

developmental coordination disorder 188

disability management company 274

/ G /

Gross Motor Function Classification System 248

/ H /

Health Belief Model 245

Health Promotion 245

Hierarchy of Return to Work이론 228

HRTW이론 228

/ K /

Knowledge Transfer 179

KT 180

/ M /

Meaning Perspective Transformation Process 245

/ N /

need-based 182

/ O /

Occupational Performance Process Model, OPPM 257

Occupational Therapy Practice Framework, OTPF 258

Organizational Development 245

Ottawa Charter for Health Promotion 186

outreach education 188

/ P /

PALS 192

PDD 271

Physical abilities 234

PNF 211

power-sharing conditions 176

Practice Process Framework 259

PSR 213

psychosocial rehabilitation 213

/ S /

Social Learning or Cognitive Theory 245

Statistics Canada Participation and Activity Limitations Survey 192

supported employment 219

/ T /

Taxonomic Code for Occupational Performance, TCOP 208

The Center for Universal Design 223

thumb-stabilizing orthosis 217

top-down 178

transformative learning approach 239

Transtheoretical Model of Health Behavior Change 245

/ W /

Well Elderly Study Occupational Therapy Program 222

WISB 256

work adjustment 219

work hardening 219

Workplace Safety Insurance Board 256

World Health Organization 253